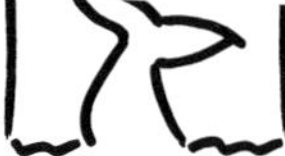

Hartmut Zückner

Intensiv-Modifikation Stottern

Therapiemanual

Natke Verlag

Der Autor
Hartmut Zückner war Lehrlogopäde für Stottern am Universitätsklinikum Aachen und Lehrbeauftragter für Redeflussstörungen im Studiengang Lehr- und Forschungslogopädie der RWTH Aachen. Nach langjähriger Erfahrung als Therapeut auf der Grundlage verschiedener Nicht-Vermeide-Ansätze entwickelte er das Therapiekonzept »Intensiv-Modifikation Stottern«.

Das Patientenpaket zur Intensiv-Modifikation Stottern »Informationen für Patienten und Übungsaufgaben« einschließlich Übungs-CD ist unter der ISBN 978-3-936640-23-6 im Buchhandel oder unter www.natke.de erhältlich.

3. Auflage

Lektorat und Satz: Dr. Ulrich Natke
Titelfoto: © iStockphoto.com/Neustock
ISBN 978-3-936640-22-9

Besuchen Sie uns im Internet: www.natke.de

Vorwort

In diesem Werk sind die bisherigen Therapiemanuale der Intensiv-Modifikation Stottern (IMS) – Modifikation und Desensibilisierung – zusammengefasst und komplettiert durch die Erweiterung der ersten Therapiephase, der Identifikation, und der letzten Therapiephase, der Stabilisierung.

In diese Therapieanleitung sind die Erfahrungen aus ca. 15 Jahren therapeutischer Arbeit mit dem IMS-Konzept eingegangen. Das IMS-Konzept hat im Zuge einer evaluierenden Therapiestudie (Natke et al., 2010) seine Wirksamkeit nachgewiesen und entspricht damit auch den Anforderungen, die an eine evidenzbasierte Therapie gestellt werden.

In der hier vorgelegten Form, aufgeteilt in Information für Therapeuten und Therapie- und Übungsmaterialien, hat das IMS-Therapiekonzept einen deutlich intendierten Manualcharakter.

Die Intensiv-Modifikation Stottern stellt ein Grundgerüst für eine umfassende Stottertherapie dar. Als Konzept für eine Stottertherapie mit Jugendlichen und Erwachsenen bietet sie ein Vorgehen für eine erfolgreiche Therapie, um einerseits die negativen psychischen Folgen eines Stotterns zu verringern und abzubauen, aber andererseits auch durch Anwendung von sprechmotorischen Techniken (Nettostottern, Prolongation und Pull-Out) eine verbesserte Sprechflüssigkeit zu erreichen.

Der Manualcharakter im Sinne einer »vorschreibenden Therapieanweisung« soll Therapeuten, die nach diesem Konzept arbeiten, die Sicherheit geben, eine Therapie, die systematisch aufgebaut und rational begründet ist, durchzuführen.

Jeder Therapeut[1] wird möglicherweise im Hinblick auf die spezifischen Eigenschaften seines individuellen Patienten aber auch Veränderungen in der Intensität bzw. im Ablauf der Therapie vornehmen müssen und jeder Therapeut wird seinen Kenntnissen und Kompetenzen entsprechend eigene therapeutische Interventionen hinzufügen. Als in sich geschlossenes Therapiemanual bietet die IMS-Therapie aber einen sicheren konzeptionellen Rahmen für die gelungene Durchführung einer Stottertherapie.

Gedankt sei an dieser Stelle allen Patienten und Kolleginnen, die an der IMS-Therapie teilgenommen haben oder mitbeteiligt waren. Sie haben maßgeblich durch Anregungen und Kritik mit dazu beigetragen, dieses Konzept in der heutigen Form etablieren zu können.

Hartmut Zückner

---

[1] Im weiteren Verlauf wird aus Gründen der kürzeren Schreibweise die männliche Form »Therapeut« als Tätigkeitsbezeichnung für beide Geschlechter benutzt.

Inhaltsverzeichnis

0

Einleitung

0.1 Einführung in die Intensiv-Modifikation Stottern

Dieses Buch mit seinen begleitenden Materialien (der Übungssammlung und der Übungs-CD) soll es Therapeuten ermöglichen, eine Therapie des Stotterns in einer Nicht-Vermeide-Therapie nach dem Rahmenkonzept von Charles Van Riper erfolgreich durchzuführen.

Auch wenn das Konzept der Intensiv-Modifikation Stottern (IMS) sehr stark in der Tradition der Van-Riper-Therapie steht, bekommt es seinen Status als eigenständiges Therapiekonzept dadurch, dass es andere therapeutische Einflüsse aus den letzten Jahrzehnten mit aufgenommen hat. Diese Erweiterungen ergänzen Van Ripers Ansatz, dessen Modifikationstechniken im IMS-Konzept übernommen werden, wenn auch in einer anderen chronologischen Reihenfolge als im Original.

Die veränderte zeitliche Abfolge in der therapeutischen Vermittlung der Blocklösetechniken ist angeregt worden durch das amerikanische Therapiekonzept des Successful Stuttering Management Program (SSMP, Breitenfeldt & Lorenz, 1989; deutsche Fassung 2002). Im SSMP-Konzept wurde die für Patienten nur schwer umzusetzende Technik der Nachbesserung in der Modifikation des Stotterns in die Stabilisierungsphase verlegt. Dieser Austausch erleichtert insbesondere für die ambulante und/oder semiintensive Stottertherapie erheblich die Akzeptanz und Durchführbarkeit sowohl für Patienten als auch für Therapeuten.

Einen nicht geringen Einfluss auf das Konzept der IMS-Therapie ist durch den Ansatz des amerikanischen Therapiekonzepts von Joseph Sheehan (1970) gegeben. Sheehan (er war selbst Stotternder und als Psychologe in der Stottertherapie tätig) hat ein Therapiekonzept entwickelt, dass als Non-Avoidance-Ansatz die Desensibilisierung in den Mittelpunkt der Therapie gestellt hat. Sheehans vornehmliches Therapieziel, die uneingeschränkte positive Selbstakzeptanz als Stotternder, weitestgehend unbeeinträchtigt von negativen Gefühlen in der Kommunikation, verzichtete von vorneherein auf die Bearbeitung von Stottern durch Modifikationstechniken, wie sie Van Riper entwickelt hat. Neben einer intensiven Desensibilisierung gegen das Stottern stand die Vermittlung eines anstrengungsfreien, lockeren Stotterns im Zentrum der Bearbeitung von Stottern. *Effortless Stuttering*, ein Stottern frei von Ankämpf-, Anstrengungs- und Vermeideverhalten, galt als das wesentlichste Ziel neben der Akzeptanz des eigenen Stotterns. Sheehans Ziel, das Stotterverhalten durch eine elementare Reduzierung seiner Begleitsymptome zu »modifizieren«, wurde in das IMS-Therapiekonzept übernommen. Im Gegensatz zur klassischen Van-Riper-Therapie wird in der IMS-Therapie das Stottern bereits in der Desensibilisierungsphase im Hinblick auf selbstbewusstes, anstrengungsfreies Stottern verändert. Begrifflich wird es im IMS-Konzept als »Nettostottern« bezeichnet. Ein wichtiger Grund, warum es Sinn macht, neben die Vermittlung der Van Riperschen Modifikationstechniken auch noch den Erwerb eines anstrengungsfreien Stotterns zu stellen, liegt in der eingeschränkten Effizienz des Gebrauchs von Sprechtechniken. Zahlreiche wissenschaftliche Untersuchungen haben nachgewiesen, dass sowohl die Therapie mittels Fluency-Shaping-Ansätzen als auch die der Non-Avoidance-Ansätze das Stottern immer nur auf eine durchschnittliche Reststotterrate von durchschnittlich 3 bis 4 % gestotterte Silben reduzieren kann. Man muss als betroffener Stotternder, aber auch als Therapeut der Tatsache ins Auge sehen, dass auch bei sehr erfolgreichen Stottertherapien immer eine relativ hohe Reststotterrate bestehen bleibt. Die Vermittlung eines unangestrengten, angstfreien, lockeren Stotterns, wie es Joseph Sheehan gefordert hat, stellt sich hier als eine erfolgreiche Alternative und Ergänzung zu flüssigmachenden Techniken dar und verhindert einen langfristigen Wiederanstieg von auffälliger und ineffektiver Begleitsymptomatik (Anstrengungs- und Vermeideverhalten).

Einen dritten großen Einflussfaktor auf das IMS-Therapiekonzept stellen die wissenschaftlichen Untersuchungen und Ergebnisse des amerikanischen Forschers Marcel Wingate dar. Wingate, der zahlreiche Forschungsarbeiten zum Einfluss linguistischer Faktoren auf das Stottern durchführte (Wingate, 1988), entwickelte eine Theorie zur Phänomenologie von Stotterereignissen, die den Charakter der motorisch-muskulären Fehlfunktionen, wie sie beim Stottern auftreten, erhellend einordnet. Wingates Theorie vermittelt Therapeuten und Patienten ein Verständnis von Stottern, das äußerst hilfreich ist, sowohl hinsichtlich der »Entmystifizierung« des Phänomens an sich, als auch hinsichtlich eines Verständnisses von der Wirksamkeit der Sprechtechniken und der Art und Weise, wie man sein eigenes individuelles Stottermuster positiv beeinflussen kann.

Einen letzten Einflussfaktor auf das IMS-Konzept der Stottertherapie stellen neuere Interventionen im Bereich der Veränderungen von Gefühlen und Haltungen zum Stottern, also zur Desensibilisierungstherapie, dar.

Während in der klassischen Van-Riper-Therapie weitestgehend die Konfrontationstherapie nach lerntheoretisch-verhaltenstherapeutisch orientierten Interventionen zum Einsatz kam, wurden in den IMS-Ansatz auch neuere Interventionen – entlehnt aus psychotherapeutischen und beratungstechnischen Ansätzen – übernommen. Therapeutische Interventionen, wie sie die kognitive Umstrukturierung (Wilken, 2018; Stavemann, 2003) entwickelt hat, sind erfolgreich in die Stottertherapie integrierbar und Interventionen der Kommunikationsanalyse (Watzlawik, Beavin & Jackson, 1969; Osgood, Suci & Tannenbaum, 1957) und anderer Beratungskonzepte sind effektiv in allen Therapiephasen einsetzbar.

Die Ursprungsmotivation für dieses Buch war begründet in einem Mangel in der Literatur zur Stottertherapie, insbesondere darin, dass es keine detaillierte Anleitung zur wichtigen Phase der Modifikation, d. h. zu den vermittelnden Sprechtechniken, gibt.

Van Ripers Buch »Die Behandlung des Stotterns« gibt leider wenig detaillierte Hinweise darauf, wie die Modifikation rein übungsmäßig durchgeführt wird, und bleibt relativ unklar darin, wie die Sprechtechniken Pull-Out und vorbereitende Einstellung angebahnt werden und worauf ihr Wirkmechanismus beruht. Genauere Informationen zur Durchführung der Modifikationsphase und zur Bearbeitung von Blockierungen wurden in Deutschland wesentlich von den Therapeuten weiter tradiert, die bei Andreas Starke ausgebildet wurden oder bei ihm eine Fortbildung besucht haben. Ihm kommt der Verdienst zu, die Modifikationstechniken nach Van Riper in Deutschland verbreitet zu haben.

Das hier als Therapiemanual für alle vier Therapiephasen (Identifikation, Desensibilisierung, Modifikation, Stabilisierung) konzipierte Material soll mit seiner Übungs-CD und seinen Therapiematerialien insbesondere die Modifikationstechniken zur Verhinderung und Beendigung des Stotterns in einer für Therapeuten und Patienten anschaulichen und gut umsetzbaren Form vermitteln.

Sowohl für die Therapeuten als auch für die Patienten in einer Stottertherapie ist es wichtig und notwendig ein klares Bild bzw. Verständnis vom Phänomen des Stotterns zu bekommen. Der Patient sollte einerseits über die neueren Ergebnisse und Erkenntnisse zur Verursachungsforschung des Stotterns informiert werden (aktueller Forschungsstand zu den Ergebnissen bildgebender Verfahren z. B. Sommer, 2020; Neumann et al., 2016; Natke & Kohmäscher, 2020), er sollte aber andererseits auch Kenntnisse darüber erwerben, wie auf der Ebene physiologischer und linguistischer Prozesse ein einzelnes Stotterereignis als Phänomen erklärt werden kann.

Die IMS-Therapie orientiert sich sowohl

in der Erklärung der Wirkweise der Modifikationstechniken (Prolongation und Pull-Out), in der Begründung für die Veränderung des individuellen Stotterns hin zu einem anstrengungsfreien Nettostottern als auch in der Bezeichnung der Untertypen von Stotterereignissen (Vokalblockierungen und Konsonantenübergangsblockierungen) an der Therorie des Stotterns von Marcel Wingate.

Aus diesem Grunde steht am Beginn dieses Manuals als wichtiges Kapitel eine Einführung in das »IMS-Verständnis« des Stotterns.

0.2 Verständnis von Stottern und Modifikationstechniken in der IMS

In diesem Kapitel sollen zunächst die – wenn auch schon länger zurückliegenden – Forschungsergebnisse zur »Physiologie« von Stotterereignissen dargestellt werden. Sie erklären auf der peripheren Ebene der sprechmotorischen Vorgänge, was im Moment des Stotterns im Kehlkopf und den Artikulatoren abläuft.

Von diesem Hintergrund ausgehend erklärt die Theorie des Stotterns von Wingate, wo sich auf linguistischer Ebene innerhalb der sprechmotorischen Einheit der Silbe ein Stottereignis manifestiert.

Im abschließenden Teil werden – auf der Grundlage von Wingates Theorie – die unterschiedlichen Arten des Stotterns dargestellt und in welcher Form sie durch Modifikationstechniken bearbeitbar sind.

Physiologische Befunde

In den vergangenen 30 Jahren hat es zahlreiche Studien zur Physiologie von Stotterereignissen gegeben. Der Schwerpunkt dieser Untersuchungen, die zumeist mittels elektromyographischer und elektroglottographischer Messverfahren durchgeführt wurden, lag in dem Bemühen zu ergründen, was im Moment des Stotterns in den muskulären Strukturen des Kehlkopfes und der Artikulatoren stattfindet.

Folgende Befunde wurden im Moment von Stotterereignissen erhoben:

- Erhöhte Aktivität in der laryngealen Muskulatur, simultane Kontraktion von Abduktoren und Adduktoren in der Larynxmuskulatur (Freeman et al., 1975, 1978)
- Simultane Kontraktion von Abduktoren und Adduktoren in der Larynxmuskulatur (nicht bei imitierten Blockierungen), erhöhte Aktivität in der laryngealen Muskulatur, erhöhte muskuläre Aktivität in Lippen und Zunge (Shapiro, 1980)
- Hyperaktivität in der laryngealen Muskulatur, exzessive Aktivitäten in der Muskulatur der Zunge und des m. orbicularis oris (Thürmer et al., 1983)
- Gestörte Initiierung der Phonation (vocal fold vibration) bei der Vokalproduktion bei allen Arten von Kernverhalten (Weiner, 1984)

Zusammenfassend kann man sagen, dass für den Moment des Stotterns abnormale physiologische Prozesse beobachtbar sind, wie das Auftreten von abnorm erhöhten muskulären Aktivitäten im Bereich der Larynxmuskulatur und der Artikulatoren (auch gleichzeitig), das Auftreten von hemmenden antagonistischen Muskelaktivitäten in der Larynxmuskulatur, Unterschiede zwischen echten und imitierten Blockierungen (muskuläre Aktivität und Tremormuster), und dass es bei allen Arten von Kernsymptomen eine gestörte Initiierung der Phonation bei der Vokalbildung gibt (Abriss der Stimmlippenschwingung).

Wingates Theorie des intrasilbischen Stotterns

Insbesondere die von Weiner durchgeführte Untersuchung, die ergab, dass beim Auftreten von Stottern die Stimmlippenschwingung immer am vokalischen Nukleus der gestotterten Silbe abreißt, unterstützt eine von Marcel Wingate (1988) postulierte Theorie, dass Stottern in der Unfähigkeit besteht, den vokalischen Nukleus einer Silbe zu bilden.

Nach Wingate ist die Silbe die »fault line« des Stotterns: »Stuttering is most appropriatly identified as a syllabic phenomenon, an intrasyllabic event ...«; »... stuttering does not occur in syllable final position«; »a stutter represents a failure of the usual relationship between initial phone and syllable nucleus.« (Wingate 1988, S. 179f). Vergleichbar äußert sich Weiner: »Production of the vowel element, the main carrier of voicing, appears to be ... the primary locus of difficulty.« (Weiner, 1984, S. 47)

Entsprechend dieser Ergebnisse und Hypothesen definiert die IMS-Stottertherapie:

Stottern ist die muskulär-motorische Unfähigkeit, den Silbenkern (Nukleus) einer Silbe vollständig zu bilden. Stottern ist ein intrasilbisches Phänomen. Blockierungen, Repetitionen und Dehnungen sind nur Oberflächenphänomene einer zugrunde liegenden muskulär-motorischen Unfähigkeit der Nukleusbildung.

Auf der Symptomebene beobachten wir bei den Patienten, dass der Vokal entweder gar nicht oder nur zu einem Teil gebildet werden kann. Die Spannbreite reicht dabei von der reinen Dehnung oder Wiederholung des Konsonanten einer Silbe (ohne hörbare Vokalanteile), über Konsonanten mit Schwa-Lautbildung bis hin zu Äußerungen, bei denen bereits etwa die Hälfte des Vokals gebildet wird, dann aber die Stimmlippenschwingung vor der vollständigen Bildung des Vokals abreißt. In diesem Sinne würde das Wiederholen einer vollständigen Silbe (Wie zum Beispiel: »Ich ver ver verkaufe mein Auto.«) nicht als Stotterereignis im eigentlichen Sinne gewertet werden. Im Einzelfall wäre zu untersuchen, ob es sich bei dieser Form von Wiederholung um zeitlichen Aufschub als Begleitverhalten oder um eine nichtgestotterte Unflüssigkeit handelt. Ebenso zählt nach der IMS-Definition die Wiederholung von einsilbigen Wörtern nicht als Stotterereignis. Bei Vokalen am Silbenbeginn wird ebenso wie bei konsonantisch beginnenden Silben eine stumme Vokalblockierung sichtbar oder der Vokal wird in Teilen gebildet, es reißt aber die Stimmlippenschwingung vor der vollständigen Bildung ab und es setzt in der Regel ein repetitives Muster ein.[1]

Bei Silben, die mit Plosiven beginnen, findet sich häufig eine stumme Blockierung bereits vor dem plosiven Konsonanten. Dies wirkt scheinbar wie eine Widerlegung von Wingates Theorie, dass Stottern ein Problem der Nukleusbildung sei. Erfahrene Therapeuten wissen jedoch, dass man stotternde Patienten sehr schnell dazu bringen kann, den Plosivlaut eines Wortes isoliert flüssig zu bilden. (Der Patient wird angewiesen, im Stottern nicht die Silbe zu bilden, sondern nur isoliert den Plosivlaut zu wiederholen. Er macht die Erfahrung, dass die isolierte Wiederholung des Plosivlautes flüssig geleistet werden kann. Nach Aufforderung, aus der Wiederholung heraus in den Vokal überzugehen oder das ganze Wort zu sprechen, tritt das Stottern jedoch beim Übergang auf den vokalischen Nukleus auf.) Das Phänomen der stummen Plosivblockierung – und das zeigt die natürliche Variation des Stottermusters bei Plosiven und die erfolgreiche Modifikation des Stottermusters unter therapeutischer Anleitung – scheint eher ein Phänomen der schnellen Koartikulation zwischen dem Plosiv und dem nachfolgenden Vokal zu sein als eine Widerlegung der Wingateschen Theorie. Anders als bei dehnbaren Konsonanten ist die Koartikulationsgeschwindigkeit vom Plosivlaut zum folgenden Vokal deutlich schneller. Hier erfolgt der Stimmlippenschwingungsabriss quasi im Moment der Plosivbildung und führt in Folge unmittelbarer Anstrengungsreaktionen des Patienten häufig zu stummen Plosivblockierungen, ohne dass der Plosiv ursächlich vom Stottern betroffen ist.

Aufgrund der physiologischen Untersuchungen weiß man, dass beim Stottern immer die Kehlkopfmuskulatur involviert ist (hypertonische Anspannung, Stimmschwingungsabriss, antagonistische Muskelarbeit von Adduktoren und Abduktoren). Man kann Stottern folglich als eine abnorme laryngeale Muskelaktivität

[1] Per Definition gilt diese Beschreibung der Kernsymptomatik von Stottern für Jugendliche und Erwachsene. Wir finden in diesen Altersklassen zwar auch noch Wiederholungen kompletter Silben oder von einsilbigen Wörtern, werten diese aber nicht mehr als stottertypische Unflüssigkeiten (i.d.R. handelt es sich dann um zeitlichen Aufschub). Bei Kindern werden diese Wiederholungen diagnostisch als Kernverhalten gewertet.

Onset Silbenkopf			**Nukleus** Silbenkern		**Koda** Silbenendrand
m		➛	a	r	k
k		➛	a	l	t
		➛	a	l	s
		➛	V	C	(C)
C		➛	V	C	(C)
C	➛ C	➛	V	C	(C)

Auftreten von Stotterereignissen

definieren (inwieweit es sich hierbei im physiologischen Sinne um originäre Verkrampfungserscheinungen oder Spasmen handelt, ist medizinisch nicht letztendlich geklärt). Eine Frage, die sich aber stellt, ist die, ob zu einem Stotterereignis – bei dem *immer* die Phonation gestört ist – auch eine primäre abnorme Muskelaktivität der Artikulatoren hinzukommt, oder ob die muskulär-motorischen Störungen auf der Ebene der Artikulatoren (Hypertonus der Muskulatur, Tremore, …) lediglich die Folge einer sekundären Anstrengungssymptomatik sind. Für die Hypothese einer sekundären Stottersymptomatik spricht, dass es immer wieder stotternde Patienten gibt, die diese muskulär-artikulatorischen Störungen nicht aufweisen. Diese Patienten zeigen ein weitgehend repetitives Stottermuster ohne wesentliche Beteiligung abnormer artikulatorischer Aktivitäten. Auch bei der Veränderung des Stottermusters in der Desensibilisierungsphase der IMS-Therapie (Nettostottern) zeigen viele Patienten ein modifiziertes Stottermuster, das lediglich aus Stimmlippenschwingungsabrissen bei der Vokalbildung besteht. Alle abnormen muskulären Aktivitäten, die den Konsonanten am Silbenbeginn betreffen, wären von daher nicht mehr Kernverhalten im eigentlichen Sinne, sondern bereits unbewusst intentionale Anstrengungsreaktionen auf die Unfähigkeit, den vokalischen Nukleus zu bilden, und damit also Begleitverhalten.

Einen interessanten Gesichtspunkt zur Diskussion über eine abnorme Muskelaktivität auch der Artikulatoren stellt die Tatsache dar, dass ein stotternder Mensch im Moment des Stimmlippenschwingungsabrisses am Nukleus motorisch nicht weiter in den nächsten Laut kommt (z. B. in einen konsonantischen Silbenendrand oder in den beginnenden Laut der nachfolgenden Silbe).

Es stellt sich die – zugegebenermaßen hypothetische – Frage, warum nicht auch von einer stimmlosen Vokalbildung ein Übergang in einen nachfolgenden Laut möglich sein sollte. Augenscheinlich ist dies wohl das eigentliche Problem des Stotterns, dass mit dem Stimmlippenschwingungsabriss auch ohne Stimmbeteiligung ein »Weiterartikulieren« nicht möglich ist (wie es imitatorisch durchaus mit einiger Übung geht). Hier scheint in den automatisierten Mustern des Artikulators im Spachproduktionssystem kein anderes »Fehlerkorrekturmuster« zu bestehen als über die typische Kernsymptomatik des Stotterns.

Da der Nukleus der Silbe nicht gebildet werden kann, das sprechmotorische System in der Bewegung der Silbenproduktion am Vokal blockiert ist, bleiben im Grunde nur die drei bekannten Verhaltensweisen:

- Es wird erneut beim Konsonanten begonnen und das ggfs. mehrfach (entspricht der Teilwortwiederholung als Art des Stotterns).

- Es wird der Konsonant, soweit möglich gedehnt, bis der Vokal produziert werden kann (entspricht der Dehnung als Art des Stotterns).
- Es wird vor dem Vokal gestoppt und gewartet, bis der Vokal produziert werden kann (entspricht dem stummen Block als Art des Stotterns).

Bei Silben, die mit einem Vokal beginnen, stellt sich die Art des Stotterns entweder auch als stummer Block dar (es kommt nicht zu einer Phonationsschwingung im Kehlkopf) oder als immer wieder abreißende Phonationsschwingung, bei der kurze Teilvokalstücke hörbar sind. Letzteres könnte man dann ggfs. auch als Teilwortwiederholung klassifizieren.

Aus der Sprachproduktionsforschung weiß man, dass unser Gehirn beim Sprechen, immer die komplette Silbe als kleinste sprechmotorische Einheit programmiert und sozusagen als fertig programmierten Baustein an den Artikulator (bezogen auf das Leveltschen Sprachproduktionsmodell, Levelt, 1989) weitersendet, der sie dann umsetzt.

Es sei hier – vorbehaltlich zukünftiger Forschung – die Hypothese vorweggenommen, dass beim Stottern die Silbenprogrammpläne (anders als bei einer Sprechapraxie) fehlerfrei programmiert sind, dass aber in der Ausführung durch den Artikulator, diese nicht funktionsgerecht motorisch umgesetzt werden können und es zu einer regelhaften Störung an der Kernstelle der Silbe, dem Nukleus kommt. Und es scheint wahrscheinlich, dass es sich dabei nicht um einen ursächlichen Spasmus oder eine abnorme Tonussteigerung handelt, sondern eher um einen wie auch immer geartete »Ausführungsunterbrechung«, dessen Verursachung im Bereich hirnorganischer Störungen liegt.

Zukünftige Forschungen im Bereich der »Physiologie von Stotterereignissen« werden hier vielleicht eine Antwort geben können. Grundsätzlich lässt aber der oft beobachtbare erfolgreiche Abbau von muskulärem Anstrengungsverhalten darauf schließen, dass die gestörten motorischen Abläufe nur durch geringe primäre Tonusveränderungen der Kehlkopf- und Artikulationsmuskulatur hervorgerufen werden. Möglicherweise handelt es sich beim Stottern weniger um eine »Verkrampfungsstörung« als eher um eine Störung hochautomatisierter motorische Programme, die nicht zur Ausführung kommen, auf die die stotternden Menschen im Verlauf der Entstehung und Chronifizierung des Stotterns aber mit immer größeren muskulären Anstrengungen reagieren.

Die IMS-Stottertherapie folgt den Erkenntnissen von Wingate und reagiert therapeutisch auf das Faktum, dass Stottern immer die Unfähigkeit darstellt, den vokalischen Nukleus einer Silbe vollständig zu bilden. Mit der Einführung des Nettostotterns und des IMS-Pseudostotterns wird der Patient hinsichtlich seiner kinästhetischen und propriozeptiven Wahrnehmung angeleitet, den Stimmlippenschwingungsabriss im Stotterereignis zu spüren und darauf durch ein planvolles Stottern (Nettostottern) zu reagieren. In der Modifikationsphase setzen genau an dieser Stelle der motorisch-muskulären Hemmung – an der Nukleusbildung – die Sprechtechniken von Van Riper an.

Symptomatologie des Stotterns

In der wissenschaftlichen Literatur zum Stottern hat sich weitgehend die Unterscheidung in Kernverhalten (primäre Stotterereignisse) und Begleitverhalten (sekundäre Stottersymptomatik) durchgesetzt.

Bei der Festlegung dessen, was Stotterereignisse sind, finden sich aber derzeit immer noch voneinander abweichende Meinungen. So gibt es Wissenschaftler und Therapeuten, die ein- oder mehrsilbige Wortwiederholungen als Stotterereignisse zählen, andere definieren lediglich Laut- und Silbenwiederholungen als Stottern, Wortwiederholungen grundsätzlich nicht. Vergleichbares findet sich bei Satzteilwiederholungen, Pausen und anderen Unflüssigkeiten (Ham, 1989; Bloodstein, 1995).

In der wissenschaftlichen Literatur zur Symptomatologie von Stotterereignissen finden wir einen Konsens, der drei unterschiedliche Arten von Stotterereignissen beschreibt:

- Laut- und Silbenwiederholungen

- Dehnungen
- Blockierungen (stummer Block)

Darüber hinaus finden sich komplexe Stotterereignisse, die Mischformen dieser drei Arten zu stottern umfassen (z. B. eine Dehnung, die in eine Lautwiederholung über geht).

Schaut man sich die internationale Literatur zur Begrifflichkeit von Stottersymptomen an, dann fällt auf, dass der Begriff der »Blockierung« mehrdeutig verwendet wird. Im angelsächsischen Sprachraum wird eine stumme Unterbrechung des Redeflusses, die im deutschen als Blockierung bezeichnet wird, als *tense pause* oder *fixed posture* und nicht durchgängig als *block*, *blockage*, Blockierung bezeichnet. Eine Blockierung – *blockage* oder *block* – meint im angelsächsichen Sprachgebrauch sehr oft jede Form des unterbrochenen Sprechflusses, die als Stottern erscheint. Insofern wird jedes auftretende Stottern, das den Sprechfluss unterbricht mit diesem Überbegriff bezeichnet. Alltagstherapeutisch hat sich dies auch weitgehend im deutschen Sprachraum eingebürgert. Diese begriffliche Unschärfe, die nicht zuletzt auch aus der Bezeichnung der Therapierichtung »block modification therapy« herrührt, lässt sich nicht optimal aufheben. Im weiteren Verlauf dieses Textes wird versucht, diesem Missstand gerecht zu werden, indem auch hier der Begriff Blockierung nicht im Sinne einer Symptomart verstanden wird, sondern jegliche als Stottern auftretende Unterbrechung des Redeflusses unabhängig davon, ob sie den Charakter einer Wiederholung, einer Dehnung oder einer stummen Pause (stummer Block) hat.

Anstrengungs- und Blocküberwindungsverhalten: Reaktion auf Blockierungen

Die meisten stotternden Menschen reagieren auf das Auftreten einer Blockierung mit einer Erhöhung der Spannung in der Artikulations- oder Kehlkopfmuskulatur. Über den eigentlichen Anspannungszustand der Muskulatur hinaus erhöhen sie die Anspannung folglich noch weiter. Dies geschieht nicht nur in der Artikulations- und Kehlkopfmuskulatur, sondern auch in benachbarten Bereichen (Anspannen der Hals-, Rachen- und mimischen Muskulatur etc.). Dieses Verhalten wird als Anstrengungs- oder Ankämpfverhalten bezeichnet und dient der Beendigung, der Überwindung der Blockierung.

Neben dem Versuch, durch eine muskulären Überanspannung die muskulär-motorische Bewegungsstörung der Kehlkopf- oder Artikulationsmuskulatur zu lösen, gibt es noch ein weiteres Verfahren, durch das stotternde Menschen versuchen, eine Bewegungshemmung sicher zu beenden.

Es besteht darin, dass ein Stotternder (in aller Regel sofort und sicher) eine Blockierung beenden kann, indem er eine »alternative«, nichtsprechbezogene Handlung mit einem Teil der am Sprechen beteiligten Muskulatur durchführt. Schlucken, Schnalzen, nicht sprechbezogene orale Geräusche (Seufzen, Husten, ...), Luft ablassen etc. sind häufig beobachtbare Verhaltensweisen bei Stotternden, die entweder unmittelbar mit einer Blockierung oder auch ohne für den Therapeuten wahrnehmbare Blockierungen beobachtbar sind.

Derartige Handlungen, die die Intention des Sprechens unterbrechen, führen unmittelbar zu einer Normalisierung der sekundär aufgebauten Muskelspannung der Sprechmuskulatur und sie unterbrechen quasi den der Sprechblockierung zugrunde liegenden Mechanismus. Auf diese Weise können Stotternde den Fortgang von Blockierungen, die plötzliche abnorme Hemmung der Silbenproduktion auf phonatorischer und artikulatorischer Ebene unterbrechen. Banal formuliert: Ein Aussetzen des Sprechversuchs beendet erst einmal das Stottern und damit in der Regel auch jegliche Form von abnormer sekundärer Muskeltonuserhöhung. Bei erneutem Sprechbeginn setzt dann entweder die muskulär-motorische Hemmung nicht wieder ein, der Stotternde kann nach der Unterbrechung flüssig weiter sprechen. Oder aber, was häufiger auftritt, die Blockierung tritt erneut wieder auf und es kommt dann ggfs. zu einer kettenartigen Abfolge von z. B. blockiertem Sprechversuch, Schlucken, blockiertem Sprechversuch, Schlucken, oder ähnlichem.

Sprechmotorische Reaktionen auf Blockierungen

Auf der hör- und sichtbaren Ebene können Blockierungen (im alltagstherapeutischen Sprachgebrauch) somit als sehr unterschiedliche Formen wahrgenommen werden:

- stumme Blockierungen
- Blockierungen als Lautdehnungen (mit hörbarer Anspannung oder sichtbarer Muskelverspannung)
- Blockierungen als Laut- und Silbenwiederholungen (mit hörbarer Anspannung oder sichtbarer Muskelverspannung und längeren Pausen zwischen den Wiederholungen)
- Blockierungen mit Tremoren
- Blockierungen mit begleitender Bewegung oder Anspannung der Gesichts- oder Artikulationsmuskulatur (z. B. Anspannen der Kinnmuskulatur, Augenzukneifen, Mundaufreißen, ...) oder begleitender Bewegung und Anspannung anderer Körperbereiche (z. B. Anspannen der Bauchmuskulatur, Mitbewegung des Kopfes oder der Hand, ...).

All diesen unterschiedlichen Oberflächenausprägungen von Blockierungen – von verschiedenen Arten zu stottern – liegt sehr wahrscheinlich eine gemeinsame Ursache zu Grunde. Unabhängig davon, wie eine Blockierung sich äußert, ist sie eine Reaktion auf ein richtig programmiertes, aber sprechmotorisch nicht umsetzbares »Silbenausführungsprogramm«. Stottern ist eine Störung der Silbenproduktion oder, wie es im angelsächsischen Sprachraum auch heißt, die *broken syllable*, die zerbrochene Silbe.

In der Block-Modification-Therapie werden Techniken vermittelt, die diese Störung der Silbenproduktion kompensieren. Diese Modifikationstechniken (der IMS, des SSMP und Van Ripers) setzen genau dort an, wo die Wingatesche Theorie des Stotterns die Störung verortet: Bei der Nukleusbildung innerhalb der Silbe.

Wenn man eine solche definitorische Festlegung von Blockierungen akzeptiert, dann muss man sich natürlich die Frage stellen, von welcher Natur die Laut- und Silbenwiederholungen und Dehnungen sind, die beim Sprechen von nichtstotternden Menschen entstehen. Auch flüssige Sprecher zeigen anspannungsfreie Dehnungen sowie anspannungsfreie Laut- und Silbenwiederholungen. Sie treten regelmäßig im Sprechen aller Menschen als normale Unflüssigkeiten auf. Bei diesen Unflüssigkeiten treten ganz sicher andere Verursachungsmechanismen auf als die, die wir beim Stottern voraussetzen können. Möglicherweise sind sie auf Fehler bei der Serialisation von Sprachlauten zurückzuführen (siehe auch »covert repair hypothesis«, Postma & Kolk, 1993) und grundsätzlich anderen Charakters als durch »echtes« Stottern hervorgerufene Unflüssigkeiten. Für die Stottermodifikation sind diese Art von anspannungsfreien Teilwortwiederholungen und Dehnungen unerheblich, da sie in aller Regel nur sehr kurz sind, meistens (auch von flüssigen Sprechern) nicht wahrgenommen werden und kein Gefühl von Kontrollverlust vermitteln.

Schaut man sich genauer an, welche sprechmotorischen Ausprägungen eine Blockierung mit sich bringen kann, dann wird man feststellen, dass die Klassifizierung des Stotterns in ein tonisches und ein klonisches Muster (wie heute häufig noch diagnostisch festgelegt) auch nur die jeweils individuelle Reaktion des Stotternden auf das gleiche zugrundeliegende Phänomen beschreibt. Wahrscheinlich läuft bei den meisten Stotternden die Reaktion auf die das Stottern verursachte Bewegungsunterbrechung unbewusst ab. Die Beobachtung über einen längeren Zeitraum zeigt bei vielen Stotternden, dass sie bei ein- und demselben Problemlaut das Oberflächenbild der Blockierung verändern. Aus der stummen Blockierung eines Patienten bei dem Vornamen /Lothar/ wurde nach einiger Zeit eine lautwiederholende Blockierung, wobei der Laut /l/ jeweils einige Male wiederholt wurde. Auf die Intervention des Therapeuten hin konnte der Patient nach kurzer Zeit auch eine dauerhaft gedehnte Blockierung des Lautes /l/ beim Wort /Lothar/ stottern. Der Patient konnte also die echte

Blockierung dieses Wortes in drei verschiedenen Arten stottern, wobei das Grundproblem jedes Mal das gleiche war. Insofern ist die Unterscheidung in klonisches und tonisches Stottern eine deskriptive, die nichts über die Art des Stotterns an sich, sondern nur etwas über das individuelle Oberflächenmuster aussagt.

Untersucht man die Unterbrechung des sprechmotorischen Ablaufs bei Blockierungen (bei sprechmotorischem Kontrollverlust) eingehender, so kann man grundsätzlich zwei Arten von Störungen dieses Ablaufs erkennen:

- *Vokalblockierungen* am Wort und Silbenbeginn und
- *Konsonantenübergangsblockierungen* am Wort- und Silbenbeginn.

Vokalblockierungen

Vokalblockierungen sind durch das Ausbleiben der Stimmlippenschwingung infolge der Bewegungsunterbrechung der Phonationsmuskulatur gekennzeichnet. Da die Stimmlippenschwingung nicht zwangsläufig dauerhaft unterbrochen ist, manchmal kurz einsetzt und dann wieder abreißt, findet man bei Vokalblockierungen sowohl stumme Blockierungen als auch solche, die aus zumeist sehr kurzen Vokalwiederholungen und erneuten Stimmabbrüchen bestehen.

Beispiele:
»Ich wohne in ....aachen.«
(dauerhafte stumme Blockierung)
»Ich wohne in a...... a ....aachen.«
(Lautwiederholung mit Abreißen der Phonation)
»Ich wohne in a..a...a..a.. aachen.«
(Lautwiederholung mit stimmlos wiederholtem /a/)

Vokalblockierungen sind gekennzeichnet durch eine plötzlich einsetzende Bewegungsunterbrechung der Stimmlippenmuskulatur bei Phonationsbeginn (Schwingungsabriss) und gleichzeitigem Unvermögen, auch ohne Stimmgebung artikulatorisch weiter zu gehen.

Als begleitendes Anstrengungs- bzw. Blocküberwindungsverhalten von Vokalblockierungen finden sich häufig sehr stereotype Reaktionen mit dem (zumeist unbewussten) Ziel, die Stimmlippenschwingung in Gang zu setzen.

Die häufigste Reaktion auf die ausbleibende Phonation infolge der Stimmlippenfehlfunktion ist das »Pressen«. Der Stotternde erhöht den subglottischen Anblasedruck durch Muskelanspannung im Bereich der Atmungs- und Atemhilfsmuskulatur. Man kann dies als den Versuch deuten, durch erhöhten Krafteinsatz und Spannungserhöhung der Kehlkopfmuskulatur die motorische Hemmung zu überwinden, den Glottisverschluss zu sprengen und die Stimmlippen in Schwingungen zu versetzen. Es gibt Hypothesen darüber, dass diese zusätzliche Spannungserhöhung ein Ende des Stotterereignisses noch länger hinauszieht. Wissenschaftlich ist dies jedoch schwer nachzuweisen.

Neben der Spannungserhöhung im Bereich der Kehlkopf- und Halsmuskulatur ist auch das Verfahren der Spannungsverlagerung oder Bewegungsverlagerung eine häufige Reaktion bei Vokalblockierungen. Durch Anspannen unterschiedlichster Muskelgruppen (häufig sind es Teile der Kinn-, Nasen- und Stirnmuskulatur) wird quasi versucht, eine Gegenspannung zur Verspannung der Stimmmuskulatur aufzubauen, um diese dann zu verringern oder abzubauen.

Aber auch die Beendigung der Vokalblockierung durch aktive Muskelarbeit (»Bewegungsarbeit« wie das Zukneifen der Augen, schnelles Aufreißen des Mundes, den Kopf in den Nacken werfen, Grimassieren, etc.) ist sehr häufig zu beobachten. Diese Bewegungen, die meist sehr kraftvoll oder mit einem erhöhten Muskeltonus verbunden sind, können, wie die Spannungsverlagerung, eine Blockierung augenscheinlich erfolgreich beenden.

Neben den Formen der Anspannungs- und Bewegungsverlagerung finden sich auch zwei typische andere Formen des Begleitverhaltens. Eine Form ist der Atemvorschub, bei dem der Stotternde als Reaktion auf seine Vokalblockierung die Stimmlippen öffnet und Luft durch die geöffnete Stimmritze schickt. Das hat zum Ziel, aus dem Atemfluss heraus die Stimmgebung in Gang zu setzen. Gelingt dies nicht, dann besteht die Blockierung sozusagen aus einem dauerhaften Ausatemgeräusch, bis die Stimmlippen letztendlich in Schwingung geraten und die Blockierung – mehr oder weniger zufällig – beendet ist. Ist dies nicht der Fall, wird häufig wegen Luftmangel eingeatmet, neu angesetzt und ggf. mit einem erneuten Atemvorschub reagiert. Das Begleitverhalten des Atemvorschubs kann jedoch auch eine Folge therapeutischer Intervention sein, wenn dem Stotternden als »Sprechtechnik« das Mittel des »Anhauchens« bei Vokalblockierungen empfohlen wurde.

Die weitere Reaktion auf die ausbleibende Phonation bei der Vokalblockierung ist das absichtliche kurze Aussetzen des Phonationsversuches. Hier gibt der Stotternde den Sprechversuch kurzfristig ganz auf und setzt dann erneut wieder den Sprechversuch an, oder er schiebt zwischen die beiden Sprechversuche noch eine nicht sprechbezogene Handlung (z. B. Schlucken, Schnalzen, Husten, etc.). Wenn stotternde Menschen nach dieser Unterbrechung flüssig weiter sprechen können, dann haben sie nicht ursächlich die dem Stottern zugrunde liegende Bewegungshemmung beendet, sondern diese ist zufällig und unkontrolliert nicht mehr aufgetreten. Auch wenn dieses – für den stotternden Menschen sehr angenehme Phänomen – lediglich zufällig und unsystematisch auftritt, wird es unbewusst von vielen Stotternden als »kausal« bewertet und das Verhalten wird wiederholt gezeigt.

Auch der Einsatz eines »funktionellen Starters« ist bei Vokalblockierungen zu beobachten. Der Starter (z. B. häufig Interjektionen wie /ja/ oder /also/ oder gefüllte Pausen /mh/, /äh/) dient dabei nicht dem zeitlichen Aufschub der Blockierung, sondern der Stotternde sichert sich damit den Phonationsbeginn. Wenn er ein stimmhaftes /ja/ vor die erwartete Blockierung setzen kann, dann kann er mit der Stimmgebung des /a/ den blockierten Vokal umgehen bzw. schon stimmhaft in diesen hineingehen (»Jaich komme aus Aachen.« statt »Ich komme aus Aachen.«).

Insgesamt sollte man bei aller Auffälligkeit, die das Begleitverhalten als Reaktion auf Vokalblockierungen oft an sich hat, immer auch wertschätzen, dass es der Versuch ist, eine unkontrollierte Bewegungshemmung zu beenden. Den Patienten ist es oft unangenehm, in der Identifikationsphase zu erkennen, welche erfolglosen und zum Teil hoch auffälligen Reaktionen sie auf Blockierungen zeigen. Man sollte ihnen vermitteln, dass es zunächst einmal ein legitimer Versuch ist, die Sprechkontrolle wieder zu gewinnen.

An dieser Stelle kann man den Patienten gut das Phänomen der intermittierenden Verstärkung erklären. Die Theorie der intermittierenden Verstärkung erklärt – dann auch für den Patienten schlüssig – warum Menschen an einem Verhalten festhalten, das prinzipiell wenig erfolgreich ist, aber trotzdem beibehalten wird.

Blockierungen bei Konsonantenübergängen

Blockierungen bei Konsonantenübergängen sind dadurch gekennzeichnet, dass nicht die Bildung des Konsonanten beim Sprechen blockiert ist (auch wenn dieser Eindruck sowohl von Stotternden als auch von Zuhörern häufig geäußert wird), sondern der Übergang in den auf den Anfangskonsonanten folgenden Vokal. Der Konsonant am Wort- oder Silbenbeginn kann isoliert in der Regel immer flüssig und unblockiert gebildet werden. Bei gezielter therapeutischer Intervention kann der stotternde Patient das sehr schnell überprüfen. Bei dehnbaren Konsonanten kann ein Stotternder in der Blockierung den Versuch des Lautübergangs zum Vokal aufgeben und wird feststellen, dass der dehnbare Konsonant (ob stimmhaft oder stimmlos) unblockiert gebildet oder gehalten (gedehnt) werden kann. In dem Moment, in dem die Übergangsbewegung zum Vokal einsetzt, kommt es zur Blockierung (Schwingungsabriss am Vokal und gleichzeitige artikulatorische Blockierung). Auch bei Plosiven lässt sich dies überprüfen, indem der Stotternde bei einer Blockierung mit Plosiven am Silben- oder

Wortbeginn den Plosiv isoliert wiederholt, ohne ihn mit dem nachfolgenden Vokal zu verbinden (und dabei das quasi automatisierte »Silbenvollendungsprogramm« bewusst ausschaltet). Der Plosiv kann dann flüssig und unblockiert gebildet werden. Mit der Übergangsbewegung zum Folgelaut setzt dann erst die Blockierung ein.

Was passiert nun genau in der Übergangsbewegung vom Konsonanten auf den Vokal? Hier können zwei sprechmotorische Fehlfunktionen auftreten, die sich als Blockierung äußern:

Zum Einen kann es zu einem plötzlichen Abreißen der Stimmgebung kommen. Mit dem Übergang vom Anfangskonsonanten zum nachfolgenden Vokal kommt es wie bei einer Vokalblockierung zur Bewegungshemmung der Kehlkopfmuskulatur und die Stimmgebung setzt aus, die Stimmlippenschwingung reißt ab. Dabei ist es unerheblich, ob der Anfangskonsonant stimmhaft oder stimmlos, ein dehnbarer Konsonant oder ein Plosiv ist. Im Grunde genommen liegt dann bei Konsonantenübergangsblockierungen die gleiche Fehlleistung, der gleiche Funktionsausfall wie bei Vokalblockierungen vor.

Zum Anderen kann es bei Konsonantenübergangsblockierungen parallel zum Abreißen der Stimmlippenschwingung zu einer sehr schnellen sekundären Tonuserhöhung bzw. Anspannung in der Artikulationsmuskulatur kommen. Der Übergang in den Vokal, führt parallel mit dem Abreißen der Stimmlippenschwingung und der damit verbundenen artikulatorischen Bewegungsblockierung zu einer sekundären Spannungserzeugung in der Lippen-, Zungen- oder Kiefermuskulatur. Artikulationsauffälligkeiten, wie Lippenpressen, einsetzende Tremore, das Drücken der Zunge gegen Gaumen oder Zähne, sind eine Reaktion darauf, dass mit dem Phonationsabriss auch artikulatorisch eine Beendigung der Silbe, die vollständige Bildung der Silbe, muskulär-motorisch nicht möglich ist. Das Weitersprechen ist blockiert und zumeist versucht der stotternde Mensch dies durch zusätzlichen Kraftaufwand zu überwinden.

Patienten berichten, dass ihre Zunge oder ihre Kiefermuskulatur augenblicklich angespannt ist und eine Bewegung der Zunge oder des Unterkiefers nicht mehr möglich ist.

Eine Konsonantenübergangsblockierung ist gekennzeichnet durch ein Abreißen der Stimmlippenschwingung am Vokal und einer gleichzeitigen artikulatorischen Bewegungshemmung (der Rest der Silbe ist ohne stimmhafte Bildung des Vokals artikulatorisch nicht möglich). Dies ist in der Regel verbunden mit einer unbewussten sekundären Tonuserhöhung und Anspannung in Teilen der Artikulationsmuskulatur – Zunge, Lippen oder Kiefer).

Konsonantenübergangsblockierungen äußern sich auf der Oberflächenebene in allen möglichen Blockierungsformen. Sie können als fast stumme Blockierungen, als lautwiederholende Blockierungen oder als gedehnte Blockierungen auftreten. Dabei sind die einzelnen individuellen Muster zumeist geprägt von dem Konsonanten am Wort- oder Silbenbeginn.

Beispiele:
»Ich will nach (m)............münchen fahren.«
(als nahezu stummer Block, wenn das /m/ nur sehr kurz angebildet wird, und dann die Stimme abreißt – auch bei Plosiven häufig als »fast« stumme Blockierungen)

»Ich will nach m.m.m.m.m münchen fahren«
(als lautwiederholender Block, wenn bei Stimmabriss zum /ü/ wieder auf den Konsonantenbeginn zurückgegangen und quasi neu angesetzt wird – sehr häufig bei Plosiven am Beginn)

»Ich will nach m~m~m~m~münchen fahren.«
(als gedehnter Block, wobei man den gedehnten Konsonanten meist klangverändert hört; dies entsteht durch den Versuch, die Phonationsschwingung des Vokals, durch den erhöhten Kraftaufwand eines Lippenpressens zu erzwingen)

Bei Plosiven zu Beginn finden sich fast nur stumme und lautwiederholende Blockierungen.

Die Tatsache, dass diese Muster des Stotterns bei Konsonantenübergangsblockierungen so verschieden ausfallen können (lautwiederholend, gedehnt, fast stumm), macht wieder deutlich, dass es sich dabei nur um das Oberflächenphänomen einer zugrundeliegenden Bewegungsunterbrechung im »Silbenausführungsprogramm« handelt. Sowohl anhand von Patientenbeobachtungen als auch durch Patientenaussagen kann man erkennen, dass diese Muster variabel sind. Patienten haben eine »unbewusste Kontrolle« darüber, ob sie z. B. bei gestotterten Wörtern mit dem Laut /w/ am Beginn das /w/ wiederholen, wenn der Folgelaut blockiert ist, ob sie das /w/ dehnen, bis die Blockierung beendet ist, oder ob sie so schnell vom /w/ auf den nachfolgenden Vokal gehen, dass die Blockierung sozusagen stumm wird, weil die Stimme für den nachfolgenden Vokaleinsatz nicht kommt, das /w/ aber nicht weiter gebildet wird, quasi als abgeschlossen gilt.

Einen Sonderfall der Konsonantenübergangsblockierungen sind die Blockierungen bei Konsonanten-Clustern am Wort- oder Silbenbeginn (z. B. /zw/, /kl/, /pr/ usw.). Da hier der Bewegungsabriss nicht unbedingt beim Übergang zum Vokal, sondern schon zum nächsten Konsonanten auftritt, stellt sich die Frage, in welcher Form Blockierungen hier auftreten.

Man kann beobachten, dass es meistens zu einem Abreißen der Stimmlippenschwingung oder zur Überanspannung der Artikulationsmuskulatur beim Übergang vom zweiten Konsonanten auf den Vokal kommt. Es kann jedoch prinzipiell – und einige Patienten zeigen dieses Verhalten – auch schon beim Übergang vom ersten auf den zweiten Konsonanten zur Blockierung kommen. Beide Blockierungsarten sind bei Konsonanten-Clustern zu beobachten. (Die Theorie nach Wingate hat keine Aussage zur möglichen Entstehung von Stottern innerhalb von Konsonanten-Clustern gemacht. Die Erfahrungen mit einigen Patienten zeigen jedoch, dass ein Auftreten der muskulär-motorischen Bewegungshemmung innerhalb der Silbe auch innerhalb eines Clusters möglich ist.)

Konsonantenübergangsblockierungen bei Konsonanten-Clustern können sowohl beim Übergang auf den zweiten Konsonanten oder beim Übergang auf den Vokal (nach dem zweiten Konsonanten) entstehen.

Das begleitende Anstrengungs- bzw. Blocküberwindungsverhalten bei Konsonantenübergangsblockierungen ist durchaus vergleichbar mit dem bei Vokalblockierungen. Bei der plötzlichen Unterbrechung des Silbenbildungsprogramms, beginnend mit dem Abriss der Phonation, wird in der Regel versucht, mit erhöhtem Kraftaufwand diese Bewegungshemmung zu überwinden. Dieser erhöhte Aufwand an Muskelkraft lässt sich häufig im Anspannen der Nachbarmuskulatur während der Blockierung (Kinn-, Hals-, Brust- und Schultermuskulatur) beobachten. Auch schnelle kraftvolle Bewegungen (Kopfdrehen, Kopfsenken, Kieferaufreißen, etc.) sind zu beobachten. Besonders augenfällig wird der Versuch, eine Blockierung zu überwinden, bei den Stotternden, die sich als Reaktion auf eine Blockierung den Atemvorschub angewöhnt haben. Er kann am Beginn des Wortes beim Vokaleinsatz eingesetzt werden aber auch nach einem Konsonanten, der zumeist kurz hörbar gebildet wird, dem dann aber ein stimmloses Ablassen von Luft folgt.

Abbruch des Sprechversuches als »stop and go«-Verhalten (Abbruch des Sprechversuches mit folgendem erneuten Sprechversuch mit sofortigem Wiederauftreten der Bewegungshemmung) oder mit eingeschobenem Unterbrechungsreaktionen (Schlucken, Schnalzen, etc.) finden sich bei Konsonantenübergangsblockierungen ebenso wie bei Vokalblockierungen.

Befragt man Stotternde nach dem Körpergefühl, das sie in einer Blockierung empfinden, so wird man sehr unterschiedliche Schilderungen hören. Insbesondere die Stotternden, die als begleitendes Blockierungsüberwindungsverhalten eine starke Erhöhung der Muskelanspannung einsetzen oder über schnelle kraftvolle Mitbewegungen die Blockierung zu lösen versuchen, werden kaum ein Gefühl für die den normalen Anspannungszustand in einem Stotterereignis im Kehlkopf oder den Artikulationsorganen empfinden. Sie nehmen nur die von ihnen aufgebaute sekundäre Anspannung wahr, nicht jedoch die »relativ geringe« Grundanspannung, die immer entsteht, wenn man mit einer plötzlichen Bewegungsunterbrechung konfrontiert ist. Stotternde mit wenig krafteinsetzender Begleitsymptomatik oder Stotternde, die aufgrund einer guten Desensibilisierung gelassen eine Blockierung ertragen können, und nicht mit einem reflexhaften Spannungsaufbau als Reaktion auf eine Blockierung reagieren, beschreiben diesen als geringgradige Anspannung, deren wesentlicher Charakter in einer kurzen Tonuserhöhung auf die Bewegungshinderung bei Konsonantenübergangsblockierungen und einem »Stimmversagen« bei Vokalblockierungen besteht.

Techniken der Blockierungsverhinderung

Es gibt, darauf basieren die meisten sprechmotorisch orientierten Stottertherapien, bestimmte Sprechweisen, die das Auftreten von Blockierungen verhindern oder zumindest verringern. Diese Sprechweisen (z. B. stark verlangsamtes, prolongierendes Sprechen mit weichen Stimmeinsätzen, Sprechen auf einem bestimmten vorgegebenen Sprechrhythmus, Sprechen mit einer bestimmten Atemtechnik, etc.) können, wenn sie permanent eingesetzt werden, das Sprechen ohne Blockierungen flüssig halten. Diese blockierungsinkompatiblen Sprechweisen sind allesamt empirisch entwickelt worden und es gibt bislang keine guten Erklärungen dafür, warum sie das Sprechen verflüssigen, allenfalls brauchbare Hypothesen. Aus »Versuch und Irrtum« heraus gelangte man zu der Erkenntnis, dass die eine oder andere Weise des Sprechens das Auftreten von Blockierungen verhindert.

Sowohl die Fluency-Shaping- als auch die Block-Modification-Therapiekonzepte der Non-Avoidance-Richtung bedienen sich dieser Sprechtechniken in der einen oder anderen Weise. Für die Non-Avoidance-Richtung sei hier als Ausnahme das Therapiekonzept des Psychologen Joseph Sheehan genannt, dessen Therapie keine Sprechtechnik vorsieht, sondern lediglich ein anstrengungsfreies Stottern ohne Begleitsymptomatik in einer Blockierung. Der Patient soll dabei so wenig wie möglich gegen die Bewegungshemmung ankämpfen und locker wiederholend oder dehnend das Ende der Blockierung abwarten.

Die beschriebenen Sprechtechniken, der Einsatz von Prolongation (Preparatory Set bei Van Riper) und Pull-Out, sind von ihren basalen Wirkmechanismen her wohl mit die am häufigsten angewandten Sprechtechniken. Sie beruhen auf zwei sprechmotorisch-phonatorischen Verfahren:

- prolongierter Lautübergang
- spannungsreduzierter Stimmeinsatz

Die basalen Wirkmechanismen dieser Verfahren werden sowohl in der originalen Van-Riper-Therapie, im SSMP von Breitenfeldt/Lorenz als auch in zahlreichen Fluency-Shaping-Therapien (z. B. der »Kasseler Stottertherapie« [Euler & Wolff von Gudenberg, 2000] den Therapieverfahren nach Websters PFSP [Webster, 1974, 1980] etc.) in einzelner oder kombinierter Form benutzt.

Während die Fluency-Shaping-Therapieverfahren eine durchgängige Anwendung (und häufig auch nur eine Form) der beiden Mechanismen vorsehen, wird in der hier dargestellten Modifikation des Stotterns nur dann das Sprechen bearbeitet, wenn eine Blockierung existent ist oder zu entstehen droht.

Die Beliebtheit von Block-Modification-Therapien bei Patienten ist wohl erheblich darauf zurückzuführen, dass das Sprechen nicht dauerhaft kontrolliert werden muss. Dass dies ohnehin nicht möglich ist, wurde durch zahlreiche Evaluationsstudien zu Fluency-Shaping-Therapien bewiesen. Das Stottern konnte immer nur bis zu einer Reststotterrate zwischen 3 und 4 % (!) reduziert werden.

Verhinderung von Konsonantenübergangsblockierungen

Der Wirkmechanismus der Verhinderung einer Konsonantenübergangsblockierung liegt in dem kontrolliert verlangsamten Sprechen im Übergang vom Konsonanten am Wort- bzw. Silbenbeginn zum nachfolgenden Vokal (bzw. nachfolgenden stimmhaften Konsonanten).

Diese Form des Sprechens wird auch als punktuell prolongiertes oder gedehntes Sprechen bezeichnet und im deutschsprachigen Raum hat sich dafür die Bezeichnung Prolongation entwickelt.

Entscheidend beim Einsatz der Prolongation zur Verhinderung einer Blockierung ist dabei nicht die Dehnung des Konsonanten und die Dehnung des folgenden Vokals. Vielmehr ist die – bezogen auf die normale Artikulationsgeschwindigkeit – deutlich und kontrolliert verlangsamte Bewegung vom Konsonanten zum Vokal, also der Lautübergang ausschlaggebend. Je nach Lautkombination ist das entweder die

- Verlangsamung der Mundbewegung z. B. als Mundöffnung bei der Silbe /ma/, /we/ oder /ja/ oder die
- Verlangsamung der Zungenbewegung z. B. als Zungenverlagerung bei der Silbe /na/, /scha/, /ro/, /sa/ etc.

Der Anfangskonsonant wird beim prolongierten Sprechen etwa eine halbe Sekunde gedehnt, das Wort wird sozusagen angedehnt, und dann wird mit kontrolliert verlangsamter Mund- und/oder Zungenbewegung in den nachfolgenden Vokal übergegangen. Die verlangsamte Übergangsbewegung vom Konsonanten in den nachfolgenden Vokal erzeugt einen weichen Vokaleinsatz. Beides, die artikulatorischen Verlangsamung des Übergangs und die phonatorisch veränderte Qualität des Vokals sind ursächlich für eine sichere Verhinderung des Stotterns.

Die Übergangsbewegung ist beim Sprechen akustisch deutlich daran erkennbar, dass der Vokal, bis er am Ende klar als Zielvokal hörbar ist, ein klangliches Kontinuum durchläuft, das sich vom Klang bei normaler Sprechgeschwindigkeit unterscheidet.

Liegt die Bewegungsdauer der Zungenbewegung bzw. Mundöffnung bei der reinen Vokalbildung bei ca. einer halben Sekunde, dann kann eine muskuläre Hemmung, die sich als Sprechblockierung äußert, ausgeschlossen werden.

Das Andehnen des Anfangskonsonanten von ca. einer halben Sekunde dient lediglich dazu, die verringerte Geschwindigkeit für die verlangsamte Mund- bzw. Zungenbewegung zum Vokal einzuleiten. Es reduziert sozusagen die Startgeschwindigkeit, weil der Lautübergang sonst nicht angemessen verlangsamt werden kann.

Dieses Problem stellt sich natürlich in besonderer Weise bei allen Plosivlauten. Plosive können aufgrund des Entstehungsvorgangs nicht auf eine halbe Sekunde gedehnt werden. Sie werden durch die plötzliche Öffnungsbewegung der Lippen oder der Ablösung der Zunge vom jeweiligen Gaumenteil gebildet. Der Übergang zum Vokal kann daher nicht verlangsamt werden. Um das Verfahren der Blockierungsverhinderung durch Prolongationen auch bei Plosiven möglich zu machen, greift man zu einem »Trick«. Der Plosiv wird in der Lautstellung des jeweiligen Plosivlautes »frikativisiert«. Der Patient wird angeleitet, den Mund- bzw. Zungenverschluss ganz gering zu öffnen und Luft durchzulassen. Der Artikulationsort wird dabei nicht verändert. Das verfremdet den Plosivlaut leicht. Mit der Frikativisierung, die auch etwa eine halbe Sekunde andauern soll, kann dann ebenso wie bei dehnbaren Konsonanten kontrolliert verlangsamt in den Vokal übergegangen werden. Die Frikativisierung führt im alltäglichen Sprechen nur selten zu einem Problem in der Verständigung. Die meisten Zuhörer nehmen die Frikativisierung auch nur am Rande wahr. Lediglich bei Patienten, deren Familienname mit einem Plosivlaut beginnt, gibt es zuweilen Verständnisprobleme.

Der Gesamtvorgang der Prolongation (Anfangskonsonant dehnen bzw. Verschlusslaut frikativisieren und dann die Vokalübergangsbewegung verlangsamen bis der Zielvokal klar hörbar ist) dauert circa eine bis anderthalb

Sekunden. Der restliche Teil des Wortes wird dann in normaler Sprechweise gesprochen.

In der Therapie wird diese Form des Sprechens (entsprechend der Terminologie Van Ripers) den Patienten unter dem Begriff »Zeitlupensprechen« vorgestellt und eingeübt. Dies geschieht bevor die Sprechtechnik der Prolongation eingeführt wird zunächst an sinnfreiem Sprachmaterial.

Ein Stotternder, der ein vom Stottern bedrohtes Wort als Prolongation auf diese Weise artikuliert, kann Blockierungen damit sicher verhindern. In der hier vorgestellten Therapie wird die Prolongation nur prophylaktisch eingesetzt (z. B. bei gefürchteten Wörtern) oder wenn, was einige Stotternde sehr gut spüren können, eine Blockierung sich aufzubauen beginnt. Auch zu Beginn von Sprechsituationen (z. B. bei Vorträgen, Vorstellungsrunden, etc.), die der Patient als potentiell »sprechunflüssig« oder »blockierungsgefährdend« bewertet, wird ein gezielt häufiger Einsatz von Prolongationen angeraten. Prolongieren erhöht in der Regel dann die emotionale Sicherheit und verringert deutlich das Auftreten von Stotterereignissen.

Verhinderung von Vokalblockierungen

Der Wirkmechanismus der Verhinderung einer Vokalblockierung liegt in einer veränderten kontrollierten Phonation bei der Vokalbildung am Silben- oder Wortanfang. Verändert wird die Phonation dadurch, dass die Phonationsspannung, der Grad der Muskelanspannung in der Kehlkopfmuskulatur, deutlich verringert wird.

Dies ist in etwa vergleichbar mit dem weichen Stimmeinsatz in der Stimmtherapie. Die Patienten lernen, einen Vokal in Unterspannung zu phonieren. Dies geschieht in der Regel dadurch, dass sie den Vokal mit sehr leiser Stimme »anbilden« und dann im Verlauf einer halben Sekunde auf normale Lautstärke bringen. Dieses Phonieren in Unterspannung verhindert das Einsetzen einer Bewegungshemmung in der Stimmlippenmuskulatur und damit das Auftreten von Vokalblockierungen. Wie bei der Bearbeitung von Konsonantenübergangsblockierungen ist auch hier unklar, weshalb diese Technik wirkungsvoll ist. Man hat rein empirisch die Erkenntnis gewonnen, dass durch eine bestimmte Phonationsweise Blockierungen verhindert werden können, aber man kennt nicht die genaue Ursache dafür. Augenscheinlich wird der Muskeleinsatz immer unterhalb einer Anspannungsschwelle gehalten, ab der eine Blockierung als Folge eines Schwingungsabrisses der Stimmlippen droht.

Im angelsächsischen Sprachraum wird diese Form der Phonation als *Easy Onset* bezeichnet. Sie hat in zahlreichen Therapieprogrammen der Fluency-Shaping- und der Non-Avoidance-Richtung Eingang gefunden.

Der Einfachheit halber werden hier beide Formen der Blockierungsverhinderungstechniken (sowohl für Konsonanten als auch Vokale) als Prolongationen bezeichnet.

Techniken der Blockierungsbeendigung

Um eine Blockierung zu beenden – und das meint im eigentlichen Sinne, die Bewegungshemmung bei der Silbenbildung zu beenden – bedarf es von Seiten des Stotternden keiner großen Anstrengung. Viele Stotternde haben unbewusst oder bewusst die Erfahrung gemacht, dass das körperlich-muskuläre Gefühl des Blockiertseins sofort beendet ist, wenn sie eine nichtsprechbezogene Handlung während der Blockierung beginnen. Seufzen, Husten, Schlucken, Schnalzen, Luftablassen, Flüstern, andere Wörter einschieben und zahlreiche andere Handlungen führen dazu, dass eine Blockierung beendet wird. Auf diese Weise entstehen die zahlreichen Begleitverhaltenssymptome bei Stotternden. Manche Patienten sind auch tatsächlich erfolgreich mit diesen »Blockbeendigungstechniken«. Bei den meisten jedoch funktionieren sie nicht optimal. So muss das Verhalten mehrmals gezeigt werden, bis die Blockierung beendet ist, und häufig wird der Wechsel von Blocklöseversuch und erneuter Blockierung auffälliger als eine durchgestotterte Blockierung.

In der Blockmodifikationstherapie macht

man sich den Sachverhalt zu nutze, dass ein Stotternder nur den Sprechversuch aufgeben muss, um die Bewegungshemmung zu lösen. Er braucht kein Schlucken, Schnalzen oder vergleichbares Verhalten, um dieses Phänomen zu verhindern. Er muss nur den Sprechversuch komplett für eine kurze Zeit aufgeben. Dies beendet das Entstehen oder Weiterbestehen einer Bewegungshemmung ebenso wie eine »Ersatzhandlung«. Viele Patienten nehmen diesen Vorgang, die Beendigung des Sprechversuches, auch körperlich als Anspannungsreduktion ihrer sekundär aufgebauten Blocküberwindungsspannung wahr.

Hat der Stotternde den Sprechversuch aufgegeben und ist die Verspannung der Muskulatur normalisiert (im Allgemeinen genügen hierfür Zeiträume von wenigen Zehntelsekunden), dann muss er die von der Blockierung betroffene Silbe als Prolongation aussprechen, um ohne Blockierung im Sprechen flüssig fortfahren zu können. Dies wird in Form des Pull-Out und seinem dreiteiligen Phasenverlauf (Stottern im Anfangslaut der Silbe einfrieren – Sprechversuch aufgeben und damit die Bewegungshemmung beenden – Silbe prolongierend aussprechen) als Blockbeendigungstechnik manifest.

Das Aufgeben des Sprechversuchs, das neuronal vorfestgelegte Programm der Silbenproduktion zu unterbrechen, dem »natürlichen« Drang weiter sprechen zu wollen, entgegen zu treten, ist wohl die größte Leistung, die einem Stotternden abverlangt wird, wenn er eine Blockierung mit Hilfe des Pull-Outs lösen soll.

Erfolgreich einen Automatismus zu entwickeln, bei dem der Patient auf das erste Anzeichen einer Bewegungshemmung hin sein Sprechen unmittelbar einfriert bzw. bei Konsonanten-Pull-Outs nur den ersten Laut bildet, ohne die Silbe sprechen zu wollen, ist dann die große Herausforderung für Therapeut und Patient.

1

Identifikation

1.1 Einführung in die Identifikation

In Anlehnung an das Vierphasenkonzept des Therapieansatzes von Charles Van Riper beginnt die Therapie im Anschluss an Befunderhebung und Diagnostik mit der Identifikationsphase.

Für die Durchführung der Identifikationsphase empfiehlt es sich, die einzelnen Identifikationsbereiche anhand einer bestimmten Reihenfolge anzugehen. Diese Reihenfolge umfasst folgende Identifikationsfelder:

- Identifikation des flüssigen Sprechens (parallel dazu Artikulatorische Phonetik)
- Identifikation leichter Stotterereignisse
- Identifikation von zeitlichem Aufschub
- Identifikation von situativem Vermeideverhalten
- Identifikation von sprachlichem Vermeideverhalten
- Identifikation schwerer Stotterereignisse
- Identifikation von Gefühlen und Einstellungen zum Stottern

Die Abfolge dieser Identifikationsfelder begründet sich als eine Reihenfolge vom Leichten zum Schweren (Van Riper, 1973) bezogen auf die emotionale Konfrontation, die beim Patienten ausgelöst wird. Auch hier wird hierarchisch nach dem erwartbaren Stress beim Patienten vorgegangen (wie es dann später auch in der Desensibilisierungsphase erfolgt).

Das Vorgehen ist damit sehr klar und vorgegeben strukturiert. Bei jeder Identifikation des einzelnen Bereiches wird zuerst immer nach dem entsprechenden Vorwissen des Patienten gefragt, bevor ihm Video- bzw. Audioaufnahmen gezeigt werden oder bevor der Therapeut sein Wissen über den Patienten wieder gibt.

Es gibt allerdings die alternative Möglichkeit, dass man dem Patienten relativ am Beginn der Phase – am besten nach der Identifikation flüssigen Sprechens – die Möglichkeit gibt, alles darzulegen, was er über sein Stottern weiß. Der Patient hat sozusagen in einer Form von Gesamtschau die Möglichkeit, alles darzulegen, was ihm bisher über sein Stottern bekannt ist. Diese alternative Vorgehensweise einer ersten Gesamtschau des Patienten in umfassender Form würdigt möglicherweise stärker die Person des Patienten. Ein methodisches Vorgehen im Sinne von richtig oder falsch gibt es bei dieser Entscheidung nicht. Es sollte dem Therapeuten nur klar sein, dass es Vor- und Nachteile für jede dieser Vorgehensweisen gibt. Entscheidet sich der Therapeut für dieses Vorgehen, dann kann der Therapeut über ein fragend-entwickelndes Gesprächsverhalten die einzelnen Identifikationsbereiche aufzeigen und ansprechen.

Der relativ ausführliche Therapieteil der Identifikation – der im Allgemeinen zwischen 4 bis 10 Therapieeinheiten (je 45 bis 60 Minuten) umfasst – begründet sich durch die im Folgenden dargestellten therapierelevanten Bedingungen.

»Nur was man kennt, kann man verändern«

Im Allgemeinen haben stotternde Patienten ein sehr unterschiedliches Wissen über ihre eigene Stottersymptomatik und das damit verbundene Begleitverhalten. Die Patienten wissen häufig um ihre Kernsymptomatik und können oft noch ihre Symptomdauer beschreiben, aber insbesondere bei den unterschiedlichen Formen des Begleitverhaltens verlaufen viele Verhaltensweisen unbewusst oder werden nur sehr vage wahrgenommen.

Eine Non-Avoidance-Therapie im Van Riperschen Sinne hat zum Ziel, dass die Patienten ihr Vermeideverhalten in Bezug auf das Stottern so weit als möglich abbauen. Aus diesem Grunde müssen sie in der Therapie mit Unterstützung des Therapeuten ein Wissen über ihr individuelles Stottermuster erlangen. Nur wer die offenenen und verdeckten Merkmale seines Stotterns kennt, um seine bewussten und unbewussten Reaktionen darauf weiß und sie in ihrer Funktion versteht, wird in der Lage und Willens sein, diese abzustellen. Dies ist der wichtigste Grund für die Identifikationsphase auch in der IMS-Therapie.

Nicht zuletzt ist dieses Wissen auch unerlässlich für den Therapeuten. Auch er wird immer wieder individuelle Verhaltensweisen von stotternden Menschen nur dadurch gut analysieren und einschätzen können, wenn der Patient ihm dabei hilft, deren Existenz und Funktion zu erkennen.

Identifikation und Analyse des Stotterns ist ein gemeinsamer Prozess von Therapeut und Patient und beide tragen ihr Wissen und ihre Kompetenzen zusammen, um am Ende der Identifikationsphase alles über das individuelle Stottermuster des Patienten zu wissen.

Viele Patienten reagieren zunächst abweisend auf das Anschauen und Analysieren insbesondere von auffälligem und starkem Stottern und seinem Begleitverhalten zu Beginn der Identifikationsphase. Hier sollte der Therapeut begründend dem Patienten gegenüber immer wieder in den Mittelpunkt stellen, dass nur verbessert werden kann, was der Patient auch als Verhalten wahrnimmt und erkennt. Und dass zwar Stottern nicht heilbar ist, doch die Therapie eine große Chance auf die Reduzierung von Stärke, Auffälligkeit und Häufigkeit des Stotterns darstellt.

Ebenso sollte auch bei sehr skurrilem Begleitverhalten immer darauf verwiesen werden, dass derartiges Verhalten immer von Sinnhaftigkeit gekennzeichnet ist. Auch auffälliges Verhalten ist von der Intention her funktional und auf die Beendigung oder Verhinderung von Stottern ausgerichtet. Und dieser Fokus kann dann möglicherweise auftretende Peinlichkeits- oder Selbstabwertungsgefühle relativieren.

Lernen über Stottern

Neben dem Wissen um ihr individuelles Stottern dient die Identifikationsphase auch dazu, dem Patienten ein Wissen über Stottern generell zu vermitteln. Der Patient muss sich Wissen aneignen über die Kernsymptomatik des Stotterns, gängiges Begleitverhalten, Grundzüge der Sprechproduktion sowie eine grobe Kategorisierung des deutschen Lautsystems. Darüber hinaus soll der Patient von seinem Therapeuten über wichtige Ergebnisse der derzeitigen Verursachungsforschung informiert werden:

- Genetische Disposition und Vererbungswahrscheinlichkeit
- Ergebnisse hirnorganischer Forschung durch bildgebende Verfahren (anatomisch und funktionell)
- Stottern als Phänomen multifaktorieller Verursachung und Aufrechterhaltung (genetisch, physiologisch, psychosozial)

Für die Informationen zur Kern- und Begleitsymptomatik werden ihm Informationstexte zur Verfügung gestellt, die er im Verlauf der Identifikation selbstständig liest. In einer Therapieeinheit »Artikulatorische Phonetik«, die in drei Untereinheiten aufgeteilt wird, erwirbt er ein basales Wissen zur Physiologie und Anatomie der Sprechproduktion und zu den Grundlagen des deutschen Lautsystems, soweit es für die Stottertherapie relevant ist.

Neben der Vielfalt an Informationen, die man über Stottern im Internet vorfindet, werden in dieser Therapieanleitung Informationstexte zu unterschiedlichen Themen zur Verfügung gestellt (Information zum Verlauf der Identifikationsphase; Informationen zur Kern- und Begleitsymptomatik von Stottern; Die Theorie des Stotterns nach M. Wingate; ...).

Damit der Patient in der Identifikationsphase auch die Möglichkeit bekommt, das Stottermuster anderer stotternder Menschen zu sehen, werden ihm Videoaufnahmen von anderen stotternden Menschen gezeigt. Der Patient bekommt dadurch einen Eindruck, dass Stottern, in mehr oder weniger großem Ausmaß, immer eine sehr individuelle Ausprägung hat und er wird möglicherweise durch die Konfrontation mit Stottern eine positive Wirkung der beginnenden Desensibilisierung gegen Stottern erfahren. Hierbei kann es sich um Aufnahmen aus dem Internet oder um Aufnahmen, die der Therapeut zur Verfügung stellt, handeln.

Van Ripers Paradigmenwechsel in der Stottertherapie – Gefühle und kinästhetisch-propriozeptive Wahrnehmung

Das Konzept der Therapie von Van Riper stellte zur Zeit ihrer Entwicklung einen Paradigmenwechsel innerhalb der Stottertherapie für erwachsene Stotternde dar. Insofern man als einen Paradigmenwechsel einen grundstürzenden Wandel von Anschauungen und Werten zu einem bestimmten Wissensbereich bezeichnet, hat Van Riper einen solchen in das Feld der Stottertherapie eingeführt.

Diese neuen Paradigmen Van Ripers lassen sich in zwei Aspekten darstellen: Van Riper ging – aufgrund von eigenen Erfahrungen und wissenschaftlichen Erkenntnissen – davon aus, dass eine langfristig erfolgreiche Stottertherapie nur dann möglich ist, wenn auch die mit dem Stottern verbundenen negativen Gefühle und die damit verbundenen Einstellungen zum Stottern positiv verändert werden. Dies geschieht programmatisch in der Phase der Desensibilisierung. Diese Ansicht war zu ihrer Zeit ein neuer Aspekt in der therapeutischen Arbeit mit stotternden Menschen.

Ein zweites Paradigma bezog sich auf die spezifische Wahrnehmung des Stotterns und der von Van Riper entwickelten Modifikationstechniken (Pull-Out und Preparatory Set). Van Riper postulierte, dass ein stotternder Mensch sein Stottern und auch die Ausführung der Modifikationstechniken mit einer – für die meisten stotternden Menschen – neuen Wahrnehmungsart bewusst erleben und kontrollieren soll: Der kinästhetisch-propriozeptiven Wahrnehmung. Dies bedeutet, dass sowohl der muskuläre Anspannungszustand sowie die Kontakte und Bewegungen der Stimm- und Artikulationsmuskulatur im Stottern und beim Einsatz der Techniken auf einer fokussierten Wahrnehmungsebene ablaufen (siehe auch Informationsblatt zur kinästhetisch-propriozeptiven Wahrnehmung).

Beide Interventionsbereiche, der desensibilisierende und der sprechmotorisch-wahrnehmende, die Van Riper entwickelt hat und die die Kernelemente seiner Therapie darstellen, werden in unterschiedlicher Form bereits in der Identifikationsphase zum Thema.

In dem Moment, in dem ein Patient sich sein eigenes unflüssiges Sprechen anschaut, sich mit diesem Stottern durch Imitation und visueller, motorischer und auditiver Analyse auseinandersetzt, wird er zwangsläufig mit Gefühlen unterschiedlicher Qualität konfrontiert. Die Konfrontationstherapie als Hauptintervention in der Desensibilisierungsphase beginnt auf der Ebene des Anschauens und Aushaltens von eigenem Stottern schon in der Identifikationsphase und zeigt in der Regel hier auch schon eine deutliche Reduktion von negativen Gefühlen (zumeist allerdings noch beschränkt auf die rezeptive Ebene). Dies gilt ebenso für die gesamte Auseinandersetzung mit dem Phänomen Stottern auf der Ebene der Begleitsymptomatik.

Durch Imitation und genaue muskulärmotorische Wahrnehmung des eigenen Stotterns beginnt der stotternde Patient, systematisch seine kinästhetische und propriozeptive Wahrnehmung zu schulen. Diese Fähigkeit, sein Stottern nach Anspannungszustand und Kontakt- bzw. Bewegungsverläufen auf der Ebene von Phonation und Artikulation wahrzunehmen, was schwerpunktmäßig bei der Einführung von Pseudo- und Nettostottern in der Desensibilisierungsphase und bei der Einübung der Modifikationstechniken in der Modifikationsphase geschieht, erwirbt er einführend bereits in der Therapiephase der Identifikation, wie sie in der IMS-Therapie angelegt ist.

In diesem Sinne ist auch die Einführung der Artikulatorischen Phonetik eine Einübung in das Prinzip der kinästhetisch-propriozeptiven Wahrnehmung

Die therapeutische Arbeit in der Identifikationsphase geht also weit über die reine Identifikation von Stottern und seiner Begleitsymptomatik hinaus. In dieser Phase wird die Basis der Desensibilisierung gelegt: Sich mit dem Stottern konfrontieren müssen (auch wenn es noch weitgehend ohne echte Zuhörerbeteiligung abläuft). Und in dieser Phase wird die für gutes Stottern und gutes Bearbeiten von Stottern unabdingbare Fähigkeit der kinästhetisch-propriozeptiven Wahrnehmung beginnend eingeübt. Damit erklärt sich auch der tendenziell hohe Stundenumfang von 4 bis 10 Therapieeinheiten.

Voraussetzungen und Informationen für den Patienten

Die Patienten sollten in einer Überblicksinformation über den Verlauf der Identifikationsphase auch immer schriftlich informiert werden und die Ergebnisse der einzelnen Analysebereiche sollten ebenfalls schriftlich gesichert werden und während und nach der Therapie für den Patienten verfügbar sein (Patientenakte und Therapeutenakte).

Viele Patienten berichten in Treffen auch nach längerer Beendigung der Therapie, wie hilfreich ihnen die schriftlichen Unterlagen aus dem Therapieverlauf waren. Zusammen mit den Videoaufnahmen aus der eigenen Therapie (siehe Stabilisierungsphase) stellen Informationstexte und die Protokollierung ihrer Therapieinhalte häufig ein Medium der Selbstverbesserung in der Zeit nach der Therapie dar. Auch wenn es zum Teil etwas zeitaufwendig ist, so sollte doch die Akte, die der Patient »führt« (Infotexte zu allen Phasen und Techniken, Übungen, Analyseergebnisse, etc.), in etwa die gleichen Informationen und Inhalte enthalten wie die des Therapeuten.

Bei Patienten, die nur eine geringe Stottersymptomatik zeigen oder generell leicht oder sehr leicht Stotternde sind, ist die Analyse auf der Symptomebene nur von geringem zeitlichen Aufwand. Entsprechend schnell ist dann die Identifikationsphase abgeschlossen, da gegebenenfalls nur wenige oder gar keine schweren Stotterereignisse imitiert werden können und auch die anderen Identifikationsbereiche oft nur wenig inhaltsvoll sind. Gerade bei den selten oder nicht schwer stotternden Patienten ist der Leidensdruck durch das Bedroht-Sein von Stottern oft – auch bei nur geringer Symptomatik – sehr hoch. In diesem Fall sollte die Identifikation der mit dem Stottern einhergehenden negativen Gefühle und den individuellen Kognitionen (Einstellung, innere Sätze zum Stottern, Eigenbewertung als Stotternder, …) nicht dazu verführen, eine schnelle Identifikation vorzunehmen. Bei diesen Patienten ist es oft von großer Wichtigkeit, den letzten Identifikationsbereich von Kognitionen und Gefühlen sehr eingehend zu analysieren. Aber es gibt auch stotternde Patienten, die eine sehr geringe Symptomrate haben, die, auch wenn Stottern selten auftritt, einen Leidensdruck beim Patienten erzeugt, der zu einer Therapie führt. In solchen Fällen kann die Identifikationsphase zuweilen schon nach 4 bis 5 Stunden beendet sein.

Es gibt Patienten, die gar kein Stottern in der Kommunikation mit dem Therapeuten im Therapieraum und das zum Teil über viele Stunden zeigen. Auch mit diesen Patienten wird die Therapie mit der Identifikation begonnen. Hier ist wie erwähnt die Möglichkeit zu prüfen, ob der Patient in seiner Alltagskommunikation Audio- oder Videodaten erheben kann, die sein Stottern dokumentieren (Audioaufnahmen mittels Handy, Diktaphon, …).

Keine Veränderung in der Identifikationsphase

Es ist wichtig, dass vom Therapeuten während der gesamten Identifikationsphase kein Auftrag zur Veränderung erteilt wird. Der Patient muss keine seiner identifizierten Verhaltensweisen verändern. Auf Nachfrage bekommt er allerdings die Erlaubnis, Veränderungen, die er auf Grund der Erkenntnisse aus der Identifikation anstrebt, experimentell durchführen zu können. Dies kann er im Verlauf der Identifikation auch mit dem Therapeuten besprechen, aber auch da erhält er keine Anleitung zur Veränderung durch den Therapeuten, allenfalls ermunterndes Feedback zu seinen Veränderungen mit »Experimentalcharakter«.

Information zur Identifikationsphase

Die IMS-Therapie beginnt mir der Identifikationsphase. Die Identifikation hat als Ziel, dass am Ende dieser Phase sowohl der Patient als auch der Therapeut möglichst alles über das Stottern des Patienten wissen.

Stottern kennzeichnet sich dadurch aus, dass es offene, sichtbare Teile des Stotterns gibt, die vom Stotternden und vom Zuhörer wahrgenommen werden. Aber ein Teil des Stotterns ist für den Zuhörer nicht sichtbar und wird als der verdeckte Teil des Stotterns bezeichnet.

Hinzu kommt, dass sowohl bei den offenen als auch bei den verdeckten Teilen des Stotterns dem stotternden Menschen manchmal nicht bewusst ist, worin sein Stottern im Einzelnen genau besteht und wodurch es genau gekennzeichnet ist.

Das Stottern, das mit dem Stottern einhergehende Verhalten, das Denken und Fühlen in Zusammenhang mit dem Stottern ist auch dem, der vom Stottern betroffen ist, oftmals nicht bewusst.

Offene Anteile des Stotterns sind z. B. die Art, wie gestottert wird. Man unterscheidet drei Arten zu Stottern:

- Wiederholungen (von Lauten und Silbenteilen)
- Dehnungen (von Lauten) und
- Blocks (ungefüllte Pausen)
- gemischte Symptome (z. B. eine stumme Blockierung, die in ein wiederholendes Stottern über geht)

Man kann diese Stotterereignisse relativ genau identifizieren. Aber es gibt Patienten, die sich im Moment des Stotterns gar nicht bewusst darüber sind, wie sie stottern, oder generell nicht genau wissen, wie ihr individuelles Stottermuster aussieht. Insbesondere Patienten, die über muskuläre Anspannung oder Mitbewegungen von anderen Körperteilen im Moment des Stottern versuchen, das Stotterereignis zu beenden, wissen nicht ganz genau, wie dieses Verhalten ausgeprägt ist.

Das gleiche gilt für die Versuche, Stottern von vorneherein zu vermeiden. Um ein vom Stottern bedrohtes Wort zu vermeiden, greifen stotternde Menschen oft darauf zurück, andere Wörter zu suchen, die nicht vom Stottern bedroht sind (statt Wagen wird z. B. das Wort Auto benutzt). Derartige Versuche, ein Stotterereignis zu vermeiden oder das vom Stottern bedrohte Wort herauszuschieben, bis es flüssig gesprochen werden kann, sind häufig beobachtbar.

In der Identifikationsphase werden diese verborgenen und offenen Phänomen des Stotterns mit dem Patienten gemeinsam untersucht. Da jeder stotternde Mensch ein individuelles Muster seines unflüssigen Sprechens zeigt, ist in jedem Fall eine individuell auf den einzelnen bezogene Analyse des Stotterns nötig.

Die Grundlage für die Identifikation ist die Videoaufnahme aus der ersten Therapiestunde, dem sogenannten Anamnesegespräch, in dem der Patient den Verlauf seines bisherigen Stotterns und dessen Auswirkungen auf sein Leben beschreibt.

Darüber hinaus werden andere Identifikationsinhalte im Therapeut-Patienten-Gespräch erörtert (z. B. der Bereich des situativen Vermeidens, d. h. die Lebensbereiche, in die sich ein stotternder Mensch nicht oder nur selten begibt, um dort nicht sprechen zu müssen).

Der dritteTeil der Identifikation bezieht sich auf das Sprechen in alltäglichen Situationen. Die Patienten bekommen Beobachtungsaufgaben zu ihrem Sprechen im Alltag und sollen Auskunft über spezielle Aspekte ihres Stotterns geben.

Die Identifikationsphase dauert je nach Ausprägung und Stärke des Stotterns zwischen 4 und 10 Therapieeinheiten à 45 Minuten.

Zückner: Intensiv-Modifikation Stottern

1.1

Parallel zur Identifikation lernt der Patient in den ersten Stunden im Umfang von 60 bis 90 Minuten die wichtigsten Inhalte zur Sprecherzeugung und zum deutschen Lautsystem (soweit es für die Stottertherapie nötig ist). Dieser Inhalt wird mit dem Ausdruck „Artikulatorische Phonetik" bezeichnet. Die meisten Patienten haben im Verlauf und nach der Therapie das Wissen aus der artikulatorischen Phonetik als höchst hilfreich und erkenntnisreich für das Verständnis und die Bearbeitung ihres Stotterns empfunden.

Für viele Patienten war die Analyse ihres eigenen Stotterns – vom Video, im Gespräch und durch Selbstbeobachtung – am Beginn gefühlsmäßig nicht immer leicht zu ertragen. Nahezu alle Patienten, auch die, die es emotional anstrengend und herausfordernd fanden, haben es insgesamt als notwendig und hilfreich empfunden.

INFO

Artikulatorische Phonetik in der Stottertherapie

Parallel zur beginnenden Identifikation wird allen stotternden jugendlichen und erwachsenen Patienten ein »Grundkurs artikulatorische Phonetik« vermittelt, der die Patienten mit den notwendigen Wissensgrundlagen zur Physiologie des Sprechens und der Stimmgebung sowie mit den Grundinformationen zum deutschen Lautsystem vertraut macht, soweit dies für die Therapie nötig ist.

Anhand von Modellen (Kehlkopf, Artikulationstrakt, ...), Bildern und kurzen Videoaufnahmen (schwingende Stimmbänder bei Phonation) wird den Patienten sehr anschaulich die Physiologie des Sprechens vermittelt. Patienten sollen eine recht genaue sinnliche Vorstellung davon bekommen, was im Moment einer Blockierung passiert (Stillstand der Stimmlippenschwingung, Unfähigkeit der Artikulatorenbewegung zur Silbenvollendung) und wie flüssiges Sprechen vonstatten geht.

Um das Phänomen des Stotterns und die Wirkungsweise und den Ablauf von Blocklösetechniken zu verstehen, ist ein grundlegendes Wissen des deutschen Lautsystems vonnöten. Die Patienten müssen Konsonanten von Vokalen unterscheiden können, sie müssen stimmhafte von stimmlosen Lauten abgrenzen können und sie müssen die drei für das Stottern wesentlichen Lautgruppen kennen: Vokale, Plosive und die Gruppe der dehnbaren Konsonanten. Darüber hinaus sollen sie lernen, für alle Einzellaute (nur Konsonanten) den Artikulationsort genau zu beschreiben. Gerade bei letzterem werden sie bewusst angeleitet, ihre kinästhetische Wahrnehmung einzusetzen und ad hoc Artikulationsstellungen und -kontakte für die einzelnen Laute beschreiben zu können.

Für den Grundkurs »Artikulatorische Phonetik« wird den Patienten ein Informations- und Übungstext (siehe Informationen für Patienten) zur Verfügung gestellt, anhand dessen die Inhalte vermittelt werden.

Viele Patienten, die in den therapeutischen Auffrischungssitzungen (auch lange nach der Therapie) gefragt wurden, was für sie wichtige Inhalte der Therapie waren, benennen die »Artikulatorische Phonetik« und das »Notfallvideo« aus der Stabilisierungsphase als für sie bedeutende Teile der Therapie.

Identifikation mit jugendlichen Stotternden

Ab dem Alter von 14 (individuell nach dem Entwicklungsstand auch etwas früher oder später) grenzt man die Kindertherapie von der Therapie jugendlicher Stotternder ab. Obwohl Kindern die gleichen Sprechtechniken vermittelt werden wie den erwachsenen und jugendlichen Patienten, ist der Stellenwert von Desensibilisierung und Modifikation bei Kindern ein anderer. Die Therapie jugendlicher Stotternder ist eher an das Therapiekonzept der Erwachsenen angelehnt. Dies betrifft alle vier Phasen der Therapie. Entscheidend ist aber, dass die jugendlichen Stotternden nicht mit der Identifikation überfordert werden.

Die Grundlage bei Jugendlichen ist wie bei Erwachsenen die Videoaufnahme des Anamnesegespräches. Es gibt aber gerade unter Jugendlichen auch Patienten – und hier besonders weibliche Jugendliche – die eine Konfrontation mit ihrem Stottern über das Anschauen von Videoaufnahmen emotional nicht ertragen können. Insofern hat die Videoidentifikation bei jugendlichen Stotternden optionalen Charakter.

Folgende Möglichkeiten kommen dann zur Identifikation in Betracht:

- Der Patient analysiert vom Video (soweit vorhanden) nur flüssiges Sprechen und identifiziert daran sein flüssiges Sprechen, zeitlichen Aufschub, gegebenenfalls sprachliches Vermeiden
- Der Patient analysiert seine Stotterereignisse (und imitiert diese auch) und die anderen Identifikationsparameter nicht vom Video, sondern von einer akustischen Aufnahme (z. B. das Anamnesevideo ohne Bild).
- Der Patient analysiert seine Stotterereignisse aus dem Sprechen vor dem Spiegel – sozusagen online.
- Der Patient analysiert anhand von Videoaufnahmen andere stotternder Menschen deren Stotterereignisse und imitiert diese auch.
- Der Patient trifft andere stotternde Patienten, analysiert deren Stottermuster und imitiert es.
- Der Therapeut imitiert die Stotterereignisse des Patienten und der Patient imitiert sie danach. Hier kann in einer Hierarchie zunächst nur die reine Kernsymptomatik analysiert werden (ohne auffällige Mitbewegungs- bzw. Anstrengungssymptomatik) und in einem zweiten, eher konfrontativen Schritt seine Begleitsymptomatik (wie sie vom Therapeuten imitiert wird).
- Ausgehend von einem spontansprachlichen Thema (z. B. die letzte Kurs- oder Klassenfahrt in der Schule) wird jedes auftretende Stottern sofort anhand einer Audioaufnahme, die parallel läuft, zunächst nach Kernsymptomatik und dann nach Begleitsymptomatik analysiert.

Die hier beschriebenen Möglichkeiten sind Optionen für eine individuell angemessene Identifikation mit einer Patientengruppe, die eine sehr direkte Konfrontation mit dem Stottern noch nicht gut ertragen kann. Es gilt dann, immer eine vom Patienten akzeptierte Lösung zu finden. Wichtig ist aber, dass sich auch diese Patienten mit Stottern auseinandersetzen, auch kinästhetisch-propriozeptiv Stottern »in den Mund« nehmen, notfalls mit dem Muster anderer stotternder Menschen, die sie imitieren.

Ein zweites problematisches Feld stellt möglicherweise die Analyse der Gefühle dar, die mit dem Stottern des jugendlichen Patienten verbunden sind. Das Benennen oder Wahrnehmen der Gefühle, die mit dem Stottern einhergehen, ist bei diesen Patienten häufig nur schwer zu leisten. Hier ist es durchaus möglich, ein Gefühlsvokabular erst einmal aufzubauen, unabhängig von seinem Auftreten am Stottern. Zentrale negative Gefühle, die sich sehr oft auch bei Jugendlichen an das Stottern binden, können vorab, unter ausdrücklichem Nichtbezug auf Stottern, in den Fokus genommen werden, es kann mit dem Patienten besprochen werden, ob es Kontexte gibt, in denen er diese Gefühle bei sich wahrnimmt (oder auch bei Mitmenschen in seiner Umgebung). Die »Erarbeitung« folgender Emotionen bietet sich hier an (siehe auch Arbeitsblatt »Stottern und Gefühle« für jugendliche Stotternde):

- Angst (immer vor etwas Konkretem)
- Minderwertigkeit
- Frustration
- Panik (als Verlust von willkürlicher Kontrolle über ein Verhalten)
- Scham
- Ärger (wegen etwas)
- Verletztheit
- Hilflosigkeit
- Peinlichkeit
- Selbstwertverlust
- Wut

Wenn Jugendliche diese Gefühlszustände sich selber oder anderen Menschen als Erlebensinhalte unabhängig vom Stottern zuordnen können, dann wird es für sie einfacher, auch ihre eigenen nur unbewusst oder gar nicht wahrgenommenen Gefühle zu identifizieren. Die eigentliche Identifikation (nach dem diagnostischen Verfahren von Wendlandt oder anderen Verfahren) von Gefühlen und Gedanken, die mit dem Stottern auftreten, kann dann eher auch erwachsenenorientiert durchgeführt werden.

Therapie-einheiten à 45 Min.	**Therapieinhalte** **1. Einheit**	 **2. Einheit**
1 – 2	Grundlagen der artikulatorischen Phonetik - Atmung - Stimme - Artikulation - nonverbales Verhalten	Analyse flüssigen Sprechens (Videoanalyse) - Atmung - Sprechtempo - Stimmklang
3 – 4	Grundlagen der artikulatorischen Phonetik - das Lautsystem der deutschen Sprache (stimmhafte vs. stimmlose Laute, Vokale vs. Konsonanten, Kontinuanten vs. Plosive) - Lautanalyse nach dem SLZL-Schema für Konsonanten - Lautanalyse bei Vokalen	Identifikation leichter Stotterereignisse (Videoanalyse)
5 – 6	Identifikation leichter Stotterereignisse	Identifikation von sprachlichem Vermeideverhalten (Videoanalyse und Gespräch)
7 – 8	Identifikation von zeitlichem Aufschubverhalten (Videoanalyse und Gespräch)	Identifikation von situativem Vermeideverhalten (Gespräch)
9 – 10	Identifikation von sprachlichen Signalreizen (Laute, Wörter etc.)	Identifikation von schweren Stotterereignissen - Kernverhalten (Art der Blockierung) - Begleitverhalten (Anstrengungs reaktionen, Blocküberwindungs reaktionen, Aufschub, ...)
11 – 12	Identifikation von schweren Stotterereignissen - Kernverhalten (Art der Blockierung) - Begleitverhalten (Anstrengungs. reaktionen, Blocküberwindungs-reaktionen, Aufschub, ...)	Identifikation von schweren Stotterereignissen - Kernverhalten (Art der Blockierung) - Begleitverhalten (Anstrengungs-reaktionen, Blocküberwindungs-reaktionen, Aufschub, ...)
13	Identifikation von Gefühlen und Einstellungen im Zusammenhang dem Stottern: Mehrdimensionales Bedingungsgefüge (Wendtland)	

Idealtypischer zeitlicher Ablauf der Identifikationsphase

1.2 Durchführungshinweise für die Identifikationsphase

Videomaterial aus der Diagnostik

Das Basismaterial, mit dem die Identifikation durchgeführt wird, ist die Videoaufnahme des Erstkontaktes der Befunderhebung. Das durchgeführte Anamnesegespräch und gegebenenfalls, wenn der Patient nur sehr wenig gestottert hat, auch die Aufnahme eines In-Vivo-Telefongespräches aus der Diagnostik, eignen sich am besten für die Identifikation. Erfahrungsgemäß ist die Stottersymptomatik im Erstkontakt der Befunderhebung die am stärksten ausgeprägteste Stottersymptomatik, die man beim Patienten – im therapeutischen Kontext – beobachten wird. Schon das Wissen um eine Videoaufnahme erhöht zuweilen die Stotterrate der Patienten.

Sollte ein Patient in der Diagnostik sowohl im Anamnesegespräch als auch in der Befunderhebung »Durchführen eines Telefongespräches mit einem Fremden« keine Stotterereignisse zeigen, so kann oft eine Spontansprachaufgabe in einer Fremdsprache Stotterereignisse hervorrufen. In den Fällen, in denen gar keine Stotterereignisse im Video festzumachen sind, wird gleichfalls mit der Identifikation begonnen. Lediglich die Analyse leichter und schwerer Stotterereignisse entfällt anhand der Videoaufnahme. In einem derartigen Fall ist der Patient angehalten, selbstständig in seiner Alltagskommunikation Stotterereignisse zu sammeln. Er soll auftretende leichte – später schwere – Stotterereignisse auf einer kleinen Karteikarte aus der Erinnerung heraus (kurz nach der realen Sprechsituation) notieren und sie in der Therapie vor dem Therapeuten imitierend wiederholen. Auch empfiehlt es sich, im Therapieraum andauernd eine Kamera mitlaufen zu lassen, um vereinzelte Stotterereignisse doch noch im Video darstellbar zu machen.

Die Identifikation flüssigen Sprechens

Die Identifikation flüssigen Sprechens dient dazu, dass der Patient zum einen in »gemäßigter Form« an das Sich-Selbst-Anschauen herangeführt wird. Zum anderen soll er eine realistische Einschätzung seines nichtgestotterten flüssigen Sprechens erhalten.

Obwohl die Patienten aus der Therapievorbesprechung wissen, dass die Identifikationsphase mit dem Anschauen von Teilen des Anamnesevideos beginnt, sollte man zu Beginn der Identifikationsphase nochmals einen detaillierten Überblick über die einzelnen Identifikationsteile und das übergeordnete Ziel der Identifikation geben:

»Ziel ist, dass wir beide am Ende der Identifikationsphase – Sie als stotternder Mensch und Patient und ich als Therapeut – möglichst alles über Ihr Stottern wissen!«

Ebenso sollte dem Patienten gegenüber angesprochen werden, dass möglicherweise häufiger etwas bei ihm gesehen wird, was ihm nicht gefällt, was er lieber nicht sehen würde oder wie er sich lieber nicht verhalten möchte. Der Therapeut muss ihm mitteilen, dass das Ziel der Analyse und Identifikation darin liegt, Verhaltensweisen, auch wenn sie nicht gefallen, trotzdem anzuschauen und zu analysieren, weil nur darüber die Möglichkeit besteht, diese unerwünschten Verhaltensweisen abzubauen. Dass möglicherweise damit auftretende unangenehme Gefühle entstehen, ist nicht zu verhindern und auch eine therapeutisch notwendige Auseinandersetzung mit dem eigenen Stottern.

Sich selbst auf einer Videoaufnahme zu sehen und dies zu analysieren, ist für viele stotternde Patienten ein ungewohnter und oft erstmaliger Vorgang. Aus diesem Grunde sollte hier ein ausgesprochen feinfühliges Vorgehen an den Tag gelegt werden. Schon bei flüssig sprechenden Menschen kann die eigene Videoaufnahme irritierend oder unangenehm sein. Dies gilt auch für das flüssige Sprechen, das man stotternden Patienten vorführt.

Während der gemeinsamen Analyse sollte sich der Therapeut beim Patienten immer wieder rückversichern, ob die individuelle Gefühlslage des Patienten eine weitere Analyse zulässt. Ist der Patient sehr verunsichert oder irritiert, kann die Analyse unflüssigen Sprechens auch in Teilbereichen durchgeführt werden.

Hinweise zum methodischen Vorgehen

- Für die Analyse flüssiger Sprechanteile sollte ein Gesprächsteil ausgesucht werden, in dem kein oder nur wenig Stottern zu sehen ist. Der Patient wird darüber informiert, dass, selbst wenn er gestotterte Unflüssigkeiten wahrnimmt, er diese nicht beachten soll und dass der Therapeut zu diesem Zeitpunkt auch nicht das Stottern ansprechen wird.
- Nach Möglichkeit sollte ein Videoausschnitt von etwa einer Minute ausgewählt werden, der gemeinsam zwei bis drei Mal angeschaut wird. Nach dem Anschauen des Ausschnitts wird der Patient zuerst ganz frei befragt:
  »Was bemerken Sie, wenn Sie sich flüssig sprechend sehen?«
  »Fällt Ihnen an Ihrem Sprechen etwas auf?«
  »Bemerken Sie etwas, was Sie bei anderen Menschen nicht bemerken?«
  Es ist die Aufgabe des Therapeuten aufzunehmen, was der Patient bemerkt, die Wahrnehmung des Patienten anzuerkennen und, sofern Bewertungen vom Patienten ausgesprochen werden, diese als professioneller Beurteiler einzuordnen.
  Patienten sind oft sehr kritisch, wenn sie sich erstmalig auf Video analysieren.
  Äußert ein Patient, dass er z. B. sein Sprechtempo zu schnell findet, dann sollte der Therapeut dazu eine klare und ehrliche Rückmeldung geben, beispielsweise:
  »Ja, sie haben ein schnelleres Sprechtempo als die meisten anderen Menschen, aber ihre Sprechgeschwindigkeit ist noch im Normbereich. Man würde sie von logopädischer Seite her als mittelschneller Schnellsprecher einordnen.«
  Gibt er eine Einschätzung zu seiner Stimme ab, die ihm fremd und vielleicht auch zu angestrengt erscheint, dann sollte der Therapeut auch hier eine professionelle Rückmeldung geben, die folgende beispielhafte Einschätzung beinhalten könnte:
  »Dass Ihnen Ihre Stimme fremd vorkommt, ist völlig normal. Das geht fast allen Menschen so, die sich nicht so oft vom Video oder vom Band hören. Ihre Stimme ist aber von der Tonhöhe her eine normale Männerstimme. Das, was sie als angestrengt empfinden, höre ich als Therapeut auch. Ihre Stimme hat besonders bei Worten, die mit /a/ oder anderen Vokalen beginnen, manchmal leicht knarrende, raue Anteile. Das ist, wie sie richtig wahrnehmen, auffällig. Es ist aber nicht so stark, dass man es als krankhaft und behandlungsbedürftig einstufen würde. Aber ich werde es im Auge behalten und sie später oder am Ende der Therapie noch einmal darauf ansprechen.«
- Wenn der Patient seine Wahrnehmung(en) nach dem erstmaligen Anschauen geschildert hat, bekommt er das Formblatt »Identifikation flüssigen Sprechens« vorgelegt, auf dem die einzelnen Bewertungsbereiche (Stimme, Atmung, Sprechtempo, Artikulation, …) aufgeführt sind. Der Patient wird aufgefordert, sich mit dem Therapeuten zusammen noch einmal den Spontansprachausschnitt (oder einen Teil davon) anzuschauen und dabei auf einen der Analyseparameter zu achten, die bisher nicht angesprochen wurden. Kann der Patient z. B. zu seiner Artikulation nichts Auffälliges finden, dann gibt der Therapeut seine Einschätzung dazu wieder. Der Therapeut sollte dabei eine qualitative Bewertung ab-

geben, die auf jeden Fall beinhaltet, ob ein Sprachtherapeut diesen Bereich flüssigen Sprechens als normal oder auffällig eingeschränkt bewertet, zum Beispiel:
»Ihnen fällt an ihrer Artikulation nichts auf. Ich als Therapeut bewerte ihre Artikulation auch als normal. Sie ist deutlich und gut verständlich. Und es besteht kein Bedarf, daran etwas zu ändern.«
Es könnte aber bei eingeschränkten artikulatorischen Fähigkeiten auch zu folgender Bewertung kommen:
»Sie empfinden Ihre Artikulation nicht als auffällig. Mein therapeutisches Urteil ist da etwas strenger. Ihre Artikulationspräzision ist etwas reduziert. Als Zuhörer passiert es mir ab und an, dass ich sehr genau hinhören muss, was sie gerade gesagt haben. Aber das ist nicht behandlungsbedürftig. Sie fallen damit noch in den Bereich normaler Artikulationsfähigkeit. Alltagssprachlich würde man wohl sagen, dass sie ab und zu Äußerungsteile etwas ›vernuschelt‹ sprechen.«

- Wenn alle Bereiche durchgesprochen und in Stichworten auf dem Formblatt eingetragen sind, werden sie im Überblick nochmals vom Therapeuten zusammengefasst. Der Patient soll ein klares Bild darüber bekommen, wie die Teilbereiche seines Sprechens von einem Fachmann bewertet werden und welche möglichen Folgen dies gegebenenfalls hat. Hierfür ein Beispiel:
»Zusammenfassend kann man zu dem, was Sie und ich zum flüssigen Sprechen herausgefunden haben, das Folgende sagen: Ihre Lautstärke ist durchweg angemessen und unauffällig im Vergleich zu anderen Sprechern. Das Gleiche gilt für ihre Sprechatmung. Sie haben nur selten hörbare Atemgeräusche und atmen meist ökonomisch beim Sprechen ein, so dass Sie in einem guten Gleichgewicht zwischen Sprechen und Atmen stehen.
Ihr Stimmklang ist zuweilen etwas hart, insbesondere bei Wörtern die mit Vokalen beginnen. Möglicherweise rührt dies von ihrem Stottern bei Wörtern mit Vokalen her. Wenn Sie in einem stummen Block sind, dann pressen Sie sehr stark in der Kehlkopfmuskulatur, um aus dem Stottern herauszukommen.
Ihr Sprechtempo ist schnell, liegt aber im Normbereich, dort aber im oberen Bereich. Es gibt selten Sprechphrasen, in denen sie sehr schnelle Sprechen. Dann wird ihre Artikulation, die sonst normal ist, deutlich unpräziser und etwas vernuschelt. Ansonsten sind alle Laute, die Sie artikulieren, regelgerecht.
Beim Blickkontakt ist Ihnen selber aufgefallen, dass Sie öfter aus dem Blickkontakt gehen, auch wenn Sie nicht nachdenken oder überlegen. In diesen Fällen wäre das durchaus normal. Ich werde im Verlauf der Therapie weiterhin Ihr Blickverhalten beobachten und Ihnen dazu Rückmeldung geben. Ansonsten konnten wir nur noch einen leichten rheinischen Akzent bei Ihnen feststellen.
An Ihrem Sprechen ist soweit alles in Ordnung und nichts ist weiter behandlungsbedürftig. Allerdings werde ich im Auge behalten, wie es sich bei Ihrer Stimmgebung weiterhin mit den harten Vokaleinsätzen entwickelt. Ich habe aber die Erfahrung gemacht, dass sich dieses Phänomen durch eine verbesserte Bildung von Vokalen beim Bearbeiten des Stotterns sehr schnell verbessert.«
- Da viele Patienten zum ersten Mal eine Stimmqualität oder eine Artikulationspräzision beurteilen, ist es eine wünschbare Kompetenz, wenn der Therapeut für verschiedene Sprach- und Sprechparameter Beispiele geben kann: Langsames und schnelles Sprechtempo, Sprechen mit stark überzogener Atemmittellage, das Imitieren von behauchter und knarrender Stimme, deutliche und vernuschelte Artikulation. Diese und andere Fähigkeiten auf Seiten des Therapeuten vereinfachen es oft für den Patienten, eine Einschätzung seines aktuellen Stimm- und Sprechverhaltens vorzunehmen.
- Wenn bei Patienten eine Auffälligkeit im

Atem-, Stimm- oder Sprechverhalten (z. B. funktionelle Dysphonie; myofunktionelle Störung des Schluckens mit ›Sigmatismus interdentalis‹, etc.) erkannt wird, die behandlungsbedürftig ist, dann sollte das dem Patienten mitgeteilt werden. Es sollten ihm die diagnostischen und therapeutischen Möglichkeiten aufgezeigt werden. Da eine Stottertherapie die Patienten zeitlich und emotional sehr beansprucht, sollte darauf hin gewirkt werden, dass es ganz und gar nicht sinnvoll ist, parallel zwei Therapien durchzuführen.

- Da das Störungsbild Stottern nicht selten in Kombination mit der zweiten Redeflussstörung Poltern auftritt, ist man zuweilen mit der Frage konfrontiert, ob man bei einem Patienten, der wegen Stotterns in Therapie ist, auch die Diagnose des Polterns veröffentlichen sollte, sofern er eindeutig als Polterer diagnostiziert ist. Viele auch polternde Stotternde haben bezüglich ihres Polterns keinen Leidensdruck und wissen auch nicht, dass sie von diesem Störungsbild mit betroffen sind. Wenn das Phänomen Poltern nicht vom Patienten selber angesprochen wird, sollte man die Diagnose nicht veröffentlichen. Man kann auf die Leitsymptome (schnelles und/oder akzelerierendes Sprechen; phonologische Auffälligkeiten; häufige nichtgestotterte Unflüssigkeiten) als beobachtbare Phänomene der Spontansprache eingehen, muss es aber nicht als eigene Störung dem Patienten gegenüber darstellen. (Dies gilt besonders für den Therapiebeginn. Möglicherweise ergibt sich im Verlauf der Therapie eine andere Einschätzung.)
- Sollte der Patient konkret nachfragen und den Begriff des Polterns ins Gespräch bringen, dann sollte man – wenn man als Therapeut ein Poltern eindeutig diagnostiziert hat – dies dem Patienten gegenüber auch veröffentlichen. Dies kann zwar vorübergehend den Leidensdruck auf Seiten des Patienten noch vergrößern, es ist aber ethisch gesehen nötig, dies dem Patienten mitzuteilen. Hier hilft den Patienten aber oft der Hinweis darauf, dass in der Stabilisierungsphase der Stottertherapie im Regelfall auch noch einmal ein Sprechmuster vermittelt, das oft als Standardtherapie des Polterns eingesetzt wird. Es handelt sich hierbei um das kinästhetisch-kontrollierte Sprechen – KKS (Zückner, 2022).
- Es kann ebenso vorkommen, dass Patienten, die wegen Polterns behandelt werden, in der Untersuchung kurze, unauffällige Stotterereignisse zeigen, die die Patienten gar nicht selber als Stottern wahrnehmen, sondern als normale Unflüssigkeiten. Auch in diesen Fällen, in denen Stotterereignisse vom Therapeuten beobachtet werden, die aber vom polternden Patienten als »normale« Unflüssigkeiten wahrgenommen werden und keine negativen Gefühle auslösen, ist von einer Diagnoseveröffentlichung Stottern abzuraten.
- Je nach Schwere der Stotter- und ihrer Begleitsymptomatik kann die Zahl an Therapieeinheiten für die Identifikationsphase mit 5 bis 10 Einheiten (je 45 bis 60 Min.) angesetzt werden.

Die Identifikation leichter Stotterereignisse

Der Patient wird zu Beginn der Analyse des leichten Stotterns in einem Überblick über das methodische Vorgehen (siehe unten) informiert. Ihm wird deutlich gemacht, dass man unter leichten Stotterereignissen zeitlich kurze Unflüssigkeiten von bis zu zwei Sekunden versteht. Es besteht die Möglichkeit, mit dem Patienten gemeinsam leichte Stotterereignisse aus der vorliegenden Videoaufnahme auszusuchen, oder der Therapeut wählt vor Beginn der Identifikation leichter Stotterereignisse diejenigen aus, die er als leichte Stotterereignisse analysiert sehen möchte. Die erste – eher weniger direktive Vorgehensweise – führt oft in eine Diskussion darüber, dass zu Beginn der Patient Stotterereignisse als mittelschwer oder schwer bewertet, die ein erfahrener Therapeut als leicht bewerten würde. Es zeigt sich aber an einer solchen Diskussion, wie gering oder stark ein Patient bereits gegen sein leichtes Stottern desensibilisiert ist. Man sollte dann trotzdem diese vom Therapeuten als leichtes Stottern ausgewählten Ereignisse identifizieren lassen, wenn keine unauffälligeren Stotterereignisse zu finden sind.

Die Vorauswahl leichter Stotterereignisse hat lediglich den Vorteil, dass ein zeitökonomisches Verfahren zum Tragen kommt. Der Therapeut weiß, wo die zu identifizierenden Stotterereignisse in der Videoaufnahme auffindbar sind, man spart also Suchzeit.

Van Riper sieht in den leichten Stotterereignissen die Zielform für gut bearbeitetes Stottern am Ende der Therapie. Kurze Dehnungen, kurze Repetitionen und kurze stumme Blocks kommen – wenn Sie im Bereich von einer halben bis anderthalb Sekunden liegen – den später vermittelten Sprechtechniken Prolongation (bei Van Riper als »vorbereitete Einstellung« bezeichnet) und dem Pull-Out sehr nahe, was die Zeitdauer der Unflüssigkeit angeht und partiell auch ihre Produktionsweise (dies gilt für die Bildung des Vokaleinsatzes und des Überganges vom Konsonanten auf den Vokal sowie für das »Freezing« im Pull-Out).

Patienten, die auch leichte Stotterereignisse als unbefriedigend ansehen und eine Auffälligkeit für leichtes Stottern empfinden, die sie nicht tolerieren können, sollten immer wieder darauf verwiesen werden, dass eine Therapie das Stottern nicht verhindern oder eliminieren kann und dass das Verfahren der Non-Avoidance-Stottertherapie hier seine Begrenzungen aber auch seine Vorteile hat.[1]

Im Allgemeinen findet über die Identifikation leichter Stotterereignisse in zunehmenden Maße eine Desensibilisierung gegenüber dem leichten Stottern und eine Akzeptanz leichten Stotterns statt.

Die Erfahrung zeigt, dass es ausreichend ist, wenn man insgesamt etwa 10 bis 15 leichte Stotterereignisse vom Video identifiziert.

Hinweise zum methodischen Vorgehen

- Die Identifikation der gemeinsam oder vom Therapeuten vorausgewählten leichten Stotterereignisse folgt einem regelmäßigen methodischen Schema:
  1. Das zu analysierende leichte Stotterereignis wird 3 bis 4 Mal auf dem Video angesehen.
  2. Der Therapeut verschriftlicht mit Hilfe des Patienten die Sprechphrase in der das Stotterereignis vorkommt (falls in der Phrase vor dem Stotterereignis bereits Begleitverhalten erkennbar ist, z. B. Abbruch, zeitlicher Aufschub etc., kann der Patient dies auch verschriftet wahrnehmen).
  3. Danach imitiert der Therapeut das Stotterereignis (in der notierten Sprechphrase), bis der Patient die Imitation als ausreichend gut bewertet.
  4. Danach imitiert der Patient das Stotterereignis (ebenso die gesamte Sprechphrase), bis der Therapeut die Imitation als ausreichend gut bewertet.
  5. Dann wird das Stotterereignis analysiert unter folgenden Fragestellungen: Welcher Art ist die Kernsymptomatik? Gibt es eine beobachtbare Sekundärsymptomatik? Ist es ein Stottermuster, was schon bekannt ist aus der Analyse?
- Mit dem Identifizieren der leichten Stotterereignisse erwirbt der Patient auch das Wissen über die Kern- und Begleitsymptomatik. Viele stotternde Patienten ken-

[1] Es ist von großer Bedeutung, dass Patienten, die sich über eine Stottertherapie nach dem Non-Avoidance-/Block-Modification-Verfahren informieren, genau mitgeteilt bekommen, dass das Therapieziel immer ein leichtes Reststottern entweder in Form leichter Stotterereignisse oder in Form von Unflüssigkeiten besteht, die die Sprechtechniken Prolongation und Pull-Out darstellen. Es ist in diesem Zusammenhang dringend angeraten, von Seiten des Therapeuten her an einem Spontansprachbeispiel von 2 bis 3 Minuten ein solches Sprechen mit imitierten Techniken vorzumachen (wobei etwa jedes 10. bis 15. Wort entweder als Prolongation oder Pull-Out gesprochen werden sollte und auch einige kurze anstrengungsfreie Stotterereignisse eingeschoben werden). Dem Patienten wird an diesem Beispiel erläutert, dass kurzes, unangestrengtes Stottern von bis zu anderthalb Sekunden nicht bearbeitet und ein längeres Stottern mittels der zuvor gehörten Technik modifiziert würde. Auf gar keinen Fall sollte ein Patient mit der Haltung oder dem Gefühl aus einer Therapieberatung heraus gehen, dass er ein völlig unauffälliges Sprechen durch die Therapie erwirbt.

Beispiel für eine schriftliche Analyse

Protokollbogen 2: Identifikation von leichten Stotterereignissen

Patient: H.W. **Datum:** 22.01.2014 **TherapeutIn:** H.Z.

Satz oder Phrase als Transkript	Ich habe noch nie eine äh noch nie eine Therapie vorher g .g.g.gemacht
Art des Kernverhaltens	Dehnung: stumme Blocks: Teilwortwiederholung: 3 mal wiederholt Komplexes Ereignis:
Anstrengunsreaktionen	wo beobachtbar: leichtes Zukneifen der Augen Ausprägung: leicht: x mittel: O stark: O
Atmungsauffälligkeiten	nein: x ja: O
Begleitverhalten	Zeitlicher Aufschub: Einmal „äh" und „noch nie eine" Vermeidereaktionen: nein Sonstiges: nein
Muster des Stotterns taucht auch bei anderen Lauten auf	Ja, bei dem Laut „d" beim Wort „damals" (da aber 4 Lautwiederholungen)

nen bereits die Klassifikation nach Blocks, Dehnungen oder Wiederholungen. Falls dies nicht der Fall ist, lernt er anhand der einzelnen identifizierten Stotterereignisse die Kernsymptomatik vom Therapeuten kennen.

- Die Fragen, die der Therapeut nach der Imitation der Stotterereignisse durch Therapeut und Patient stellt, zielen im Allgemeinen auf ein sichtbares Begleitverhalten ab:
  - »Sehen Sie Anstrengungsverhalten, während Sie stottern?«
  - »Was machen Sie, um das Stottern schnell zu beenden?«
  - »Fallen Ihnen irgendwelche Dinge auf, die Sie tun, die etwas mit dem Stottern zu tun haben, ohne dass dies augenfällig ist?«
  - »An welcher Stelle in der Silbe oder im Wort entsteht Ihr Stottern?«

Viele Patienten zeigen auch bei leichten Stotterereignissen bereits Begleitsymptomatik in Form von zeitlichem Aufschub (Wort- oder Satzteilwiederholungen im Umfeld des Stotterereignisses, Interjektionen, Umformulierungen, etc.) oder Ankämpfverhalten (muskuläre Anstrengung, Atem- und Stimmauffälligkeiten, etc.) Dies muss bei der Imitation der Stotterereignisse ebenso imitiert werden und bei der anschließenden genaueren mündlichen Analyse mit aufgenommen werden.

- Am Ende der Identifikation des leichten Stotterns sollte der Patient auch über Informationstexte verfügen, die ihm angemessenes Wissen über die Theorie der Kern- und Beleitsymptomatik des Stotterns vermitteln.
- Insgesamt sollten so viele Stotterereignisse identifiziert werden, dass das individuelle Stottermuster des Patienten für den Therapeuten und den Patienten erkennbar wird. In der Regel haben Patienten zwei bis vier

typische Muster zu stottern. So kann es sein, dass ein Patient zum überwiegenden Teil nur stumme Blocks als leichte Symptome stottert und darüber hinaus noch einen sehr geringen Anteil an Wiederholungen zeigt und keine Dehnungen. Dann kann, nachdem man von jeder Kategorie vier bis fünf Symptome identifiziert hat und alle Begleitsymptomatik sichtbar wurde, die Identifikation des leichten Stotterns beendet werden. Man kennt das individuelle Muster des Patienten, es ist bei allen drei stotterrelevanten Lautgruppen (Vokale, Plosive und dehnbare Konsonanten) gleich.
Es gibt jedoch Patienten, die zeigen auch im leichten Stottern ein Stottermuster, das sehr variierend ist. Ein Patient, der alle drei Arten von Kernsymptomen stottert und je nach Lautgruppe noch unterschiedliche Varianten zeigt (z. B. stumme Blockierungen bei Plosiven und Vokalen am Silbenbeginn, Repetitionen bei dehnbaren Konsonanten und Plosiven, aber auch Dehnungen bei dehnbaren Konsonanten am Silbenbeginn) wird eine größere Menge an leichten Stotterereignissen identifizieren müssen, bis er alle Varianten seines individuellen leichten Stotterns kennt.

- Zu Beginn der Identifikation leichten Stotterns kann es zuweilen zu einer großen inneren Abwehr der Patienten kommen, die sie aber nur selten verbalisieren. Der Patient sträubt sich gegen die Analyse von Stotterereignissen, dagegen, dem Therapeuten beim Imitieren des Stotterns zusehen zu müssen, und er mag auch das eigene Stottern nicht imitieren. Diesem Verhalten sollte man mit Respekt und Empathie begegnen und es sollte diesem Zustand Rechnung getragen werden, indem der Therapeut seine Wahrnehmung der Befindlichkeit des Patienten diesem verbal spiegelt:
»Mein Eindruck ist, dass es Ihnen im Moment schwer fällt, mich beim Imitieren Ihres Stotterns zu erleben und dass es fast noch schwerer fällt, wenn Sie Ihr eigenes Stottern imitieren müssen. Nehme ich das so richtig wahr?«
Dieses Spiegeln der Patientenbefindlichkeit ist eine brauchbare Intervention, um mit dem Patienten in die notwendige Kommunikation über seine Gefühle zum Stottern und zur beginnenden Therapie zu kommen.
Häufig verbessert sich die emotionale Situation des Patienten, wenn er über seine Befindlichkeit sprechen kann, wenn er seine unangenehmen Gefühle äußert und vom Therapeuten die Informationen bekommt, dass dies ein Prozess ist, den viele Patienten mit vergleichbarer Belastung in den ersten Identifikationsstunden durchlaufen haben. Oft empfiehlt es sich auch, nur eine geringere Anzahl an Stotterereignissen zu identifizieren, als in der ersten Einheit möglich ist. Die Identifikation wird dann einfach nach zwei bis drei Beispielen abgebrochen und es wird auf die nächste Stunde verweisen, in der dann sehr oft die »Krise« überwunden ist.
- Als therapeutische Hausaufgabe soll der Patient, nachdem er mindestens 5 leichte Stotterereignisse im Therapieraum identifiziert hat, zur nächsten Therapiestunde mindestens drei weitere leichte Stotterereignisse aus seiner Alltagskommunikation sammeln. Er soll sie schriftlich (als Sprechphrase notiert) dokumentieren, nach Kern- und Begleitsymptomatik analysieren und in der nächsten Therapiestunde dem Therapeuten vorstellen, indem er sie imitiert.
- Diese Übung, im Alltag leichte Stotterereignisse zu sammeln, zwingt den Patienten allmählich ein Monitoring seines Sprechens vorzunehmen. Er muss beginnen, während seines Sprechens und Stotterns, dieses wahrzunehmen und es im Folgenden zu dokumentieren und darzustellen. Die Fähigkeit, während des Sprechens das eigene Stotterverhalten immer im Blick zu behalten, ist eine wesentliche Vorraussetzung für einen Therapieerfolg, muss aber häufig mit dem Patienten in der Therapie sukzessiv aber dauerhaft eingeübt werden.

Identifikation von sprachlichem Vermeideverhalten

Sprachliches Vermeiden umfasst im Wesentlichen den Bereich semantischer und grammatisch-syntaktischer Tricks, aber auch Besonderheiten der inhaltlich-sprachlichen Strukturierung. Der stotternde Patient bedient sich dieser Mittel, um Wörter, die er sagen will und bei denen ein Stottern eintreten könnte, zu vermeiden.

Die häufigste Form ist hier das Suchen bzw. der dauerhafte Gebrauch von Synonymen. Ein Patient merkt, dass er z. B. bei dem Wort /Auto/ stottern könnte und benutzt alternativ das Wort /Wagen/ oder /Gefährt/. Patienten berichten häufig von nahezu automatisieren Synonymgebrauch, das heißt sie benutzen zum Teil bestimmte Worte gar nicht mehr. Die Patienten greifen konstant nur auf das nicht vom Stottern bedrohte Wort zurück oder sie reagieren spontan auf auftretende Schwierigkeiten und benutzen während des Sprechens Synonyme, können auf Nachfrage aber nicht genau angeben, wie oft sie das täglich machen, weil es weitgehend unbewusst verläuft.

Ein weiteres Verfahren ist der syntaktische Abbruch oder das syntaktische Umformulieren, um ein vom Stottern bedrohtes Wort zu verhindern. Beispiel: /Ich bin dann … ich habe dann den Bus genommen und bin allein nach Haus gefahren./ statt wie geplant /Ich bin dann direkt zu mir nach Haus gefahren./ In diesem Fall wurde das Wort /direkt/ sprachlich vermieden.

Es gibt Patienten, die auch bestimmte grammatische Formen, wie z. B. partiell das Partizip Perfekt sprachlich vermeiden und es durch eine für sie weniger vom Stottern bedrohte Form, dem Präteritum, ersetzen. Statt /Ich bin jede Woche nach Stuttgart gefahren/ wird dann die Phrase /Ich fuhr jede Woche nach Stuttgart/ gewählt.

Auf der Ebene ritualisierten Sprachgebrauchs ist es nicht selten, dass stotternde Patienten ganze Begrüßungs- oder Kontaktphrasen nie benutzen, weil sie zu sehr vom Stottern betroffen sind. So gab ein Patient an, die Phrase /Wie geht's dir?/ nicht zu benutzen, weil alle drei Wörter eine hohe Stotterwahrscheinlichkeit hatten.

In Bezug auf inhaltlich-thematische Strukturierung findet sich bei Patienten oft eine Auffälligkeit in der Konzeptualisierung des Sprechens. Insbesondere beim Vermeiden von Wörtern, für die keine Synonyme gefunden werden oder gefunden werden können, gibt es dann Formen von weitschweifigem Erzählen, von Umschreibungen, die das nicht benutzte Wort erklären bzw. ersetzen.

Hinweise zum methodischen Vorgehen

- Ein gelungener Einstieg in die Identifikation des sprachlichen Vermeidens kann darüber erfolgen, dass der Therapeut Stellen aus dem Anamnese- bzw. Identifikationsvideo heraussucht, an denen der Patient offensichtlich oder wahrscheinlich Vermeidereaktionen sprachlicher Art zeigt. Die Stelle(n) werden dem Patienten mehrfach vorgespielt und er bekommt die Gelegenheit, sein eigenes Sprechen zu beurteilen.
  »Gibt es für sie etwas Außergewöhnliches an dem, was sie sagen? Fällt Ihnen etwas auf bei Ihrem Sprechen?«
  Wenn der Patient sein Sprechverhalten als Vermeidung erkennt, kann man dies zum Anlass nehmen, mit ihm gemeinsam zu reflektieren, wie häufig er dies nutzt, ob er ein »festes Vokabular« an Synonymen hat, die er benutzt, ob das Vermeiden schwierig für ihn ist (weil es eine erhöhte Konzentration auf die Konzeptualisierung beinhaltet) oder ob es quasi nebenbei abläuft, etc. Die Identifikation des sprachlichen Vermeideverhaltens läuft also zum Teil über Videoanalyse, zum Teil über das Therapiegespräch (Therapeutenbefragung und gemeinsame Reflektion) und zum Teil anhand der Analyse der jeweils aktuellen Spontansprache während der Therapie.
- Nachdem man die vom Therapeuten ausgewählten Videoausschnitte (exemplarisch zwei bis vier) analysiert und ein generel-

les Reflexionsgespräch zum sprachlichen Vermeideverhalten geführt hat, vereinbart man mit dem Patienten, dass der Therapeut jederzeit die Erlaubnis hat, das aktuelle Sprechen des Patienten zu unterbrechen, wenn er glaubt, sprachliches Vermeiden wahrgenommen zu haben. Auf der anderen Seite ermutigt man den Patienten, wann immer er im Therapieraum sprachlich vermieden hat, ohne dass der Therapeut es bemerkt hat, es ihm mitzuteilen. Damit bekommt der Therapeut ein möglichst realistisches Bild von den »Vermeidefähigkeiten« des Patienten. Als grundsätzliche Regel der Identifikation gilt jedoch auch hier, dass der Patient bis zum Ende der Identifikationsphase nichts an seinem Sprechen ändern soll. Er kann selber mit Veränderungen, zu denen er infolge der Identifikation angeregt wird, experimentieren. Er bekommt aber keine therapeutische Aufgabe, etwas zu verändern.

- Es gehört mit zur Identifikation des sprachlichen Vermeideverhaltens, auch den »Preis«, den der Patient für dessen Anwendung »zahlt«, zu reflektieren. Der Gewinn des sprachlichen Vermeidens ist, dass der Patient vor Zuhörern nicht stottert und keinen frustrierenden Kontrollverlust erfährt. Aber für nicht wenige Patienten hat sprachliches Vermeiden auch Nachteile und diese können von den Patienten benannt werden.
  »Sehen Sie auch Nachteile im sprachlichen Vermeiden? Welche Wirkung könnte es auf Sie oder auf Ihre Zuhörer haben? Kennen Sie Situationen, in denen sie sprachlich vermeiden, die aber trotzdem unbefriedigend sind?«
  Es gibt Patienten, die mit geringem sprachlichen Vermeideverhalten kaum Auffälligkeiten zeigen und auch keine Nachteile darin erkennen. Dem gegenüber stehen die Patienten, die merken oder wissen, dass sie durch das Anwenden sprachlichen Vermeidens deutliche Einschränkungen im Niveau ihres sprachlichen Ausdrucks aufweisen bzw. teilweise auch vom Zuhörer unter ihrem tatsächlichen intellektuellen Niveau wahrgenommen werden.
- Findet man nur wenig oder gar keine Hinweise auf dem Anamnesevideo, die sprachliches Vermeiden zeigen, dann wird die Identifikation bzw. die weitergehende Identifikation mittels eines Therapiegespräches (therapeutische Befragung) durchgeführt. Man befragt den Patienten, durch welche sprachlichen »Tricks« er Stottern verhindern kann und wie häufig er dies (z. B. im Tagesverlauf) durchschnittlich anwendet. Kann der Patient von sich aus keine Angaben dazu machen, dann schildert man ihm an Beispielen den Einsatz von Synonymen bzw. das Abbrechen oder Umstellen von Satzkonstruktionen.
- Patienten, die durch Wortersetzungen oder syntaktische Veränderungen ihr Stottern reduzieren, sollen in einem bestimmten Umfang dieses Verhalten in ihrem Alltag wahrnehmen und für die Therapie dokumentieren. Eine identifikatorische Hausaufgabe könnte hier zum Beispiel folgendermaßen aussehen:
  »Bitte notieren Sie bis zur nächsten Therapiestunde 10 Beispiele von sprachlichem Vermeiden. Schreiben Sie kurz die gesprochene Phrase auf, das was Sie eigentlich sagen wollten und den Kontext (z. B. Gespräch mit Kunden am Telefon) auf.«
- An dieser Stelle sei kurz vorgegriffen auf einen prognostischen Faktor, der sich bezüglich des Einsatzes von Sprechtechniken in der Modifikationsphase ergibt. Stotternde Menschen, die häufig sprachliches Vermeiden einsetzen, haben zwei Fähigkeiten erworben, die man gemeinhin als Multi-Tasking und Monitoring bezeichnet. Der Patient trainiert beim Multi-Tasking das Vermögen, zwei Dinge gleichzeitig zu tun. In seinem Gehirn läuft die normale konzeptuelle Sprachplanung und die Auslese und Ersetzung von einzelnen Wörtern parallel ab. Dazu kommt eine weitere Fähigkeit, die man als Monitoring, als Überwachung, bezeichnet. Wer sein Sprechen

wegen erwarteten Stotterns hochgradig überwacht, wer dass, was er sagen will nahezu permanent darauf »scant«, ob es vom Stottern bedroht ist, und dann durch andere Wörter oder veränderte syntaktische Strukturen ersetzt, der erwirbt die Fähigkeit, seine Sprachplanungsprozesse quasi während der Produktion permanent zu beobachten, indem er eine »Vorausschau« auf die reale Formulierung vollzieht und diese im Prozess der Äußerung noch verändert.

Das, was gemeinhin als negativ von Seiten des Therapeuten bewertet wird, das Vermeiden von Stottern, hat also eine bedeutende Befähigung erwirkt: In das eigene Sprechen noch während der Sprechproduktion eingreifen zu können.

Dem Patienten sollte hier nicht vorenthalten werden, dass er diese Fähigkeit in der Modifikationsphase der Therapie gewinnbringend anwenden kann, indem er sein Monitoring und Multi-Tasking für den Einsatz von prophylaktischen Techniken nutzen kann, die auftretendes Stottern verhindern.

Identifikation von zeitlichem Aufschub

Das bei vielen stotternden Patienten wohl beliebteste Verfahren zur Reduzierung der auftretenden Stottersymptomatik ist der zeitliche Aufschub. Nicht wenige Patienten verfügen über die Fähigkeit, auftretende Stotterereignisse vorher anhand eines sich verändernden Muskultonus vor dem konkreten Auftreten zu spüren und reagieren darauf nicht mit sprachlicher Vermeidung, sondern sie sagen das Wort, was sie sagen wollen erst nach einem zeitlichen Aufschub. Dieser zeitliche Aufschub wird zumeist durch die Wiederholung von Silben oder Wörtern erreicht, die vor dem Wort stehen, das durch Stottern gefährdet ist.

Ein Beispiel: /Ich werde meinen meinen Bruder in Hamburg besuchen./

Der Patient spürt ein aufkommendes Stottern bei dem Wort Bruder und schiebt die Wörter /meinen meinen/ vor sich her, bis er das sichere Gefühl hat, das Wort /Bruder/ flüssig aussprechen zu können.

Dieses Verfahren kann zwar trotzdem zum Stottern führen, aber im Allgemeinen haben Patienten ein sehr sicheres Gefühl, nach welcher Wiederholung sie flüssig weiter sprechen können. Dies ist für Therapeuten nur schwer nachvollziehbar.

Statt einer Wortwiederholung kann auch die Wiederholung einer Silbe zum Ziel führen. Insbesondere die Wiederholung von Präfixen beim Partizipverb der Verhangenheitsform stellt oft kein Stottern, sondern einen zeitlichen Aufschub dar.

Beispiel: /Ich habe mir den Wagen neu ge ge gekauft./ Die vom Stottern bedrohte Silbe (die auch die betonte ist) ist hier /kauft/. Die Wiederholung des Präfixes /ge ge/ ist dann der zeitliche Aufschub. Im Einzelfall ist man aber gut beraten, bei Silbenwiederholungen des Partizippräfixes auch die Stellungnahme des Patienten einzuholen. Denn in seltenen Fällen kann auch die Präfixsilbe selbst gestottert sein.

Es sind aber nicht nur Silben- oder Wortwiederholungen, die zum zeitlichen Aufschub genutzt werden. Satzteilwiederholungen sind ebenso häufig (Beispiel: /Der hat mich dann, hat mich dann einfach mitgenommen./) wie Embolophonien oder Embolophrasien. Letztere stellen in der Regel das beliebteste Verfahren des zeitlichen Aufschubs dar.

Beispiel: /Er hat mich also gefragt, ob ich also einen Führerschein habe./ Die Embolophrasie /also/ dient hier – manchmal auch mehrfach wiederholt – dem zeitlichen Aufschub.

Beispiel: /Ich kann nicht sagen, ob das ähm Geld kostet./ Die Embolophonie /ähm/ dient in diesem Fall dem zeitlichen Aufschub.

Es gibt weitere Möglichkeiten des zeitlichen Aufschubs, bei denen ein vom Stottern bedrohtes Wort nicht vermieden, sondern hinausgeschoben wird. Diese sind aber eher selten. Wenn Patienten Inhalte einfügen, die sie gar nicht sagen wollten, die aber nicht aus Wiederholungen bestehen, ist das ebenso zeitlicher Aufschub.

Beispiel: /Meine Schwester hat mich gefragt, so einfach ganz plötzlich, wann ich nach Aachen umziehe./

Der Patient hat die Teilphrase /so einfach ganz plötzlich/ nur eingefügt, weil er Sorge hatte, bei dem Wort /wann/ ins Stottern zu kommen. Ein solcher zeitlicher Aufschub ist schwer zu erkennen und man muss den Patienten nach der Identifikation des zeitlichen Aufschubs bitten, dass er dem Therapeuten seine Aufschubstrategien und realen Aufschubsituationen veröffentlicht. Dies ist mit dem Verhalten vergleichbar, wenn Patienten sprachlich gut vermeiden. Auch da ist es für den Therapeuten oft nicht ersichtlich, wann der Patient es anwendet.

Eine spezielle Form des zeitlichen Aufschubs ist der Einsatz von Startern. Starter werden in der Regel zu Beginn von Sprechphrasen eingesetzt, um ein flüssig in Gang kommendes Sprechen zu gewährleisten. Auch statistisch gesehen treten Stotterereignisse am häufigsten zu Beginn von Sprechphrasen auf. Diese Starter werden dann nicht nur bei einem antizipierten oder muskulär wahrgenommenen Stottern eingesetzt, sondern quasi habituell geäußert. Um Stottern zu verhindern, wird dann ein großer Teil von beginnenden Sprechphrasen mit diesem Starter begonnen.

Beispiele: /Ja,ja ich komme morgen abend nicht.../ oder /Ähm das geht aber so einfach nicht./ Diese Phrasen beginnen mit dem Starter /ja, ja/ und der Embolophonie /ähm/.

Die meisten stotternden Patienten nehmen ein aufkommendes Stottern durch eine muskuläre Veränderung im Bereich der Phonations- und Artikulationsmuskulatur wahr. Es gibt aber natürlich auch die Patienten, die ein Stotterereignis auch ohne Veränderung der Muskelspannung antizipieren. Sie sind sich sicher, dass sie bei einem bestimmten Wort stottern werden, können aber darüber hinaus nicht angeben, was sie zu dieser Sicherheit führt. Diese Patienten erleben nicht selten im Zuge des Abbaus des zeitlichen Aufschubverhaltens in der Desensibilisierungsphase, dass Stotterereignisse bei Antizipation sehr viel weniger auftreten als erwartet.

Hinweise zum methodischen Vorgehen

- Wenn Patienten das zeitliche Vermeiden als Coping-Strategie für ihr Stottern nutzen, dann findet man in der Regel auf den Videoaufnahmen der Anamnese genügend Beispiele in Form von Silben- , Wort- oder Satzteilwiederholungen. Man sollte auf jeden Fall derartige Stellen dem Patienten unkommentiert vorspielen und ihn bitten, zu diesem sprachlichen Verhalten Stellung zu nehmen. Die meisten Patienten sind hier sehr gut in der Lage zu beschreiben, dass sie zeitlichen Aufschub nutzen. Wenn man einige Stellen auf dem Video identifiziert hat, sollte man im weiteren Gespräch klären, welche weiteren Aufschubstrategien der Patient bei sich kennt.
- Es gibt Patienten, die zeitlichen Aufschub eher selten zeigen und dann vom Video her auch eher unsicher sind, wie sie das Phänomen des häufigeren Wiederholens erklären können. Teilweise argumentieren sie auch im Sinne eines Wiederholens, dass dem Zeitgewinn von Sprachplanungsprozessen dient. Sie begründen das Wiederholen als funktional im Sinne der sprachlichen Konzeptualisierung. Hier kann man mit den Patienten vereinbaren, dass der Therapeut sie in der im folgenden auftretenden Kommunikation unterbricht und dann am konkreten Einzelfall überprüft wird, welche Funktion der zeitliche Aufschub hat: Stotterbezogen oder sprachplanungsbezogen.
- In vergleichbarer Weise wird auch der zeitliche Aufschub mit Hilfe von Embolophonien und Embolophrasien identifiziert. Hier sind allerdings oft zahlreiche Analysesituationen im aktuellen Sprechen nötig (in dem der Therapeut den Patienten z. B. bei Embolophonien wie /äh/ oder /ähm/ oder bei gängigen Embolophonien wie /halt/ und /also/ unterbricht und direkt nachfragt, ob dieses Verhalten eine Reaktion auf Stottern ist.
- Neben den hier beschriebenen Aufschubreaktionen sind Patienten oft sehr kreativ

in der Technik des zeitlichen Aufschubs und oft auch nicht direkt sicher, dass dies etwas mit dem Stottern zu tun hat. Hier ist ein detektivischer Charakterzug und ein grundsätzliches »Misstrauen« vom Therapeuten durchaus angebracht und auch als Strategie dem Patienten gegenüber zu veröffentlichen.

- Für die Identifikation des zeitlichen Aufschubs kann auch das Lesen in der Befunderhebung ein brauchbares Identifikationsmedium sein. Deshalb sollte das Lesen eines leichten, eines schwierigen (z. B. eines wissenschaftlichen Fachtextes mit mehreren Fremdwörtern) und eines fremdsprachlichen Textes obligatorisch als Instrumente zur Diagnoseerhebung mit in die Befunderhebung aufgenommen werden. Stotternde Patienten greifen beim Lesen sehr häufig auch auf zeitlichen Aufschub in Form von Silben-, Wort- oder Satzteilwiederholungen sowie auf Embolophonien und Embolophrasien zurück. Auch längere Pausen, die als »Leseschwierigkeit« dargestellt werden, dienen nicht selten als zeitlicher Aufschub.
- Man kann den Patienten auch aktuell einen Text bzw. Texte in der Identifikation des zeitlichen Aufschubs lesen lassen. Aus der Erinnerung heraus können Patienten oft nicht sagen, warum Wiederholungen oder Embolophasien an einer bestimmten Stelle eingesetzt wurden.

Identifikation von sprachlichen Signalreizen

Fast alle Patienten können berichten, dass es Laute, Wörter oder andere sprachliche Reize gibt, die ein Stottern hervorrufen, bei denen gehäuft gestottert oder Angst vor Stottern ausgelöst wird. Diese Signalreize werden in der Identifikationsphase systematisch und genauer untersucht. Hierbei ist jedoch darauf zu achten, dass man nur die Phänomene in Augenschein nimmt, die der Patient bemerkt und die ihm auffallen.

Da Stottern durch eine Vielzahl von linguistischen Faktoren bestimmt sein kann (wie z. B. durch die Silbenbetonung, die Wortposition, die Wortlänge etc.) ist es nicht sinnvoll, hier mit dem Patienten nach Phänomenen zu »forschen«, die ihm nicht aufgefallen sind. Oft wird man als Therapeut ein Muster von sprachlichen Signalreizen beim einzelnen Patienten feststellen (z. B. dass der Patient sehr häufig bei Fragewörtern mit /w/ am Beginn stottert), der Patient dies aber nicht als sprachlichen Signalreiz – bei dem gehäuft Stottern auftritt – wahrnimmt.

Ebenso kann es passieren, dass der Patient Signalreize beschreibt, bei denen er gehäuftes Stottern zeigt, dies aber bei näherer Betrachtung nicht in der Form haltbar ist, da die Stotterereignisse an diesen Signalreizen nicht in einer Häufigkeit auftreten, wie sie der Patient einschätzt.

Die grundsätzlichen Fragestellungen bei der Erarbeitung von Signalreizen könnten folgendermaßen lauten:

»Gibt es bestimmte Laute, bei denen bei Ihnen das Stottern gehäuft auftritt?«

»Gibt es bestimme Wörter oder Wortgruppen, bei denen bei Ihnen das Stottern gehäuft auftritt?«

»Stottern kann an verschiedenen Stellen im Satz auftreten. Tritt bei Ihnen Stottern gehäuft an bestimmten Stellen in einer Äußerung auf (z. B. häufig am Anfang…)?«

»Sind Ihnen sonstige sprachliche Besonderheiten aufgefallen, die häufiger Ihr Stottern auslösen?«

Für den Verlauf der Therapie ist die Analyse von sprachlichen Signalreizen in zweifacher Hinsicht wichtig. Zum einen erhöhen sprachliche Signalreize in der Regel das Stresserleben von stotternden Menschen. Mit dem Erkennen des Reizes entstehen oft unangenehme Emotionen wie Angst oder Panik. Mit dem Wissen um die sprachlichen Signalreize kann der Patient in der Desensibilisierung gezielt gegen die konkreten Reize (z. B. spezielle Laute wie stimmhafte Plosive oder Klusterverbindungen oder aber Eigennamen wie der Vor- oder Familienname) desensibilisiert werden. Oder der Patient kann im Verlauf der Therapie bemerken, dass seine Kategorisierung als Signalreiz nicht mehr haltbar ist, weil er im weiteren Sprechen bemerkt, dass er bei diesen Signalreizen doch nicht häufiger stottert als bei anderen Lauten, Wörtern oder sprachlichen Besonderheiten.

Bei der Einübung von Sprechtechniken in der Modifikationsphase kann der Patient gezielt dort eingreifen (prophylaktisch oder am echten Symptom), wo seiner Meinung nach die Wahrscheinlichkeit des Stotterns angekündigt durch sprachliche Signalreize besonders hoch ist. Hier kann der Therapeut Übungen erstellen und anleiten, die zu einem erfolgreichen Einsatz von Sprechtechniken führen.

Die Auseinandersetzung mit sprachlichen Signalreizen ist für den Patienten auch insofern hilfreich, als er im Verlauf der Therapie und später feststellt, dass diese Sprachreize oft nicht bleibend oder von der Häufigkeit nicht eindeutig bewertbar sind. Er lernt, dass diese Reize deutlich wechselnd auftreten, dass neue hinzukommen und alte verschwinden können und dass es ein desensibilisierendes und modifizierendes Reagieren auf diese Phänomene gibt.

Es gibt zuweilen Patienten, die sprachliche Signalreize benennen, die auch für den Therapeuten nicht unbedingt eine verursachende Kausalität zwischen Stottern und linguistischer Gesetzmäßigkeit erkennbar machen. Ein Patient gab beispielsweise an, sehr oft dann in der Gefahr zu sein zu stottern, wenn nach einem bestimmen Konsonanten (/m/ und /w/ am Beginn) ein kurzer Vokal mit anschießendem Doppelkonsonanten folgte, wie z. B. bei /Wetter/ oder /Matte/. Hier kombinieren sich zwei Signalreize, die möglicherweise aufgrund eines gehäuften zufälligen Auftretens von Stottern den Charakter von Signalreizen annehmen, ohne dass dazu eine phonetische oder linguistische Verursachungshypothese begründbar wäre. Ein anderer Patient war sicher, sehr gehäuft bei Fremdwörtern lateinischen Ursprungs zu stottern (was auch der realen Ausprägung seines Stotterns entsprach). Hier könnte man die phonotaktischen Silbenbildungsregeln vieler lateinscher Silben als stotterverursachend begründen (so wie stotternde Menschen beim Sprechen von Fremdsprachen gehäuft an den Silben stottern, die nicht zum Silbenrepertoire der Muttersprache gehören bzw. Laute beinhalten, die es in der eigenen Muttersprache nicht gibt). Es macht jedoch auch für den Therapeuten nicht zwingend Sinn, immer eine Kausalität hinter den individuellen Sprachreizen des Patienten zu suchen.

Hinweise zum methodischen Vorgehen

Für die Identifikation von sprachlichen Signalreizen bewährt sich folgendes Vorgehen:

- Dem Patienten wird das Phänomen der sprachlichen Signalreize erläutert. Sollte er bereits Signalreize benennen können, so werden diese mit dem Therapeuten analysiert. Der Patient soll nach Möglichkeit Auskünfte über die Häufigkeit geben und anhand von Beispiele verdeutlichen, wann und wo diese Signalreize auftreten.
- Auch beim gemeinsamen Anschauen von Videoaufnahmen, in denen der Patient sein Stottern und Sprechen beobachtet, kann er gegebenenfalls Signalreize erkennen, die ihm allein vom Erinnern und Bereichten her nicht verfügbar sind.
- Der Patient bekommt als Aufgabe, sein Stottern außerhalb des Therapieraums zu beobachten und hier möglicherweise weitere Signalreize zu erkennen und zu benennen.

Identifikation von schweren Stotterereignissen

Das methodische Vorgehen bei der Identifikation von schweren Stotterereignissen ist vergleichbar der Analyse von leichten Stotterereignissen. Die Imitation von schweren Stotterereignissen kann aber noch einmal von deutlich stärkeren, unangenehmen Gefühlen auf Seiten des Patienten begleitet sein. Auch hier empfiehlt es sich, mit kürzeren (schweren) Stotterereignissen zu beginnen. Während man bei der Identifikation leichter Stotterereignisse im Allgemeinen ein- bis zweisekündiges Stottern imitiert und analysiert, sollte man jetzt Stottereignisse von 2 bis 4 Sekunden Dauer beginnen zu analysieren und danach zu den langen und sehr langen Stotterereignissen übergehen.

Stotterereignisse von über 10 Sekunden sollten, wenn es auch mittelschwere Ereignisse zwischen 4 und 10 Sekunden gibt, nicht unbedingt zwingend imitiert werden. Hier reicht es, wenn diese Stotterereignisse nach mehrmaligem Anschauen im Gespräch mit dem Patienten analysiert werden (sofern nicht ein vollständig neues, bisher unanalysiertes Stottermuster in diesen langen Stotterereignissen auftritt).

Im Allgemeinen wird bei der Analyse langer Stotterereignisse die Analyse eines ausgeprägten Begleitverhaltens im Mittelpunkt stehen. Hier lässt sich dann mit dem Patienten gemeinsam ermitteln, wie erfolgreich oder wenig erfolgreich ein häufiges und längeres Anstrengungs- bzw. Blocküberwindungsverhalten ist. Muskuläres Anstrengungsverhalten der Artikulations- oder Phonationsmuskulatur, muskuläres Anstrengungsverhalten in Form von Spannungsverlagerung in andere Extremitäten kann oft lang andauern und trotzdem weitestgehend erfolglos sein. Dies ist oft bei der Analyse schweren Stotterns für den Patienten deutlich wahrnehmbar. Der Patient kann dabei erkennen, dass sein Begleitverhalten unterschiedlich erfolgreich sein kann, er mit unterschiedlichem Erfolg beim gleichem Verhalten manchmal sehr schnell das Stottern überwindet, zuweilen mit dem gleichen Verhalten nur mäßige Erfolge erzielt.

Da schweres Stottern zum Teil nicht nur durch ein ausgeprägtes Begleitverhalten gekennzeichnet ist, sondern auch sogenannte komplexe Symptome häufig lang andauernde Stotterereignisse darstellen, wird der Patient gegebenenfalls analysieren, dass er im Verlauf eines Stotterereignisses die Kernsymptomatik wechselt. Komplexe Symptome sind Stotterereignisse, in denen mehrere Arten des Kernverhaltens auftreten. So kann ein Patient ein Stotterereignis mit einer Dehnung beginnen und aus der Dehnung heraus in ein teilsilbenwiederholendes Stottern übergehen. Ebenso findet sich repetitives Stottern, das aus den Wiederholungen in einen stummen Block übergehen kann, bis es sich durch flüssiges Weitersprechen löst. Es finden sich nahezu alle Kombinationen von Kernsymptomatik, die möglicherweise auch noch ein ausgeprägtes muskuläres Anstrengungsverhalten beinhalten.

Da die emotionale Belastung bei der Imitation und Analyse von schweren Stotterereignissen sehr hoch sein kann, ist darauf zu achten, dass dem Patienten nicht zuviel an emotionalem Stress zugemutet wird und er gegebenenfalls selber definiert, wann er eine Unterbrechung der Analyse für sich benötigt.

Hinweise zum methodischen Vorgehen

- Wie bei der Analyse von leichten Stotterereignissen schaut man sich das ausgewählte Stotterereignis mehrfach an und notiert die Sprechphrase, in der es auftritt. Danach wird das Stotterereignis vom Therapeuten imitiert, bis der Patient die Imitation akzeptiert. Danach imitiert der Patient sein Symptom, bis der Therapeut das Stottern als gelungene Imitation akzeptiert. Abschließend wird das Stotterereignis in seinem Kern- und Begleitverhalten im Gespräch analysiert und auf dem Formblatt dokumentiert.
- Es werden auch bei der Analyse schweren Stotterns so viele Stotterereignisse untersucht, bis das individuelle (meist in leichten Variationen sich wiederholende) Muster des Patienten herausgearbeitet ist. Dabei werden in der Regel 6 bis 12 unterschiedliche Stotterereignisse imitiert und analysiert. Bei einem erkannten Muster, bei dem sich nur die Zeitdauer des Stotterns weiter erhöht, muss nicht an weiteren Beispielen eine zwangsläufige Imitation und Analyse erfolgen. Es sollten aber 2 bis 3 längere Stotterereignisse in die Identifikation aufgenommen werden.
- Der Patient bekommt die Aufgabe, auch außerhalb des Therapieraumes weiter nach Mustern von schwerem Stottern zu suchen, die in der Identifikation im Therapieraum nicht existent waren. Er soll diese Stotterereignisse dann dem Therapeuten vorstellen, sie imitieren und analysieren.

- Wie auch beim leichten Stottern, so soll auch bei der Identifikation schweren Stotterns der Schwerpunkt darauf liegen, dass der Patient unterscheiden lernt, was seine Kernsymptomatik ist und was er an Begleitsymptomatik unbewusst oder bewusst selber hinzufügt. Hier kann es sich z. B. auch schon einmal anbieten, dass ein Patient dieses Stotterereignis, nachdem er es imitiert und analysiert hat, lediglich mit seinem Kernverhalten und ohne Begleitverhalten zeigt.

Identifikation von Gefühlen und Einstellungen zum Stottern

Stottern ist bei nahezu allen stotternden Menschen mit einem mehr oder weniger starken Gefühl assoziiert. Dieses zentrale Gefühl ist Angst. Es gibt daneben noch eine Vielzahl anderer Gefühle, die mit dem Stottern zusammen auftreten, aber Angst ist das Gefühl, das die meisten stotternden Menschen bestimmt. Die Angst, die durch Stottern oder die Bedrohung durch Stottern ausgelöst wird, entsteht nahezu immer schon im Kindesalter. Negative Reaktionen der Umwelt auf unflüssiges Sprechen, Tabuisierung, nonverbale Bestrafungsreaktionen, das Ansteigen der eigenen Frustration, weil das Sprechen zum Teil misslingt, viele dieser Reaktionen führen bei den vom Stottern bedrohten Kindern und Jugendlichen zu Ängsten in unterschiedlichem Ausmaß. Diese Ängste bestehen in der Regel im Erwachsenenalter in unterschiedlich starkem Maße weiter. Aus lerntheoretischer Sicht kann man sicher behaupten, dass die Angst mit dem Stottern konsequenzorientiert nach dem Prinzip des klassischen und operanten Konditionieren »erlernt« wird. Andere Gefühle, die sich mit Stottern verbinden, entstehen als Folge unterschiedlicher Lebenserfahrung mit Stottern. Häufig sind es einige wenige Erlebnisse, die besondere Gefühle mit dem Stottern entstehen lassen. Panik kann zum Beispiel durch Erlebnisse mit dem Sprechen erzeugt werden, in denen eine völlige Handlungsunfähigkeit beim Sprechen erlebt wird, die in eine unkontrollierte, zum Teil sogar unbewusste motorische Handlung führt. Die lang andauernde Blockierung des Sprechens führt zum hoch angstbesetzten Kontrollverlust, der sich in unkontrollierter Flucht oder im Anstrengungsverhalten zeigt. Wenn stotternde Menschen diesen Zustand durchlebt haben, dann braucht es nicht unbedingt häufig erlebte Paniksituationen mit dem Stottern, um starke Ängste bei Stotternden auszulösen. Es gibt sozusagen eine »Erinnerungsspur« im Gehirn des stotternden Menschen, die beim Stottern dann nicht unbedingt das Gefühl von Panik auslöst, sondern die Angst davor, dass es wieder in Panik enden könnte.

Vergleichbares findet sich bei den Gefühlen von Scham oder Minderwertigkeit. Viele Patienten haben Gefühle von Scham und Minderwertigkeit beim Stottern schon lange nicht mehr erlebt, manchmal jahrelang nicht. Aber die Patienten können sehr genau reflektieren, dass ihre Angst vor dem Stottern eine Angst von Schamgefühlen (Schamangst) oder vor Minderwertigkeit (Minderwertigkeitsangst) ist. Man muss also beim Stottern noch einmal die negativen Gefühle von der Angst vor dem Auftreten dieser Gefühle unterscheiden. Und natürlich gibt es auch tatsächlich die Stotternden, die diese Gefühle häufig, fast täglich tatsächlich erleben. Peinlichkeit, Frustration, Schuldgefühle sind dann wirklich real da.

Die Identifikation von Gefühlen ist in der Identifikationsphase wichtig, da viele Patienten ihr Stottern als gefühlsmäßig sehr negativ erleben. Sie erleben generalisierte, negative unspezifische Gefühle, die sie auf Nachfrage zunächst auch gar nicht als Begriff benennen können. In der Identifikation von Gefühlen, die mit dem Stottern auftreten, sollen Patienten lernen, ihre diffus erlebten Gefühle und Ängste als tatsächlich benennbare, spezifische Gefühle zu erkennen.

Den Patienten muss mitgeteilt werden, dass es wichtig für sie ist, ihre negativen Gefühle mit dem Stottern zu kennen, da eine Veränderung des Gefühlerlebens hin zum Positiven voraussetzt, dass man sich des tatsächlich empfundenen Gefühls bewusst ist. Der diffuse Zustand von Unangenehmheit oder Unerträglichkeit muss analysiert werden, indem Patienten erkennen, dass es z. B. konkrete Ängste vor Beschämung, vor Wertlosigkeit oder auch das Gefühl von Ärger ist, das sich mit dem erlebten oder drohendem Stottern verbindet.

Aus der psychotherapeutischen Forschung weiß man, dass in nicht wenigen Fällen negative Gefühle bei Menschen erst durch bestimmte Gedanken, die ein Mensch denkt oder bei sich »auslöst« entstehen (Stavemann, 2003). Hochautomatisiert auftretende Sätze im Denken eines Stotternde können in bestimmten Situationen negative Gefühle auslösen. Ein Satz wie »Gleich bleib ich hängen und dann halten mich alle für blöd!« löst dann z. B. Angstgefühle, beschämt zu werden, aus.

Aus diesem Grunde ist es für die Identifikation nicht nur wichtig, die Gefühle genau zu kennen, die beim Stottern ausgelöst werden, sondern auch die automatisierten Denkprozesse, die gedankliche Haltung, die ein stotternder Mensch dem Phänomen Stottern gegenüber hat, kurz alle Gedanken von kleinen »Denkfetzen« bis hin zu komplexeren Einstellungen zum Stottern.

Insbesondere die gedanklichen Konstrukte des stotternden Patienten zum Stottern allgemein und zum konkreten Erleben des Stotternden (Psychologen benutzen dafür den Begriff Kognitionen) sind in der Identifikationsphase nur beginnend zu analysieren. Dies geschieht zunächst an ein bis zwei konkreten Situationen, die analysiert werden. Später im Verlauf der Desensibilisierungsphase wird immer wieder auch die situative Analyse von Gefühlen und Kognitionen ein Teil der Therapie sein.

Schwer zu desensibilisierende Patienten können gegen ihre negativen Gefühle mit dem Verfahren der kognitiven Umstrukturierung behandelt werden. Bei der Anwendung dieser Methode steht die Analyse von Gefühlen und Kognitionen im Zentrum der Behandlung.

Hinweise zum methodischen Vorgehen

- Bezogen auf die Analyse einer konkreten Situation eignet sich besonders das von Wendlandt entwickelt Verfahren des »Mehrdimensionalen Bedingungsgefüges« (MDGB) (Springer & Kattenbeck, 1985, S. 81-106; Wendlandt, 1980, 1983). Dieses Verfahren hat den Vorteil, dass es gelingt, eine Situation, die vom Patienten als besonders typisch erlebt wurde, bezogen auf das individuelle Erleben von Stottern genauestens mit dem Patienten analysieren zu können. In einer an dem Van-Riper-Ansatz orientierten Therapie wird diese Analyse nach dem MDBG immer am Ende der Identifikationsphase mit dem Patienten durchgeführt.
Wendtland und – unter Bezug auf Wendtland – Kattenbeck haben ein Schema für die Analyse von Emotionen und Kognitionen beim Stottern beschrieben, das sich sehr gut für eine konkret erlebte Kommunikationssituation eignet.
Das MDBG-Schema (siehe Informationen für Patienten und Übungsaufgaben) bezieht neben diesen beiden Parametern auch noch die Analyse des Verhaltens, der Körperreaktionen in dieser Situation und die Reaktionen der Umwelt mit ein.
Für die Durchführung des MDBG kann man etwa 45 bis 90 Minuten veranschlagen. Folgende Hinweise haben sich für die Durchführung des MDBG als brauchbar erwiesen:
  - Die Durchführung bezieht sich immer auf eine konkrete Situation, die der Patient erlebt hat. Diese Situation soll beispielhaft für ein Kommunikationsereignis stehen, in dem der Patient negative Gefühle mit seinem Stottern erlebt hat.
  - Die Situation sollte für den Patienten noch gut erinnerbar sein.
  - Kann der Patient sich nicht an eine solche Situation erinnern, dann kann diese Analyse ohne weiteres in die Desensibilisierungsphase verschoben werden und es kann eine reale, in der Therapie entstandene Situation zur Analyse herangezogen werden (z. B. wenn der Patient in In-Vivo-Übungen außerhalb des Therapieraumes oder am Telefon

Situationen mit oder ohne den Therapeuten erlebt, die er als mit negativen Gefühlen behaftet erlebt hat).
- Der Therapeut führt die MDBG-Analyse zusammen mit dem Patienten in einer fragend entwickelnden Form durch. Die Analyse soll auf alle Fälle schriftlich festgehalten werden, wobei der Patient die Formulierungen festlegt (und eventuell der Therapeut aufschreibt).
- Bei der Analyse der »Gedanken« soll der Patient auch andere vergleichbare Situationen reflektieren, um seinen gedanklich nicht immer ausformulierten inneren Monolog in Form von Kernsätzen festhalten zu können.
- Bei der Benennung von Gefühlen soll der Therapeut zunächst auf keinen Fall Gefühlsbegriffe vorgeben. Wenn erkenntlich ist, dass der Patient nur über eine rudimentäre Gefühlsbegrifflichkeit verfügt, dann soll er ihn aus einer Liste die zutreffenden Gefühle auswählen und diese hinsichtlich ihrer Intensität beschreiben (und eventuell skalieren) lassen.
- Um dem Patienten eine Vorstellung von dem zu geben, wie das Ergebnis einer derartigen Analyse aussehen kann, soll er für 3 bis 5 Minuten das Beispiel einer MDBG-Situationsanalyse lesen, die sich nicht auf Stottern bezieht. (Eine solche Beispielanalyse und ein Arbeitsblatt zur Durchführung der Analyse findet sich im Übungsteil dieses Werkes.)
- Nach der Durchführung der Situationsanalyse soll der Patient einschätzen, wie das Stottern der Analysesituation in anderen Situationen beziehungsweise vor anderen Personen (Arbeitsplatz, Schulklasse, Freund/Freundin, Ehemann/Ehefrau, vor fremden Personen, am Telefon, ...) hinsichtlich auftretender negativer Gefühle erlebt worden wäre.

- Bei der Analyse und Benennung von Gefühlen beim Stottern liegen die Grenzen zuweilen nicht in der Wahrnehmungsfähigkeit der Gefühle, sondern in der aktuell nicht abrufbaren Gefühlsbegrifflichkeit, um diese zu beschreiben. Es hat sich in der Analyse der Gefühle dann bewährt, den Patienten eine Liste mit Gefühlsbegriffen vorzulegen. Dies kann unmittelbar nach einer Situationsbeschreibung durch den Patienten geschehen oder aber erst, nachdem der Patient und der Therapeut die entsprechende Situation zusammen analysiert haben und eine Ergänzung von noch nicht benannten Gefühlen vorgenommen werden soll.
  Viele Patienten empfinden diese Liste als sehr hilfreich bei der Analyse ihrer Gefühle, da sie ihnen die Vielschichtigkeit im emotionalen Erleben von Stottern vor Augen führt und sie durch Auswahl von oft mehreren Gefühlen erst im einzelnen erfassen, wie komplex ihr Erleben von schwierigen Kommunikationssituationen mit Stottern ist.
- Wenn Patienten mehrere negative Gefühle im Erleben ihres Stotterns benennen können, dann sollen sie diese Gefühle nach ihrer negativen Intensität unterscheiden und auflisten. Damit bekommen der Patient und der Therapeut einen Eindruck, welche Gefühle den stärksten und welche den geringsten aversiven Charakter haben.
- Für weitere, eher weniger zeitaufwändige Situationsanalysen, die nach der Identifikation im Verlauf der weiteren Therapiephasen durchgeführt werden, eignet sich die Analyse, wie sie in Kapitel 2.11, Kognitive Umstrukturierung, dargestellt ist.

Zusammenfassung von Therapieaufgaben außerhalb des Therapieraumes

Der Patient wird in der Identifikationsphase bereits angeleitet, sukzessiv sein Sprechen und sein Stottern zu beobachten. Zu diesem Zweck bekommt er in den einzelnen Teilphasen der Identifikation Beobachtungsaufgaben, die er ausführen soll.

Damit beginnt eine Aufmerksamkeitsschulung, die für stotternde Patienten in der Therapie unumgänglich ist. In den Therapiephasen der Desensibilisierung und der Modifikation wird den Patienten eine hohe Monitoring-Fähigkeit bezüglich ihres Sprechens und Stotterns abverlangt. In das spontane Sprechen mit Modifikationstechniken einzugreifen oder das eigene Stottern in der Desensibilisierung möglichst auf ein anstrengungsfreies Nettostottern zu reduzieren, verlangt die Fähigkeit, die eigenen Sprach- bzw. Sprechproduktion zu überwachen. Diese Fähigkeit kann bereits in der Identifikationsphase vermittelt und eingeübt werden. Man sollte dem Patienten mitteilen, dass die Beobachtungsaufgaben in der Identifikationsphase einerseits nötig sind, um weitere Daten zum Stottern zu erheben, aber auch um den Patienten allmählich in die Lage zu versetzen, dass er sein eigenes Sprechen beobachten und beurteilen lernt.

Diese Beobachtungsaufgaben werden sowohl im Therapieraum mit dem Therapeuten in der therapeutischen Kommunikation gestellt als auch in Form von Aufgaben, die der Patient alleine in seiner alltäglichen Kommunikation ausführt.

Für nahezu alle Beobachtungsaufgaben außerhalb der Therapie ohne den Therapeuten sollten diese Beobachtungsaufgaben schriftlich gesichert werden. Dies kann einerseits über die Form der Papier-Bleistift-Evaluation erfolgen (hier empfiehlt es sich, kleine Karteikarten der Größe DIN A7 an die Patienten zu verteilen, um ihre Aufgaben zu sichern). Viele Patienten sichern ihre Ergebnisse mittlerweile aber auf digitalen Medienträgern (die dann in der Therapiestunde gemeinsam ausgewertet werden oder schon vorab auf elektronischem Wege den Therapeuten erreichen).

2

Desensibilisierung

2.1 Vorwort zur Desensibilisierung

Die Desensibilisierungsphase der Intensiv-Modifikation Stottern als zentraler Teil einer Nicht-Vermeide-Therapie in der Tradition Charles Van Ripers wird in diesem Buch in drei Bereiche unterteilt. In einem ersten Teil wird die Veränderung des Stottermusters beim Patienten dargestellt. Ein zweiter Bereich, der sich allgemein als »Konfrontationstherapie« bezeichnen lässt, bezieht sich auf die Desensibilisierung gegen das Stottern selber, gegen auftretende Zuhörerreaktionen und gegen das Kommunikationstabu des Stotterns. In einem dritten und letzten Teil werden neben der »Konfrontationstherapie« additive therapeutische Interventionsformen vorgestellt, die vertiefend auf die Veränderung von Gefühlen und Einstellungen zum Stottern beim Patienten abzielen.

Therapeuten, die eine gute Basisausbildung im Bereich Stottertherapie haben, sollten die beschriebenen Verfahren eigenständig umsetzen können. Da psychotherapeutische Interventionen ein nicht unerheblicher Teil der Desensibiliserungsphase sind, ist es von Vorteil, wenn man als Therapeut bereits Kenntnisse im Bereich von psychologischer oder pädagogischer Beratung (z. B. klientenzentrierte Gesprächsführung, systemische Beratung, Gestaltpädagogik o. ä.) hat. Ebenso sollten die wesentlichen Mechanismen von verstärkungsorientiertem Lernen (operantes Konditionieren, intermittierende Verstärkung etc.) bekannt sein, da sich die »Konfrontationstherapie« aus der klassischen Verhaltenstherapie ableitet.

Da die Therapeuten in allen wesentlichen Bereichen der Desensibilisierung als glaubhaftes Modell fungieren, ist auch die eigene Desensibilisierung gegen Stottern und Zuhörerreaktionen eine Voraussetzung, wenn die Desensibilisierungsphase nach diesem Ansatz durchgeführt wird.

Das hier beschriebene Vorgehen ist die »Kerntherapie« für die Desensibilisierungsphase. Die meisten Patienten, die in einer Einzel- oder Gruppentherapie nach der IMS therapiert werden, durchlaufen dieses Therapieprogramm. Therapien haben darüber hinaus natürlich individuelle Ausprägungen, die den Erfordernissen des einzelnen Patienten gerecht werden müssen. Insofern sind partielle Abweichungen und »therapeutische Ergänzungen« zu diesem Programm die Regel.

2.2 Einführung in die Desensibilisierung

Die Desensibilisierung der IMS-Therapie lehnt sich eng an die Desensibilisierung der Non-Avoidance-Therapie von Van Riper (Van Riper, 1982) an. Neben den besonderen Sprechtechniken (Pull-Out und Preparatory Set) steht die Van-Riper-Therapie für einen Paradigmenwechsel in der Geschichte der Stottertherapie. Van Riper und seine Kollegen postulierten erstmals, dass eine Therapie gegen Stottern letztendlich nur dann langfristig erfolgreich sein kann, wenn die Veränderung der das Stottern begleitenden negativen Gefühle und Einstellungen mit zum Gegenstand der Therapie werden. Diese Forderung war neu und stellte neben der auf kinästhetischer und propriozeptiver Kontrolle beruhenden »motorischen Therapie« (Servotherapie) das Novum dieses stottertherapeutischen Ansatzes dar.

Die Desensibilisierungstherapie der IMS geht in einem Punkt über Van Riper hinaus, indem sie bereits während der Desensibiliserung auch das Stottermuster des Patienten zu verändern anstrebt. Stehen bei Van Riper die Veränderungen von Gefühlen und Einstellungen dem Stottern gegenüber im Zentrum der Desensibilisierungsphase, so tritt als ein weiterer Aspekt in der IMS-Therapie die qualitative Veränderung des Stotterns hinzu. Patienten – und dies zeigt die langjährige Erfahrung der IMS-Therapie – gelingt ein erfolgreicher Einsatz von unflüssigkeitsreduzierenden Sprechtechniken, wenn sie, aufbauend auf der Verbesserung kinästhetischer und propriozeptiver Wahrnehmung, ihr echtes Stottermuster bereits in der Desensibilisierungsphase modifizieren.

Neben dem Abbau des Vermeideverhaltens – der auch bei der Van-Riper-Desensibilisierung durchgeführt wird – soll der Patient sein physisch manifestiertes Anstrengungs- bzw. Blocküberwindungsverhalten, wie es sich vor und im Stotterereignis zeigt, abbauen.

Auf der folgenden Seite sind Kategorien sprach- und sprechbezogenen Begleitverhaltens aufgeführt, die für die therapeutische Ana-

Stotterverhalten	**Gefühle & Haltungen**
Voraussetzung: genaue Identifikation	Voraussetzung: Pseudostottern
Inhalte: - Abbau von Anstrengungs- und Vermeideverhalten - repetitives Stottern am Silbennukleus	Inhalte: - Abhärtung gegen Kernverhalten - Abhärtung gegen Zuhörerreaktionen - Arbeit am Kommunikationstabu
Ziel: - Nettostottern	Ziel: - Reduzierung negativer Gefühle - Veränderung der Haltung gegenüber dem Stottern
Methoden: - sprechmotorische Übungen	Methoden: - sprechmotorische Übungen - Konfrontationstherapie - additive psychotherapeutische Interventionen

Therapiebereiche der IMS-Desensibilisierungsphase

Kern- und Begleitverhalten beim Stottern

1. Kernverhalten des Stotterns
(primäre Stotterereignisse bei Jugendlichen und Erwachsenen)

Wiederholungen	Laute und Silbenteile
Dehnungen	Anfangslaute von Silben
Blockierungen	ungefüllte Pausen vor dem Ziellaut
Komplexe Symptome	Stotterereignisse, die zwei Arten von Kernverhalten beinhalten (z. B. eine Blockierung, die in eine Wiederholung übergeht)

2. Begleitverhalten des Stotterns
a. Sprach- und sprechbezogenes Begleitverhalten

Vermeideverhalten	
sprachlich	Synonyme benutzen, Satzabbrüche, Satzumbau, Einsatz von Gestik und Mimik statt Verbalisierung, ...
situativ	spezielle Situationen werden vermieden, z. B. Telefonieren, Sprechen vor Gruppen, ...
zeitlicher Aufschub	Starter, Interjektionen als Flicklaute, langsames Sprechen, Wortwiederholungen, Satzteilwiederholungen, Denkpausen vorgeben, ...
Blocküberwindungsstrategien im und vor dem Symptom	
auf Atmung basierend	Atemvorschub, Sprechen auf Restluft, inspirator. Sprechen, ...
auf Anspannungsverlagerung basierend	Augen zukneifen, Stirnrunzeln, Anspannen von Extremitäten, Bauch- und Brustmuskulatur anspannen, ...
auf Spannungserhöhung basierend	Anspannung in der Artikulations- und Kehlkopfmuskulatur, ...
auf Stimmänderung basierend	Tonhöhe verändern, Lautstärke verändern, ...
auf Sprechunterbrechung basierend	Husten, Schlucken, Pause machen (stop and go), Schnalzen, orale Geräusche, ...
auf Startern basierend	aus einer Embolophonie stimmhaft startend z. B. »Ähmich komme«, aus einem Wort stimmhaft startend z. B. »Jaich muss«
Veränderungen der Sprech- und Kommunikationsweise	
überartikuliertes Sprechen, skandierendes Sprechen, Sprechen mit veränderter Stimme (Erhöhung der Tonhöhe), einsilbiger Sprechstil; einseitiges Turn-Taking-Verhalten, ...	

b. Nichtsprach- und nichtsprechbezogenes Begleitverhalten

Vegetative Reaktionen	Herzklopfen, Erröten, Hitzegefühl, Schwitzen, Zittern, ...
Gefühle	Hilflosigkeit, Scham, Angst, Minderwertigkeit, Frustration, Schuld, ...
Kognitionen	stotterbezogene Gedanken: z. B. »Wenn ich stottere, will niemand etwas mit mir zu tun haben.«

lyse des Sprechverhaltens in der Identifikationsphase brauchbar sind. Die Kategorisierung von Begleitverhalten bei Stottern stellt sich in Abhängigkeit von ihrer Funktion (diagnostisch, forschungsbezogen, therapiebezogen) in der Literatur unterschiedlich dar. Detailliertheit und Begrifflichkeit unterscheiden sich dabei mehr oder weniger stark (Schneider & Zückner, 2018; Bloodstein & Ratner, 2008; Natke & Kohmäscher, 2020). Für die Arbeit in der Therapie sollte sie so ausgewählt sein, dass der Patient ein Verständnis von der Existenz und der Funktionalität seines sprach- und sprechbezogenen Begleitverhaltens bekommt.

Das Ziel der Veränderung des Stottermusters ist nicht auf eine Reduzierung der Häufigkeit oder auf eine Veränderung der Stotterstärke ausgerichtet, sondern rein auf den Abbau des sprach- und sprechbezogenen Begleitverhaltens. Es hat sich gezeigt, dass vor allem die Eliminierung bzw. die Reduzierung des körperreaktiven Begleitverhaltens – das Anleiten zu einem Nettostottern[1] – für die meisten Patienten leicht durchzuführen ist und ihnen bereits an dieser Stelle das Gefühl vermittelt, dass sie Einfluss auf das Stottern nehmen können.

Die Anregung, eine Veränderung des individuellen Stotterns bereits in der Desensibilisierungsphase durchzuführen, entstand einerseits durch die Forschungsergebnisse zur Physiologie von Stotterereignissen (Freeman 1975, 1978; Shapiro, 1980; Weiner, 1984) und M. Wingates Theorie (Wingate 1988), dass Stottern die muskulär-motorische Unfähigkeit darstellt, den vokalischen Nukleus einer Silbe zu bilden (vgl. Kapitel 0.2). Einen anderen wesentlichen Einflussfaktor stellt andererseits das Therapiekonzept des amerikanischen Stottertherapeuten Joseph Sheehan dar (Sheehan, 1970). Sheehans Non-Avoidance-Therapieansatz verzichtet auf jede Form von Sprechtechniken, wie sie andere Block-Modification-Ansätze ihren Patienten vermitteln. Ziel der Veränderung des Stottermusters ist in Sheehans Therapieprogramm die Vermittlung eines anstrengungsfreien, entspannten Stotterns (*effortless stuttering, easy stuttering*).

Vor diesem Hintergrund erschien es demzufolge logisch, den Patienten im echten Stottern immer wieder den Punkt der muskulären Hemmung wahrnehmen zu lassen und damit seine propriozeptiv-kinästhetische Wahrnehmung (die Van Riper für elementar in der Bearbeitung von Stotterereignissen hält (Van Riper, 1986, S. 10)) genau an diesem Punkt der Dysfunktion immer wieder zu fordern und zu fördern. Auf diese Weise entstand die therapeutische Intervention des Nettostotterns als Teilbereich der Desensibilisierungsphase.

[1] Der Begriff »Nettostottern« wurde von einem Patienten in einer Van-Riper-Therapie bei Andreas Starke in Hamburg geprägt. Er bezeichnet ein Stottern ohne jede Form von Vermeideverhalten oder zeitlichem Aufschub sowie von trick- oder anstrengungsbehafteten Beendigungsversuchen des Stotterns. In anderen therapeutischen Kontexten finden sich Begrifflichkeiten wie »ehrliches Stottern«, »trickfreies Stottern«.

Inhalte der IMS-Desensibilisierung

Van Riper fokussiert in seinem Buch (Van Riper, 1973) als Therapeut seiner Zeit sehr stark den lerntheoretisch bzw. verhaltenstherapeutischen Aspekt des Stotterns und dessen Behandlung. Nahezu alles davon hat heute noch Gültigkeit und bildet die theoretische Grundlage für das erfolgreiche Arbeiten in der Desensibilisierung. Die Kenntnis und Anwendung seiner Behandlungsweise will und kann dieses Werk nicht ersetzen. Der Fokus liegt auf der praktischen Umsetzung der Desensibilisierungsziele Van Ripers, in einer über Van Riper hinausgehenden Bezugnahme auf neuere psychotherapeutische Interventionen (z. B. der »kognitiven Umstrukturierung«) und in der Etablierung einer veränderten Qualität des Stotterns. Den Therapeuten sollen »klassische« und neue Anregungen und Arbeitsmaterialien vorgestellt werden, die sie nach Bedarf für eine erfolgreiche Desensibilisierung im Sinne Van Ripers nutzen können.

Die angelsächsische Literatur der Stottertherapie verweist häufig auf die »ABC´s of stuttering therapy« (Yaruss, 1998). Das ABC der Stottertherapie steht hier für

- A = Affect (Affekte bzw. Emotionalität des Stotterns)
- B = Behavior (Verhalten im Zusammenhang mit Stottern, z. B. die Art zu stottern)
- C = Cognition (Gedanken und Einstellung, die im Zusammenhang mit Stottern auftreten)

In der Desensibilisierungsphase der IMS wird – wie in der klassischen Desensibilisierung Van Ripers – in allen ABC-Bereichen gearbeitet.

Neben der Einübung eines Nettostottermusters (B-Bereich der Verhaltensänderung) steht damit als zentraler Bereich in der Desensibilisierung die Reduktion von negativen Gefühlen (A-Bereich der Emotionalität) und die Veränderung von Haltung und Einstellungen gegenüber dem Stottern im Mittelpunkt (C-Bereich der Kognitionen).

An der individuellen Art zu stottern, an der psychischen Befindlichkeit während des Stotterns und in der Konfrontation mit Zuhö-

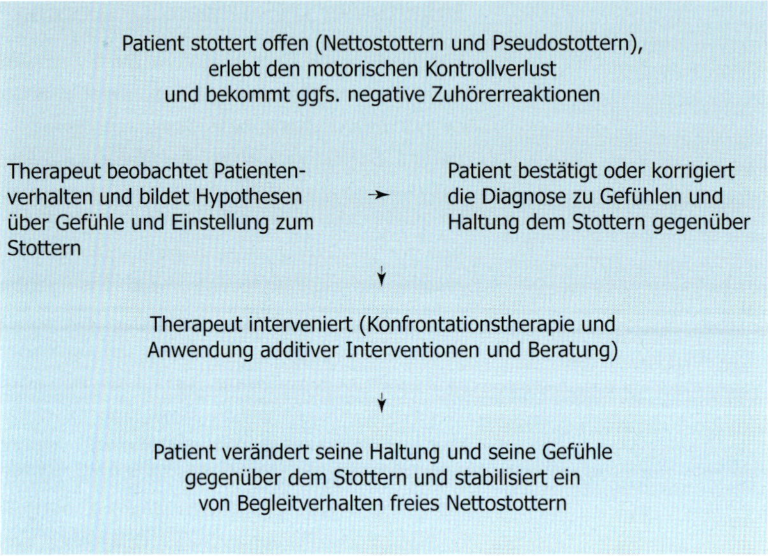

Patient stottert offen (Nettostottern und Pseudostottern),
erlebt den motorischen Kontrollverlust
und bekommt ggfs. negative Zuhörerreaktionen

Therapeut beobachtet Patientenverhalten und bildet Hypothesen über Gefühle und Einstellung zum Stottern → Patient bestätigt oder korrigiert die Diagnose zu Gefühlen und Haltung dem Stottern gegenüber

↓

Therapeut interveniert (Konfrontationstherapie und
Anwendung additiver Interventionen und Beratung)

↓

Patient verändert seine Haltung und seine Gefühle
gegenüber dem Stottern und stabilisiert ein
von Begleitverhalten freies Nettostottern

Desensibilisierungsverlauf in der Therapie

rerreaktionen zeigt sich bei einem stotternden Patienten der Grad an negativen Gefühlen und der jeweils individuellen Haltung dem Stottern gegenüber. Als Therapeut beobachtet man den stotternden Patienten, wenn er im motorisch-muskulären Kontrollverlust »festhängt« und negativen Zuhörerreaktionen ausgesetzt ist.

Der Therapeut diagnostiziert – weitestgehend anhand der nonverbalen und vegetativen Reaktionen des Stotternden – dessen Gefühle und bildet auf der Grundlage dieser Beobachtungen Hypothesen über seine Einstellung zum Stottern. Auch der Stotternde selber wird situationsbezogen und verallgemeinernd seine Gefühle beschreiben und seine Einstellung zum Stottern formulieren. In diesem Prozess von wechselseitiger Analyse, der über viele Übungssituationen die Kernarbeit des Desensibilisierungsprozesses bildet, wird gleichzeitig eine Veränderung der Gefühls- und Einstellungslage beim stotternden Patienten angestrebt.

Dass die gefühls- und einstellungsbezogene Therapiearbeit in der Nichtvermeide-Stottertherapie häufig erfolgreich ist, liegt nicht nur daran, dass der Patient mit seinem Kernverhalten (imitiertes und echtes Stottern) und mit ablehnenden Zuhörerreaktionen konfrontiert wird und infolge eines »Gewöhnungseffektes« eine Gefühls- und Haltungsveränderung eintritt. Neben der *Konfrontations- oder Expositionstherapie* beinhaltet die weiterentwickelte Van Riper-Desensibilisierung additiv immer auch andere therapeutische Elemente. Im Wesentlichen sind dies für die Stottertherapie relevante ausgewählte *psychotherapeutische Interventions- und Beratungsmethoden*.

In diesem Buch soll im Weiteren der Verlauf und der Einsatz der skizzierten stottertherapeutischen Interventionen aufgezeigt werden. Sie gliedern sich in die beiden Bereiche Nettostottern und Desensibilisierungsinterventionen, letztere wiederum unterteilt in die Unterbereiche Pseudostottern, Konfrontationstherapie und additive Interventionen und Beratung. Zur verbesserten Durchführung werden wie in der Modifikationsphase in einem gesonderten Teil Übungssammlungen und eine Übungs-CD als Bestandteil der IMS-Desensibilisierungstherapie eingesetzt.

In der Abbildung ist sehr idealisiert der Ablauf einer typischen Desensibilisierungsphase in ihren Inhalten und in ihrem zeitlichen Verlauf dargestellt

Therapie-einheiten à 45 Min.	Therapieinhalte 1. Einheit	2. Einheit	
1 – 2	Information/Therapievereinbarungsgespräch zur Desensibilisierungsphase	Einführung Pseudostottern Bewertungsschema von Zuhörerreaktionen auf Stottern einführen	Additive Interventionen und Beratung
3 – 4	Einübung Pseudostottern	Einübung Pseudostottern	
5 – 6	Einführung Nettostottern	Einübung Pseudostottern mit anderen Personen im Therapieraum Einübung Nettostottern	
7 – 8	Einübung Pseudostottern und Nettostottern im Therapieraum	Einübung Pseudostottern und Nettostottern im Therapieraum	
9 – 10	Einübung Nettostottern und Pseudostottern am Telefon oder in vivo	Einführung: »Stottern kommunizieren« – Aufgaben absprechen	
11 – 12	Einübung Nettostottern und Pseudostottern am Telefon oder in vivo	Absprachen zum Umgang mit aversiven Zuhörerreaktionen	
13 – 14	Nettostottern und Pseudostottern am Telefon oder in vivo	Nettostottern und Pseudostottern am Telefon oder in vivo	
15 – 16	Nettostottern und Pseudostottern am Telefon oder in vivo	Nettostottern und Pseudostottern mit bekannten Personen wenn möglich im Therapieraum (Partner und/ oder Familienangehörige)	
17 – 18	Pseudostottern und Nettostottern am Telefon oder in vivo/ Übungen und Aufgaben zum Netto- und Pseudostottern in alltäglichen Sprechsituationen ohne Therapeuten (Audioaufnahmen!)		
19 – 20	Pseudostottern und Nettostottern am Telefon oder in vivo/ Übungen und Aufgaben zum Netto- und Pseudostottern in alltäglichen Sprechsituationen ohne Therapeuten (Audioaufnahmen!)		
21 – 22	Pseudostottern und Nettostottern am Telefon oder in vivo/ Übungen und Aufgaben zum Netto- und Pseudostottern in alltäglichen Sprechsituationen ohne Therapeuten (Audioaufnahmen!)		

Idealtypischer zeitlicher Ablauf der Desensibilisierungsphase

Voraussetzungen aus der Identifikationsphase

Bevor Patienten die Desensibilisierungsphase beginnen, ist bereits die Befunderhebung und die Identifikationsphase durchlaufen worden. Damit hat der stotternde Patient bereits ein großes Wissen über sein individuelles Stottern und über Stottern generell erworben. Darüber hinaus sollten ihm auch alle wesentlichen Ergebnisse der Befunderhebung mitgeteilt worden sein.[2] In diesem Sinne beginnt die Desensibilisierung mit der ersten Therapiestunde der Identifikationsphase. Zu Beginn der Identifikationsphase sollte der Patient sein flüssiges Sprechen nach den gängigen Parametern beschrei-

[2] Eine Befunderhebung bei erwachsenen und jugendlichen Stotternden orientiert sich an den Komponenten der ICF bezogen auf Stottern (Yaruss & Quesal, 2004; Rapp, 2007) und nutzt die gängigen quantitativen (z. B. SSI 4, Riley, 2009) und qualitativen Untersuchungsverfahren (z. B. AAUS, Schneider & Zückner, 2018; Fragebögen aus PEVOS, 2000)

ben lernen (Stimme, Artikulation, Atmung, …) und eine Einführung in die Grundlagen der artikulatorischen Phonetik erhalten (ca. zwei Therapieeinheiten, in denen wesentliche Informationen zum Sprechvorgang und zum Lautsystem des Deutschen vermittelt werden).

Wichtig für die erfolgreiche Arbeit in der Desensibilisierungsphase ist, dass der Patient in der Identifikationsphase sein Stottermuster kennengelernt hat. Er muss die individuelle Ausprägung seines Kern- und Begleitverhaltens (leichte und schwere Stotterereignisse) kennen und gut imitieren können. Letzteres ist – als beginnende Schulung der kinästhetischen und propriozeptiven Wahrnehmung – besonders wichtig.

2.3 Die Desensibilisierungsphase

Die IMS-Desensibilisierung folgt im wesentlichen Van Ripers Vorgehen, die Patienten gegen das Kernverhalten und die aversiven Zuhörerreaktionen zu desensibilisieren. Der größte Teil der therapeutischen Übungen wird erfahrungsgemäß in diesen Bereichen als Form der Konfrontationstherapie durchgeführt. Der Patient wird in abgestimmten Hierarchien von ansteigendem Stress in verschiedenen Situationen seinem Kernverhalten und negativen Zuhörerreaktionen ausgesetzt. Als dritter Punkt wird in die IMS-Desensibilisierung zusätzlich mit aufgenommen, dass der Patient sich in seinem Lebensraum gegen das Kommunikationstabu des Stotterns desensibilisiert. Der Patient soll lernen, in situationsangemessener Form das Thema Stottern und sein Stottern zu kommunizieren. Dies wird planvoll in abgesprochenen Übungssituationen und ebenfalls in hierarchischer Abfolge durchgeführt.

Die Desensibilisierung in den ersten beiden Bereichen (Kernverhalten und Zuhörerreaktionen) erfolgt dadurch, dass verschiedenartige Zuhörer mit Stottern konfrontiert werden. Dafür ist das eigene Stottern des Patienten nicht ausreichend. Dies ist einerseits der Fall, weil es zu unbestimmt im Auftreten ist, andererseits, weil es dem imitierten Stottern gegenüber eine andere psychische Qualität hat. Echtes Stottern beinhaltet die Erfahrung des Kontrollverlustes und nahezu immer auch ein Flucht- oder Ankämpfverhalten als Reaktion. Damit einhergehend kommt es zu einer erhöhten physio-psychischen Erregung (Aktivierung von Körperzuständen, wie sie typisch für Angst und Gefahr sind), in der lang erlernte habituelle Verhaltensweisen zum Ausdruck kommen.

Aus diesem Grunde lernt der Patient zu Beginn der Desensibilisierung, wie er vor Zuhörern ein überzeugendes Stottern imitieren kann. Diese Form des Stotterns soll im folgenden als Pseudostottern bezeichnet werden. Wie der Patient pseudo stottert, ist in der IMS-Therapie keinesfalls beliebig. Der Patient bekommt klare Informationen darüber, wie und warum er in einer bestimmten Weise pseudo stottern soll. Mit dieser Art des Pseudostotterns wird er alle Situationen der Konfrontationstherapie durchführen.

Messung des Desensibilisierungsstatus

Um zu Beginn einer Therapie Informationen darüber zu erhalten, wie gut ein Patient schon desensibilisiert ist, empfiehlt sich die Durchführung des Desensibilisierungsfragebogen Stottern (DST, Zückner, 2017), eines Testverfahrens, das den aktuellen Desensibilisierungsstatus eines Patienten misst. Der DST umfasst 26 Items – unterteilt in drei Subskalen – und ist an einer Probandengruppe von 212 stotternden Erwachsenen (145 Männer, 67 Frauen) normiert worden. Er weist für die untersuchten Patienten einen Gesamtdesensibilisierungswert aus, der auf einer neunstufigen Gradeinteilung (von sehr gut desensibilisiert bis sehr gering desensibilisiert) den jeweiligen Desensibilisierungsstand eines Patienten angibt.

Für jede der drei Subskalen (1. Einfluss von Stottern auf emotionales Erleben, 2. Einfluss von Stottern auf Verhalten, 3. Einfluss von Stottern auf übergeordnete Lebensbereiche) gibt es ebenfalls eine Gradeinteilung zum aktuellen Stand der Desensibilisierung. Die Bearbeitung des Fragebogens dauert ca. 5-10 Minuten.

Informationen zur Desensibilisierungsphase

Für die meisten Stotternden – und vielleicht auch für Sie als Betroffene(r) – ist Stottern etwas Unangenehmes. Viele stotternde Menschen empfinden Angst, Scham, Frustration, manchmal auch Panik, Minderwertigkeit oder Ärger, wenn sie stottern. Das betrifft die Ebene der erlebten Gefühle beim Stottern.

Die zweite Ebene ist die der Gedanken. Stotternde Menschen haben fast immer auch bestimmte wiederkehrende Gedanken über ihr Stottern: „Ich werde von meinen Mitmenschen nicht respektiert, wenn ich stottere." „Die hält mich jetzt für blöd, weil ich stottere." „Als Stotternder werde ich in meiner beruflichen Kompetenz falsch eingeschätzt." Oder, im Extremfall: „Mein Stottern hindert mich daran, beruflich Karriere zu machen (eine(n) Partner(in) zu finden, einen Ausbildungsplatz zu finden etc.)." Diese Ebene der Gedanken im Moment des Stotterns oder zum Stottern generell bezieht sich also auf die Einstellung und Haltung dem Stottern gegenüber.

Eine dritte Ebene bezieht sich auf das, was ein Stotternder tut, wenn er stottert, in einer Blockierung fest hängt oder von einer Blockierung bedroht ist. Während des Stotterns aus dem Blickkontakt gehen, die Muskulatur im Gesicht oder im Oberkörper anspannen, um die Blockierung zu überwinden, Schlucken oder nach Wörtern suchen, die man ohne zu stottern sprechen kann, sind nur einige wenige typische Beispiele für das konkrete Verhalten, das häufig zusammen mit Stottern auftritt.

Diese drei beschriebenen Ebenen, Gefühle, Gedanken und Verhalten, werden in der Desensibilisierungsphase Gegenstand der Therapie.

In einem einfachen Wort kann man Desensibilisieren auch als sich Abhärten bezeichnen. Wer gut desensibilisiert ist, der hat sich gegen die negativen Folgen des Stotterns abgehärtet und wird das negative Erleben seiner Gefühle, Gedanken und seines Verhaltens positiv verändert haben.

Das Ziel der Desensibilisierung kann man in zwei Worten zusammenfassen: **Selbstbewusst stottern!**

Selbstbewusst stottern heißt: Wenn ich stottere, fühle ich mich nicht schlecht. Wenn ich stottere, denke ich nicht, dass ich unzulänglich bin oder etwas Unzumutbares mache. Wenn ich stottere, dann stottere ich meine Blockierung einfach und sauber zu Ende, d. h. ich schaue den Zuhörer an und zeige kein auffälliges Begleitverhalten.

Stotternde, die es gelernt haben, selbstbewusst zu stottern, haben einen dreifachen Gewinn, wenn sie ihr Ziel erreichen:

- Der erste Gewinn liegt darin, dass die negativen Gefühle nicht mehr da sind. Das ist ein großes Stück neuer Lebensqualität.
- Der zweite Gewinn liegt darin, dass selbstbewusste Stotterer später sehr erfolgreich ihre Sprechtechniken anwenden können und einen hohen Grad an Sprechflüssigkeit erreichen.
- Der dritte Gewinn liegt darin, dass sich nahezu immer auch die Häufigkeit des Stotterns reduziert, wenn man selbstbewusst stottert.

Um Sie dabei zu unterstützen, ein selbstbewusst stotternder Mensch zu werden und erfolgreich flüssiger zu sprechen, werden in der Therapie eine Vielzahl an Übungen durchgeführt. In diesen Übungen in und außerhalb der Therapie werden Sie sowohl Stottern imitieren als auch in einer neuen Art und Weise zu stottern lernen (Pseudostottern und Nettostottern). Diese Übungen bewirken oft schon, dass das Stottern seinen bedrohlichen Charakter verliert.

Neben diesen Übungen werden in Therapiegesprächen immer wieder die Ebenen der Gefühle, Gedanken und des Verhaltens thematisiert und bearbeitet. Diesen Bereich der Therapie nennen wir psychotherapeutische Interventionen oder Beratung. Hier werden Sie darin angeleitet bzw.

unterstützt, Ihre bisher ungünstigen oder negativen Gefühle und Gedanken und Ihr unbrauchbares Verhalten abzustellen. Dieser Teil ist, neben der eigentlichen Konfrontation mit dem Stottern in den Übungen, ein wichtiger Baustein der Desensibilisierungsphase.

Selbstbewusst stottern heißt: Ich stottere und behalte dabei meinen Selbstwert. Ich werte mich nicht ab, weil ich unflüssig spreche. Sie werden in der Therapie häufig die Gelegenheit bekommen, sich an dieses Ziel heranzuarbeiten. Es gibt drei Übungs- bzw. Themenfelder, in denen Sie dies trainieren werden. Das erste Themenfeld ist das öffentliche Stottern. Hier lernen Sie, imitiertes und echtes Stottern zu zeigen. Das zweite Themenfeld sind die unangenehmen Zuhörerreaktionen. Hier lernen Sie, sich gegen unangemessene Zuhörerreaktionen auf Stottern abzuhärten oder besser mit diesen umzugehen. Das dritte Themenfeld ist das Sprechen über Stottern. Hier lernen Sie, über Stottern zu sprechen und andere Menschen über Stottern zu informieren.

Desensibilisierung gegen das Stottern bedeutet Veränderung. Es bedeutet, etwas Neues fühlen zu lernen, etwas Neues denken zu lernen und zu lernen, sich neu zu verhalten.

Der DST kann als Computerversion durchgeführt und ausgewertet werden (www.desensibilisierungsfragebogen-stottern.de). Es werden keine Daten der Fragebogendurchführung gespeichert. Der Fragebogen Fragebogen ist auch in der Patienteninformation (Abschnitt 2.7) enthalten. Die Auswertung kann manuell oder am Computer (anonym) erfolgen. Es empfiehlt sich, den DST zu Beginn der Therapie und am Ende der Desensibilisierungsphase durchzuführen. Darüber hinaus eignet er sich auch für die Abschlussdiagnostik einer Therapie.

Der DST kann auch mit jugendlichen Stotternden durchgeführt werden (empfohlen ab ca. 14 Jahren). Eine Normierung gibt es jedoch erst für erwachsene Stotternde ab dem 18. Lebensjahr. In der Therapie mit Jugendlichen eignet sich der von Cook entwickelte Fragebogen zur psychosozialen Belastung von stotternden Kindern und Jugendlichen (Cook, 2013) auch sehr gut, um Informationen zum Desensibilisierungsstatus zu gewinnen, und damit ebenso für die Evaluation der Desensibilisierungstherapie.

Pseudostottern

Das durch die IMS-Therapie vorgegebene Pseudostottern verfolgt zwei wichtige Ziele. Zum einen soll es sich so nah wie möglich an der »Physiologie« des echten Stotterns orientieren. Der Patient soll auch muskulär-motorisch das imitieren, was bei vielen echten Stotterereignissen passiert. Damit wird das Pseudostottern quasi zu einem Modell, zu einer Orientierung für das Nettostottern, das der Patient ebenfalls in dieser Phase erlernt. Zum anderen soll der Patient – und hier folgen wir dem essentiellen Schwerpunkt Van Ripers für die gesamte Stottertherapie – sein besonderes Augenmerk auf die Verbesserung der kinästhetisch-propriozeptiven Wahrnehmung des Sprechens legen. Dies wird insbesondere dann unterstützend ausgebildet, wenn der Patient Stottern so imitiert, dass es bezüglich seiner Spannungszustände und Bewegungsverläufe echten Stotterereignissen fast identisch nahe kommt. Wir bringen dem Patienten damit ein zu imitierendes Stottermuster bei, das in seiner idealen Ausprägung identisch ist mit seinem Nettostottern, seinem echten Stottern ohne Begleitsymptomatik.

Aus diesem Grunde empfehlen wir, vor der Arbeit am Nettostottern mit den Patienten das Pseudostottern einzuüben. Wenn die Patienten verstehen, was mit Pseudstottern gemeint ist, und wenn sie die muskulär-motorischen Anforderungen an das Pseudostottern gut umsetzen können, hat dies sehr oft einen positiven und erfolgreichen Einfluss auf die Fähigkeit, netto zu stottern.

Welchen Grundvoraussetzungen folgt das Pseudostottern?

Die Vorgabe zur Art des Pseudostotterns orientiert sich an Untersuchungen zu physiologischen Befunden während echter Stotterereignisse (Freeman, 1975, 1978; Shapiro, 1980; Thürmer, 1983; Weiner, 1984) und der darauf aufbauenden Hypothese zur Phänomenologie von Stottern (Wingate, 1988). Stottern wird definiert als die Unfähigkeit des Stotternden, den Vokalkern einer Silbe zu bilden. Infolge physiologisch messbarer Störprozesse (antagonistische Muskelarbeit der Kehlkopfmuskulatur, verkrampfungsartiger Hypertonus der Kehlkopfmuskulatur, Dauerkontraktion) kann die Stimmlippenschwingung zur Bildung des Vokalkerns der zu sprechenden Silbe nicht in Gang gesetzt oder nicht mit der nötigen zeitlichen Dauer aufrechterhalten werden. Dies trifft sowohl auf Silben mit dem Vokal am Beginn (Vokalblockierungen) als auch auf Silben mit Konsonanten am Beginn und darauf folgendem vokalischen Nukleus zu (Konsonantenübergangsblockierungen). Bei Silben mit Vokalen am Beginn setzt die Stimme im Stotterereignis gar nicht ein oder sie reißt nach kurzem Beginn wieder ab. Die muskuläre Bewegungshemmung bleibt aber bei Vokalen auf die Muskulatur des Kehlkopfs begrenzt (Schwingungsausfall der Stimmlippen). Patienten berichten bei Vokalblockierungen nicht von abnormen muskulären Zuständen der Artikulationsmuskulatur.

Bei Silben mit Konsonanten am Beginn ist

der Konsonant nicht betroffen. Das Stotterereignis entsteht erst im Übergang vom Konsonanten auf den Vokal. Dabei reißt auch hier die Stimmgebung – wie bei der Vokalblockierung – ganz ab oder sie erreicht nicht die erforderliche Dauerhaftigkeit zur vollständigen Bildung des Vokales. Infolge sehr schneller Koartikulationsprozesse – vor allem bei Silben mit Plosiven – scheint oft auch der Anfangskonsonant bereits von der Blockierung betroffen. Wenn Patienten jedoch in der Therapie lernen, im echten Stotterereignis repetitiv bei Konsonantenblockierungen zu stottern, dann stellen sie immer wieder fest, dass die auftretende Blockierung erst beim Übergang vom Konsonanten auf den Vokal auftritt.

Das Pseudostottern ist immer durch ein repetitives Muster gekennzeichnet. Dies wird im Folgenden für die einzelnen Varianten der Blockierungsarten besonders beschrieben. Durch den repetitiven Charakter des Pseudostotterns kann die Dauer des imitierten Stotterereignisses variiert und somit den Erfordernissen der Desensibilisierungstherapie angepasst werden. Für alle beschriebenen Formen des Pseudostotterns gibt es auf der Übungs-CD ausführliche Beispiele mit entsprechenden Übungen.

Welche Form hat das Pseudostottern bei Silben mit Konsonanten am Beginn?

Bei Silben mit Konsonanten am Beginn soll der Patient den Konsonanten flüssig sprechen und dann in den Vokal übergehen. Unmittelbar anschließend soll er in der Vokalbildung – nachdem er einen Teil des Vokals gebildet hat (¼ bis ½ Teil des Vokals) – die Stimmgebung abreißen lassen, indem er die Glottis verschließt und dabei einen leichten Atemdruck unterhalb der verschlossenen Glottis im subglottalen Bereich aufbaut. Diesen Vorgang wiederholt der Patient, wobei die Dauer jeder Wiederholung bei etwa einer Sekunde liegen sollte. Beim Pseudostottern wird, vergleichbar mit echtem repetitiven Stottern, insgesamt eine leichte Tonuserhöhung in der Kehlkopf- und Artikulationsmuskulatur aufgebaut. Um einen Stimmabriss – wie beim echten Stottern – auch physiologisch gut zu imitieren, werden Druck und Bewegungen mit Lippen und Zunge bei den entsprechenden Lauten etwas kräftiger ausfallen.

Als Ziel, die Stotternden immer wieder den Punkt der muskulär-motorischen Hemmung spüren zu lassen – man könnte dies auch als »motorische Desensibilisierung« bezeichnen – soll der Patient dies bei allen Lautgruppen auch am imitierten Stottern nachbilden, auch wenn er den Punkt der Hemmung – in diesem Fall durch den artifiziellen Glottisschluss – selbst initiiert.

Es empfiehlt sich, das Pseudostottern zunächst mit stimmlosen Plosiven einzuführen. Die Patienten haben beim Pseudostottern von Silben, die mit /k/ oder /t/ beginnen, erfahrungsgemäß die wenigsten Probleme, den stimmlosen Plosiv und einen kleinen Teil des nachfolgenden Vokals zu bilden (ca. ¼ bis ½ Vokal sollte phoniert werden) und dann unmittelbar im unfertigen Vokal die Glottis zu verschließen und einen leichten Druck- und Spannungsaufbau im Bereich der Kehlkopf-, Brust- und Bauchmuskulatur zu spüren.

Ganz entscheidend ist bei der Einführung das Modell des Therapeuten. In aller Regel gelingt es den Patienten unmittelbar, den Therapeuten zu imitieren. Für Patienten, denen das unmittelbare Verschließen der Glottis größere Probleme bereitet, ist es empfehlenswert, die Einübung des absichtlichen Glottisschlusses bei Silben mit Vokalen am Beginn zu trainieren und dann den Transfer auf die Silben mit Konsonanten anzuleiten.

Es gibt Patienten, die anfangs lediglich den Plosiv mit anschließendem Glottisschluss stottern. Bei dem Wort /kasten/ hört man dann lediglich /k k k kasten/. Es ist kein Problem, wenn ein Patient zu Beginn den Plosiv ohne einen Teil des nachfolgenden Vokals bildet. Man sollte dann aber den Patienten anleiten, von einem reinen Wiederholen des Plosives auf eine Wiederholung mit einem Teil des Vokal (nur etwa 30 bis 50 % der Länge des Zielvokals) überzugehen. (z. B. /k k ka ka kasten/).

Andere Patienten beginnen die Wiederholung mit einem Schwa-Laut, z. B. /kə kə kə kasten/. Auch hier kann man akzeptieren, dass

Informationen zum Pseudostottern

Das Pseudostottern dient dazu, Sie gegen das eigentliche Stottern (das Kernverhalten) und die negativen Zuhörerreaktionen zu desensibilisieren. Pseudostottern soll Ihnen die Möglichkeit geben, in jeder Situation Stottern so zu imitieren, dass es einem echten Stottern ohne Begleitsymptome gleich kommt.

Beim Pseudostottern unterscheiden wir das Stottern bei Wörtern, die mit einem Konsonanten beginnen, von Pseudostottern bei Wörtern, die mit einem Vokal beginnen.

Pseudostottern bei Wörtern mit Vokalen

Bei diesen Wörtern, wie z. B. bei dem Wort „Anfang", sollen Sie sollen Sie den Laut /a/ kurz stimmhaft anbilden (ca. ¼ bis ½ des /a/-Lautes, kein vollständiges /a/). Dann machen Sie eine Pause von ca. einer Sekunde und wiederholen die Bildung dieses „abgerissenen" Vokals /a/. Dieses kurze stimmhafte Wiederholen des Vokals soll etwa 3-4 mal geschehen, und danach sprechen Sie das Wort normal aus:

A...a...a...anfang

Der Vokal soll dabei mit ein wenig Anspannung im Kehlkopf gebildet werden. Für einen Zuhörer wird das daran erkennbar, dass sich der Vokal, z. B. der Laut /a/, etwas gepresst anhört. Sie hören das, aber Sie spüren es auch durch die Anspannung in Ihrer Stimmbandmuskulatur. Jedes Mal, nachdem Sie den Vokal kurz gebildet haben, sollen Sie – in der ½ bis 1 Sekunde dauernden Pause – die Anspannung Ihrer Hals- und Kehlkopfmuskulatur normalisieren. Ihre Mundstellung bleibt allerdings dabei in der normalen Vokalstellung. Dies gilt für alle Wörter, die mit Vokalen beginnen (a, e, o, u, i, ä, ö, ü, ei, au, eu, äu).

Pseudostottern bei Wörtern mit Konsonanten

Bei dem Beispielwort /Papier/ sollen sie das /p/ zusammen mit einem viertel oder halben /a/ bilden. Die Stimmlippenschwingung reißt mitten in der Bildung des Vokals /a/ ab. Achten Sie darauf, dass Sie dabei den Vokal /a/ nicht ganz, sondern nur zu einem Teil wiederholen. Wenn Sie die Stimme im /a/ abreißen lassen, kommt es zu einem Stopp, der mit einer leichten Spannungserhöhung einher geht, so dass es sich wie ein leichtes echtes Stottern anhört.

Pa...pa...pa...Papier

Diese Verfahren wird auch bei allen anderen Konsonaten (die dehnbaren Konsonanten z. B. m, n, l, s, w, f, sch, ...) angewandt. Auch hier geht der Abriss im Vokal mit einer leichten Spannungserhöhung einher.

Wa...wa...wa...wasser

Pseudostottern bei Wörtern mit mehreren Konsonanten

Bei Wörtern, die mit mehreren Konsonanten beginnen (z. B. /zwei/, /Probe/ oder /klar/), soll man mit dem Stottern nach dem zweiten Konsonanten (dann auch wieder im folgenden Vokal) einsetzen:

Zwa...zwa...zwa...zwaifel oder Pra...pra...pra...praxis

Pseudostottern bei Wörtern, die mit einem /h/ beginnen

Bei Wörtern, die mit einem /h/ beginnen, wird das /h/ ganz normal kurz gebildet und dann wie bei Vokalen auf dem nachfolgenden Vokal wiederholend gestottert. Auch dabei wird der Vokal nur sehr kurz oder stimmlos angestottert, er klingt etwas gepresst durch die erhöhte Spannung in der Stimmbandmuskulatur:

Ha... ha...ha...hammer

Welche Bedeutung hat diese Form des Pseudostotterns in der Therapie?

In der Desensibilisierung soll das Pseudostottern einem echten Stottern ohne Begleitsymptomatik so nahe wie möglich kommen. Deshalb wählen wir ein Muster, wie es bei echtem Stottern tatsächlich häufig vorkommt. Aber wir lassen im Pseudostottern sozusagen nur Lautwiederholungen zu, obwohl sich bei echtem Stottern auch stumme Blockierungen und Dehnungen von Lauten finden. Blockierungen und Dehnungen lassen wir jedoch nicht imitieren. Wir wählen ein Stottern, bei dem Sie Laute wiederholen und fast wie in einer echten Blockierung immer wieder eine muskuläre Hemmung im Kehlkopfbereich (hier durch absichtliches Verschließen der Stimmbänder) spüren. Das kommt dem, was bei echtem Stottern passiert, sehr nahe, und Sie sensibilisieren sich durch das Pseudostottern sozusagen für das Wahrnehmen der muskulären Fehlfunktion, die dem entspricht, was bei Ihrem echten Stottern passiert. Der „Vater" des Nicht-Vermeide-Therapieansatzes, Charles Van Riper, hielt die Wahrnehmung von muskulären Spannungszuständen für eine unabdingbare Voraussetzung für die erfolgreiche Verhinderung und Beendigung von Stotterereignissen. Deshalb verwenden wir eine Form von Pseudostottern, bei der der Patient lernt, die Spannungsstärke, die Spannungsdauer und den Ort der Anspannung so häufig wie möglich im imitierten wie im echten Stottern wahrzunehmen.

Auf der Übungs-CD finden Sie zu allen Lautgruppen Übungen, die Ihnen das Erlernen des Pseudostotterns erleichtern. Sie können dabei anhand des modellhaften Pseudostotterns des Therapeuten immer auch Ihr eigenes Pseudostottern einschätzen.

zunächst mit dem Schwa-Laut begonnen wird. Der Patient sollte aber spätestens nach der zweiten Wiederholung mit dem Schwa-Laut in die Teilvokalwiederholung übergehen. (z. B. /kə ka ka kasten/). Grundsätzlich sollte dem Patienten bewusst sein, dass er im Pseudostottern bei Silben mit Konsonanten schnellstmöglich auf die Teilvokalwiederholung des Zielvokals übergeht.

Nach den Plosiven werden Silben mit dehnbaren Konsonanten zu Beginn eingeübt. Manche Patienten müssen hier etwas intensiver das Abreißen der Phonationsschwingung im Pseudostottern üben. Dies ist vor allem dann der Fall, wenn sie bei ihrem eigenen echten Stottern bei dehnbaren Konsonanten nicht repetitiv stottern. Es gibt Patienten, die bei Stotterereignissen mit kontinuanten Lauten Dehnungen oder stumme Blockierungen zeigen und demzufolge keine »Erfahrung« mit Stottern am Vokal der Silbe haben.

Welche Form hat das Pseudostottern bei Silben mit Vokalen am Beginn?

Nach der Einführung des Pseudostotterns bei Konsonanten wird das Pseudostottern bei Vokalen eingeübt. Der Patient soll den Vokal stimmhaft anbilden und dann nach der Produktion eines viertels oder eines halben Vokals in der Vokalbildung abreißen lassen. Auf keinen Fall soll der Patient den kompletten Vokal bilden und wiederholen (z. B. nicht /a a a arbeit/, sondern /a a a arbeit/). Auch soll immer der Zielvokal gebildet werden und nicht etwa ein Teilschwa-Laut). Auch bei imitierten Vokalblockierungen ist das Modell des Therapeuten in der Regel ausreichend für die Einführung des Pseudostotterns.

Es sollte darauf geachtet werden, dass der Patient zwischen den Anstotterphasen immer auch wirklich die Muskelspannung normalisiert und er dann wieder an den Punkt der Anspannung infolge der Glottisverschlussbildung kommt. Wichtig ist, dass der Patient sich darin übt, den Punkt einer imitierten muskulären Hemmung wahrzunehmen. Je besser diese Fähigkeit ausgeprägt ist, desto erfolgreicher wird der Patient ein Nettostottern entwickeln können und in der Modifikationsphase die Befreiung aus Blockierungen erreichen. Als Therapeut kann man die repetitive Anspannungslösung des Patienten in der Regel visuell und akustisch sicher wahrnehmen.

Patienten neigen manchmal dazu, schon beim Imitieren der Vokalblockierung eine größere Mundweite einzunehmen, als sie für den Vokal nötig ist. Sie reißen den Mund – häufig wie in der echten Blockierung – weit auf. Dies soll vermieden werden, weil später beim Bearbeiten echter Blockierungen ebenfalls die normale Mundöffnungsposition eingenommen wird und der Patient nicht schon beim Pseudostottern ein habituell ungünstiges Muster einüben soll. Der Patient bekommt dann die Rückmeldung, dass er auf die normale Vokalposition achten soll.

Welche Form hat das Pseudostottern bei Silben mit Konsonanten-Clustern am Beginn?

Für Wörter mit Konsonanten-Clustern am Beginn wird mit den Patienten eingeübt, nach dem zweiten Konsonanten pseudo zu stottern. Dies entspricht auch dem bei echtem Stottern am häufigsten auftretenden Ort des Stotterns bei diesen Wörtern. (Es finden sich jedoch Patienten, die echte Blockierungen auch zwischen dem ersten und darauf folgenden zweiten Konsonanten zeigen.) Das Wort /klasse/ wird also als /kla kla kla klasse/ pseudo gestottert, ebenso mit Glottisschluss und Schwingungsabriss im Teilvokal wie bei den normalen Wörtern mit Konsonanten am Beginn.

Da sehr viele Wörter mit Konsonanten-Clustern als zweiten Konsonanten ein /r/ aufweisen, ist es hilfreich, mit den Patienten auch einige dieser Wörter zu üben. Der Laut /r/ scheint, sowohl was das Stottern, als auch was die Lösung von Blockierungen angeht, ein Laut mit »Irritationswert« zu sein. Patienten brauchen oft etwas mehr Übung, um diesen Laut sicher sprechmotorisch im Pseudostottern realisieren zu können.

Wenn Patienten in den Desensibilisierungsübungen (Therapieraum oder in vivo) bei Clusterwörtern zwischen dem ersten und zweiten Konsonanten stottern, so sollte man dies einfach stehen lassen.

Welche Form hat das Pseudostottern bei Silben mit dem Laut /h/ am Beginn?

Bei Wörtern, die mit dem Laut /h/ beginnen, wird den Patienten vermittelt, dass sie den Laut /h/ zu Beginn des Wortes normal bilden und danach sofort eine Vokalblockierung imitieren. Danach verfahren sie weiter in einem repetitiven Muster, bei dem die gleichen Regeln wie bei den Vokalblockierungen gelten. Das Wort /halt/ würde somit als /ha ha ha halt/ mit einem Teilvokal nach dem /h/ pseudo gestottert. Dieses Muster leitet sich ebenfalls wieder aus dem Muster echter Blockierungen ab. Echte Stotterereignisse treten nicht beim /h/ auf, sondern immer erst mit der Bildung des Vokals, der auf das /h/ folgt. (Es gibt Patienten, die als Begleitsymptomatik bei Wörtern mit /h/ den Laut /h/ so lange aushauchen, bis der Vokal einsetzt. Dies ist dann aber kein ursächliches Stottern bei diesem Laut. Andere Patienten benutzen ein /h/ als Starter, um in Wörter mit Vokalen am Beginn flüssiges Sprechen zu ergänzen. Auch dies ist dann Begleitverhalten und keine gestotterte Kernsymptomatik.)

Grundsätzliches zu Übungsdidaktik, Übungsabfolge und Übungsmaterial

Das Einüben des Pseudostotterns wird immer auf Wortebene begonnen. Als hilfreich bieten sich einsilbige Wörter an, da damit weiteres echtes Stottern im Üben ausgeschlossen werden kann. Das Modell des Therapeuten reicht in der Regel aus, um das Pseudostottern bei den Patienten anzubahnen. Nach der Einübung auf Wortebene kann dann entweder auf Lesetextebene oder auf Satzebene übergegangen werden (z. B. Fragesätze beantworten). Es sollte die Übungsebene ausgewählt werden, die beim Patienten am wenigsten echtes Stottern auslöst. Anschließend erfolgt die Einübung des Pseudostotterns anhand von kleinen Spontansprachübungen (Definitionen, kurze Monologe, kurze Dialoge, Nacherzählungen von kurzen Geschichten und Witzen). Ist der Patient in der Lage, auf diesem Niveau Pseudostottern im Therapieraum einzusetzen, wird nicht mehr weiter am Pseudostottern gearbeitet. Ab dann ist es vorausgesetzter und fester Bestandteil der Desensibilisierungstherapie. Vom zeitlichen Umfang her kann das Pseudostottern in ca. zwei bis vier Zeitstunden vermittelt werden, insbesondere dann, wenn der Patient auch in Form von eigenständigen Aufgaben daran üben kann. Es sollte jedoch auf mehrere Therapieeinheiten verteilt werden.

Die durchschnittliche Dauer des Pseudostotterns sollte in der Einübungsphase im Therapieraum bei drei bis vier Sekunden liegen. In Ausnahmefällen ist es möglich, diese Dauer zu Beginn auf zwei Sekunden zu verkürzen, wenn der Patient am Beginn des Pseudostotterns einen starken Widerstand gegen längere Stotterereignisse hat. Am Ende der Arbeit im Therapieraum sollte der Patient aber in voller Länge 3-4 Sekunden pseudo stottern können.

Es passiert häufiger, dass beim Üben des Pseudostotterns echtes Stottern ausgelöst wird und die Patienten dann das Pseudostottern ablehnen. Die Patienten sollten darüber informiert werden, dass dies für die Therapie vorteilhaft ist, da es für die Desensibilisierung die Möglichkeit gibt, gut gegen das echte Stottern zu desensibilisieren. Außerdem ist es für die Einübung der Techniken in der Modifikationsphase von Vorteil, wenn echte Blockierungen ausgelöst werden können.

Wenn Patienten bereits in der Phase der Vermittlung des Pseudostotterns, die am Beginn der Desensibilisierungstherapie steht, aversiv auf das imitierende Stottern reagieren, dann ist der Therapeut gezwungen, darauf zu reagieren. Es gibt Patienten, die sehr stark in Widerstand gegen das Pseudostottern gehen. Sie versuchen zu erzwingen, von dieser Form, Symptome zeigen zu müssen, befreit zu werden. Andere Patienten (starke Vermeider) leiden stark darunter, dass sie jetzt überhaupt öffentlich Stottern hör- und sichtbar machen sollen. Sie erwarten Abwertung oder Selbstabwertung und ängstigen sich vor der Benutzung des Pseudostotterns. Die Interventionen des Therapeuten erfordern dann häufig schon den Griff in ein anderes Interventionsfeld, das der additiven Intervention und Beratung. Darauf soll in Kapitel 2.11 gesondert eingegangen werden.

Nettostottern

Die Desensibilisierung des IMS-Konzeptes folgt den Zielen der Van-Riper-Therapie und in Teilen denen der Joseph-Sheehan-Therapie und arbeitet damit im Gegensatz zur klassischen Van-Riper-Therapie auch an der Veränderung des Stottermusters des Patienten. Van Riper lässt die Patienten erst in der Modifikationsphase im Unterteil Variation das individuelle Stottermuster verändern. Im Vorgehen der IMS wird parallel zur Desensibilisierung das Nettostottern eingeführt und mit dem Patienten eingeübt. Der Patient arbeitet damit parallel bzw. im Wechsel an zwei unterschiedlichen Bereichen:

1. Der Abhärtung gegen Stottern und Zuhörerreaktionen (Gefühle) sowie an der Einstellungsveränderung (Haltung) dem Stottern gegenüber und
2. an der Einübung eines neuen Stottermusters.

Das neue Stottermuster, das Nettostottern[1], verlangt vom Patienten, dass er das gesamte Begleitverhalten abstellt bzw. so weit als möglich reduziert. Dazu gehört das Aufgeben des sprachlichen und situativen Vermeidens und des zeitlichen Aufschubs, als auch das Aufgeben von Anstrengungsreaktionen. Anstrengungsreaktionen meint jedes Verhalten, das ein Stotternder zeigt, um ein Stotterereignis zu beenden (Mitbewegungen, Atemvorschübe bzw. -veränderungen, Schlucken, Schnalzen, ...) oder um es im unmittelbaren Vorfeld zu verhindern (z. B. Tonhöhenveränderungen, Überartikulation, prosodische Veränderungen, ...).

[1] Der Ausdruck ist die Erfindung eines Patienten von Andreas Starke (Starke, 2002, mündliche Mitteilung).

Die Patienten werden durch den Therapeuten schrittweise angeleitet, die Begleitsymptomatik einzustellen und unmittelbar und ohne Ankämpfverhalten Stottern zu zeigen.

Neben dem Abstellen seines erlernten Begleitverhaltens soll der Patient auch sein individuelles Stottermuster verändern. Der Patient soll bei allen echten Stotterereignissen, die mit einem Konsonanten beginnen, den Konsonanten stotternd wiederholen. Es gibt Patienten, die bereits lautwiederholend bei Konsonantenblockierungen stottern. Dies ist am häufigsten bei Silben, die mit Plosiven beginnen, der Fall. Dieses Stottern kann man den Patienten dann als gutes modellhaftes Stottern vorstellen.

Es gibt andere Patienten, die bei Konsonantenblockierungen, die mit Plosiven beginnen, eher stumme Blockierungen als lautwiederholende Blockierungen stottern. Diese Patienten werden dann angeleitet, lautwiederholend zu stottern.

In gleicher Weise wird bei Patienten vorgegangen, die die nichtplosiven Konsonanten dehnen. Man bringt den Patienten dann bei, statt Dehnungen Lautwiederholungen zu stottern.

Bei Stotterereignissen, die mit Vokalen beginnen, kann ein lautwiederholendes Stottern nicht als Stottermuster etabliert werden, da ja gerade die Stimmgebung, die Phonationsbildung des Vokals gestört ist. Der Patient wird bei Vokalblockierungen angewiesen, den Vokal zu bilden. Sowie er merkt, dass die Stimme nicht einsetzt, soll er die natürliche (nicht mit vergrößerter Mundöffnungsweite, wie es oft bei Vokalblockierungen der Fall ist) Vokalposition des Zielvokals beibehalten, aber den Stimmeinsatz, den Stimmgebungsversuch, abbrechen. Dadurch kommt es zu einer Normalisierung der Spannung der Hals- und Kehlkopfmuskulatur, die für den Therapeuten sichtbar und für den Patienten deutlich fühlbar ist. Nach dieser kurzen Spannungsnormalisierung (in Vokalstellung) soll der Patient erneut wieder die Vokalbildung mit Stimmgebung versuchen. Gelingt es auch im zweiten Versuch nicht, soll der Patient dieses Verhalten so lange beibehalten, bis die Blockierung überwunden ist.

Grundsätze für das gezielte Abstellen von Begleitverhalten beim Nettostottern

In welcher Reihenfolge wird das Begleitverhalten abgebaut?

Zu Beginn sollte mit dem Patienten eine Vereinbarung getroffen werden, dass dieser aktiv daran mitarbeitet, sein sprachliches Vermeiden aufzugeben. Danach beginnt man grundsätzlich mit der Veränderung des Blickverhaltens. Das unbedingte Einhalten eines normalen Blickkontaktes ist dem Patienten bereits aus der Einübung des Pseudostotterns bekannt. Nicht alle Patienten übernehmen den Transfer dieses vorgeschriebenen Verhaltens auf ihr echtes Stottern. Der Patient muss aber unbedingt lernen, während des Stotterns den Blickkontakt zu seinem Gesprächspartner zu halten. Dies kann eingeübt werden, noch bevor weiteres Begleitverhalten abgebaut wird. Darauf folgend sollte der zeitliche Aufschub bearbeitet werden. Als letztes wird an der Reduzierung und dem Abbau der Anstrengungsreaktionen gearbeitet, die der Patient anwendet, um Blockierungen zu verhindern oder zu beenden.

Diese Abfolge begründet sich im Wesentlichen durch die bisher gewonnenen Erfahrungen mit Patienten beim Abbau ihrer Begleitsymptomatik. Dabei stellte sich heraus, dass die Anstrengungsreaktionen vom Patienten am schwersten zu kontrollieren sind. Um dem Patienten Erfolgserlebnisse bei der Einübung des Nettostotterns zu vermitteln, sollte mit den Bereichen begonnen werden, die erfahrungsgemäß gut abzubauen sind. Insbesondere für die Arbeit im Therapieraum hat sich diese Abfolge bei den allermeisten Patienten als brauchbar erwiesen.

Grundsätzlich wird erst alles im Therapieraum mit dem Therapeuten nacheinander und ggfs. additiv erarbeitet, bevor daran anschließend Übungen mit erhöhtem Stress (Fremde im Therapieraum, Telefontraining, In-Vivo-Situationen, ...) durchgeführt werden.

Abfolge der Arbeit am Begleitverhalten

1. Sprachliches Vermeiden
2. Blickkontakt
3. Zeitlicher Aufschub
4. Anstrengungsreaktionen

Wie arbeitet man am Abbau von sprachlichem Vermeiden?

Zunächst muss mit dem Patienten eine Übereinkunft darüber getroffen werden, dass er sein sprachliches Vermeideverhalten, das Ersetzen von schwierigen Wörtern, abbaut. Setzt ein Patient das Vermeiden sehr häufig ein, dann kann in eigens dafür durchgeführten Übungen an diesem Bereich gearbeitet werden. Der Patient lernt dann, statt ein Wort auszutauschen in eine Blockierung zu gehen und zu stottern. Dies kann über Nacherzählungen, Erzählaufgaben (z. B. zu den Themen Arbeit, Ausbildung, Urlaub, Hobbies etc.) oder dialogisches Sprechen mit dem Therapeuten geschehen. Der Patient bekommt nur die Aufgabe, wenn eine Blockierung von ihm gespürt oder erwartet wird, in das Stottern hineinzugehen. Es wird ihm aber noch keine Anweisung über eine Veränderung des Stottermusters gegeben.

Die meisten Stotternden benutzen die Technik des sprachlichen Vermeidens allerdings nicht so häufig, dass dazu eigens durchzuführende Übungen den Aufwand lohnen. Mit diesen Stotternden wird vereinbart, dass sie im Verlauf der weiteren Kommunikation mit dem Therapeuten keine Wörter mehr austauschen. Falls das nicht gelingt (sprachliches Vermeiden geschieht bei Stotternden manchmal sehr schnell, fast reflexhaft), sollen sie dem Therapeuten immer sofort nach der Äußerung oder nach einem Äußerungsabschnitt mitteilen, bei welchem Wort sie vermieden haben. Ebenso sollen sie nach Äußerungen, bei denen sie in eine Blockierung gegangen sind, bei der sie das Vermeiden bewusst abgestellt haben, dem Therapeuten davon berichten.

Dies führt dazu, dass die Patienten sich auf das Vermeideverhalten konzentrieren, da sie vom Therapeuten immer auch ein (verstärkendes) Feedback entweder für ihre gute

Informationen zum Nettostottern

Schon während der Desensibilisierungsphase werden Sie lernen, Ihr bisheriges individuelles Stottermuster zu verändern. Die Veränderung geht nicht in Richtung flüssiges Sprechen. Im Gegenteil, Ihr Stottern soll besser und deutlicher heraus kommen. Dieses Therapieziel geht auf den amerikanischen Stottertherapeuten Joseph Sheehan zurück. Sheehan erachtete es als äußerst wichtig an, dass man als Stotternder in erster Linie ein weitgehend anstrengungsfreies und selbstbewusstes echtes Stottern erlernen sollte.

Dies setzt voraus, dass ein stotternder Mensch sein Stottern überwachen kann, dass er im Stottern bemerkt, wie er stottert, mit welchen Anstrengungsreaktionen, mit welchen Tricks des Aufschiebens und des Vermeidens. Sheehan hielt die Fähigkeit des *monitoring*, das Überwachen des eigenen Stotterns, für einen wesentlichen Teil therapeutischen Lernens. Parallel zum *monitoring*, sollen Sie ab jetzt beginnen, Ihr Begleitverhalten zum Stottern (Sekundärsymptomatik) so weit es geht abzubauen.

Was der Zuhörer hören soll, ist nur noch das reine Stottern. Dies nennen wir Nettostottern. Im englischsprachigen Raum wird diese Art zu stottern *effortless stuttering* oder *easy stuttering* genannt.

Zuallererst sollen Sie während jedes Stotterns unbedingt Blickkontakt mit dem Zuhörer halten. Dies ist absolut wichtig. Blickkontakt signalisiert dem Zuhörer: Ich bin nicht unsicher, ich bin im Kontakt, ich schäme mich nicht! Ich stottere selbstbewusst und gelassen!

Als Weiteres sollen Sie das sprachliche Vermeideverhalten ganz einstellen. Sie sollen aufhören, Wörter auszutauschen und solche zu suchen, bei denen Sie wahrscheinlich nicht stottern. Sie sollen stattdessen offen und mutig in Ihre Blockierung gehen. Auch das Abbrechen oder Umformulieren von Sätzen oder das Starten mit „leichteren“ Wörtern sollen Sie abstellen. „Nicht Vermeiden – Stottern zeigen!“, dieser Slogan ist in der Tat die entsprechende Formulierung, um sich zum Nettostottern zu ermutigen und zu bekennen.

Des Weiteren sollen Sie so gut es geht alle Anstrengungs- und Blocküberwindungsreaktionen, die Sie unternehmen, um sich aus dem Block zu befreien, unterlassen. Zu den Anstrengungsreaktionen gehören alle Mitbewegungen, die Sie vor oder während einer Blockierung machen (z. B. Hals seitlich drehen, Faust ballen, Kopf in Richtung Brust absenken, etc.).

Eine andere häufige Form der Anstrengungsreaktion ist die Verlagerung der muskulären Anspannung, die durch die Blockierung entsteht, in einen anderen Teil des Mund- oder Gesichtsbereiches (z. B. die Augenbrauen zusammenkneifen, die Stirn runzeln, mit der Zunge schnalzen oder auch schlucken). Nach Möglichkeit sollen auch diese Spannungsverlagerungen abgestellt werden.

Verhaltensweisen, um eine Blockierung zu überwinden, sind häufig auch spezielle Formen der Atmung (z. B. langes Ausatmen während der Blockierung) oder andere „Tricks“ (z. B. den Problemlaut in seiner Mund- oder Zungenstellung zu verändern, wie es bei der Bildung des Lautes /t/ geschieht, wenn der Patient die Zunge gegen die Zähne drückt). Auch diese Dinge gehören nicht zum Nettostottern und werden mit therapeutischer Hilfe abgebaut.

Neben den Vermeidetechniken und den Anstrengungs- bzw. Blocküberwindungsreaktionen sind auch alle Formen des zeitlichen Aufschubs von Stotterereignissen abzustellen. Diese reichen von Äußerungen vor dem blockierten Wort (z. B. „äh, äh“, „ehm, ehm, ehm“) bis hin zur Wiederholung von Wörtern oder Satzteilen.

Nettostottern ist ein Sprechen ohne alle Tricks. Es gibt Patienten, die das sehr schnell umsetzen können, weil sie entweder wenig Sekundärsymptome haben oder die vorhandenen Sekundärsymptome schnell abbauen können. Bei anderen dauert es länger und muss durch intensivere Übungen gelernt werden. Viele dieser Sekundärsymptome bestehen schon den größten Teil des Lebens und sind unbewusster Teil des Sprechens und des Stotterns geworden.

Aber da Sekundärsymptome ein gelerntes Verhalten darstellen (auch wenn es unbewusst gelernt wurde), kann man sie mit entsprechenden Methoden wieder verlernen! Darin unterscheidet es sich deutlich vom Stottern selber.

Sie sollen aber nicht nur das Begleitverhalten (die Sekundärsymptomatik) weglassen, Sie sollen auch noch in einer ganz bestimmten Weise stottern. Wir möchten, dass Sie lernen, wiederholend zu stottern. Wenn Sie zum Beispiel bei dem Wort /Telefon/ stottern müssen, dann entsteht die Blockierung beim Übergang vom Buchstaben /T/ auf das /e/. Die Stimmgebung im Kehlkopf reißt ab, wenn Sie versuchen das /e/ zu bilden. Sie sollen also, wenn Sie merken, dass das /e/ nicht kommt, wieder zurückgehen, das /t/ wiederholen und erneut versuchen, ins /e/ zu kommen. Wenn es auch wieder nicht geht, versuchen Sie es erneut. Sie wiederholen sozusagen den ungestotterten Laut und versuchen immer wieder über die Blockierung in den Vokal hinwegzukommen. Dies gilt für alle Blockierungen, die mit einem Konsonanten beginnen.

Bei Blockierungen, die mit einem Vokal beginnen, können Sie keinen Laut wiederholen, da der Vokal unmittelbar blockiert ist (Ihre Stimmbänder beginnen nicht zu schwingen). Wenn Sie zum Beispiel bei dem Wort /alle/ stottern, dann merken Sie, dass das /a/ entweder gar nicht kommt oder nach einem kurzen Stimmeinsatz wieder abreißt. Sie sollen dann kurz die Kehlkopfspannung normalisieren (sie hören auf, das /a/ zu bilden, und machen etwa eine halbe Sekunde Pause) und erneut versuchen, das /a/ zu bilden. Wenn das /a/ auch beim zweiten Mal nicht gebildet werden kann, wiederholen Sie das Verfahren so lange, bis das /a/ bzw. das Wort flüssig gesprochen ist.

Die Regel für das Nettostottern lautet somit: Stottern Sie wiederholend die Blockierung zu Ende, indem Sie versuchen, den Vokal ungestottert zu bilden. Machen Sie aber sonst nichts, um die Blockierung auf andere Weise zu beenden.

Machen Sie sich keine Sorgen, dass Sie endlos wiederholen müssen. Irgendwann geht jeder Block zu Ende und Sie bekommen das Wort heraus. Zu Anfang können viele Wiederholungen nötig sein. Je mehr Wiederholungen Sie sich dabei erlauben, desto weniger werden Sie brauchen. Umgekehrt werden Sie schwerer aus der Blockierung herauskommen, wenn Sie nur wenige Wiederholungen zulassen wollen.

Nettostottern ist einerseits für den Zuhörer die angenehmste und am wenigsten irritierende Form des Stotterns. Andererseits bietet es auch dem Stotternden einige große Vorteile:

- Es stellt eine sehr gute Basis für das Erlernen der Sprechtechniken in der nächsten Therapiephase dar. Wer netto stottert, hat im Allgemeinen einen sehr erfolgreichen Zugriff auf die Techniken, die einen flüssiger sprechen lassen.
- Stotternde Menschen befreien sich durch das Nettostottern vor dem häufig sehr starken Drang, ein Stottern so schnell wie möglich zu beenden. Dies ist zugegebenermaßen schwer, aber wer sich dieses Drangs entledigt hat, für den entfällt auch der psychische Druck, der mit Stottern einhergeht.
- Stotternde Menschen, die netto stottern, bekommen eine Gewissheit, dass ein Stotterereignis zu Ende geht, dass es nicht unkontrollierbar ist. Man kann ein Stotterereignis auch stotternd kontrollieren.

Wahrnehmung (des Vermeidens) oder für das öffentliche Stottern bekommen. Das Rückmelden über Vermeidung im Gespräch mit dem Therapeuten wird die gesamte Desensibilisierungsphase über beibehalten.

Für den Bereich außerhalb der Therapie bekommen die Patienten ebenfalls die Anweisung, ihr Vermeideverhalten abzustellen bzw. eine Liste zu führen, auf der sie die vermiedenen Wörter sammeln. Der Therapeut benötigt einen genauen Überblick über die Stärke des Vermeideverhaltens, da dies ein wichtiger Indikator für den individuellen Stand der Desensibiliserung eines Patienten ist.

Im Allgemeinen ist der Abbau sprachlichen Vermeidens kein sehr großes Problem in der Therapie. Falls Patienten dies jedoch nicht oder nur schwer aufgeben können, muss auf einer Metaebene nochmals über die »gemeinsamen« Therapieziele von Therapeut und Patient gesprochen werden. Patienten die ihr sprachliches Vermeideverhalten nicht aufgeben wollen, haben manchmal das geheime Ziel nach Heilung, gänzlich flüssigem Sprechen (durch erfolgreichen Einsatz von unauffälligen Sprechtechniken) oder eine übergroße Angst vor (Selbst-)Beschämung durch ihr Stottern. Diese Patienten wehren sich fast immer auch vehement gegen das Pseudostottern.

Wie arbeitet man an der Herstellung des Blickkontaktes während des Stotterns?

Unter Experten ist es umstritten, ob ein kurzer Augenschluss zu Beginn eines Stotterereignisses reflexhaft auftritt oder ein abstellbares Begleitverhalten des Stotterns darstellt. Wenn ein Patient einen kurzen Lidschluss zu Beginn des Stotterns (etwa von der Zeitdauer 1/4 Sekunde) nicht abstellen kann, ist das tolerierbar. Über diesen Zeitraum hinaus sollte ein Patient aber auf alle Fälle lernen, mit dem Zuhörer während einer Blockierung Blickkontakt zu halten. In den beginnenden Übungen im Therapieraum (themenbezogene Monologe, Patient-Therapeuten-Dialoge, Nacherzählungen, Fragesätze beantworten, ...) bekommt der Patient die inhaltsgemäß folgende Anweisung:

»Sie sollen jetzt während Ihres Sprechens mit mir Blickkontakt halten. Wenn Sie in eine Blockierung geraten, sollen sie während des Stotterns ebenfalls Blickkontakt mit mir halten. Sollte Ihnen dies nicht gelingen, werden Sie von mir während sie stottern und wegschauen oder die Augen schließen die Aufforderung hören: ›Schließen Sie nicht die Augen und schauen Sie mich an.‹ Oder: ›Schauen Sie zu mir und halten Sie Blickkontakt.‹«

Der Patient bekommt also – quasi online – während er stottert vom Therapeuten verbal laut mitgeteilt, was er machen soll. Diese Intervention des begleitend-auffordernden Sprechens hat sich in Bezug auf die Reduktion allen Begleitverhaltens in der Therapie sehr bewehrt. Man kann das verbale Intervenieren gegen ein akustisches Signal austauschen (Geräuschsignal z. B. mit einer Hupe), aber die Erfahrung in der Therapie hat gezeigt, dass das parallele Sprechen eine sehr große Effizienz hat.

Patienten, die das Blickverhalten im Therapieraum gut umsetzen können, sollen es natürlich auch außerhalb der Therapie in Übungen und im Alltag allein umsetzen. In Übungen am Telefon, die dem Abbau des Begleitverhaltens dienen, soll der Patient im Therapieraum vor einem Spiegel telefonieren und während des Telefongespräches zu sich Blickkontakt halten. Den Blickkontakt soll er dann auch bei echten Stotterereignissen am Telefon aufrecht erhalten. Dieses »Spiegeltraining am Telefon« soll der Patient mindestens bis zum erfolgreichen Abbau seiner Anstrengungsreaktionen auch zu Hause am Telefon beibehalten. Er bekommt also den Auftrag, auch alltägliche Telefongespräche während der Desensibilisierungsphase vor einem Spiegel zu führen.

Ein besonderes Problem bei der Arbeit am Blickkontakt stellen die Patienten dar, die habituell während ihres Sprechens kaum oder unnormal wenig Blickkontakt zum Zuhörer halten, auch in Phasen, in denen sie flüssig sprechen. Patienten mit dieser Auffälligkeit finden sich vereinzelt. Den Blickkontakt im Gespräch nur marginal herzustellen, ist ein Begleitverhalten von Patienten, das intentional wahrscheinlich zur Reduzierung von Stotterereignissen eingesetzt wird. (Stotternde Patienten berichten, dass die Art der Zuhörerreaktionen einen Einfluss auf ihr Sprechverhalten hat. Negative Reaktionen des Zuhörers lassen die Stotterrate ansteigen. In derartigen Fällen ist es für manche Patienten symptomreduzierend, den Blickkontakt auszusetzen oder zu reduzieren.)

Auch hier ist es die Aufgabe des Therapeuten, ein normales Blickverhalten im flüssigen Sprechen und während des Stotterns einzuüben. Es ist dabei wahrscheinlich nötig und hilfreich, allgemein das Thema Blickkontakt mit dem Patienten zu erörtern und dem Patienten zu vermitteln, welchen kommunikativen Effekt das Vermeiden von Blickkontakt in der normalen Kommunikation hat (interpretiert als Unsicherheit, mangelnden Selbstwert, Verschlagenheit, Ablehnung des Zuhörers, etc.). Hier ist darauf zu achten, dass sich die Patienten einem natürlichen Blickverhalten annähern, wenn sie Blickkontakt halten. Das natürliche Blickverhalten ist kein permanentes Anstarren des Zuhörers (was dann einen aggressiven Eindruck vermittelt), sondern ein Blickverhalten, das etwa zu 80-90% aufrechterhalten wird.

In In-Vivo-Übungen wird der Patient nach Übungen zum Nettostottern immer in der Nachbesprechung gefragt, ob er Blickkontakt gehalten hat (im Stottern und im flüssigen Sprechen) und bekommt vom Therapeuten Rückmeldung über sein tatsächliches Blickverhalten.

Wie arbeitet man am Abbau des zeitlichen Aufschubs?

Nach der Einübung des Blickkontaktes wird mit dem Patienten am Abbau von Strategien zum zeitlichen Vermeiden gearbeitet, soweit der Patient dieses Verhalten zeigt. Als Strategie wird dieses Verhalten von vielen Stotternden – häufig auch in wenig auffälliger Weise – genutzt.

Der Einsatz von Wort- und Satzteilwiederholungen, Wiederholungen dessen, was der Zuhörer gesagt oder gefragt hat, Füllphrasen und Füllwörtern (Embolophrasien wie »also«, »eigentlich«, »halt«, »so gesagt«, ...) und Interjektionen (Embolophonien wie »hm«, »ähm«, »huff«, ...) sind die üblichsten Verhaltensweisen eines Stotternden, um ein befürchtetes Stotterereignis zu verhindern. Dabei wird nicht das gefürchtete Wort vermieden, es wird sozusagen nur zeitlich aufgeschoben, bis der Patient »fühlt«, dass es ungestottert ausgesprochen werden kann. Zuweilen dienen diese Aufschubreaktionen auch als Planungspausen für sprachliches Vermeiden. Auch dann sind sie nicht tolerierbar.

Es gibt Stotternde, die eine Äußerung mit einem bestimmten Wort oder einer bestimmten Embolophonie beginnen, um damit flüssiges Sprechen zu sichern. Diese Wörter oder Embolophonien haben dann die Funktion eines Starters. Der Patient glaubt, mit einem »ja« oder »ähm« zu Beginn die Äußerung flüssig einleiten zu können. Ein solches Verhalten könnte man als funktionalen Starter bezeichnen (manchmal mit der Funktion, die Stimmgebung für das erste »richtige Wort« durch ein »ja« oder »ähm« schon sicher angesetzt zu haben und sich damit flüssig »einzufädeln«). Auch diese Starter werden wie zeitlicher Aufschub behandelt und der Patient muss lernen, sie abzubauen.

Wie schon beim Blickkontakt wird das Einüben zum Abbau des zeitlichen Aufschubs in Übungsgesprächen im Therapieraum eingeübt (themenbezogene Monologe, Patient-Therapeuten-Dialoge, Nacherzählungen, Fragesätze beantworten, ...) Auch hier ist das parallele begleitend-auffordernde Sprechen eine sehr brauchbare Intervention. Der Patient bekommt z. B. die folgende Aufgabe:

»Sie erzählen mir jetzt bitte genau ihren schulischen und beruflichen Werdegang. Wenn Sie merken, dass ein Stotterereignis droht, dann unterlassen Sie jeden zeitlichen Aufschub und gehen unmittelbar in das Stottern. Wenn ich zeitlichen Aufschub bei Ihnen wahrnehme, dann werde ich Ihnen dazwischenreden, z. B. rufe ich: ›Nicht wiederholen.‹ oder ›Keine Ähms!‹, ›Kein Halt!‹ Fahren Sie aber bitte fort in Ihrem Erzählen, auch wenn ich dazwischen rede.«

Die Patienten gewöhnen sich in der Regel sehr schnell an diese online-Rückmeldungen und reagieren mit Reduzierung des Begleitverhaltens. Das Hineinsprechen in den Redefluss des Patienten hat durchaus einen aversiven Charakter und schon diese Tatsache, dass es dem Patienten unangenehm ist, in seinem Sprechfluss gestört zu werden, und das Ziel, dieses weiterhin zu verhindern, ist ein positiver Effekt. Patienten, die sich sehr gegen diese aversive Methode sträuben, kann man mittels eines anderen akustischen Signals (Hupe, Geräusch eines Handzählers, ...) oder mittels einer beschrifteten Karteikarte, die sichtbar hoch gehalten wird, auf ihr Begleitverhalten aufmerksam machen. Letzteres eignet sich insbesondere für Übungen am Telefon.

Wie arbeitet man am Abbau von Anstrengungs- bzw. Blocküberwindungsreaktionen?

Die Erfahrung hat gezeigt, dass je stärker und auffälliger die Anstrengungsreaktion eines Patienten ist, er diese um so eher reduzieren kann. Weite und deutliche Kopfbewegungen, Mitbewegungen der Arme, starke Grimassierungen, die vom Patienten auch wahrgenommen werden, können im Allgemeinen nach einiger Übungszeit reduziert werden. Je geringer, je weniger bewegungsaktiv die Anstrengungsreaktionen sind, desto schwerer wird es dem Patienten fallen, diese abzubauen. Stirnrunzeln, Schnalzen, kurz den Atem vorschieben sind muskulär eher wenig aufwendige, kurze Verhaltensweisen, die zuweilen schwierig abzubauen sind.

Bei lang andauernden Anstrengungsreaktionen kann man wie schon bei den vorigen Übungen auf das begleitende Sprechen zurückgreifen und mit dem Patienten vereinbaren, dass parallel zu seinem Sprechen vom Therapeuten Anweisungen während des Stotterns zugerufen werden, z. B. »Nicht den Hals drehen!« oder »Keine Luft ablassen!« oder »Nicht weiter schlucken!« Häufig hilft diese Anweisung und der Patient kann sein Anstrengungsverhalten reduzieren oder unterlassen.

Wenn Patienten ihr Anstrengungsverhalten nur schwer wahrnehmen können, dann ist es unabdingbar, Wahrnehmungsübungen einzuschalten. Der Patient kann z. B. mittels eines mechanischen Handzählers oder einem Tongeber während des Sprechens signalisieren, ob er sein Anstrengungsverhalten wahrnimmt. Um die Wahrnehmungsfähigkeit zu erhöhen, kann man auch Übungen durchführen (Lesen oder Erzählen in der Spontansprache), in denen der Patient aufgefordert wird, Blockierungen mit dem dazugehörigen Begleitverhalten zu imitieren. Dieses Imitieren von Begleitverhalten erhöht oft die Wahrnehmungs- und Reduktionsfähigkeit für Anstrengungsreaktionen.

Time Out

Bei ganz hartnäckigen Anstrengungsreaktionen kann man als letztes Mittel auch zum lerntheoretischen Instrument der »Bestrafung« greifen. Schon Van Riper hat dieses Mittel eingesetzt, um schwer veränderbare gelernte Verhaltensweisen zu modifizieren. Als Mittel der Bestrafung empfiehlt sich, ein Time Out einzusetzen. Time Out bedeutet, dass der Patient nach dem gezeigten Verhalten stoppen muss und für weitere zwei Sekunden nicht weiter sprechen darf. Er kann zu Beginn einer solchen Übung ein Signal für den Time Out bekommen. Wenn der Patient sein Begleitverhalten gut wahrnimmt, kann er aber auch selber den Time Out einsetzen. Die Erfolge mit dieser speziellen didaktisch-therapeutischen Form sind in der Regel sehr gut, man sollte sie aber nur als letzte Möglichkeit in der Therapie wählen. Der Time Out als Bestrafungsreaktion ist deswegen für stotternde Patienten so wirkungsvoll, weil er für die meisten Patienten sehr unangenehm ist. Er verlangt zum einen die Unterbrechung des Redeflusses, was von stotternden Menschen allgemein als sehr unangenehm empfunden wird (weil sie viele negative Reaktionen auf Sprechunterbrechung erfahren haben). Zum anderen erhöht eine Unterbrechung von dieser Länge in der Regel die Wahrscheinlichkeit, dass anschließend eine Unflüssigkeit auftritt (Stottern entsteht überwiegend initial am Phrasenbeginn). Aus diesem Grunde werden die Patienten versuchen, dieser »Bestrafungsreaktion« so selten wie möglich ausgesetzt zu sein. Time Out sollte nicht inflationär, sondern nur bei sehr resistentem Verhalten eingesetzt werden, und wenn es eingesetzt wird, sollte es auf alle Fälle auch konsequent umgesetzt werden. Der Patient muss natürlich vorher über das Verfahren des Time Out informiert werden und er muss eine angemessene eigene Motivation mitbringen, sein Begleitverhalten auf diese Weise abstellen zu wollen.

Wenn sich Anstrengungsreaktionen nur schwer oder gar nicht reduzieren lassen, dann kann das Begleitverhalten bis zur Modifikation beibehalten werden. Es ist dann durchaus möglich, dass sich das Begleitverhalten parallel zur Einübung der Modifikationstechniken weiter abbaut, da auch hier der Patient seine kinästhetische und propriozeptive Wahrnehmung verbessert und dies auf sein Stottern überträgt. Es ist jedoch äußerst selten, dass Patienten überhaupt keine Veränderungen an ihrem Anstrengungsverhalten vornehmen können. Die meisten Patienten sind eher erstaunt darüber, wie schnell sie dieses Verhalten abstellen können, und finden einen Gewinn in dieser Veränderung ihres Stotterns.

Grundsätze für das gezielte Anleiten von lautwiederholendem Stottern beim Nettostottern

Parallel zum Abbau der Anstrengungsreaktionen werden die Patienten angewiesen, ein bestimmtes Stottermuster zu stottern. Die meisten Patienten haben ein individuelles Kernverhalten, das sich aus einer Mischung von Teilwortwiederholungen, stummen Blocks und Dehnungen zusammensetzt. Die Patienten erfahren, dass beim Nettostottern immer ein lautwiederholendes Stottern angestrebt wird. Dies gilt sowohl für Konsonanten- als auch für Vokalblockierungen.

Es ist wichtig, dass den Patienten an dieser Stelle nochmals vom Therapeuten vermittelt wird, was das Kennzeichen eines Stotterereignisses ist. Der Patient muss wissen, dass er beim Nettostottern immer wieder an den Punkt der muskulären Hemmung kommen muss, dass er spüren lernen muss, an welcher Stelle der Silbe der normale motorische Ablauf abbricht. Ist er an diesem Punkt und spürt die muskuläre Hemmung, dann soll er wieder zurückgehen und neu anfangen und nicht durch Spannungsaufbau, Pressen oder andere Handlungen versuchen weiterzukommen.

Bei Konsonantenblockierungen soll der Patient dazu gebracht werden, dass er den gestörten Übergang zum Vokal bemerkt, wieder neu mit dem Konsonanten beginnt und erneut in den Vokal geht. Das repetitive Zurückgehen auf den Konsonanten und der erneute Versuch, in den Vokal zu kommen, wird so lange wiederholt, bis die muskuläre Hemmung nicht mehr auftritt und er weitersprechen kann. (Auf der Übungs-CD kann der Patient im Pseudostottern ein imitiertes Modell für diese Form des Nettostotterns finden.)

Bei Vokalblockierungen kann der Patient nicht im eigentlichen Sinne repetitiv stottern, weil die Stimmgebung im Stotterereignis nicht bzw. nur kurz einsetzt und dann wieder abreißt, bevor der Vokal in seiner notwendigen zeitlichen Dauer gebildet ist. Die Anweisung für das Nettostottern von Vokalblockierungen besteht darin, dass der Patient versucht, den Vokal des Silben- oder Wortbeginns zu sprechen. Gelingt dies nicht und die Stimmgebung setzt nicht ein oder reißt ab, dann soll der Patient die normale Mundöffnungsstellung und -weite des jeweiligen Vokals beibehalten, den Stimmgebungsversuch absetzen (damit normalisiert sich für einen kurzen Moment von ca. 1/2 Sekunde die Kehlkopfmuskulatur) und dann wieder versuchen, die Stimmgebung einzusetzen. Dies wird bei beibehaltener normaler Lautstellung so lange wiederholt, bis die Stimmgebung einsetzt und der Vokal gebildet werden kann. Auch hier findet sich also ein repetitives Muster, bei dem aber keine akustisch wahrnehmbare Lautwiederholung des gesamten Vokales auftritt. (Beispiele finden sich ebenso auf der Übungs-CD.)

Patienten, denen es gelingt, repetitiv zu stottern, verlieren über das veränderte Stottermuster fast immer auch ihre begleitenden muskulären Anstrengungsreaktionen. Dies ist ein großer Vorteil der Veränderung des Stottermusters. Der Patient lernt nicht nur als wesentliches Wahrnehmungsziel, immer wieder den Punkt der muskulären Hemmung zu spüren, er verliert auch fast immer seine sekundäre muskuläre Anspannung. Viele Patienten erleben dieses anstrengungsreduzierte Stottern schon als einen großen Fortschritt in ihrem Sprechen. Sie gewinnen ein besseres Körpergefühl, das weniger von Verspannungen und körperlicher Anstrengung gekennzeichnet ist. Sollte sich – was auch passieren kann – die Dauer der Stotterereignisse durch das repetitive Stottermuster verringern, so ist das ein Nebeneffekt, der für den Stotternden eine zusätzliche Motivation für das Nettostottern darstellen kann.

Wann kann der Therapeut mit dem Nettostottern zufrieden sein?

Das Ziel des Nettostotterns ist erreicht, wenn der Patient zu einem überwiegenden Teil in seinen alltäglichen Kommunikationssituationen repetitiv ohne Anstrengungsreaktionen stottert (Teilwortwiederholungen statt Dehnungen und Blockierungen) und nur noch selten Begleitsymptomatik in Form von zeitlichem Aufschub und sprachlichem Vermeiden zeigt. Die Hauptenergie bei der Vermittlung des Nettostotterns sollte auf der Reduzierung von Vermeiden und zeitlichem Aufschub liegen. Ist dies sicher gestellt, kann mit weiterer Energie an der Veränderung des Stottermusters gearbeitet werden (an beiden Bereichen kann jedoch mit unterschiedlichen Gewichtungen parallel gearbeitet werden). Die Erfahrungen in der Therapie haben gezeigt, dass bei vielen Patienten das Nettostottern nach 4 bis 8 Behandlungseinheiten (parallel zur eigentlichen Desensibilisierung) gute Erfolge zeigt.

Fehleinschätzungen bezüglich des Sprechverhaltens von Patienten ergeben sich immer dann, wenn man die Patienten nicht in ihrer Alltagskommunikation erlebt. Dies sollte sowohl in der Desensibilisierungs- als auch in der Modifikationsphase für den Therapeuten möglich sein. Hier sind die Erfahrungen mit Audioaufnahmen, die der Patient in seiner alltäglichen Lebenswelt aufnimmt, äußerst hilfreich. Die Bandbreite reicht hier von Aufnahmen aus Schule und Ausbildung (Vorträge, Leseübungen, …) über Aufnahmen vom Arbeitsplatz (Telefonate, Anleitungsgespräche, …) bis zu Gesprächen im familiären Rahmen (Telefongespräche, Berichte aus der Therapie, der Schule oder der Arbeit, …).

Zeigen Patienten – was der Erfahrung nach nur sehr selten der Fall ist – keine guten Erfolge beim Nettostottern, dann sollte man nach diesem Zeitraum – unabhängig davon, wie erfolgreich der Patient ist – verstärkt die therapeutische Energie auf die eigentliche Desensibilisierungsarbeit (Abhärten gegen Kernverhalten, Zuhörerreaktionen, …) fokussieren.

2.4 Konfrontationstherapie gegen das Kernverhalten des Stotterns

Wenn die Patienten gelernt haben, vor dem Therapeuten netto und pseudo stotternd zu sprechen, beginnt die eigentliche Konfrontationstherapie:

- gegen das Kernverhalten
- gegen negative Zuhörerreaktionen
- gegen das Kommunikationstabu des Stotterns

Die Patienten müssen in einer Vielzahl von hierarchisch aufgebauten Übungssituationen lernen, dass sie beim Stottern nicht mehr einem negativen emotionalen Erleben ausgesetzt sind. Über die Konfrontation mit verschiedensten Zuhörern, über das bewusste Zeigen von Unflüssigkeiten und der immer damit verbundenen Wahrnehmung ihrer eigenen Befindlichkeit und deren Reflexion, wird eine Gefühls- und Haltungsveränderung zum Stottern und zu den bisher aversiven Zuhörerreaktionen angestrebt. Um den Prozess, der in einer Konfrontationstherapie angestrebt wird, vereinfachend darzustellen, kann man folgendes Schema (nach Pawlowski, 1998) wählen:

1. Schritt

Der Therapeut bringt den Patienten dazu, etwas Bestimmtes zu tun (stottern, Zuhörerreaktionen bewusst wahrnehmen, künstliche Pausen einhalten, ...), z. B. indem er ihn überredet.

2. Schritt

Der Patient tut dies.

3. Schritt

Der Patient macht im Zusammenhang mit diesen Handlungen eine spezifische (positive) Erfahrung (der Zuhörer reagiert anders als erwartet, der Patient hat weniger negative Gefühle als erwartet, der Therapeut lobt seinen Mut, ...).

4. Schritt

Der Patient gewinnt dadurch eine veränderte Sichtweise oder eine neue Überzeugung (kognitive Komponente), die ein verändertes Gefühlserleben ermöglicht.

5. Schritt

Der Patient handelt (in Zukunft) entsprechend seiner neuen Einsicht bzw. Haltung.

Auch wenn diese Darstellung sehr stark vereinfacht ist, so basiert die Konfrontationstherapie doch letztendlich darauf, dass ein stotternder Patient bewusst neue Erfahrungen mit dem Zeigen von Stottern macht bzw. die bekannte negative Verhaltensreaktion, die ihm auf sein Stottern entgegengebracht wird, neu erlebt und anders erfährt. Viele Patienten erleben – monomethodisch mit der Konfrontationstherapie behandelt – einen hohen und ausreichenden Desensibilisierungserfolg.

In der Hierarchie schwieriger Situationen ist die Konfrontation mit dem Therapeuten die unterste Stufe der Desensibilisierungshierarchie. Die weitere Hierarchie der Desensibilisierung wird vom Patienten festgelegt. Erfahrungsgemäß verläuft die Abfolge in den Schritten:

- Andere bzw. fremde Personen im Therapieraum (auch mehrere Personen)
- Telefongespräche mit Geschäften, Behörden, etc.
- In-Vivo-Gespäche in Geschäften, Behörden, etc.
- Interviews zum Stottern mit fremden Personen außerhalb des Therapieraums (»Surveys«)
- Telefongespräche mit Freunden, Familienmitgliedern und Bekannten im Therapie-

raum
- In-Vivo-Gespräche mit Freunden, Familienmitgliedern etc. im Therapieraum
- Telefon- und Alltagsgespräche am Arbeitsplatz, mit der Familie, mit Freunden etc. (ohne Therapeut mit Audioaufnahme)
- besonders schwierige Gesprächssituationen (z. B. Gespräche mit Vorgesetzten, ...)

Die hier dargestellte Situationshierarchie ist die typischste. Die Patienten legen aber in jedem Fall ihre eigene Hierarchie fest.

Exkurs: Festlegung von Übungshierarchien in der Desensibilisierung

Die Hierarchiefestlegung zu dem, was der Patient zeigt (Dauer und Häufigkeit des Pseudostotterns) und wo der Patient Stottern zeigt, kann nur individuell festgelegt werden. Es empfiehlt sich aber, beim Einführen des Pseudostotterns eine Länge von ca. 3 Sekunden pro Stotterereignis (entspricht ca. 2-3 Wiederholungen) vorzugeben. Der überwiegende Teil der Patienten hat mit dieser Länge am Beginn keine Schwierigkeiten. Sollten Patienten hier wider Erwarten noch große Probleme zeigen, so ist es durchaus möglich, auch mit kürzeren Stotterereignissen zu beginnen. Auch bei Patienten, die am Beginn lieber mit kürzeren Dehnungen oder Blockierungen beginnen wollen, weil das dreisekündige repetitive Stottermuster noch zu unangenehm für sie ist, kann man mit dem von ihnen gewünschten Stottern beginnen. Dies sollte sich aber nur auf einen Anfangszeitraum beschränken, und wenn die Patienten gegen dieses Stottern (Dehnungen oder Blockierungen vor dem Therapeuten) desensibilisiert sind, dann sollte man zu kurzem repetitivem Stottern übergehen. Am Ende sollten die Patienten vor dem Patienten aber das gewünschte Stotterverhalten (3 Sekunden repetitives Stottern) zeigen können.

Die Häufigkeit des Zeigens von Pseudostottern in Übungssituationen steht in Abhängigkeit vom Stotterschweregrad der Patienten. Insgesamt sollten Patienten in der Lage sein, pseudostotternd in allen Übungen etwa den Prozentsatz zu stottern, der auch bei ihrem spontanen Sprechen vorliegt. (Hat ein Patient eine Stotterhäufigkeit von 8 %, dann sollte er in Übungen mit seinem echten Stottern und Pseudostottern etwa auf diesen Prozentsatz von echtem und imitiertem Stottern kommen.)

Grundsätzlich gilt aber, dass der Patient ein dreisekündiges repetitives Stottern zeigt und die Gesamtstotterrate (echtes Stottern und repetitives Pseudostottern) etwa seiner Stotterrate in der Spontansprache entspricht. Am Ende der Desensibilisierungsphase sollte die Grenze bezüglich Häufigkeit und Zeitdauer des Pseudostotterns noch einmal experimentell in verschiedenen Situationen im Sinne von »Mutproben« angehoben werden (fünf- bis sechssekündige Stotterereignisse).

Die Begrenzung des Pseudostotterns auf drei Sekunden Dauer ist nicht willkürlich festgelegt. Die Erfahrung in der konkreten Therapie hat gezeigt, dass die meisten Patienten bei gutem Nettostottern etwa drei bis vier Wiederholungen benötigen, um ein Stotterereignis zu beenden. Der Zeitaufwand entspricht dabei einer durchschnittlichen Dauer von drei Sekunden pro Stotterereignis. Vor diesem Hintergrund hat es sich ergeben, dass die Zeitdauer von Pseudostottern etwa an ein durchschnittliches Nettostottern angeglichen wurde. Sollte es sich – aus welchen individuellen Gründen auch immer – ergeben, dass es günstiger ist, einen Patienten länger stottern zu lassen, um einen Desensibilisierungserfolg zu garantieren, dann spricht nichts dagegen, die Dauer im Pseudostottern zu verlängern.

Ein weiterer Grund für die Festlegung eines Pseudostotterns auf ca. drei Sekunden Dauer liegt in der Durchführungsdauer des Pull-Out. Es hat sich bei der Anwendung der Modifikationstechnik Pull-Out gezeigt, dass die meisten Patienten, die einen Pull-Out anwenden, nach ca. 1 ½ bis 2 Sekunden ihre Blockierung bearbeitet haben. Mit einem Pseudostottern von ca. 3 Sekunden desensibilisiert man die Patienten gegen einen Zeitverlust, der ausreichend ist, um später beim Einüben des Pull-Out innerhalb einer solchen Dauer eine erfolgreiche Bearbeitung des Stotterns vornehmen zu können.

Übungsdidaktische Grundregeln für Sprechübungen

Zielverhalten genau festlegen

Für alle therapeutischen Übungen ist es wichtig, das Zielverhalten, das der Patient zeigen soll, genau festzulegen. Nur wenn festgelegt wird, was der Patient zeigen soll, kann er vom Therapeuten auch eine klare Rückmeldung über seinen Erfolg bekommen.

Globale Aufgabenstellungen wie »Zeigen sie ein paar Mal Pseudostottern und versuchen sie wenn´s geht netto zu stottern!« sind als Anweisungen zu unklar. Der Therapeut kann dem Patienten dann auch oft nur ein globales Feedback geben, was für den Patienten unbefriedigend und wenig hilfreich ist. Der Therapeut legt mit dem Patienten das Zielverhalten genau fest. Z. B.:

»Sie rufen in einem Hotel an und fragen nach dem Zimmerpreis für ein Doppelzimmer. Zeigen Sie bei den Wörtern /Frage/ und /teuer/ Pseudostottern von mindestens 3 Sekunden Dauer. Wenn Sie in echtes Stottern kommen, stottern Sie netto!«

Eine Übungsanweisung kann auch offener sein. Der Patient kann z. B. nur die Anweisung bekommen, zwei Mal pseudo zu stottern.

In der Reflexion des Kernverhaltens sollte immer zuerst der Patient seine Bewertung zum Zielverhalten geben. Erst dann folgt die Rückmeldung des Therapeuten. Der Therapeut sollte genaue Rückmeldung zu Häufigkeit, Dauer und Qualität des Zielverhaltens (Pseudo- und Nettostottern) geben können. Zu Beginn empfiehlt sich gegebenenfalls eine Audioaufnahme, so dass der Patient selber seine Einschätzung überprüfen kann.

Reflexion der psychischen Befindlichkeit

Der Konfrontationstherapie dient das Pseudo- und Nettostottern sozusagen als Mittel, um das Gefühlserleben und die Einstellung des Patienten beim Stottern zu verändern. Insofern ist in den Übungen diese Ebene immer mit zu berücksichtigen. Der Patient und der Therapeut müssen sie wahrnehmen und reflektieren. Die Beobachtung und Reflexion der psychischen Befindlichkeit ist damit essentieller Teil der Reflexion.

Der Patient weiß aus der Gefühls- und Haltungsanalyse, die in der Identifikationsphase durchgeführt wurde, welche negativen Gefühle und besondere Haltung er gegenüber dem Stottern hat. Man kann die Gefühle nach der Sprechsituation benennen und ggfs. in ihrer Schwere vom Patienten quantifizieren lassen (Skalierung). Man kann auch die momentanen Kognitionen zum Selbstbild, zur Selbstabwertung oder zur Statuseinschätzung abfragen. Zu Beginn einer Konfrontationstherapie ist das hilfreich und nötig.

Für die Therapie hat sich eine Reduzierung der psychischen Befindlichkeit auf das Merkmal »Grad an Gelassenheit« als sehr brauchbar erwiesen. Der Patient kann auf einer Skala von eins (geringster Grad an Gelassenheit) bis zehn (höchster Grad an Gelassenheit) angeben, welche Empfindung er bei der Durchführung der Aufgabe bei sich wahrgenommen hat. Dieses Rating gibt dem Patienten und dem Therapeuten die Möglichkeit einer Einschätzung von Veränderung oder Stabilität der psychischen Reaktionen des Patienten. Man wird daneben oft genauer und intensiver nach Gefühlen oder stotterbezogenen Kognitionen fragen, wenn sich neue oder veränderte Situationen ergeben. Als eine zeitsparende Erhebung scheint das Rating zum Grad an Gelassenheit ein gutes Mittel, um jeweils aktuell auch über diesen Reflexionsbereich informiert zu sein.

Die psychische Befindlichkeit bzw. die individuelle Qualität von Gelassenheit lässt sich vom Therapeuten häufig sehr genau über die gemeinsame Reflexion der nonverbal-affektiven Reaktionen des Patienten während der Übungen erschließen. Diese Signale geringer oder eingeschränkter Gelassenheit sind vielfältig, drücken sich aber fast immer in beobachtbarem Verhalten der körperlichen Reaktionen (Zittern, Hypertonus, Rotwerden, auffällige Körpermanipulationen etc.), der Stimmqualität (ungewöhnliche, unnatürliche Veränderung des Stimmklanges), des Sprechtempos, des Blickkontaktes und der Kommunikationsbereitschaft (schnelles Beenden, ...) aus. Es gehört zur Professionalität des Therapeuten, dies zu beobachten und mit dem Patienten darüber zu kommunizieren, wie und ob sein Verhalten im Zusammen mit negativen Gefühlen in dieser Übungssituation zu interpretieren ist.

Wenn der Patient in den fortschreitenden Übungen des jeweiligen Hierarchiebereichs immer erfolgreicher wird, d. h. immer gelassener seine echten Blockierungen zu Ende stottert und immer gelassener längeres Pseudostottern zeigt, kann man auch ohne zusätzliche Interventionen auf der emotionalen und kognitiven Ebene eine Desensibilisierung erfolgreich durchführen.

Additive Interventionen auf der emotionalen und kognitiven Ebene

Therapeuten werden immer auch mit Patienten konfrontiert, die an einer bestimmten Stelle keine oder keine weitere positive Veränderung ihrer psychischen Befindlichkeit erreichen. Diese Patienten verbalisieren das entweder sehr klar oder sie gehen in Widerstand gegen bestimmte Übungsaufgaben. Manchmal stellen sie die Kompetenz des Therapeuten in Frage oder sie leiden daran, ihr Stottern öffentlich zu machen, zeigen sich gequält oder deprimiert. An solchen Punkten der Desensibilisierungstherapie kommen andere Interventionen, die über eine reine Konfrontationstherapie hinausgehen, zum Tragen. Therapeutische Gespräche und Interventionen, die sich inhaltlich z. B. auf Selbstabwertungstendenzen des Patienten, den Wunsch nach Revidierung seiner Ziele in der Therapie, Veränderung des Ich-Ideals, Verbesserung der Selbstakzeptanz, Ressourcenaktivierung etc. beziehen, sind dann Teil der Stottertherapie. Nähere Ausführungen zu diesen Interventionen finden sich in Kapitel 2.11 dieses Werkes.

Aufgaben ohne Therapeuten

Aufgaben, die der Patient außerhalb der Therapie allein macht, werden erst dann Bestandteil der Therapie, wenn der Patient diese Aufgaben im Therapieraum erfolgreich durchführen kann.

Um die Arbeit des Patienten wert zu schätzen und seine Motivation zu erhalten oder zu entwickeln, ist es für alle Aufgaben wichtig, sie in der Therapie nachzubesprechen. Die Thematisierung der Aufgabendurchführung und die Reflexion des Übungserfolges sind unverzichtbar für alle Übungen, die der Patient allein durchführt. Dazu gehört auch, dass man sich als Therapeut darüber im Klaren ist, welche Methoden der Verstärkung und in welchem Maße man diese einsetzt. Es gilt auch hier die Regel, dass regelmäßige Verstärkung ein unverzichtbarer Teil jeder erfolgreichen Therapie ist. Dies gilt übrigens auch für alle »Leistungen«, die der Patient erbracht hat, ohne dass sie als therapeutische Aufgaben festgelegt wurden. Zusammenfassend sind folgende Kriterien für die Übungen in der Desensibilisierungsphase zu beachten:

- Zielverhalten genau beschreiben
- als Therapeut klares und gutes Modell sein
- zu Beginn Übungen in Rollenspielen durchführen
- in der Übungsreflexion immer genaue Rückmeldung zum Zielverhalten geben
- die Übungsreflexion bezieht sich auf:
  - die Beschreibung und Wirkung des Zuhörerverhaltens,
  - das Zielverhalten des Stotterns,
  - den Gefühls- und Einstellungszustand (psychische Reaktionen) des Patienten und
  - seine nonverbal-affektiven Reaktionen als Informationen zur psychischen Befindlichkeit.
- erst bei gutem Erfolg im Therapieraum diese Aufgaben ohne Therapeut durchführen lassen
- Übungen ohne Therapeuten immer (!) in der Therapie nachbesprechen
- Verstärkung bewusst einsetzen

Konfrontationstherapie im Therapieraum

Wenn der Patient allein mit dem Therapeuten im Therapieraum Netto- und Pseudostottern ausreichend eingeübt hat, wird die Desensibilisierung in der Regel weiter im Therapieraum fortgeführt. Man kann zwar parallel auch am Telefon bzw. mit fremden Personen außerhalb des Therapieraumes arbeiten (wenn der Patient dies in seiner Stresshierarchie so festgelegt hat), im Allgemeinen macht man jedoch mit Übungen im Therapieraum und der Konfrontation mit »fremden Personen« weiter. Auch hier kann man eine Hierarchie vorgeben oder festlegen und damit aus einem Fundus an Übungsarten wählen.

Welche Übungsarten bietet die Desensibilisierung im Therapieraum?

Übungen im Therapieraum:

- Übungen mit Fremden im Therapieraum
- Übungen mit Bekannten im Therapieraum (Eltern, Familienmitglieder, Bekannte, Freunde)
- Übungen mit mehreren/fremden Personen im Therapieraum
- Surveys im Therapieraum
- Übungen mit anderen stotternden Personen im Therapieraum
- Übungen mit anderen Personen im Therapieraum ohne den Therapeuten

Wenn hier die Bezeichnung Übungen für Kontakte mit zusätzlichen Personen im Therapieraum benutzt wird, dann bedeutet dies, dass alle möglichen Übungen genutzt werden können. Die zusätzliche Person im Therapieraum kann einfach nur unbeteiligt, zuschauend dabei sein (falls dies einen Stressfaktor für den Patienten darstellt). Die neue Person kann aber auch eine konkrete Aufgabe bekommen, beipielsweise dem Patienten Fragen zu stellen (z. B. anhand einer vorgegebenen Frageliste) und der Patient soll sie mit Netto- und/oder Pseudostottern beantworten.

Die Aufgabe kann aber auch so aussehen, dass der Patient dem fremden Zuhörer einen Lesetext vorliest und dabei seine vorher festgelegte Aufgabe (z. B. 10 mal Pseudostottern und immer Nettostottern) durchführt. Prinzipiell sind alle Aufgabenformen für die Arbeit mit zusätzlichen Personen im Therapieraum durchführbar:

- Texte lesen
- Fragen beantworten
- Texte und Witze nacherzählen
- Definitionen geben
- Kurzvorträge halten
- sich interviewen lassen

Fragelisten, Lese- und Nacherzählungstexte sowie Übungsvorschläge für die Spontansprachproduktion im Therapieraum finden sich in den Übungsaufgaben für Patienten.

Der Therapeut muss nicht alle Übungen und Aufgaben der Übungssammlung durchführen, aber er sollte einige dieser Aufgaben machen, um zu sehen und einzuschätzen, wie gelassen der Patient netto und pseudo stotternd in Anwesenheit anderer Menschen im Therapieraum kommuniziert. Wenn Patienten hier schon große Probleme haben, dann ist eine schnelle Arbeit am Telefon bzw. in vivo wenig effektiv.

Insbesondere bei jugendlichen Patienten ist die Arbeit mit anderen Personen im Therapieraum oft hilfreich, wenn eine Abwehr gegen öffentliches Stottern besteht. Der Therapieraum bietet ihnen einen Schutzraum, um ihr Stottern mit verringerten negativen Gefühlen zu zeigen. Die Erfahrung zeigt, dass gerade jugendliche Stotternde bereit sind, das Stottern im Setting der logopädischen Praxis noch am ehesten zuzulassen.

Die Frage, ob der Patient bei Übungen mit zusätzlichen Personen im Therapieraum immer schon Aufgaben zum Pseudo- und Nettostottern gleichzeitig bekommt, lässt sich nicht eindeutig beantworten. Im Allgemeinen können viele Patienten zu diesem Zeitpunkt bereits beide Unflüssigkeitsvarianten parallel bearbeiten und man kann erwarten, dass ein Patient pseudo stottert und sein echtes Stottern bearbeitet. Sollte es sich jedoch herausstellen, dass dies zu schwierig ist, dann kann man auch auf eine der beiden Unflüssigkeitsformen reduzieren.

Die Arbeit mit Surveys (Interviews mit fremden Personen zum Thema Stottern), die gemeinhin auf der Straße stattfindet, lässt sich sehr gut bereits im Therapieraum anbahnen. Dabei wird der Survey zuerst mit dem Therapeuten im Therapieraum durchgeführt und eingeübt. Der Patient lernt den Surveybogen und die Fragen kennen und führt den Survey mit Aufgaben zum Netto- und Pseudostottern mit dem Therapeuten durch (z. B. »Stottern Sie bei der Anfangsinformation für den Zuhörer und bei jeder Frage, die Sie stellen, 2 mal pseudo – lautwiederholend, 3-4 Sekunden – und stottern Sie immer netto, wenn Sie in echtes Stottern kommen!«). Wenn der Patient dies gut kann, kann der Therapeut bekannte oder fremde Personen in den Therapieraum holen, mit denen der Patient dann den Survey wiederholt durchführt. Auf diese Weise kann der Patient zunächst im geschützten Raum diese Übung beginnend einüben.

Im Allgemeinen bietet eine logopädische Praxis immer die Möglichkeit, fremde Personen (andere Patienten oder deren Angehörige) oder bekannte Personen (andere Therapeuten, die dem Patienten aus der Diagnostik oder Identifikation bekannt sind: Personen, die der Patient mitbringt, d. h. Eltern, Freunde, Geschwister, ...) mit in die Therapie einzubeziehen. Für die Stottertherapie sollte sich der Therapeut eine Kultur der Einbeziehung eines solchen Personenkreises angewöhnen.

Die Reflexion der Übungssituationen erfolgt in den Übungen im Therapieraum genau wie am Telefon und in der In-Vivo-Therapie. Reflexionsbereiche in der Konfrontationstherapie:

- Identifikation der Zuhörerreaktionen
- Qualität und Häufigkeit des Pseudostotterns
- Qualität des Nettostotterns
- Grad der Gelassenheit/Bezugnahme auf Gefühle und Gedanken

Konfrontationstherapie am Telefon

Die Desensibilisierung am Telefon ist eine Notwendigkeit im Rahmen der gesamten Desensibilisierung. Jeder stotternde Patient sollte eine Vielzahl an Telefonübungen mit Netto- und Pseudostottern durchführen. 40-60 verschiedenste Telefongespräche (mit und ohne Therapeut) sind im Verlauf der Desensibilisierung lediglich eine mittlere Größenordung. Gemeint sind damit nur die Gespräche, die auch Gegenstand der Reflexion und Kontrolle in der Therapie sind. Der größte Teil dieser Übungen sollte dabei vom Patienten alleine durchgeführt werden. Je nach der Stärke der Aversion, die der Patient gegen das Telefonieren hat, werden natürlich mehr oder weniger Übungen in diesem Bereich zum Tragen kommen.

Guten Tag, wir/ich mache(n) eine Umfrage zum Thema Stottern. Ich bin selber Stotternder und mache gerade eine Therapie. Ich möchte Ihnen dazu gerne 5 Fragen stellen. Haben Sie 2-3 Minuten Zeit?

Was denken Sie, was die Ursache von Stottern ist?

Wie fühlen Sie sich, wenn Sie mit jemandem reden, der stottert?

Was sollte ihrer Meinung nach ein Stotternder tun, um mit seinem Sprechen besser zurecht zu kommen?

Kennen Sie jemanden der stottert? Wie sieht dessen/deren Stottern aus?

Können Sie sich einen stotternden Bundeskanzler oder eine stotternde Bundeskanzlerin vorstellen? Wenn nein, warum nicht?

Aufgabentyp: Survey Stottern (SSMP) (nach Breitenfeld, 1989)

Die wichtigsten Informationen für den Therapeuten sind das Wissen darüber, welche eigenen oder fremden Reaktionen der Patient am unangenehmsten bewertet. Es gibt Patienten, die finden generell den reduzierten Kontakt (keine nonverbalen Kommunikationsanteile) das Schwierige am Telefonieren. Anderen Patienten fehlen sichere Einschätzungen auf der Beziehungsebene (Sympathie/Antipathie, Status, …) am Telefon und sie lassen sich dadurch verunsichern. Wieder andere haben Angst vor konkreten Dingen (eigene lange stumme Blockierungen, das Abbrechen des Gesprächs durch den Zuhörer, die Zumutung von Unverschämtheiten, die am Telefon als Reaktion auf Stottern einfacher und häufiger passieren kann, ...).

Wenn der Therapeut um diese individuellen Dispositionen zum Telefonieren weiß, kann er sie zuweilen künstlich lancieren oder provozieren. Es ist ein wesentliches Ziel der Konfrontationstherapie, durch bewusste Übungsauswahl (z. B. Anruf auf Zeitungsannocen, die öfter Zuhörerreaktionen von Zeitdruck und Unwirschheit beinhalten) den Patienten so lange mit aversiven Verhaltensweisen und Situationen zu konfrontieren, bis sie ihren negativen Erlebenswert weitgehend eingebüßt haben.

Welche Übungsformen bietet die Telefon-Desensibilisierung?

Grundsätzlich lässt sich natürlich auch die Desensibilisierung am Telefon nochmals hierarchisieren. Insgesamt bieten sich gängigerweise die folgenden Möglichkeiten im Übungsbereich von Gesprächen am Telefon:

- Telefonieren mit dem Therapeuten
- Telefonieren mit fremden Personen (Geschäfte, Auskünfte bei verschiedenen Institutionen)
- Telefonieren mit anderen Personen in Anwesenheit von zusätzlichen Personen im Therapieraum
- Telefonieren mit bekannten Personen (Freunde, Bekannte, Familie, Arbeitsplatz)
- Telefonieren in einer anderen Sprache (bedingt häufig eine erhöhte Stotterrate)
- Telefonieren mit einem besonderen Publikum (z. B. auf Verkaufskleinanzeigen in der Zeitung, mit anderen Patienten, mit Anrufbeantwortern)
- alltagsbezogene Telefongespräche (ohne Therapeut mit Audioaufnahme)
- unerwartet von fremden Personen angerufen werden

Diese verschiedenen Arten von Telefonanrufen stellen für die Patienten unterschiedliche Herausforderungen dar. Die meisten Patienten wählen eine ähnliche Abfolge unter dem

Rufen Sie bei einem Fitnessstudio an. Fragen Sie nach dem Preis für ein Jahresabo und ob das Fitnessstudio auch über eine Sauna verfügt. Stellen Sie sich mit Ihrem Namen vor.

Aufgabe:	*Beurteilung:*
☐ 2x bei den Wörtern /Name/ und /Jahresabo/ 3 Sekunden pseudostottern	Pseudostottern 1. Wort: 2. Wort:
☐ immer nettostottern	Nettostottern — ja / nein / teilweise Begleitverhalten: ☐ ☐ ☐ wiederholend gestottert: ☐ ☐ ☐
☐ Diktaphonaufnahme	Grad der Gelassenheit 1...2...3...4...5...6...7...8...9...10 nicht gelassen … gelassen
☐ Ankündigung als Stotternder	Zuhörerreaktion
☐ ______________________	
☐ vom Therapeuten anzukreuzen!	

Aufgabentyp: Informationen am Telefon erfragen

Aspekt von Stress, den diese Telefongespräche für sie darstellen. Jeder Patient wählt aber seine individuelle Strategie und im Allgemeinen ist das Telefonieren mit fremden Personen der häufigste Übungseinstieg. Um den Patienten mit weniger gemäßigten Zuhörerreaktionen zu konfrontieren, sollte man das Telefonieren auf Kleinanzeigen nutzen. Dieser Personenkreis hat in der Regel wenig Erfahrung mit stotternden Menschen und die Reaktionen sind z. T. negativer als von Personen, die routinemäßig am Telefon arbeiten.

Für alle diese Arten von Telefonübungen finden sich sowohl für die Therapie als auch für die Übungen des Patienten zu Hause Übungs- und Reflexionsmaterialien in den Übungsaufgaben.

Wie kann eine Übungshierarchie aussehen?

In den meisten Fällen des Telefontrainings beginnt man direkt mit dem Anrufen von fremden Gesprächsteilnehmern, wie es in der Übungsaufgabe beispielhaft dargestellt ist. Manche Patienten haben jedoch so große Angst vor dem Telefonieren, dass sie zuerst mit Bekannten, manchmal sogar mit vorher informierten Bekannten die Übungen beginnen wollen. Die Hierarchie dementsprechend zu verändern, ist durchaus machbar und hilfreich. Es sollte aber darauf geachtet werden, dass auch in diesen Fällen klare Absprechen hinsichtlich Häufigkeit und Dauer von Pseudostottern und eine Zielfestlegung für das Nettostottern gemacht werden.

Es gibt Patienten, die eine große Abwehr gegen das Telefonieren haben, die manchmal so gut wie gar nicht telefonisch kommunizieren. In solchen Fällen kann es nötig sein, die Patienten erst langsam gegen das Telefon zu desensibilisieren. Man beginnt dann mit Telefonieren innerhalb des gleichen Raumes mit dem Therapeuten, dann von Raum zu Raum mit dem Therapeuten, dann mit anderen Bekannten von Raum zu Raum (z. B. Therapiekollegen), dann mit fremden Personen im Nachbarraum, dann mit bekannten Personen außerhalb der Therapieräume etc.

Die Konfrontationstherapie am Telefon mit fremden Personen beginnt wie immer damit, dass der Therapeut sich mehrmals als Modell für Stottern am Telefon zeigt. Wie oft er das macht, hängt davon ab, wie gut der Patient das Stottern des Therapeuten ertragen kann. Ziel ist es, dass der Patient den stotternden Therapeuten, ohne negative Gefühle aufzubauen, unflüssig sprechend ertragen kann. Der Therapeut sollte denselben Schwierigkeitsgrad an Unflüssigkeiten zeigen, den auch der Patient am Telefon zeigen soll.

Bei der Nachbesprechung dieser beginnenden Übungen bezieht sich die Reflexion zum Therapeutenmodell auf die Häufigkeit, Dauer und Qualität des Pseudostotterns, auf die Zuhörerreaktionen und auf den Grad an Gelassenheit beim Therapeuten sowie auf die Reaktionen, die das Gespräch (die Gespräche) beim Patienten ausgelöst haben.

Danach beginnt der Patient mit dem Einüben von Telefongesprächen. Vom Schwierigkeitsgrad her ist die aufgeführte Beispielaufgabe durchaus typisch für den Beginn der Telefon-Desensibilisierung. Bei Bedarf kann der Schwierigkeitsgrad der Aufgabe aber noch reduziert werden. Bei der Reflexion kann auch die Qualität des Nettostotterns mit einbezogen werden, wenn der Patient schon beides (Pseudo- und Nettostottern) bearbeiten soll. Es ist aber durchaus möglich, nur das Pseudostottern zu Beginn der Telefonübungen als Aufgabenstellung zu wählen.

Konfrontationstherapie in vivo

Die Erfahrung hat gezeigt, dass nach der Konfrontationstherapie im Therapieraum und am Telefon die In-Vivo-Übungen häufig den dritten Hauptbaustein in der zeitlichen Abfolge darstellen. In-Vivo-Übungen außerhalb des Therapieraumes im Kontakt mit fremden Personen sind ein unverzichtbarer und auch diagnostisch notwendiger Bestandteil jeder Stottertherapie. Häufig stellen sich hier noch einmal »Desensibilisierungsdefizite« dar, die in den Übungen in der Praxis und am Telefon nicht gesehen werden konnten. Der kommunikative Stress durch fremde Einzelpersonen und

<table>
<tr><td colspan="2">Sprechen Sie eine einzelne Person auf der Straße an und fragen Sie sie nach dem nächsten Augenoptikergeschäft.</td></tr>
<tr><td>Aufgabe:
□ 1 bis 2x bei den Wörtern /suche/ oder /-geschäft/ 3 Sekunden pseudostottern
□ immer nettostottern

□ vom Therapeuten anzukreuzen!</td><td>Beurteilung:
<u>Pseudostottern</u>
1. Wort:
2. Wort:
<u>Nettostottern</u> ja nein teilweise
Begleitverhalten: □ □ □
wiederholend gestottert: □ □ □
<u>Grad der Gelassenheit</u>
1...2...3...4...5...6...7...8...9...10
nicht gelassen gelassen
<u>Zuhörerreaktion</u></td></tr>
</table>

Aufgabentyp: Unbekannte Personen auf der Straße ansprechen

<table>
<tr><td colspan="2">Gehen Sie in eine Buchhandlung und sagen Sie, sie möchten sich gerne einen Weltatlas in Taschenbuchformat ansehen.</td></tr>
<tr><td>Aufgabe:
□ 2x bei den Wörtern /gerne/ und /Weltatlas/ 3 Sekunden pseudostottern
□ immer nettostottern
□ Ankündigung als Stotternder

□ vom Therapeuten anzukreuzen!</td><td>Beurteilung:
<u>Pseudostottern</u>
1. Wort:
2. Wort:
<u>Nettostottern</u> ja nein teilweise
Begleitverhalten: □ □ □
wiederholend gestottert: □ □ □
<u>Grad der Gelassenheit</u>
1...2...3...4...5...6...7...8...9...10
nicht gelassen gelassen
<u>Zuhörerreaktion</u></td></tr>
</table>

Aufgabentyp: Einkaufen und Informationen in Geschäften

Gruppen, durch aktives Ansprechen von unbekannten Personen kann im Therapieraum nicht hervorgerufen werden.[1]

Welche Übungsformen bietet die In-Vivo-Therapie?

- Ansprechen von Passanten (Informationsfragen z. B. nach Gebäuden, Uhrzeit, ...)
- Gespräche in Geschäften und Institutionen führen (Kauf- oder Informationsgespräche)
- Surveys zum Thema Stottern mit Passanten durchführen
- alltagsbezogene Übungen (echte Kommunikationssituationen ohne Therapeuten)

Auch für diese Übungen gilt wieder, dass der Therapeut so lange als Modell Übungssituationen durchführt, bis der Patient keine negativen Gefühle beim Miterleben der Situation hat. Ebenso wichtig ist auch hier eine Reflexi-

[1] Die hier aufgeführten Übungen haben sich in der IMS besonders bewährt. Für weitere Übungsmöglichkeiten im Bereich in vivo aber auch innerhalb des Therapieraumes lassen sich die Methoden und Übungsformen anderer Autoren (z. B. Wendlandt, 2002, 2003; Breitenfeld, 2002) nutzen.

on zu jeder Übung und der Abgleich zwischen Fremd- und Selbstwahrnehmung durch den Therapeuten und den Patienten.

Welche Übungsprinzipien gibt es in den In-Vivo-Übungen?

Wie bei allen Übungen werden auch bei In-Vivo-Übungen die Aufgaben vorher genau abgesprochen, damit der Patient ein konkretes Feedback zu seiner Übungsdurchführung bekommt. Beim Pseudostottern ist dies die Festlegung zu Dauer und Häufigkeit von Stotterereignissen – zu Beginn auch die Festlegung von Wörtern, bei denen gestottert wird. Beim Nettostottern – soweit es Teil der Aufgabenstellung ist – wird das erfolgreiche Nettostottern oder die Wahrnehmung von noch auftretendem Begleitverhalten zum Gegenstand der Rückmeldung.

Die Festlegung der Übungshierarchie, ob man mit Gesprächen in Geschäften, mit dem Ansprechen von unbekannten Personen oder mit der Durchführung von Surveys beginnt, sollte vom Patienten vorgenommen werden.

Die im Übungsteil aufgeführten Beispiele für Aufgaben, die der Patient allein zu bewältigen hat, sind typisch für diese Aufgabentypen auch in In-Vivo-Übungen zusammen mit dem Therapeuten. Alle Übungen können individuell auf den Patienten bezogen oder je nach Fortschritt in der Desensibilisierung verändert werden.

Die Survey-Aufgaben können neben der verpflichtenden Aufgabenstellung zur Art der Stotterereignisse auch eine Aufgabenstellung zur Person bzw. zu Personen enthalten, die angesprochen werden sollen. Dies erleichtert bzw. erschwert die Aufgabenstellung für den Patienten.

Wenn der Patient mit dem Therapeuten gemeinsam In-Vivo-Übungen durchführt, können diese auch in schriftlicher Form vorgegeben bzw. ausgewertet werden. Dieses Verfahren ist als Möglichkeit darüber hinaus für alle Übungen vorgesehen, die die Patienten allein oder zusammen mit anderen Patienten machen. Für therapeutenunabhänige Übungen ist jedoch eine schriftliche Selbstevaluierung, die später mit dem Therapeuten besprochen wird, sowohl übungsreflektorisch als auch psychohygienisch für die Patientenbefindlichkeit sehr brauchbar.

Welchen Umfang sollten die In-Vivo-Übungen haben?

Die Häufigkeit von In-Vivo-Übungen ist nur individuell bezogen auf den Patienten festzulegen. Patienten sollten mindestens 30-50 Einzelübungen aus den 3 Bereichen (Geschäfte, Surveys, Passanten ansprechen) mit dem Therapeuten gemeinsam durchführen. Wichtig ist aber ebenso, dass die Patienten allein, oder besser noch im Team mit einem anderen Patien-

Werten Sie eine normale Sprechsituation (maximal 1-3 Minuten) mit einem Ihrer Arbeitskollegen aus. Stottern Sie 4x pseudo, stottern Sie immer netto.

Beurteilung:

Gedanken/Gefühle

Beurteilung:

Pseudostottern

1. Wort:	2. Wort:		
3. Wort:	4. Wort:		
Nettostottern	ja	nein	teilweise
Begleitverhalten:	□	□	□
wiederholend gestottert:	□	□	□

Grad der Gelassenheit

1...2...3...4...5...6...7...8...9...10
nicht gelassen — gelassen

Zuhörerreaktion

Aufgabentyp: Sprechen in Alltagssituationen

<table>
<tr><td colspan="2">Werten Sie eine normale Sprechsituation (maximal 1-3 Minuten) mit einem Ihrer Arbeitskollegen aus. Stottern Sie 4x pseudo, stottern Sie immer netto.</td></tr>
<tr><td>Beurteilung:
<u>Gedanken/Gefühle</u></td><td>Beurteilung:
<u>Pseudostottern</u>
1. Wort: 2. Wort:
3. Wort: 4. Wort:
<u>Nettostottern</u> ja nein teilweise
Begleitverhalten: □ □ □
wiederholend gestottert: □ □ □
<u>Grad der Gelassenheit</u>
1...2...3...4...5...6...7...8...9...10
nicht gelassen gelassen
<u>Zuhörerreaktion</u></td></tr>
</table>

Aufgabentyp: Sprechen in Alltagssituationen

ten, selbstständig Übungen durchführen. Der Übungsumfang sollte hier etwa ebenso hoch sein wie mit dem Therapeuten zusammen. Im Allgemeinen aber übersteigt der Übungsanteil von eigenverantwortlich durchgeführten Übungen den, der mit dem Therapeuten durchgeführt wird.

Entscheidend ist letztendlich nicht der absolute Übungsumfang, sondern der Desensibilisierungsfortschritt, den der Patient macht. Diesen gilt es immer wieder vom Therapeuten zu diagnostizieren (genaue Beobachtung der nonverbalen Signale in der konkreten Übungskommunikation), dies dem Patienten per Feedback zu vermitteln und – ebenso wichtig und notwendig – mit ihm gemeinsam zu reflektieren, wie und wodurch erfolgreich an der Veränderung negativer Gefühle gearbeitet werden kann. Um dies professionell durchzuführen, ist ein Mindestmaß an Übungen nötig, hinter das man auf keinen Fall zurückgehen sollte.

Alltagsbezogenen Kommunikationssituationen als In-Vivo-Übungen

Stotternde Patienten in der Desensibilisierungsphase haben natürlich eine Vielzahl von Möglichkeiten zur Desensibilisierung in ihren Alltagssituationen. Die positive Veränderung von Gefühlen und Einstellungen beim und zum Stottern hat als oberstes Transferziel, dass der Patient dies in seiner alltagssprachlichen Kommunikation, im Ausbildungs- oder Erwerbsleben und im privaten Lebensbereich erfolgreich erlebt.

Es empfiehlt sich, diesen Bereich nicht nur abzufragen (z. B. »Wie setzen Sie Nettostottern an Ihrem Arbeitsplatz um?« »Mit wem und wie oft haben Sie in Ihrer Freizeit pseudo gestottert?«), sondern aktiv durch Übungen oder gezielte Überprüfung am Transfer und an Transferproblemen zu arbeiten. Eine begrenzte Möglichkeit bietet hier auch der Einsatz von Audioaufnahmegeräten.

Für das nichttherapiebezogene alltagsbezogene Sprechen empfiehlt es sich, Aufgaben und Auswertungen abzusprechen bzw. auch in schriftlicher Form festzuhalten. Dadurch wird sichergestellt, wie der Patient mit seinem Stottern im Alltagsleben kommuniziert hat und auf dieser »empirischen« Grundlage kann der Stand seiner Desensibilisierung (Welche Gefühle, welche Gedanken bestimmen sein unflüssiges Sprechen im Alltag?) erkannt werden. Gerade für den Alltagsbereich empfiehlt es sich, nicht global das Sprechen bewerten zu lassen, sondern sich auch dort einzelne Gesprächssituationen exemplarisch anzusehen, diese mit einer konkreten Gesprächs- oder Beobachtungsaufgabe zu formulieren und auszuwerten.

Dieser Aufgabentyp kann auch variiert werden, so dass der Patient auch die Aufgabe bekommt, pseudo zu stottern und dabei seine

Reaktionen zu beschreiben. Wichtig ist, dass der Patient diese Sprechsituation nicht artifiziell herstellt, sondern dass er eine normale Sprechsituation zum Anlass nimmt, diese unter einer bestimmten Übungsstellung (Nettostottern und sich beobachten; Nettostottern, Pseudostottern und sich beobachten) durchzuführen.

Man kann derartige Sprechsituationen immer auf aktuelle zukünftige Sprechanlässe und -situationen beziehen und daraus konkrete Übungen ableiten. Da es sich bei diesen Personen häufig um nahestehende oder sich statusmäßig vom Patienten unterscheidende Gesprächspartner handelt, macht es Sinn, hier nochmals genauer auf die gedanklichen Konstrukte und Gefühle einzugehen, die der Patient in diesen Situationen hat.

Es ergeben sich auch immer wieder Gelegenheiten, in denen Patienten Spontansprachsituationen als Audiodateien aufnehmen können. Insbesondere bei Patienten, die in einer Ausbildung Vorträge halten müssen, die beruflich etwas präsentieren müssen oder die zu Hause mit einer anderen Person eine längere Kommunikationssituation vorhersehen können, haben dann die Gelegenheit, derartige Sprechsituationen aufzunehmen. Diese Aufnahmen sollen auf alle Fälle mit dem Therapeuten abgehört und ausgewertet werden, da sie für letzteren eine wichtige diagnostische Quelle bezüglich der Desensibilisierungseffekte darstellen.

Der Wert von Surveys für die Arbeit in der Desensibilisierung

Surveys stellen für viele Patienten in der Therapie eine große Herausforderung dar. Für manche Patienten legt sich dies sehr schnell, für andere behalten Surveys während der gesamten Therapie ihren herausfordernden Charakter. Man sollte aber auf keinen Fall auf den Survey als Übungsinstrument verzichten. Allerdings ist es möglich, hier Aufgaben in einer gemäßigten Form zu stellen, so dass eine individuelle Hierarchie gefunden werden kann.

Der große Vorteil von Surveys ist zum einen die Möglichkeit, sehr leicht den Sprechkontakt mit einzelnen oder mehreren fremden Menschen herstellen zu können, zum anderen wird das Thema Stottern kommuniziert und der Patient muss sich als Stotternder ankündigen (»Advertising«).

Die Möglichkeiten, mit Surveys zu arbeiten, sind vielfältig. Folgende Aufgabentypen lassen sich unterscheiden:

- Surveys im Therapieraum (mit bekannten oder fremden Personen) durchführen
- Surveys auf der Straße durchführen (Passanten werden vom Therapeuten angesprochen)
- Surveys auf der Straße durchführen (Passanten werden vom Patienten selbst angesprochen)
- Surveys mit einer speziellen Aufgabenstellung durchführen (der Patient/der Therapeut spricht bestimmte Passanten oder Passantengruppen an)
- Surveys ohne Therapeuten allein auf der Straße durchführen
- Surveys zu zweit oder mit mehreren Patienten ohne Therapeuten auf der Straße ansprechen

Bei Patienten, die Surveys nur sehr ungern machen, ist es oft nicht das unflüssige Sprechen, das einen unangenehmen Charakter hat. Es ist das Element des »Bittstellens«, das Fragen, ob eine fremde Personen ihre Zeit zur Verfügung stellt. Wenn dieses Problem grundsätzlich verhindern sollte, dass der Patient bereit ist, Surveys durchzuführen, dann kann der Therapeut die Rolle der »Anwerbung eines Interviewpartners« übernehmen. Sollte der Patient beim Bitten der Passanten in eine stärkere Stottersymptomatik kommen, dann kann dies natürlich für die Modifikationsphase sehr gut zum Training von Sprechtechniken genutzt werden.

Für Surveys kann die Aufgabenstellung sehr unterschiedlich und damit angepasst an den individuellen Fall des Patienten sein (siehe Übungsaufgaben). Surveys werden für die Desensibilisierung, aber auch für die Modifikationsphase als fester Bestandteil von Übungen genutzt.

2.5 Konfrontationstherapie gegen Zuhörerreaktionen auf Stottern

Neben der Desensibilisierung gegen das Kernverhalten muss der Patient auch gegen Zuhörerreaktionen, die er als negativ empfindet, desensibilisiert werden. Damit muss das Thema Zuhörerreaktionen in der Therapie kommuniziert und aufgegriffen werden. Es empfiehlt sich, das Thema Zuhörerreaktionen zu Beginn der Telefon- bzw. In-Vivo-Übungen eingehend zum Therapiegegenstand zu machen. Bei Übungen zum Pseudo- und Nettostottern im Therapieraum sollte mit bekannten und fremden Personen auch immer in der Reflexion die Zuhörerreaktion besprochen werden, aber es wird nicht im eigentlichen Sinne daran gearbeitet, dass der Patient sich dagegen desensibilisiert. Wenn der Therapeut am Telefon- oder in vivo beginnt, als Modell zu stottern, dann bekommt der Patient die Aufgabe, auch genauestens die Zuhörerreaktion zu erfassen.

Eine gute Möglichkeit, sich dem Thema Zuhörerreaktionen zu nähern, ist die, dass der Patient damit beginnt, eine Liste mit verschiedensten Zuhörerreaktionen zu sammeln. Diese Liste wird im Verlauf von einigen Therapiestunden immer mehr ergänzt. Bei jeder gefundenen Zuhörerreaktion (die der Patient beim Stottern des Therapeuten und bei seinem eigenen Stottern findet), soll er gleichzeitig bewerten, wie diese Reaktion auf ihn wirkt. Dies gilt auch für Sprechsituationen, die der Patient außerhalb der Therapie alleine erlebt.

In einem weiteren Schritt, wenn der Patient eine Vielzahl von Reaktionsweisen auf sein Stottern (auch auf Pseudostottern) gesammelt hat, wird im Gespräch mit dem Therapeuten herausgearbeitet, welche Gründe es für Zuhörer geben könnte, in der beschriebenen Weise auf Stottern zu reagieren. Der Patient soll also einen Perspektivenwechsel vornehmen und den Versuch unternehmen zu erklären, warum bestimmte stereotype Reaktionen auf Stottern entstanden sein könnten. Im weiteren Verlauf wird mit ihm besprochen, wie er in Zukunft auf Zuhörerreaktionen reagieren kann (welche Gefühle durch die negativen Zuhörerreaktionen bei ihm nicht ausgelöst werden sollen) und

Zuhörerreaktion	**Bewertung** sehr angenehm/angenehm/neutral/unangenehm/sehr unangenehm ++ / + / o / - / --	**Anmerkung**
Zuhörer geht bei der Blockierung weg ohne Begründung	--	
kurzes reflexhaftes Lächeln zu Beginn der Blockierung	-	kann je nach Person auch neutral auf mich wirken
Wegschauen während der Blockierung	o	

Zuhörerreaktionen und ihre Bewertung (Beispiel)

wie er auf sehr stark entwertende Reaktionen aktiv reagieren kann. Der Therapeut muss ihm erklären, dass er ihn, wann immer möglich, negativen Reaktionen von Zuhörern (auch vom Therapeuten selber imitiert) aussetzen wird.

Das Telefon- und In-Vivo-Training ist insofern nicht nur für die Desensibilisierung gegen das Kernverhalten, sondern auch für die Desensibilisierung gegen aversive Zuhörerreaktionen unumgänglich. Dem Patienten muss klar werden, dass er ab dem Zeitpunkt, ab dem Zuhörerreaktionen in der Therapie thematisiert werden, diese immer bewusst wahrnehmen soll und sich seiner Reaktion darauf vergewissert (emotional und kognitiv). So wird zum einen über die gezielte und wiederholte Konfrontation mit den aversiven Zuhörerreaktionen eine Abhärtung versucht. Parallel dazu wird aber auch über Beratungsgespräche an einer Einstellungsänderung – an der Veränderung der bisherigen kognitiven Konstrukte – beim Patienten gearbeitet. Interventionen, die den Umgang mit Kränkungen und die Aktivierung von Ressourcen der Selbstwertbehauptung betreffen, sollten hier – als Teil von Beratung und additiven Interventionen – zum Einsatz kommen.

Interventionen bei der Desensibilisierung gegen negative Zuhörerreaktionen

In der Desensibilisierung gegen unangenehme Zuhörerreaktionen setzt man den stotternden Patienten in der Therapie so lange diesen negativen Reaktionen aus, bis diese ihre negative Wirkung weitestgehend verlieren. In allen Übungen mit fremden Personen innerhalb und außerhalb des Therapieraumes muss deshalb auch immer das Zuhörerverhalten fester Bestandteil der Auswertung von Übungen sein.

Es ist für den Therapeuten jedoch nur in begrenztem Maße möglich, den Patienten gezielt negativen Zuhörerreaktionen auszusetzen. Die wenigen Möglichkeiten, diese vermehrt herzustellen, sollte man aber nutzen:

- Der Therapeut sollte die für den Patienten unangenehmen Zuhörerreaktionen (nach Ankündigung) in sein Kommunikationsverhalten aufnehmen. Dies soll nicht inflationär geschehen, aber so, dass sie immer wieder Bestandteil von Gesprächen, Übungsreflexionen oder sonstigen Sprechkontakten mit dem Patienten sind. Aus dem Blickkontakt gehen beim Stottern des Patienten, Wörter vorsagen oder Sätze beenden, mimische Überraschung zeigen, den Turn-Wechsel erzwingen, unvermittelt Fragen stellen und vergleichbare Reaktionen lassen sich durchaus über einen längeren Zeitraum gezielt einsetzen. Auch »Gästen« in der Therapie kann man vorgeben, diese Reaktionen im Gespräch mit dem Patienten zu zeigen.
- Untypische Reaktionen auf Stottern erhält man dort, wo Menschen seltener mit stotternden Personen konfrontiert werden. Wer etwa auf Kleinanzeigen aus Zeitungsannoncen anruft, kann sicher sein, dass er es nicht mit geschultem Personal zu tun hat, das über eine gewisse Etikette der Verkaufs- und Informationskommunikation verfügt. So findet sich hier ein Feld, auch ungewöhnlichere Reaktionen auf Stottern zu bekommen, vorausgesetzt man verzichtet in diesen Gesprächen auf ein Advertising.
- Reaktionen auf Stottern sind sehr stark abhängig vom Bildungsgrad der Kommunikationspartner. In sozial- und bildungsmäßig benachteiligten Stadtvierteln kann man beim Ansprechen dieses Personenkreises häufig negative Reaktionen auf Stottern hervorrufen (In-Vivo-Übungen in Geschäften, Surveys auf der Straße, …)
- Nahezu jeder Patient hat in seinem Lebensumfeld Personen, deren Reaktionen auf das eigene Stottern er kennt und deren Reaktionen als unangenehm eingestuft werden. Diese Personen können einen wichtigen Übungsfaktor für die Desensibilisierung darstellen. Therapeut und Patient müssen allerdings sicher sein, dass es tatsächlich die unmittelbare Reaktion auf Stottern ist, die dem Patienten unangenehm ist, und nicht eine davon unabhängige personale Antipathie.

- Grundsätzlich muss ein Patient lernen, dass er als Reaktion auf Stottern bei den meisten Zuhörern nicht mit einer negativen oder ablehnenden Reaktion konfrontiert wird. Es sind überwiegend Reaktionen, die signalisieren, dass der Zuhörer überrascht oder irritiert ist. Diese Reaktionen zeigen alle Menschen – auch stotternde Menschen –, wenn sie mit etwas konfrontiert werden, das im ersten Moment nicht einzuordnen ist und von dem sie nicht wissen, wie es zu bewerten ist. Ein kurzer Lächelreflex, ein Wegschauen, ein erstauntes Zurückziehen des Kopfes, kurzes Augenaufreißen und andere mimische Reaktionen gehören in diese Kategorie. In der Desensibilisierung muss ein Patient lernen, insbesondere diese allgemein »menschlichen« Reaktionsweisen wahrzunehmen und von wirklich negativ gemeinten Reaktionen (z. B. offensichtliches Auslachen, das Stottern belustigt nachmachen, sich abwenden, …) zu unterscheiden. Irritations- und Überraschungsreaktionen bei Zuhörern werden fälschlicherweise oft von Stotternden als negativ bewertet. Hier muss die Therapie eine Einstellungsänderung in Gang setzen und das Ziel der Desensibilisierung ist ein gelassenes Erleben dieser Irritations- und Überraschungsreaktionen auf Seiten des stotternden Patienten.

Neben der reinen Konfrontation mit negativen Zuhörerreaktionen wird eine Veränderung in Gefühl und Haltung des Patienten auch immer mittels therapeutischer Gespräche oder dem Einsatz von Beratungsinterventionen bei konkreten Problemsituationen erzielt. Oft lässt erst der Prozess einer Beratung beim Stotternden neue Sichtweisen, veränderte Erlebensformen oder ein erfolgreicheres Ertragen von kränkendem oder abwertendem Verhalten zu.

2.4

INFO

Informationen zur Desensibilisierung gegen Zuhörerreaktionen

Wie wirken negative Zuhörerreaktionen?

Dass stotternde Menschen sich im Moment des Stotterns unwohl fühlen oder sich allgemein mit ihrem Stottern weniger wertvoll oder von anderen Menschen abgewertet fühlen, kann verschiedene Ursachen haben. Einen großen Einfluss auf das Gefühlserleben beim Stottern und auf die Einstellung zu sich als Stotterndem haben die Reaktionen von Zuhörern auf das Stottern.

Die Reaktionen von Zuhörern finden sich häufig im Gesichtsausdruck oder in Verhaltensweisen wie Weggucken oder Lächeln. Selten werden Zuhörer direkt das Stottern ansprechen und sich dazu äußern.

Der Gesichtsausdruck auf Stottern drückt in der Regel ein Gefühl aus, das der Zuhörer beim Sprechen mit einem Stotternden empfindet. Da diese mimische Reaktionen spontan erfolgen und die wenigsten Menschen ein mimisches Verhalten vortäuschen, werden diese Reaktionen als unmittelbar wahre, „ehrliche“ Reaktionen auf das eigene Stottern aufgefasst.

Mimische Reaktionen, die Überraschung, Angst oder Ablehnung ausdrücken, treten häufig als Reaktion auf Stottern beim Zuhörer auf. Wie alle Menschen haben auch Stotternde eine gut ausgeprägte Fähigkeit, diese Reaktionen sehr schnell und sicher zu erkennen und ihre Bedeutung zu verstehen. Dieser Prozess des „Lesens im Gesicht des Zuhörers“ läuft fast immer unbewusst ab und führt zu einem gefühlsmäßigen Erleben. Der Empfänger der mimischen Reaktionen denkt meistens gar nicht über die Bedeutung dieser Reaktion nach, sondern es entsteht unmittelbar in ihm selber auch ein Gefühl auf diese mimische Reaktion. Dies kann Ärger, Angst, Minderwertigkeit oder Scham sein.

Auch tendenziell nicht abwertende mimische Reaktionen auf Stottern wie zum Beispiel das „Überraschungsgesicht“ oder der „Lächelreflex“ werden oft von Stotternden durch die hohe Zahl an abwertenden Reaktionen, denen sie ausgesetzt sind, als negativ empfunden, d. h. sie setzen unangenehme Gefühle frei.

Die Desensibilisierung in der Stottertherapie hat das Ziel, dass die Zuhörerreaktionen ihre negativen Auswirkungen weitgehend verlieren.

Die Zuhörerreaktionen auf Stottern sind auf absehbar lange Zeit in unserer Gesellschaft nicht wesentlich zu verändern, deshalb muss man als stotternder Patient selber lernen, gefühlsmäßig neutral auf die meisten dieser Reaktionen zu reagieren. Sich abhärten oder – bei sehr kränkenden Reaktionen – aktiv dem Zuhörer sein Verhalten zu spiegeln und ihn im Extremfall sogar dafür zu beschämen, ist das Ziel der Desensibilisierungstherapie.

Neben den mimischen Reaktionen stehen die Verhaltensreaktionen, die Zuhörer bei stotternden Gesprächspartnern zeigen. Überfreundliches Verhalten (Beispiel: die Zuhörer schreiben Informationen auf oder die Zuhörer begleiten einen zum nächsten Kollegen), ablehnendes Verhalten (Beispiel: den stotternden Menschen auslachen oder nachmachen) unterstützendes Verhalten (Wörter vorsagen, aus dem Blickkontakt gehen, ...) sind neben neutralem Verhalten typische Verhaltensreaktionen auf Stottern, die ebenso negative Gefühle entstehen lassen können. Auch gegen diese Verhaltensreaktionen gilt es in der Therapie zu desensibilisieren.

2.6 Konfrontationstherapie gegen das kommunikative Tabu des Stotterns

Stottern thematisieren

Stotternde und nichtstotternde Menschen tabuisieren in ihrer Kommunikation im Allgemeinen das Thema Stottern. Dies hängt zum einen mit der Stigmatisierung von Stotternden zusammen, denn das Bild von stotternden Menschen in der Gesellschaft ist immer noch negativ geprägt (vgl. Benecken, 1996). Zum anderen hängt es allgemein mit dem Umgang bei funktionellen Einschränkungen und Behinderungen zusammen. Es gibt eine deutliche Tendenz, Menschen, die mit einer unerwünschten Einschränkung leben, nicht auf ihr Handicap anzusprechen. Dies trifft auf fast alle Lebensbereiche zu und oft genug ist auch das Familienleben davon nicht ausgeklammert.

Stotternde müssen lernen, dieses Tabu zu durchbrechen. Zu einem selbstbewussten Umgang mit einer Schwäche oder Behinderung gehört auch, dass man sie angst- und schamfrei kommunizieren kann – dass man über das Stottern reden, darüber informieren, es ankündigen oder ansprechen kann, wann und wo immer es nötig, hilfreich und angebracht ist.

Dies setzt voraus, dass Stotternde selbst ein basales Wissen zum Stottern allgemein und zu ihrem eigenen Stottern haben.[1] Stotternde sollten es sich zur Aufgabe machen, ihre Umwelt über Stottern zu informieren. Sie sollten informieren, um das Bild von Stotternden in dieser Gesellschaft zu verändern. Selbstbewusst Stottern als Thema einzubringen, muss in der Therapie gelernt werden.

Aus diesem Grund wird mit den Patienten abgesprochen, dass sie in ihrem Lebensumfeld damit beginnen, mit anderen Menschen über ihr Stottern zu sprechen und selber die Initiatoren dieser Gespräche zu sein. Dabei wird Wert darauf gelegt, dass die Patienten Situationen abwarten oder herstellen, in denen diese Gespräche passend und angemessen sind.

Die Patienten sprechen mit dem Therapeuten ab, mit wem sie in einem bestimmten Zeitraum über Stottern sprechen, welche Situationen sie dazu benutzen oder herstellen, welche Inhalte das Gespräch haben soll und wie die Patienten diese Gespräche eröffnen. Eine Einübung in Form von Rollenspielen ist oft hilfreich und gibt den Patienten ein erhöhtes Maß an Sicherheit über Stottern zu sprechen.

Jedes dieser Gespräche wird mit dem Therapeuten nachbesprochen. Dabei werden alle Reflexionsebenen – das Gesprächspartnerverhalten, die eigene Emotionalität und das eigene Gesprächs- und Stotterverhalten – Gegenstand der Nachbesprechung. Dieses bewusst übende Brechen des Kommunikationstabus müssen Patienten häufiger als nur ein- oder zweimal erfahren. Es muss beginnen, Gewohnheitswert zu bekommen und sollte vor allem in den Lebensfeldern Familie, Arbeits- bzw. Ausbildungswelt und Freundes- und Bekanntenkreis stattfinden.

[1] Wichtige Informationen über das Stottern sollten die Patienten bereits in der Identifikationsphase bekommen. Neben der Information durch den Therapeuten haben sich vor allem folgende Materialien fur Patienten bewahrt:

- FAQ zum Stottern, U. Natke, Neuss: Natke (als Einstieg für alle Patienten ab 14. Jahre geeignet) abrufbar unter: www.natke-verlag.de/download.html
- Wissen über Stottern, U. Natke (Hrsg.), Neuss: Natke, 2012 (sehr informativ und verständlich)
- Stottern erfolgreich bewältigen – Ratgeber für Betroffene und Angehörige, A. Schindler, 5. Auflage, Neuss: Natke, 2012
- Stottern, U. Natke & A. Kohmäscher, 4. Auflage, Berlin/Heidelberg: Springer, 2020, Kap. 1-6 (für Patienten, die sich mit einem wissenschaftlich orientierten Text zum Stottern auseinandersetzten möchen)
- Stottern – und jetzt? Die Webseite für stotternde Jugendliche, www.jugend-infoseite-stottern.de (sehr informative Webseite für stotternde Jugendliche)

Das Tabu Stottern kommunizieren

Stottern – ein Tabu! Lernen, über Stottern zu sprechen

Stotternde und nichtstotternde Menschen tabuisieren in ihrer Kommunikation im Allgemeinen das Thema Stottern. Menschen mit einer Sprechbehinderung werden fast nie auf ihr Handicap angesprochen. Hypothesen für dieses Verhalten gibt es zahlreiche. Einige wenige sollen hier als Beispiele aufgeführt werden:

- Viele nichtstotternde Menschen sehen Stottern immer noch als Folge einer psychischen Beeinträchtigung. Diese unterliegen aber in unserer Gesellschaft immer noch einer Tabuisierung.
- Viele Stotternde zeigen sichtbare Signale, dass ihnen Stottern unangenehm ist. Es besteht eine Hemmung, einen Mitmenschen auf das anzusprechen, was er als unangenehm oder beschämend zu erleben scheint.
- Für viele nichtstotternde Menschen ist das eigene unflüssige Sprechen bei Nervosität oder Zeitdruck von negativen Gefühlen begleitet. Diese Eigenerfahrungen führen dazu, das Thema unflüssiges Sprechen kommunikativ auszublenden.
- Stottern ist durch die Darstellung stotternder Menschen in Unterhaltungsmedien (Spielfilme, Serien, ...) stigmatisiert. Der stotternde Mensch wird dort oft negativ stereotyp dargestellt (clowneskes oder abnormes Verhalten). Dieses Stigma führt dazu, dass mit stotternden Menschen im realen Leben nicht mehr über die Sprechstörung geredet wird.

Unabhängig davon, wie sich das Kommunikationstabu des Stotterns letztendlich erklären lässt, ist es wichtig, dass stotternde Menschen lernen, dieses Tabu zu durchbrechen.

Zu einem selbstbewussten Umgang mit einer Schwäche oder Behinderung gehört auch, dass man sie angst- und schamfrei kommunizieren kann, dass man über das Stottern reden, darüber informieren, es ankündigen oder ansprechen kann, wann und wo immer es nötig, hilfreich und angebracht ist.

Dies setzt voraus, dass Sie als stotternder Mensch selbst ein grundlegendes Wissen zum Stottern allgemein und zu Ihrem eigenen Stottern haben. Stotternde sollten es sich zur Aufgabe machen, ihre Umwelt über Stottern zu informieren. Sie sollten informieren, um das Bild von Stotternden in dieser Gesellschaft zu verändern. Selbstbewusst Stottern als Thema einzubringen, muss somit auch in der Therapie gelernt werden.

Aus diesem Grund sollen Sie unter therapeutischer Begleitung in ihrem Lebensumfeld damit beginnen, mit Menschen, die Sie kennen, über Ihr Stottern zu sprechen und selber diese Gespräche zu beginnen.

Selten wird es sich ergeben, dass aus einer aktuellen Situation heraus das Thema Stottern passend „eingefügt" werden kann (z. B. wenn allgemein über Themen wie Behinderung, Therapie oder Benachteiligung gesprochen wird). In aller Regel werden Sie das Thema selber ansprechen müssen. Hier sollten Sie für sich eine passende Form finden. Es gibt Patienten, die nutzen die Gelegenheit, indem sie erwähnen, dass sie in einer Therapie sind, und den Gesprächspartner (Arbeitskollege, Freundin, Verwandten) fragen, ob er/sie denkt, dass sich das Sprechen verändert habe. Andere Patienten eröffnen das Thema direkter (z. B. „Ich mache gerade eine Therapie, um mein Sprechen zu verbessern. Da sprechen wir auch darüber, wie meine Zuhörer mein Stottern erleben. Ich würde Dich in dem Zusammenhang gerne einmal fragen, wie es Dir damit geht, wenn ich stottere. Bist Du dann unsicher in Deinem Verhalten?").

Jedes dieser Gespräche sollen Sie mit Ihrem Therapeuten nachbesprechen. Dabei sollen das Verhalten des Gesprächspartners, Ihr eigenes Gefühlserleben und das eigene Gesprächs- und Sprechverhalten Gegenstand der Nachbesprechung sein.

Es ist nicht zwingend, dass der Patient oder der Therapeut darüber eine Form der Dokumentation anlegen, aber es wird häufig von einer der beiden Therapiebeteiligten als wichtig empfunden, dies in Form eines Dokumentationsblattes zu sichern.

Advertising

Eine zweite Form, das Kommunikationstabu des Stotterns aktiv anzugehen, ist das Mittel des Advertising. Das Advertising ist eine Form der Ankündigung als Stotternder, die im Therapiekonzept des SSMP (Successful Stuttering Management Program, Breitenfeld et al., 1989) eine zentrale Rolle spielt und die z. T. in Nicht-Vermeide-Therapieansätzen praktiziert wird. Im angelsächsischen Sprachgebrauch hat Advertising eine Doppelbedeutung, im Sinne von sich ankündigen und Werbung für etwas machen. Beide Bedeutungen erklären gut die Funktion des Advertising im Sinne des SSMP. Da es im Deutschen keinen entsprechenden Begriff gibt, wird der englische Ausdruck bei der IMS beibehalten. Der Patient soll dadurch, dass er sich (zumeist) verbal als Stotternder ankündigt, Zuhörer darüber informieren, dass er stottert. Er soll sie damit auf unflüssiges Sprechen vorbereiten. Er soll andererseits auch – so das Konzept des SSMP – die Gelegenheit suchen, sich als Stotternder darzustellen und die Zuhörer, wann immer möglich, über Stottern zu informieren und damit auf das gesellschaftliche Bild von Stotternden Einfluss zu nehmen.

Viele stotternde Menschen erliegen der Versuchung, sich so lange wie möglich als flüssige Sprecher zu präsentieren. Dies führt – wenn es zu Beginn von Gespräch gelingt – im weiteren Verlauf der Kommunikation häufig zu einem hohen psychischen Druck. Das Bild vom flüssigen Sprecher aufrecht zu erhalten, führt nicht selten zu sprachlichem Vermeiden oder zeitlichem Aufschubverhalten. Angewandtes Advertising verhindert hier von vorn herein die Entstehung von negativem psychischem Stress.

Sich als stotternder Mensch anzukündigen, widersteht damit der Versuchung, sich generell oder so lange wie möglich als Flüssigsprecher darzustellen. Die Strategie, den nichtstotternden Sprecher »vorzuspielen«, kostet viel Energie und Aufmerksamkeitskontrolle, der durch ein offensives Advertising entgegnet werden kann.

Das Advertising ist im Konzept des SSMP eine Technik, die vom Stotternden immer angewandt wird. Dies trifft für alle Sprechkontakte zu, die der Patient am Telefon oder in vivo mit ihm nicht bekannten Personen hat. Er muss sich verbal als Stotternder ankündigen oder unflüssig (durch Pseudostottern) als Stotternder zu erkennen geben. Er soll auch im Anschluss an die Therapie das Advertising als lebenslange kommunikative Strategie beibehalten. Bei Personen, die dem Stotternden bekannt sind, soll er sich nicht mehr verbal, sondern durch imitiertes Stottern »ankündigen«.

In der IMS-Therapie wird das Advertising auch durchgeführt. Es wird eingeübt und der Patient wird gegen unangenehme Gefühle, die beim Advertising auftreten können, desensibilisiert. Sowohl am Telefon als auch in In-Vivo-Übungen muss der Patient lernen, sich selbstbewusst und ohne emotionale Probleme anzukündigen. Etwa 1/3 dieser Übungen sollte der Patient mit Ankündigungen machen, und man beginnt günstigerweise, nachdem der Patient zunächst Übungen ohne Ankündigung gemacht hat. Im letzten Drittel der Desensibilisierungsübungen am Telefon und in vivo kann der Patient dann selbst entscheiden, ob er mit oder ohne Advertising üben will. Im Gegensatz zum SSMP wird die Entscheidung über die Anwendung des Advertising also beim Patienten belassen. Gleichwohl soll ihm in der Therapie vermittelt werden, welchen positiven Effekt das Advertising hat, und er soll ermutigt werden, es so häufig wie möglich und nötig einzusetzen.

Die Erfahrungen im deutschsprachigen Kulturraum mit dieser Technik sind sehr unterschiedlich. Es gibt Patienten, die Advertising sehr erfolgreich übernehmen und es als eine große Hilfe in ihrer Kommunikation empfinden. Sie berichten, dass sich die eigenen Stottereignisse durch das Ankündigen deutlich verringern und dass die Zuhörerreaktionen auf

Gesprächspartner	**Eigene Gefühle, eigene Gedanken, eigenes Verhalten**	**Reaktionen und Informationen des/der Gesprächspartner(s)**
Mit wem haben Sie gesprochen? Wie lange dauerte das Gespräch? ...	Fiel es Ihnen schwer, das Thema Stottern anzusprechen? Was war Ihr grundlegendes Gefühl während des Gespräches? Haben Sie bewusst etwas nicht gesagt/gefragt? Wie denken Sie im nachhinein über das Gespräch? Hat sich Ihre Erwartung an das Gespräch bestätigt? Glauben Sie, dass dieses Gespräch etwas für die weitere Kommunikation geändert hat? Warum haben Sie nicht länger über das Thema geredet? ...	Wurden Ihnen auch Fragen gestellt? War der Gesprächspartner interessiert an dem Thema? Wie reagierte der Gesprächspartner emotional? Hat der Gesprächspartner etwas über eigene Einschränkungen erzählt? ...

Stottern thematisieren

die Ankündigung und auch auf auftretendes Stottern nahezu ausschließlich positiv seien. Es scheint eine häufig beobachtbare Tatsache zu sein, dass das Advertising von Zuhörern als Ausdruck einer selbstbewussten Persönlichkeit interpretiert wird und in der Entsprechung die Stotternden dann von ihren Gesprächspartnern auch akzeptant, respektvoll und vor allen Dingen »normal« behandelt werden.

Alle Patienten müssen in der Therapie lernen, eine für sich selber angenehme bzw. kongruente sprachliche Form der Ankündigung zu finden. Es gibt Patienten, die mit der Standardformulierung »Guten Tag, mein Name ist Schmitt. Ich stottere (Ich bin Stotternder) und habe eine Frage ...« eine angemessene Form des Advertising gefunden haben.

Häufig suchen sich Patienten aber eine besser zu ihnen passende Ankündigung, z. B. »Guten Tag, ich bin Stotternder und es kann sein, dass Sie Pausen oder Wiederholungen hören werden. Lassen Sie sich davon bitte nicht irritieren. Mein Name ist ...«

Oder: »Guten Tag, ich stottere und manchmal werden Sie deswegen etwas warten müssen. Mein Name ist ...«

Es gibt Patienten, insbesondere unter denen, die Vorträge halten oder beruflich längere Gespräche führen müssen, die den Zuhörern sozusagen eine »Brücke« bauen, sich nicht durch das Stottern von einer Gesprächsbeteiligung abhalten zu lassen: »Ich stottere und Sie werden zuweilen längere Pause oder Wiederholungen in meinem Sprechen wahrnehmen. Lassen Sie sich aber bitte nicht davon abhalten, mich auch zu unterbrechen oder Fragen zu stellen.«

Als Therapeut sollte man den Formulierungen der Patienten weitgehend tolerant gegenüberstehen. Ein Problem taucht dann auf, wenn die Patienten das Wort Stotternder/Stotterer oder stottern in ihrer Ankündigung vermeiden wollen: »Guten Tag, ich habe ein Sprachproblem, es kann also etwas länger dauern, wenn ich mit Ihnen spreche ...« Oder: »Guten Tag, mein Sprechen ist manchmal unflüssig, und es können Pausen oder Wiederholungen auftreten ...«

Patienten können durchaus desensibilisiert gegen die eigene Kernsymptomatik sein, aber sie verhindern wann immer möglich den Gebrauch des Wortes stottern oder Stotterer. Die Patienten übertragen dann in der Regel ein gesellschaftlich negatives Bild bzw. Stigma auf den Begriff des Stotterns. In der Therapie sollte mit den Patienten herausgearbeitet werden, welche Ursachen der Ablehnung des Begriffs Stottern zugrunde liegen, es sollte durch die Benutzung dieses Begriffes (z. B. in Befragungen) desensibilisiert werden und es sollte eine Akzeptanz für den Begriff geschaffen werden.

Wenn Patienten ihren Widerstand gegen das Wort Stottern oder Stotterer bzw. Stotternder nicht aufgeben wollen, dann sollte man letztendlich eine Ankündigung in dieser Form auch akzeptieren. Man sollte aber während des Einübens des Advertising (in vivo und am Telefon) alles versuchen, um die Patienten auch gegen die Benutzung des Wortes Stottern oder Stotterer bzw. Stotternder zu desensibilisieren. So sollten bei der Arbeit mit Surveys auf jeden Fall die Begriffe Stotternder/stottere als Ankündigung beibehalten werden.

2.7 Beendigung der Desensibilisierungsphase

Eine für Therapeuten wichtige Frage ist die, welche Ziele in der Desensibilisierung erreicht werden müssen, damit diese Therapiephase abgeschlossen werden kann. Da in der ambulanten Therapie eine gelungene Desensibilisierung zwischen 15 und 25 Therapieeinheiten (45 Minuten) dauern kann, wird bereits deutlich, dass Patienten individuell sehr unterschiedlich in den Fortschritten sind.

Grundsätzlich hört die Desensibilisierung während der gesamten Therapie nicht auf. Gerade auch der Einsatz der Nachbesserung in der IMS-Stabilisierungsphase vertieft noch einmal die Arbeit an der Desensibilisierung, und auch in der Stablisierungs- und Nachsorgephase kommen immer wieder Aspekte aus diesem Bereich in die Therapie. Aber es gibt einen Zeitpunkt, an dem formell die Desensibilisierungsphase beendet werden muss.

Um mit der Modifikationsphase zu beginnen, sollte ein Patient in der Lage sein, in nahezu allen typischen Alltagssituationen sein Nettostottern für drei bis vier Sekunden motorisch kontrollieren zu können. Das meint, er soll bewusst – ohne dass Angst-, Panik- oder Schamgefühle den motorischen Sprechablauf seines echten Stotterns beeinflussen – gelassen wiederholend stottern. Kann ein Patient dies, dann hat er damit in der Regel die Fähigkeit erworben, auch in sein Stottern verflüssigend einzugreifen, und wird die Modifikationstechniken ebenso motorisch kontrolliert und erfolgreich einsetzen können.

Patienten, die während eines Stotterereignisses von Beginn an das Ziel haben, das Stotterereignis wie auch immer zu beenden, die in muskuläre Anstrengungsreaktionen, in Vermeide- oder Aufschubverhalten verfallen, haben keinen oder nur einen geringen Desensibilisierungserfolg erreicht. Sie befinden sich während eines Stotterereignisses in einer »Blockflucht- oder Blocküberwindungstrance«, in der sich das motorische und das sprachliche Verhalten nur noch einem Bewusstseinszustand unterwirft, der auf ein unbedingtes Blockbeenden-Wollen hinausläuft.

Es gibt zuweilen Patienten, die zwar nicht gut netto stottern, die aber gelassen und kontrolliert in ihren Dehnungen oder stummen Blockierungen festhängen und dies motorisch ähnlich bewusst kontrollieren können wie Patienten mit repetitivem Nettostottern. Auch sie haben einen ausreichenden Desensibilisierungserfolg erreicht.

Die motorisch weitgehend unkontrolliert und reflexhaft verlaufenden Flucht- und Anstrengungsreaktionen stehen fast immer in einem direkten Bezug zu den Gefühlen und der Haltung, die ein Patient dem Stottern gegenüber noch hat. Sind die Flucht- und Anstrengungsreaktionen noch sehr bestimmend und nicht zu kontrollieren, dann wird echtes Stottern noch immer von negativen Gefühlen begleitet und von seiner Einstellung her wird der Patient sich immer noch für sein Stottern im eigenen Selbstwert herabsetzen oder sich herabgesetzt fühlen. In therapeutischen Gesprächen zu diesem Bereich (Gefühle, Selbstwert, Bewertung von Stottern und Stotternden) sind die Patienten fast immer auch in der Lage, das zu erkennen.

Die Frage ist, wie man sich als Therapeut verhält, wenn der Desensibilisierungserfolg weit unter dem liegt, was der Patient erreicht haben sollte. Folgende Empfehlungen für das weitere Vorgehen seien für diesen Fall ausgesprochen:

Wenn nach einer längeren Phase therapeutischen Arbeitens in der Desensibilisierung keine Fortschritte mehr erkennbar sind (dies kann je nach Patient bereits nach 15 oder 20 Therapieeinheiten sein), sollte mit dem Patienten ein »Klärungsgespräch« über die weitere Therapie geführt werden. Ziel sollte eine Bestandsaufnahme des bisherigen Desensibilisierungsgrades und -erfolges sein. Die zu besprechenden Themen sind dann:

- Stand von Nettostottern und Pseudostottern (wie gut in der Technik, wie gut vor welchen Gesprächspartnern)
- Gefühle, die sich mit dem Stottern verbinden (welche beim Therapeuten, welche bei anderen Gesprächspartnern)
- Ziele des Patienten für die weitere Therapie

Es sollte eine klare Analyse vorgenommen werden, bei der der Therapeut ehrlich den Stand beschreibt, aber auch gering ausgeprägte Desensibilisierungserfolge wertschätzt und komplimentiert. Die Differenz zum »Sollziel« muss aber klar aufgezeigt werden.

Bei Patienten, die sich stetig aber langsam in der Desensibilisierung verbessern, besteht kein Grund für eine solche Bestandsaufnahme. In derartigen Fällen kann die Desensibilisierung auch schon bis zu 40 Therapieeinheiten und mehr einnehmen.

Ausgehend von dieser Bestandsaufnahme müssen sowohl der Patient als auch der Therapeut für sich klären, ob es weiterhin Sinn macht, mit der Desensibilisierungstherapie fortzuschreiten. Es gibt Patienten, die sich auch bei wohlmeinender und guter Therapie sehr mit der Desensibilisierung (zumeist mit dem offenen Zeigen von Stotterereignissen) quälen oder die für sich wissen, dass es zu diesem Zeitpunkt keine weiteren Desensibilisierungserfolge geben wird. In diesem Fall sollte die Beendigung dieser Phase besprochen werden. Wird sie beendet, dann sollte aber eine klare Vereinbarung über das weitere therapeutische Vorgehen getroffen werden.

Die therapeutische Erfahrung hat gezeigt, dass die meisten Patienten mit einer weitgehend ausbleibenden Desensibilisierung auch eine schlechte Prognose in Bezug auf den erfolgreichen Einsatz oder auch für die Akzeptanz von Blocklösetechniken haben. Dies gilt aber nicht generell. Vereinzelt profitieren auch bei ausbleibenden Desensibilisierungszielen Patienten von den vermittelten Techniken.

Auf diesem Hintergrund hat es sich für das weitere Vorgehen in der Therapie bewährt, mit dem Patienten eine Vereinbarung zu treffen, dass die Modifikationstechniken vermittelt werden. Dies bleibt aber zunächst nur auf die Anwendung im Therapieraum beschränkt. Hat der Patient dieses Stadium erfolgreich erreicht, dann wird erneut beschlossen, wie in der Therapie weiter verfahren wird.

Wenn Patienten vor dem Therapeuten die Sprechtechniken (gleich ob Pull-Out oder Prolongation) einsetzen können und auch als Form flüssigen Stotterns akzeptieren können, dann kann mit einem Transfer nach »außen« begonnen werden. Den Patienten muss aber verdeutlicht werden, dass ausbleibende Transfererfolge kein Problem der Modifikationsphase, sondern ein Problem mangelnder Desensibilisierung sind. Es muss also eine Vereinbarung über die Möglichkeit von Nachdesensibilisierung geben, falls die Patienten die Sprechtechniken nicht gut im Transfer beherrschen.

In der Modifikationsphase gibt es dann sehr unterschiedliche Verläufe. Es gibt Patienten, die, obwohl nicht gut desensibilisiert, in hohem Maße von Blocklösetechniken profitieren und in vielen Bereichen ihres Alltagslebens erfolgreich damit sprechen. Es gibt Patienten, die beim Transfer der Techniken keine oder nur geringe Erfolge haben, weil ihre negativen Gefühle und deren Einfluss auf die motorisch-muskuläre Kontrolle keinen erfolgreichen Einsatz außerhalb des Therapieraumes zulassen. In diesem Fall muss man die Grenzen des Therapieerfolgs unter Verweis auf den mangelnden Desensibilisierungserfolg deutlich ansprechen und die entsprechenden Konsequenzen ziehen. Dies kann heißen, die Therapie dann zu beenden oder eine längere Pause zu machen.

Wenn ganz deutlich ist, dass der Grund für eine Ablehnung von Blocklösetechniken oder für deren erfolglosen Einsatz in einer ausgebliebenen Desensibilisierung liegt, der Patient aber für sich einen Desensibilisierungserfolg anstrebt, dann sollte eine Psychotherapie bei einem psychotherapeutischen Psychologen, der Kenntnisse im Bereich Stottern aufweist, empfohlen werden. Wenn Stottern eine deutliche »pathologische« Verringerung des Selbstwertes bewirkt (mit den entsprechend starken Angst-, Abwertungs- und Schamgefühlen), so dass Patienten offenes Stottern nicht zeigen können, dann ist dieses Vorgehen – die Empfehlung einer psychotherapeutischen Behandlung – als therapeutische Alternative anzusehen. Eine Weiterführung der Therapie zu einem späteren Zeitpunkt ist danach prinzipiell immer möglich.

Beenden einer Therapie

Ein vorzeitiger Therapieabbruch oder eine Beendigung der Therapie durch den Patienten oder den Therapeuten ist prinzipiell kein Negativum. Entscheidend ist, wie das Therapieende kommuniziert wird. Wenn einem der beiden Beteiligten klar ist, dass eine weitere Therapie nicht mehr erfolgreich sein kann, dann ist es gut und nötig, dies klar zu kommunizieren und sich zu trennen. Wenn ein Patient für sich beschlossen und klar hat, dass diese Therapie nicht für ihn geeignet ist, dann ist das eine gute und selbstbewusste Entscheidung. Manche Patienten brauchen für diesen Therapieabbruch aber eine »sachfremde Begründung«. Um sich abgrenzen zu können, um weggehen zu können, müssen sie vielleicht die Kompetenz des Therapeuten in Frage stellen, das Therapiekonzept abwerten, Zeitprobleme vorschieben usw. Auch dies muss man als Therapeut ertragen können, muss seine eigene Kränkungsanfälligkeit im Blick haben und für die eigene Psychohygiene sorgen. Für solche Fälle ist eine professionelle Supervision für Stottertherapeuten unerlässlich. Gleiches gilt für das Beenden der Therapie durch den Therapeuten. Auch hier sollte es Standard sein – zumal solche Therapieabbrüche selten zum Alltag des Stottertherapeuten gehören – jede vorzeitige Beendigung einer Stottertherapie von einem berufsbezogenen Supervisor begleiten zu lassen. Eine berufsbegleitende Beratung kann einem hier helfen, das Beenden von Therapien zu lernen (ohne dem Patienten seine Wertschätzung zu entziehen) und zu verarbeiten.

2.8 Desensibilisierung in Einzel- und Gruppentherapie

In der Regel ist die Form der Therapie – ob Einzel- oder Gruppentherapie – institutionell vorgegeben. Beide Therapieformen haben Vor- und Nachteile. Für die Desensibilisierungsphase ist die Gruppentherapie jedoch im Grunde die beste Möglichkeit und die Therapieform der Wahl. Eine Gruppentherapie hat den großen Vorteil, dass Patienten, denen die eigene Desensibiliserung nur schwer gelingt, häufig durch das Modell anderer Patienten motiviert werden, aktiv nach Veränderung und Erfolgen zu streben. Stotternde Patienten mit negativen Gefühlen und einer tendenziell selbstabwertenden Haltung zum Stottern verändern sich oft durch das Modell eines selbstbewusst stotternden Menschen. Aus der Lerntheorie weiß man, dass Modelllernen dort am erfolgreichsten ist, wo das Modell dem Lernenden sehr ähnlich und wo die Situation des Modells der des Lernenden möglichst ähnlich ist. Beides kann durch einen anderen erfolgreichen Patienten viel besser geleistet werden als durch den Therapeuten selber.

Ist es aufgrund institutioneller Gegebenheiten nicht möglich, die Desensibilisierungsphase als Gruppentherapie durchzuführen, dann sollte der Therapeut sich darum bemühen, wenigstens zeitweise Patienten für Übungsphasen zusammen zu bringen. Oft sind auch gemeinsame Therapieeinheiten von nur 3 bis 4 Stunden effektiv für die therapeutische Entwicklung.

Die Erfahrung hat gezeigt, dass auch Patienten, die schon in der Generalisierungsphase sind oder die Therapie bereits beendet haben, durchaus davon profitieren, mit einem Patienten, der in der Desensibilisierung ist, gemeinsam Übungen zu machen. In besonderem Maße gilt dies für jugendliche Stotternde.

Als Therapeut, der gänzlich oder überwiegend stotternde Patienten in ambulanter Einzeltherapie behandelt, empfiehlt es sich, eine Kultur des »Patientenkontaktes« zu etablieren und schon in den Vorbesprechungen vor Therapiebeginn darauf hinzuarbeiten, dass einer punktuellen mehrstündigen Zusammenarbeit in einer Zweier- oder Gruppentherapie zugestimmt wird. Auch der Kontakt und die Zusammenarbeit mit anderen behandelnden Kollegen am Ort ist hilfreich für eine therapeutische Kooperation.

Für Therapeuten, die regelmäßig Stotternde in ambulanter Einzel- oder Kleingruppentherapie behandeln, empfiehlt sich der Aufbau einer freiwilligen Generalisierungsgruppe nach Abschluss der Therapie. Als für die Teilnehmer kostenfreies Angebot (im 5 bis 8wöchigen Abstand) stellt sie eine Möglichkeit her, zu ehemaligen Patienten Kontakt zu halten, und sie bietet den Teilnehmern die Möglichkeit, punktuell zu üben oder mit dem Stottern zusammenhängende Probleme darzustellen und zu überwinden. Für den Therapeuten bietet sie die Möglichkeit, Patienten aus aktuellen Behandlungen mit austherapierten Patienten zusammenzubringen und gemeinsam Aufgaben zu bewältigen. Nicht zuletzt ist eine solche – kostenfrei angebotene Gruppe für ehemalige Patienten – ein gutes Aushängeschild für die Patientenakquisition und damit in der Regel eine gute finanzielle Investition, die fast immer auch viel Freude macht.

Für den Fall, dass man in einer Gruppentherapie die Desensibilisierungsphase durchführt, sollte man auf alle Fälle auch Therapiestunden einplanen, in denen die Möglichkeit der Einzeltherapie besteht. Veränderung im Bereich von Gefühlen und Haltungen werden nicht nur durch Übungen der Konfrontationstherapie, sondern vor allem durch Arbeit im Bereich Beratung/additive Interventionen bewirkt.

Diese kann zwar auch in Gruppen durchgeführt werden, je nach der individuellen Situation des Stotternden kann aber die Einzelarbeit mit Patienten bedeutend erfolgreicher sein. Auf alle Fälle sollte ein Gruppentherapiesetting immer auch die Möglichkeit einer mehrstündigen Einzeltherapie aufweisen.

2.9 Desensibilisierung mit Jugendlichen

Jugendliche Patienten sind in der Regel eine besondere Problemgruppe in der Stottertherapie. Dies hängt wahrscheinlich sehr stark mit der Entwicklungsphase (Adoleszens und Postadoleszenz) und der damit einhergehenden Schwierigkeit der Identitätsfindung zusammen. Hinzu kommt, dass die Entscheidung zur Therapie häufig sehr stark von außen (Eltern, Lehrer, ...) mitbestimmt ist. Die Entscheidung für eine an Van Riper orientierte Nicht-Vermeide-Therapie wird von Erwachsenen, die den Prozess ihrer Identitätsfindung und -stabilisierung abgeschlossen haben und die weitgehend in gesicherten sozialen Bezügen leben, mit mehr eigener Entschlossenheit und dem Bewusstsein von Verantwortlichkeit für das therapeutische Arbeiten gefällt.

Jugendliche haben ganz häufig schwerere Probleme als ihr Stottern. Stottern ist für sie auch ein Problem, aber ganz häufig erst das fünfte oder sechste in ihrer Problemhierarchie. Mit entsprechenden Coping-Strategien – sprachliches und situatives Vermeiden, Übernehmen von mit Stottern zu vereinbarenden Rollenmustern in ihren Peer-Groups und Klassenverbänden – kommen sie oft weit besser mit dem Stottern zurecht, als die Erwachsenen in ihrer Umgebung. Wichtiger sind meist Probleme der sozialen Integration (Zugehörigkeit zu einer Gruppe oder Clique von Gleichaltrigen, Vermeiden der Außenseiterrolle, Erfüllung gruppeninterner Normen, ...), der Entwicklung einer geschlechtlichen Identität und der Erfüllung von Leistungserwartungen von Eltern, um nur beispielhaft einige dieser Problemfelder aufzuzeigen. Da die Aktivitäten in diesen Feldern auch immer von der Bedrohung besetzt sind, negative Gefühle zu erleben – und zwar auch Scham, Angst und Frustration (vergleichbar dem Stottern) –, ist die Stottertherapie bei manchen jugendlichen Patienten eine weitere psychische Anforderung, der sie sich – zurecht – zu entziehen versuchen. Therapieabbrüche mit Jugendlichen finden fast immer in der Desensibilisierungsphase statt, und es sind häufig die Patienten, die sich selber mit ihrem Vermeide-, Aufschub- oder Anstrengungsverhalten wohler fühlen als mit einer Konfrontierung des Stotterer-Seins.

Für den Therapeuten ist es wichtig, früh zu diagnostizieren, wie die jugendlichen Patienten in der Konfrontationstherapie reagieren, wann sie in Widerstand gehen oder die Therapie nur angepasst mitmachen, ohne wirkliche Teilerfolge im Bereich der Desensibilisierung zu haben. Wichtig ist es dann, den Patienten die eigene Diagnose ihres Zustandes zu spiegeln, ohne sie mit Schuldzuweisungen für ausbleibende Therapieerfolge zu belegen. Und auch wenn die jugendlichen Patienten in der Auseinandersetzung für sich zu der Entscheidung kommen, die Therapie oder die Desensibilisierungsphase zu beenden, dann sollte dies der Therapeut wertschätzend akzeptieren und einen guten gemeinsamen Weg für das weitere Vorgehen finden.

Es gibt, wie schon erwähnt, Formen der Therapie, die für Jugendliche besser geeignet sind. Die (nach zahlreichen Erfahrungen des Autors) erfolgreichste Form der Therapie stellt die Gruppentherapie von jugendlichen Stotternden zusammen mit erwachsenen Stotternden dar. Diese Therapieform hat insbesondere bei Jugendlichen ab dem 14./15. Lebensjahr zu fruchtbaren Ergebnissen bei beiden Patientengruppen geführt. Über die Gründe soll hier nicht weiter spekuliert werden, aber nahezu immer entsteht in diesen Gruppen eine Dynamik, die die Entscheidung, aktiv und verantwortlich an seinem Stottern zu arbeiten, fördert.

Neben dieser Gruppenform ist die reine Gruppentherapie mit Jugendlichen – weil häufig auch leichter zu organisieren – ebenfalls der Einzeltherapie vorzuziehen. Gemeinsames Durchführen von therapeutischen Übungen zur Desensibilisierung, Motivationsgewinne aus der Orientierung an sich erfolgreich desensibilisierenden Mitpatienten, das sich entwickelnde Bewusstsein, nicht allein von dem Problem Stottern und seinen Folgen betroffen zu sein und die angeleitete Kommunikation darüber sind ein starker Agens für die »Arbeit« der jugendlichen Patienten.

Wenn die Situation einer gruppen- oder paarweisen Therapie von Jugendlichen in der Desensibilisierungsphase nicht herstellbar ist, dann sollte man auf alle Fälle eine zeitweise Zusammenarbeit mit anderen Patienten (aus anderen Therapiephasen, erwachsene Patienten, ggfs. Patienten aus anderen Praxen) ermöglichen.

Für jugendliche Stotternde ist man häufig eine Erwachsenenperson mit besonderem Charakter. Es entsteht über die Kommunikation in der Therapie eine gewisse Intimität und Nähe, wie die Jugendlichen sie zu anderen erwachsenen Bezugspersonen nicht haben. Sie erfahren ungeteilte Wertschätzung, mitfühlendes Verstehen und eine Akzeptanz als Person, wie Eltern oder Erziehungsautoritäten sie nicht so geben. Dies führt zuweilen dazu, dass jugendliche Stotternde sehr gern in die Einzeltherapie kommen, obwohl sie wenig ausgeprägtes Interesse oder Motivation an und zur Therapie haben. Sie genießen es, eine »neuartige« Beziehung zu einem Erwachsenen zu haben, sie profitieren davon, ihre Probleme und Erlebnisse mit dem Stottern dort kommunizieren zu können, und es ist ihnen wichtig, dass es einen geschützten Ort gibt, an dem das Tabu des Stotterns nicht gilt, aber sie teilen nicht unbedingt die therapeutischen Ziele der Therapie. Therapie, Kontakt zum Therapeuten, ist dann hilfreich und wichtig für die jugendlichen Patienten, aber beide Seiten erfüllen damit nicht den Auftrag, den die Eltern, die überweisenden Instanzen und die Versicherungsträger an die logopädische Therapie stellen. Aus diesem – eigentlich moralisch orientierten Dilemma – kommt man als Therapeut nur schwer heraus. Man bemerkt als Therapeut, dass der Patient keine Motivation für Desensibilisierungsaktivitäten oder später auch für Techniktraining hat. Aber den Patienten ist es wichtig, einen therapeutischen Bezug nicht zu verlieren, und sie möchten auch weiterhin in Therapie bleiben. Es empfiehlt sich an dieser Stelle, dies dem Patienten offen darzulegen und eine Vereinbarung über den weiteren Therapieverlauf und »therapeutische Aktivitäten« zu treffen, mit der beide – im Kompromiss – einverstanden sind. Eine derartige Form der Begleitung mit längeren Therapiepausen und Auffrischungssitzungen wird von vielen Jugendlichen im nachhinein als effizient und hilfreich beschrieben, als notwendige und erfolgreiche Begleitung in einer schwierigen Lebensphase.

2.10 Fähigkeiten des Therapeuten für die Konfrontationstherapie

Die wichtigste Fähigkeit des Therapeuten ist es, ein Modell für selbstbewusstes Stottern zu sein. Für Therapeuten in der Anfangsphase ihres therapeutischen Arbeitens muss es möglich sein, in allen Modellsituationen gelassen und ruhig pseudo zu stottern. Auch wenn der Therapeut dies innerlich noch nicht ist, sollte er doch sein Stottermuster und seine Körper- und Verhaltensreaktionen so gut kontrollieren können, dass er vor dem/den Patienten ein glaubhaftes und überzeugendes Modell liefert. Therapeuten, denen es nach geraumer Zeit nicht gelingt, eigene negative Gefühle bei ihrem Stottern zu reduzieren bzw. die selber abwertenden Kognitionen beim Stottern beibehalten, sollten sich darum bemühen, sich mit aktiver Unterstützung durch Kollegen (evtl. durch die Teilnahme an der Desensibilisierungsphase einer Intensivstottertherapie) zu desensibilisieren. Viele Therapien scheitern daran, dass ein Therapeut nicht in der Lage oder bereit ist, das seinen Patienten wieder und wieder vorzumachen, was er von ihnen verlangt. Kann er dies nicht, sollte er realistischerweise auf die Therapie von stotternden Patienten verzichten! Des Weiteren muss ein Stottertherapeut über ein gutes Repertoire an Techniken der Verstärkung verfügen. Ein großer Teil der Konfrontationstherapie basiert auf lerntheoretisch begründeten Aneignungs- bzw. Beseitigungsverfahren. Der Therapeut muss beim Abbau von Begleitverhalten, beim Einüben des Nettostotterns (Beseitigungsverfahren), negative Verstärker durch unangenehme Reize setzen können. Er muss in der Lage sein, den Patienten konsequent mit diesen Formen von negativer Verstärkung (lautes dominantes Zurufen, laute Geräusche erzeugen, Tadeln, Time Out erzwingen) zu konfrontieren. Parallel dazu muss er zum Beispiel beim Einüben vom Pseudostottern (Aneignungsverfahren) gut und angemessen positiv verstärken können und dies in einer für den Patienten angenehmen, glaubhaften und adäquaten Form tun. Belohnung wirkt auch bei Erwachsenen – als Konsequenz auf ein erwünschtes Zielverhalten – als der entscheidende Motor von Verhaltensänderung. Es ist günstig, sich in regelmäßigen Abständen über Hospitanten in der eigenen Therapie ein Feedback über die Art und die Formen des Verstärkungsverhaltens zu verschaffen.

2.11 Additive therapeutische Interventionen und Beratung in der Desensibilisierung

Die klassische Desensibilisierung in der Stottertherapie nach Van Riper basiert in großen Teilen auf dem Einsatz der Konfrontationstherapie (gegen Zuhörerreaktionen, Kernverhalten, Ankündigung als Stotternder) nach einem auf lerntheoretischen Grundlagen basierenden Übungsprogramm (verhaltenstherapeutisch orientierter Therapieaufbau). Mit den methodischen Interventionen der Konfrontationstherapie zeigen sich in der Regel deutliche Erfolge im Abbau negativer Gefühle und in der Veränderung von »unangemessenen Einstellungen« bei Stotternden. Seit der Entstehung der Van-Riper-Therapie haben sich aber die methodischen Interventionsformen, die darauf abzielen, Gefühle und Einstellungen bei Menschen erfolgreich zu verändern, weiterentwickelt. Diese neuen Methoden und Interventionen haben auch Eingang in die Behandlung von stotternden Patienten gefunden. In ihrer Wirkung und Bedeutung sind diese additiven therapeutischen Interventionen – für die Veränderung von Haltungen und Gefühlen beim stotternden Patienten – oft ebenso wichtig und effektiv wie die Konfrontationstherapie. Es geht folglich nicht um ein entweder-oder sondern um ein sowohl-als-auch.

Die Konfrontationstherapie und weitere additive Interventionen werden in der Regel nicht zeitlich voneinander getrennt durchgeführt, sondern sind ineinander verwoben. In der IMS gibt es eine Grundstruktur, die sich an dem Konzept einer Konfrontationstherapie orientiert, aber es werden an zahlreichen Stellen innerhalb dieser Struktur therapeutische Interventionen aus dem Bereich kognitiv-emotionaler Therapie erfolgen.

Insbesondere bei Patienten, bei denen die reine Konfrontationstherapie stagniert oder wenig Erfolge hat, ist der Therapeut gefordert, weitere therapeutische Verfahren einzusetzen.

Therapeuten sollen in diesem Teil ausgewählte Anregungen und Arbeitsmaterialien vorgestellt bekommen, die sie für die Desensibilisierung nutzen können. Die Auswahl der additiven Therapieinterventionen in diesem Werk beschränkt sich auf eine kleine Anzahl möglicher Methoden, die im Bereich der Stottertherapie zur Anwendung kommen können.

Zahlreiche Fortbildungen im Bereich der Stottertherapie zeigen, das psychotherapeutischen Verfahren unterschiedlichster Schulen auch in einer an Van Riper orientierten Desensibilisierung eingesetzt werden. Leider sind diese Verfahren – von Ausnahmen abgesehen – selten in Form von Veröffentlichungen dargestellt worden. Ein Grund hierfür liegt ganz sicher darin begründet, dass Interventionsformen aus psychotherapeutischen und beratenden Verfahren nur selten auf der Grundlage von schriftlich dargelegten Konzepten gelernt und vermittelt werden. Fast immer bedingt eine erfolgreiche Anwendung die Vermittlung über eigene Selbsterfahrungsprozesse und begleitender Reflexion und Supervision.

Trotzdem sollen hier einige ausgewählte Interventionen und methodische Vorgehensweisen insoweit beschrieben und dargestellt werden, dass ein Therapeut mit Erfahrung in der Stottertherapie, sie in seiner Therapie anwenden kann.

Im ersten Teil wird, in Anlehnung an Verfahren der Kognitiven Umstrukturierung, ein Vorgehen zur Veränderung von Haltung und Einstellung zum Stottern bei Patienten beschrieben. Daran anschließend werden mit der Zielsatzmethode und der Beziehungsanalyse nach Watzlawik/Osgood noch zwei Interventionen dargestellt, die sich in der konkreten Therapie als sehr brauchbar erwiesen haben.

Abschließend sollen generelle methodische Hinweise für das Vorgehen im Bereich Beratung mit Stotterpatienten dargestellt werden. Dies geschieht besonders deshalb, weil beratungsrelevante Situationen in der gesamten Stottertherapie, gehäuft aber in der Desensibilisierungsphase, auftreten.

Am Beginn dieses Kapitels – und sich damit chronologisch in den Verlauf der Desensibilisierungsphase einfügend – soll das Interventionsverfahren der Zielabsprache stehen.

Zielabsprache – ein »Vertrag« über Ziele und Arbeitsformen in der Desensibilisierungsphase

Zu Beginn der Desensibilisierungsphase empfiehlt es sich, mit dem Patienten eine detaillierte Absprache über das Ziel/die Ziele der Desensibilisierung zu führen. In Form einer Vereinbarung soll festgelegt werden, welches Ziel diese Phase hat, welche »Leistungen« der Patient zu erbringen hat und mit welchen Inhalten und Übungen der Patient konfrontiert wird. Der Sinn dieses Gespräches ist es, den Patienten zur eigenverantwortlichen und engagierten Teilnahme an der Desensibilisierung zu motivieren.

Die Desensibilisierung mit ihren weitestgehend psychotherapeutischen Interventionen kann nur dann erfolgreich sein, wenn der Patient aktiv mitarbeitet, den Sinn des therapeutischen Vorgehens versteht und die vorgestellten Therapieziele zu seinen eigenen macht.

An dieser Stelle kann und soll der Patient ehrlich prüfen, ob er – ohne sich Phantasien über das Wie der Therapie hinzugeben – die Ziele, die der Therapeut mit ihm in der Desensibilisierung anstrebt, teilt. Der Patient muss prüfen, ob er sich z. B. auf folgende inhaltlichen Punkte engagiert einlassen kann:

- Ich lerne, mein echtes Stottern zuzulassen, ohne etwas zu unternehmen, um es zu beenden oder aufzuschieben. Ich tue nichts, um die Blockierung zu beenden!
- Ich lerne, mein Stottern ohne negative Gefühle, wie Scham, Angst, Selbstabwertung oder Panik zu erleben.
- Ich lerne, mir Zuhörerreaktionen auf meine Blockierungen genau anzuschauen, und es ist mein Ziel, auch unangenehme Zuhörerreaktionen weitestgehend ohne negative Gefühle zu ertragen.
- Ich lerne, mit bekannten und unbekannten Menschen über Stottern zu reden und das Thema selbst anzusprechen.
- Ich bin bereit, meine gedanklichen Konstrukte (Haltungen und Einstellungen) zum Stottern allgemein und zu meinem Stottern zu identifizieren, ihre Auswirkungen auf meine Gefühle und mein Handeln zu untersuchen und sie generell in ihren Wert für mich zu hinterfragen.

Von Seiten des Therapeuten sollte dem Patienten klar vermittelt werden, dass diese Ziele auf den folgenden Grunderkenntnissen basieren, die sowohl auf einem breiten Erfahrungswissen als auch auf wissenschaftlichen Studien beruhen:

- Der erfolgreiche Einsatz von Blockbeendigungs- und Blockverhinderungstechniken, die die Therapie vermittelt, ist ganz entscheidend an das Erreichen diese Ziele gebunden.
- Sehr oft zeigt sich eine Reduzierung von Häufigkeit und Stärke des Stotterns, wenn nach diesen Grundsätzen gearbeitet wird
- Die Lebens- und Kommunikationsqualität der meisten stotternden Patienten verbessert sich deutlich.

Es ist die Aufgabe des Therapeuten, den Patienten über diese Ziele und Arbeitsformen zu informieren und den dahinter liegenden Sinn zu vermitteln, d. h. den Gewinn zu verdeutlichen, den der Patient erlangt, wenn er diese Ziele und Vorgehensweisen zu seinen eigenen macht. Es geht so gesehen auch darum, den Patienten argumentativ zu überzeugen, dass er motiviert eine Entscheidung fällt, bzw. im Gespräch zu ermitteln, wo und warum Vorbehalte gegen eine solche Entscheidung bzw. gegen die genannten Therapieziele liegen.

Es muss für den Patienten Klarheit darüber bestehen, was in der Desensibilisierungsphase geschieht. Dies muss vor Beginn dieser

Phase kommuniziert werden (im Allgemeinen hat der Patient diese Ziele im Erst- oder Beratungsgespräch zu seiner Therapie nur sehr umfassend vorgestellt bekommen bzw. Patienten haben zu diesem Zeitpunkt der Therapie nur ein unklares Bild von dem, was in dieser Phase geschehen soll). Bei jugendlichen Patienten und zuweilen auch bei Patienten, die dieser Phase sehr ambivalent gegenüberstehen, kann man diese Absprache durchaus in Form eines »Vertrags« festlegen, in dem die einzelnen Punkte schriftlich fixiert werden (vorwiegend aus Gründen, derart die Wichtigkeit und Schwerpunktsetzung im Bewusstsein der Patienten zu festigen). Eine bewusst kommunizierte Zielfestlegung vermindert dramatisch – im Verlauf der Desensibilisierung – auftretende Widerstände und ermöglicht dem Patienten eine aktive und verantwortliche Teilnahme an der Therapie.

Stottern und die Grundängste der Menschen – die 3 großen A

Für stotternde Menschen kann es gewinnbringend sein, die eigenen negativen Gefühle mit dem Stottern in das Gefühlserleben von Menschen generell einzuordnen. In der Desensibilisierungsphase der Therapie hat es sich als hilfreich erwiesen, wenn man als Patient über die spezielle Art und den Ursprung eigener Gefühle informiert wird und sich damit selber einordnen kann in das Gefühlserleben von Menschen schlechthin. Betrachtet man einmal nicht nur die negativen Gefühle, die durch die Angst vor dem Stottern und seinen möglichen Folgen entstehen sondern die negativen Gefühle, die allen Menschen mehr oder weniger eigen sind, dann kommt man nicht an einigen wichtigen anthropogenen Grundängsten vorbei. Von diesen Ängsten sind ausnahmslos alle Menschen – mehr oder weniger stark – betroffen und sie sind entwicklungsgeschichtlich gut erklärbar. Man könnte dieser Grundängste aufgrund ihrer herausragenden Bedeutung in der Arbeit mit stotternden Menschen sehr gut als die »3 großen A« bezeichnen. Es sind die:

- Angst vor Abwertung
- Angst vor Ablehnung
- Angst vor Ausschluss

Die Entstehung dieser Ängste erklärt sich nach Meinung von Evolutionspsychologen folgendermaßen: Im Zuge der evolutionären Entwicklung setzte sich der Mensch gegen alle anderen Säugetiere und Primaten (Menschenaffen) durch. Diesen Entwicklungsvorteil verdankte er einer besonderen Eigenschaft: den Menschen der Gattung homo sapiens gelang es, in hohem Maße miteinander zu kooperieren. Kooperation miteinander führte dazu, dass sich nicht der einzelne Mensch, sondern Gruppen zusammenarbeitender Menschen so organisieren und miteinander handeln konnten, dass sie allen anderen Lebewesen gegenüber besser überleben konnten und sich machtvoll durchsetzen konnten.

Natürlich ist Kooperation immer auch an die Fähigkeit der Kommunikation, der Absprache, der Kontaktaufnahme gebunden. Im Falle des homo sapiens ist es vor allem die Fähigkeit, durch Sprache miteinander zu kommunizieren.

Ohne die grundlegende Fähigkeit, auch in größeren Gruppen (Großfamilie, Sippe und Stammesverband) Absprachen über Jagdverhalten, Verteidigungsverhalten, Aufteilungsregeln etc. zu finden und miteinander zu kooperieren, wäre die menschliche Entwicklung anders verlaufen. Die Fähigkeit zur Kooperation, die die Menschen erst zu der Entwicklung befähigte, die wir heute noch in der »Fortschrittsgeschichte« beobachten, bedingt aber auch eine Gegenseite. Diese Gegenseite darf nicht ausgeblendet werden: Nicht-kooperierendes Verhalten wurde von Gruppen und Menschen »bestraft«, wenn es offensichtlich wurde. Die Sanktionen bei nicht-kooperativen Verhalten waren abgestuft, aber von ihrer Wirkung her machtvoll. Nicht-Kooperation als Regelverstoß zog Abwertung, Ablehnung und im schlimmsten Falle Ausschluss aus der Gemeinschaft nach sich. (Leary, 2001). Letzteres bedeutete in einigen Kulturen noch im vorletzten Jahrhundert oft den Tod. Die Forscherin Inga Peters beschreibt in ihrer Forschungsarbeit zu den Auswirkungen sozialer

Zurückweisung sehr detailliert, wie diese Ausgrenzungsmechanismen sich entwickelt haben und warum sie funktionieren (Peters, 2008). Wie stark die Ängste vor Abwertung, Ablehnung oder Ausschluss im einzelnen Individuum sind, wird sehr stark durch die Erfahrungen im frühen Lebensalter bestimmt. Negative Erfahrungen prägen dann schwerwiegender und weniger negative entsprechend geringer. Es ist aber anzunehmen, dass wir alle eine biologisch-evolutionär bedingte Vorgeformtheit für diese Ängste haben.

Wir alle haben im sozialen Zusammenleben Mechanismen entwickelt, um nicht von diesen »Bestrafungen« getroffen zu werden. Und da wir darin relativ erfolgreich sind, treten auch die Ängste vor Ablehnung, Abwertung oder Ausschluss nur relativ selten auf. Aber diese Ängste sind als Erbe unserer Menschheitsentwicklung immer noch in jedem Menschen präsent und werden im Zuge unserer biographischen Entwicklung reguliert, vertieft oder reduziert, je nach der individuellen Lebenserfahrung, die man macht. Existent sind sie aber immer.

Stotternde Menschen sind grundsätzlich von diesen drei Grundängsten auch betroffen, aber in aller Regel – das zeigen die Erfahrungen vieler Therapeuten und Patienten – stärker durch sie belastet. Sie erleben allzu oft ein Zuhörerverhalten, dass sie als Ablehnung, Abwertung oder gar Ausschluss erleben oder interpretieren. Nicht etwa, weil sie, wie ursprünglich angelegt, nicht kooperationsbereit sind, sondern aufgrund ihres Sprechverhaltens. Deshalb sind sie sehr viel häufiger als andere Menschen, von den 3 A-Grundängsten betroffen. Die Reaktionen von Zuhörern auf Stottern (meist sind sie mimischer, nonverbaler Art, selten wird man auf das Stottern angesprochen) signalisieren, wenn auch nur zu einem geringen, aber sich stetig wiederholenden Prozentsatz, negative Bewertungen der Person oder geben ablehnende Hinweise zum Kontakt oder zur möglichen Qualität des Kontaktes.

Hinzu kommen die noch weit verbreiteten unwahren und halbwahren Vorteile über Stottern und stotternde Menschen (z. B. bei Stottern handele es sich um eine psychische Störung, Stottern zeige einen Intelligenzmangel, etc.) und auch diese haben einen nicht geringen Einfluss auf die Haltung von Stotternden zu sich selbst und zum Stottern. All dies führt dazu, dass viele Stotternde im Moment des Stotterns oder in der Erwartung von Stottern negative Gefühle aufbauen, die sich letztendlich immer auf diese 3 A-Grundängste reduzieren lassen. (»Der findet mich blöd oder intelligenzgemindert.« »Der will nichts mit mir zu tun haben, weil ich so oft hängen bleibe.« »Die wollen mich nicht in ihrer Arbeitsgruppe, weil ich stottere.« – Dies sind Gedanken, wie sie typischerweise von stotternden Menschen erlebt werden und stellen beispielhaft die drei Grundängste dar).

Als stotternder Mensch ist man den 3 A-Grundängsten, die sich sehr oft an Stottern koppeln, allerdings nicht hilflos ausgeliefert. Diese Ängste sind veränderbar und reduzierbar, man kann und sollte ihnen entgegen treten, wenn man unter ihnen leidet und sie die Lebensqualität zum Unguten hin beeinträchtigen. Wichtig ist aber in einem ersten Schritt, dass man sich dieser drei Grundängste bezogen auf das eigene Stottern bewusst ist. Insbesondere in der Konfrontationstherapie geht es zu Beginn nicht darum, stotternd ohne Angst in bestimmte Sprechsituationen zu gehen. Es geht darum, sich klar zu machen, mit welcher Angst man in eine solche Situation geht und dann trotzdem stotternd redet. Und es geht darum, nach einer negativen Reaktion des Zuhörers auf das Stottern genau nachzuspüren, welche Grundangst gerade »angesprungen« ist. Seine Angst bewusst zu erleben, ist ein erster und wichtiger Schritt in Richtung die Angst abzubauen und sich gegen Stottern und Zuhörerreaktionen abzuhärten.

Die hier beschriebenen Ängste treten oft unterhalb der »Gefühlswahrnehmungsschwelle« auf, wirken sozusagen vor- oder unbewusst. Konfrontiert man sich mit der Angst vor dem Stottern als Angst vor Abwertung, Ablehnung oder Ausschluss und läuft nicht davor weg, dann gibt es eine hohe Wahrscheinlichkeit, dass sich diese Ängste reduzieren oder verschwinden.

Stottern und die Grundängste der Menschen – die 3 großen A

Für stotternde Menschen kann es gewinnbringend sein, die eigenen negativen Gefühle mit dem Stottern in das Gefühlserleben von Menschen generell einzuordnen. Betrachtet man einmal nicht nur die negativen Gefühle, die durch die Angst vor dem Stottern und seinen möglichen Folgen entstehen, sondern die negativen Gefühle, die allen Menschen mehr oder weniger eigen sind, dann kommt man nicht an einigen wichtigen anthropogenen Grundängsten vorbei. Von diesen Ängsten sind ausnahmslos alle Menschen – mehr oder weniger stark – betroffen und sie sind entwicklungsgeschichtlich gut erklärbar. Man könnte dieser Grundängste aufgrund ihrer herausragenden Bedeutung in der Arbeit mit stotternden Menschen sehr gut als **die 3 großen A** bezeichnen. Es sind die:

1. **Angst vor Abwertung**
2. **Angst vor Ablehnung**
3. **Angst vor Ausschluss**

Die Entstehung dieser Ängste erklärt sich nach Meinung von Evolutionspsychologen folgendermaßen: Im Zuge der evolutionären Entwicklung setzte sich der Mensch gegen alle anderen Säugetiere und Primaten (Menschenaffen) durch. Diesen Entwicklungsvorteil verdankte er einer besonderen Eigenschaft: Den Menschen der Gattung homo sapiens gelang es, in hohem Maße miteinander zu kooperieren. Damit konnte er sich allen anderen Lebewesen gegenüber besser und machtvoll durchsetzen und besser überleben.

Die Fähigkeit zur Kooperation, die die Menschen erst zu der Entwicklung befähigte, die wir heute noch in der „Fortschrittsgeschichte" beobachten, bedingt aber auch eine Gegenseite. Diese Gegenseite darf nicht ausgeblendet werden: Nicht-kooperierendes Verhalten wurde von Gruppen und Menschen „bestraft", wenn es offensichtlich wurde. Die Sanktionen bei nicht-kooperativen Verhalten waren abgestuft, aber von ihrer Wirkung her machtvoll. Nicht-Kooperation zog Abwertung, Ablehnung und im schlimmsten Falle Ausschluss aus der Gemeinschaft nach sich, denn es konnte in hohem Maße das Überleben gefährden.

Diese Ängste sind als Erbe unserer Menschheitsentwicklung immer noch in jedem Menschen als Grundängste präsent. Sie werden im Zuge unserer biographischen Entwicklung reguliert, vertieft oder reduziert, je nach der individuellen Lebenserfahrung, die wir machen. Existent sind sie aber immer.

Stotternde Menschen sind grundsätzlich von diesen drei Grundängsten auch betroffen, aber in aller Regel – das zeigen die Erfahrungen vieler Therapeuten und Patienten – stärker durch sie belastet. Sie erleben allzu oft ein Zuhörerverhalten, das sie als Ablehnung, Abwertung oder gar Ausschluss erleben oder interpretieren. Nicht etwa, weil sie, wie ursprünglich angelegt, nicht kooperationsbereit sind. Sie erleben es als Reaktion auf ihr Sprechverhalten. Deshalb sind sie sehr viel häufiger als andere Menschen von den 3 A-Grundängsten betroffen. Die Reaktionen von Zuhörern auf Stottern (meist sind sie mimischer, nonverbaler Art, selten wird man auf das Stottern angesprochen) signalisieren, wenn auch nur zu einem geringen, aber sich stetig wiederholenden Prozentsatz, negative Bewertungen der Person oder geben ablehnende Hinweise zum Kontakt oder zur möglichen Qualität des Kontaktes.

All dies führt dazu, dass viele Stotternde im Moment des Stotterns oder in der Erwartung von Stottern negative Gefühle aufbauen, die sich letztendlich immer auf diese drei A Grundängste reduzieren lassen. („Der findet mich blöd oder intelligenzgemindert." „Der will nichts mit mir zu tun haben, weil ich so oft hängen bleibe." „Die wollen mich nicht in ihrer Arbeitsgruppe, weil ich stottere." – Dies sind Gedanken, wie sie typischerweise von stotternden Menschen erlebt werden und beispielhaft die drei Grundängste darstellen).

2.6

I N F O

Als stotternder Mensch ist man den 3 A-Grundängsten, die sich sehr oft an Stottern koppeln, allerdings nicht hilflos ausgeliefert. Diese Ängste sind veränderbar und reduzierbar. Wichtig ist aber in einem ersten Schritt, dass man sich dieser drei Grundängste bezogen auf das eigene Stottern bewusst ist. Es geht darum, sich klar zu machen, mit welcher dieser Ängste man in ein Gespräch geht und dann trotzdem stotternd redet. Und es geht darum, nach einer negativen Reaktion des Zuhörers auf das Stottern genau nachzuspüren, welche Grundangst gerade „angesprungen" ist. Seine Angst bewusst zu erleben, ist ein erster und wichtiger Schritt in Richtung, die Angst abzubauen und sich gegen Stottern und Zuhörerreaktionen abzuhärten.

Die Ängste vor Abwertung, Ablehnung und Ausschluss sind in der Stärke ihres Auftretens sehr stark mitbestimmt durch die Erfahrungen, die Kinder und Jugendliche im Entwicklungsverlauf mit ihrem Stottern gemacht haben. Hier entscheidet sich fast immer, wie sich die weitere emotionale Belastung durch Stottern entwickelt.

Dies hat mit den Mechanismen zu tun, wie unser Gehirn aktuelle Ereignisse mit – sowohl bewussten als auch nicht mehr erinnerten unbewussten – Erinnerungen aus unserem frühen Lebensalter verknüpft.

Wenn ein stotterndes Vorschul- oder Schulkind zum Beispiel mehrfach mit Stottern unangenehme, negative Reaktionen erlebt hat, weil es etwa mehrere Sekunden im Sprechen blockiert war und sich hilflos und ohnmächtig dem Stottern ausgeliefert gefühlt hat, dann wird dies im Gedächtnis des Kindes in besonderer Weise abgespeichert. Bei späterem Erleben von vergleichbaren längeren Unterbrechungen des Sprechens wird sich das Gehirn „erinnern" und reflexhaft nahezu identische Gefühle von Hilflosigkeit und Ohnmacht erzeugen. Hat ein Kind oder Jugendlicher zum Beispiel in einer Gruppe oder Klasse oft negative abwertende Kommentare oder belustigendes Lachen über sein unflüssiges Sprechen wahrgenommen, dann reicht später oft schon das Sprechen vor mehreren Menschen, die sich ganz normal verhalten, um negative Emotionen wie Scham, Minderwertigkeitsgefühle oder Ablehnungsängste auszulösen.

Man muss als erwachsener Stotternder nicht unbedingt negative Zuhörerreaktionen bekommen, um im Stottern einer emotionalen Belastung ausgesetzt zu sein. Die Art und Weise, wie das Gehirn von uns Menschen auf vergangene Erinnerungen zugreift, erzeugt auch dann negative Gefühle, ohne dass eine objektiv wirklich bedrohliche Situation existiert. Sie muss nur einige Ähnlichkeiten mit der Kindheitssituation aufweisen: Ein leises Tuscheln hinter sich, eine Person die lacht, während man redet, ein Raum, der sich mit immer mehr Menschen füllt, etc.

Das Wissen um diesen Mechanismus kann helfen, aktuelle Situationen besser zu bestehen. Einem stotternden Menschen, der sich vor oder in einer schwierigen Situation klar machen kann, dass die aktuellen emotionalen Auswirkungen seines Stotterns eine Wiederaktivierung seiner Gefühle aus der Kindheit oder Jugendzeit sind, dem gelingt es dann vielleicht leichter, in eine größere Distanz zum jetzigen Erleben zu gehen und das Bedrohliche an einer Situation zu relativieren.

Die Reaktivierung negativer Gefühle aus der Kindheit und Jugendzeit

Wie bereits angedeutet sind die durch Stottern ausgelösten Gefühle – auch hier treten sie als Angst vor Abwertung, Ablehnung und Ausschluss auf – sehr stark mitbestimmt durch die Erfahrungen, die Kinder und Jugendliche im Entwicklungsverlauf mit ihrem Stottern gemacht haben. Ganz sicher spielen auch Merkmale wie Persönlichkeitstypus und die grundlegende psychische Stabilität in dieser Zeit eine Rolle, auf welche Art die Einflüsse des Stotterns verarbeitet werden. Aufgrund der Erfahrungsberichte von Stotternden - insbesondere von denen, die hohe emotionale Belastungen bis hin zu Traumatisierungen erfahren haben – wird deutlich, dass die Einwirkungen der Umwelt, das Reagieren von Zuhörern auf das Stottern des Kindes und des Jugendlichen maßgeblich sind. Sie bestimmen sehr stark, wie die weitere emotionale Belastung durch Stottern sich entwickelt.

Unglücklicherweise haben die in der frühen und späteren Kindheit und Jugend erlebten Erfahrungen und ihre damalige emotionale Belastung auch immer Auswirkungen auf das Erleben von Stottern als erwachsener Mensch. Dies hat mit den Mechanismen zu tun, wie unser Gehirn aktuelle Ereignisse mit – sowohl bewussten als auch nicht mehr erinnerten unbewussten – Erinnerungen aus unserem frühen Lebensalter verknüpft.

Erleben wir heute eine unangenehme, vielleicht auch bedrohliche Situation, dann wird in unserem Gehirn ein Mechanismus in Gang gesetzt, der das Ziel hat, diese Situation bestmöglich zu meistern. Zu diesem Zweck durchsucht das Gehirn, unsere Psyche – oder wie immer man diese Institution benennen will – unseren Gedächtnisspeicher. Insbesondere die Situationen, die stark von Ängsten und Bedrohung bestimmt waren, sind dort abgespeichert. Dabei ist es nicht nur die Gesamtsituation, die das Gehirn quasi wie eine Filmepisode abspeichert, es werden vor allem die einzelnen Merkmale einer solchen Situationen abgespeichert: wie viele Menschen waren dabei, wie war der Raum, wie war die Temperatur, wie haben die anderen Menschen reagiert, welche Farben habe ich wahrgenommen, welche Geräusche habe ich gehört, usw.

Wenn ein stotterndes Vorschul- oder Schulkind zum Beispiel mehrfach mit Stottern unangenehme, belastende Situationen erlebt hat, weil es etwa mehrere Sekunden im Sprechen blockiert war und sich hilflos und ohnmächtig dem Stottern ausgeliefert gefühlt hat, dann wird dies im Gedächtnis des Kindes in besonderer Weise abgespeichert. Bei späterem Erleben von vergleichbaren längeren Unterbrechungen des Sprechens wird sich das Gehirn »erinnern« und reflexhaft nahezu identische Gefühle von Hilflosigkeit und Ohnmacht erzeugen. Hat ein Kind oder Jugendlicher zum Beispiel in einer Gruppe oder Klasse oft negative abwertende Kommentare oder belustigendes Lachen über sein unflüssiges Sprechen wahrgenommen, dann reicht später oft schon das Sprechen vor mehreren Menschen, die sich ganz normal verhalten, um negative Emotionen wie Scham, Minderwertigkeitsgefühle oder Ablehnungsängste auszulösen. Es gibt mittlerweile in zahlreiche Forschungen Nachweise über die Auswirkungen von emotionalen Belastungen und widrigen Erfahrungen im Kindesalter und ihre Folgen im Erwachsenenleben. (Lereya et al., 2015).

Man muss als erwachsener Stotternder nicht unbedingt negative Zuhörerreaktionen erhalten, um im Stottern einer emotionalen Belastung ausgesetzt zu sein. Die Art und Weise, wie das Gehirn von uns Menschen auf vergangene Erinnerungen zugreift, erzeugt auch dann negative Gefühle, wenn keine objektiv wirklich bedrohliche Situation existiert. Sie muss nur einige Ähnlichkeiten mit der Kindheitssituation aufweisen: Ein leises Tuscheln hinter sich, eine Person, die lacht, während man redet, ein Raum, der sich mit immer mehr Menschen füllt, etc.

Die Erfahrung mit stotternden Menschen, die erst während der Pubertät oder in Folge einer Gehirnverletzung angefangen haben zu stottern, ist hier sehr interessant. Auch diese Menschen fühlten sich wegen ihres Stotterns oft unwohl oder eingeschränkt. Aber nur viel seltener sind bei ihnen starke Grundängste von Abwertung, Ablehnung oder Angst vor Ausgeschlossen-Werden vorhanden. Sie hatten in dem Sinne keine »Erinnerungsbiographie«, auf die ihr Gehirn zurückgreifen konnte. Sie haben Situationen längeren Blockiert-Seins im Sprechen dann mit weitaus weniger schlechten Gefühlen erlebt.

Als stotternder Mensch, der sehr unter seinem Stottern leidet, sollte man sich also immer auch vergegenwärtigen, dass das momentane Gefühlserleben viel stärker von dem geprägt ist, was man früher erlebt hat, ausgelöst durch einen speziellen Erinnerungsprozess, den das Gehirn in Gang setzt. Das Wissen um diesen Mechanismus kann helfen, aktuelle Situationen besser zu bestehen. Einem stotternden Menschen, der sich vor oder in einer schwierigen Situation klar machen kann, dass die aktuellen emotionalen Auswirkungen seines Stotterns eine Wiederaktivierung seiner Gefühle aus der Kindheit oder Jugendzeit sind, dem gelingt es dann vielleicht leichter in eine größere Distanz zum jetzigen Erleben zu gehen und das Bedrohliche an einer Situation zu relativieren.

Kognitive Umstrukturierung

Die Therapie der kognitiven Umstrukturierung basiert auf der Theorie, dass in vielen Fällen die Existenz negativer Gefühle vor dem Hintergrund bestimmter »Kognitionen«, das meint Einstellungen, Gedanken, Haltungen, verursacht wird. Die kognitive Umstrukturierung geht davon aus, dass viele dieser Gedanken irrational (nicht in der Realität begründet) oder dysfunktional (bezogen auf ein Phänomen nicht brauchbar, nicht funktional zu einer guten Bewältigung) und damit oft selbstschädigend sind. Gelingt es, diese Gedanken und Einstellungsmuster zu erkennen und in der Therapie mit dem Patienten zu verändern, dann reduzieren sich ebenso die negativen Gefühle.

Beim Stottern haben wir es grob unterschieden mit drei Phänomenen zu tun, die negative Gefühle auslösen:

1. die unmittelbaren Zuhörerreaktionen auf Stottern
2. die Gedanken und Einstellungsmuster des stotternden Menschen zum Stottern
3. der motorische Kontrollverlust an sich (der aus psychosozialer Sicht Schamgefühle auszulösen vermag)

Wir können Patienten in der Konfrontationstherapie gegen unangenehme Zuhörerreaktionen desensibilisieren, so dass diese Reaktionen nur noch geringen oder kurzfristigen Einfluss auf die Gefühle des Patienten haben. Wir können gegen den motorischen Kontrollverlust über die Form des repetitiven Nettostottern desensibilisieren und darüber den Patienten wieder ein Gefühl von Kontrolle vermitteln. Wir können aber durch die Desensibilisierung nicht garantieren, dass damit auch die Gedanken und Einstellungen des stotternden Menschen verschwinden, die ebenfalls negative Gefühle auslösen können. Diese Gedanken und die Haltung eines stotternden Menschen sind oft das Produkt eines jahrelangen Erlebens von Zuhörerreaktionen, generellen Bewertungen stotternder Menschen im realen Leben und in den Medien sowie von individuell unterschiedlichen Theorien zum Phänomen Stottern und seiner Entstehung. Um diese Gedanken erfolgreich zu verändern, bedarf es therapeutischer Interventionen, die sich schwerpunktmäßig und gezielt mit den gedanklichen Konstrukten von Stotternden auseinandersetzen, sie analysieren und verändern. Grundsätzlich kann man auch bei stotternden Patienten irrationale Kognitionen finden z. B.: »Nahezu alle Menschen, die mich stottern hören, denken, ich bin geistig behindert.« Die meisten an Stottern gebundenen Kognitionen sind aber eher dysfunktional in einem Sinne, dass sie nicht geeignet sind, die Störung emotional gut zu bewältigen, z. B.: »Es bringt doch überhaupt nichts, wenn ich wichtige Zuhörer darüber informiere, dass ich stottere.«

In der deutschsprachigen Literatur zur Therapie von Stotternden ist die kognitive Umstrukturierung schon sehr früh von Bernd H. Keßler (Keßler, 1981) in seinem Aufsatz

»Rational-emotive Therapie bei Stotterern« beschrieben worden. Als psychotherapeutisches Verfahren, das auf die Therapie mit stotternden Menschen angewandt wurde, hat es in klinischen Studien seinen Wirknachweis erbracht (Moleski & Tosi, 1976; Blood, 1995).

Jeder stotternde Mensch hat neben Gefühlen zum Stottern und neben Gefühlen, die er im Moment des Stotterns erlebt, auch Gedanken, die diese Gefühle begleiten. Dies können kurze bewertende innere »Sätze« sein, innere Monologe bis hin zu unbewussten Gedankengebäuden, die wir auch als kognitive Konstrukte oder seine »Haltung« oder »Einstellung« zum Stottern bezeichnen.

In Anlehnung an therapeutische Verfahren wie die rational-emotive Therapie oder die kognitive Verhaltenstherapie kann man davon ausgehen, dass eine Vielzahl von Gefühlen durch ihnen zugrunde liegende Gedanken entstehen oder ausgelöst werden. Diese Gedanken können sich – wie erwähnt – beim Stottern in kurzen subbewussten Sätzen ausdrücken. Es kann sich aber auch um gedankliche Konstrukte handeln, die den ganzen kognitiven Überbau von Einstellung und Haltung dem Stottern gegenüber darstellen.

Wenngleich man bei den individuell auftretenden negativen Gefühlen immer genau analysieren muss, ob eine Wahrscheinlichkeit besteht, dass ihnen irrationale oder dysfunktionale kognitive Konstrukte zugrunde liegen, so kann man doch gerade bei stotternden Menschen davon ausgehen, das Gefühle von Angst, Scham, Minderwertigkeit oder Sich-Abgewertet-Fühlen ein gedankliches Korrelat haben, auf dessen Boden sie entstanden sind. Ein stotternder Mensch, der z. B. die Überzeugung vertritt, dass die Erzeugung eines Zeitverlustes für den Zuhörer und die Konfrontation des Zuhörers mit sprachlicher Unflüssigkeiten ein zumutbares Verhalten darstellt, der gedanklich keinen »kommunikativen Regelverstoß« bei sich selber einräumt, der wird bestimmte Gefühle wie Scham oder Angst während des Stotterns vielleicht gar nicht kennen. Vielleicht fühlt er sich frustriert, weil er in einer motorisch-artikulatorischen »Schleife« festhängt, aber dieses Gefühl geht nicht auf einen kognitiv induzierten Prozess zurück.

Es gilt bei Stotternden somit genau herauszuarbeiten, welche Gefühle der Patient im Zusammenhang mit dem Stottern hat und welche bewussten oder unbewussten Kognitionen beim Patienten an diese Gefühle geknüpft sind.

Welche methodischen Möglichkeiten gibt es nun, um diese Gedankensysteme bei stotternden Menschen zu analysieren?

Eine Möglichkeit – auch um die generelle Haltung zum Stottern in den Blick zu nehmen – ist die strukturierte Befragung nach In-Vivo-Situationen. In der strukturierten Befragung wird der stotternde Patient aufgefordert, seine »Gedankenproduktion« zu erinnern bzw. seine kognitiven Konstrukte auszuformulieren, auch wenn es sich um vor- oder unbewusste Prozesse handelt. Man leitet den Patienten an, im Sinne der klientenzentrierten Gesprächsführung (vgl. Kapitel 2.11) in die Selbstexploration zu gehen und seinen inneren kognitiven Bezugsrahmen zum Stottern zu entdecken.

Kognitive Umstrukturierung – eine Einführung

Zum besseren Verständnis eines methodischen Verfahrens zur kognitiven Umstrukturierung in der Stottertherapie folgt eine kurze allgemeine Darstellung zur Interventionsform der kognitiven Umstrukturierung. Für eine intensivere theoretische Auseinandersetzung mit dem Vorgehen der kognitiven Verhaltenstherapie eignen sich sehr gut die Bücher von Von Thilling (2014), Wilken (2018) und Stavemann (2003).

Die Verfahren der kognitiven Verhaltenstherapie beziehen das erkenntnismäßige Lernen in die Therapie und Beratung mit ein. Die Grundannahme ist, dass erst die persönliche Interpretation eines Reizes (z. B. Stottern oder eine Zuhörerreaktion) seine Qualität bestimmt. Eines der Hauptverfahren ist die sogenannte Rational-Emotive Therapie (RET) von Albert Ellis. Ellis (1997) entwickelte die rational-emotive Therapie als Alternative zur klassischen, eher passiven Psychoanalyse und geht davon aus, dass irrationale Bewertungen oder dysfunktionale Einstellungen über Erziehungs-, Kultur- und Sozialisationsprozesse erworben worden sind. Jeder Mensch entwickelt eine eigene Philosophie, die sich in seinen Selbstgesprächen widerspiegelt. Dabei werden nicht alle problematischen Verhaltensweisen in den ersten Lebensjahren erworben, sondern auch später.

Die rational-emotive Verhaltenstherapie ist eher eine direkte, konfrontative Therapieform. Der Therapeut hinterfragt sehr genau die Gedanken und Bewertungen, die zu belastenden Konsequenzen führen, und sucht nach gedanklichen Alternativen. Dies geschieht natürlich in einer Atmosphäre des Respekts vor den Problemen des Patienten. Die rational-emotive Verhaltenstherapie hilft, in Belastungssituationen mit rationalen Mitteln Gefühle und Verhaltensweisen angemessen zu steuern. Im Mittelpunkt der Theorie steht das sogenannte »ABC-Modell der Gefühle«, wobei mit A (= activating event) das auslösende Ereignis eines Problems, mit B (= believes) Gedanken und Bewertungen und mit C (= consequences) Gedanken und Gefühle gemeint sind. Dazu ein Beispiel:

A: »Ich sitze in einem Fortbildungskurs und die Teilnehmer stellt sich reihum vor. Gleich bin ich an der Reihe.«

B: »Ich werde sicher gleich bei meinem Namen stottern. Dann wird es schwer später in eine gute Arbeitsgruppe zu kommen. Die wollen niemanden, der ewig braucht, bis er etwas rauskriegt. Vielleicht sollte ich zuerst alle Informationen über mich geben, ohne meinen Familiennamen zu sagen. Aber blöd, wenn ich dann ganz am Ende stottere. Egal, ich versuche so lange wie möglich mein Stottern zu verbergen.«

C: Angst, Aufregung, Niedergeschlagenheit; unruhiges Hin- und Hergerutsche, Zittern

Ein Therapeut, der mit der rational-emotiven Verhaltenstherapie arbeitet, wird unter anderem folgende Techniken einsetzen:

Disputation unangemessener, irrationaler oder unbrauchbarer Denkweisen

Nachdem der Klient und der Therapeut einig darin sind, ein bestimmtes Gefühl, zum Beispiel Angst vor einer Prüfung (in Lampenfieber), zu verändern, wird der Therapeut das bisherige Denken konfrontativ hinterfragen (= disputieren). Er geht dabei wie ein Wissenschaftler mit logischen Denkregeln vor. Wenn der Klient glaubt, ein Versager zu sein, wenn er die bevorstehende Prüfung nicht schafft, fragt ihn der Therapeut beispielsweise, ob er diesen Glauben beweisen kann.

Erstellung von ABCs

Der Therapeut bittet den Klienten, zu Hause ABCs (s. u.) über problematische Verhaltensweisen oder belastende Gefühle zu erstellen. Er soll sich z. B. dann, wenn die Angst kommt, hinsetzen und sich die auslösenden Situationen und seine Bewertungen bewusst machen. Das geht am Besten mit strukturierten Notizen. Im Laufe der Therapie lernt er dabei, zunehmend selbstständig eigene unangemessene Denkweisen zu hinterfragen.

Durchführen von rational-emotiven Imaginationen (=Vorstellungen)

Der Therapeut bittet den Klienten, sich bei verschlossenen Augen ein bestimmtes belastendes Gefühl vorzustellen und die damit zusammenhängenden Gedanken zunächst zu betrachten. Danach verändert der Klient mit dem bewussten Einsetzen der neu erlernten Gedanken das belastende Gefühl. Hier wird also eine belastende Situation zunächst durch mentales Üben bewältigt.

Verhaltensübungen

Nachdem der Klient erlernt hat, bei einem bestimmten Problem anders zu denken, kann er durch eine Verhaltensaufgabe im Alltag lernen, die Veränderungen zu überprüfen. Zum Beispiel kann jemand, der Angst vor Ablehnung hat, kleine Experimente machen, bei denen er mit Ablehnung rechnen muss, und dabei sehen, dass die damit verbundene Erfahrung aushaltbar ist.

Für die negativen Gefühle (auch im Zusammenhang mit dem Stottern) sind häufig verfestigte Denkmuster verantwortlich. Psychologen der kognitiven Verhaltenstherapie unterscheiden vier verschiedene Arten dieser Denkmuster, die auch im Zusammenhang mit Stottern gehäuft auftreten:

1. Absolute Forderungen
   Diese Denkmuster drücken sich in Sätzen oder Gedanken aus, die bei stotternden Menschen wie folgt lauten können: »Ich muss mein Stottern unbedingt vor anderen Menschen verstecken. Wenn ich stottere, werde ich als behindert, dumm und wertlos angesehen. Auch wenn ich nur kurz und wenig stottere, denken die Leute, ich bin ein Trottel.«
   Derartige »Mussgedanken« finden sich in unterschiedlichen Ausprägungen beim Stottern. Sie sind ein Garant für ständige emotionale Missempfindung vor, nach und während des Stotterns
2. Globale negative Selbst- und Fremdbewertungen
   Auch dieser Typus von Gedanken findet sich bei vielen stotternden Menschen. Dahinter steht oft die Einstellung: »Mein Wert als Mensch hängt grundsätzlich davon ab, was andere Menschen von mir denken.« Als Denkmuster drücken sich globale, die ganze Person abwertende Gedanken in Sätzen aus wie: »Wenn ich als neuer in eine Arbeitsgruppe komme und schon vom ersten Satz an stottere, dann halten die mich doch direkt für einen Idioten, mit dem man besser nichts zu tun haben will.« Bei der globalen Fremdabwertung wird nicht ein Verhalten – in diesem Fall das Sprechen – zum Gegenstand der Bewertung, sondern die ganze Person wird bewertet und als global nicht wertvoll eingestuft. Ob diese Bewertung den anderen Menschen zugeschrieben wird (»Alle, die mich nicht genauer kennen, sehen mich als ...«) oder ob sie an sich selbst vollzogen wird (»Ich bin doch als Stotterer eine völlige Niete.«) ist fast gleichgültig. In beiden Fällen entstehen auf der Grundlage dieser globalen Bewertungen negative Gefühle wie Minderwertigkeit oder Scham.
3. Katastrophendenken
   Bei dieser Art von Gedankenmuster werden Nachteile bzw. Katastrophen auf Stottern vorweg »gedacht«, die in keinem realistischen Zusammenhang mit dem Auftreten von Stottern stehen. So sprechen viele stotternde Menschen ihr Stottern in einem Bewerbungsgespräch nicht offen an, versuchen Stottern auf alle Fälle zu vermeiden, durch Füllwörter oder Wiederholungen von Wörtern oder durch andere Tricks, weil sie sicher sind, dass sie nie eine Arbeitsstelle bekommen könnten, wenn sie stottern würden.
   »Wenn die merken, dass ich stottere, dann nehmen die todsicher einen anderen Bewerber!« – dieses Katastrophendenken auch in Bezug auf andere Lebensbereiche (Partnersuche, Finden von Freunden, ...) ist häufig in Zusammenhang mit Stottern vorzufinden, auch wenn es im Leben unzählige Beispiele gibt, wo derartige Katastrophen nicht bzw. ihr Gegenteil eingetreten ist.
4. Niedrige Frustrationstoleranz
   Bei dieser Form von Gedankenmuster werden z. B. einzelne Verhaltensweisen von Zuhörern oder eine geringe Symptomhäufigkeit als so schwerwiegend erlebt, dass sie durchgängig negative Gefühle er-

A	**B**	**C**
Situation	Gedanken über A	Gefühle/Verhalten
→		
A	**B1**	**C**
Situation	angemessene Gedanken über A	Gefühle/Verhalten

Analyseprozess mit dem ABC-Schema

zeugen.

»Mir ein Wort vorsagen oder mich unterbrechen ist für mich ein Zeichen von offener Abwertung, das kränkt mich immer und macht lang andauernde schlechte Gefühle.«

Bewertungen und Überzeugen zu Handlungen von Mitmenschen, die als »unerträglich« erklärt werden, führen oft zu Gefühlen von Minderwertigkeit, Wut oder Gekränktsein, deren Ausmaß in keinem realistischen Verhältnis zur Art oder Häufigkeit der Zuhörerreaktion steht.

Die wichtigste Aufgabe der kognitiven Umstrukturierung ist es, derartige unbrauchbare unangemessene und z. T. selbstschädigende Gedanken, wie sie hier anhand der vier Bereiche beispielhaft dargelegt wurden, zu identifizieren.

Dabei wird zunächst nicht von den Gedanken – oder »Kognitionen«, wie die Psychologen sagen – ausgegangen, sondern von den Situationen, in denen man als Stotternder typische wiederkehrende schlechte Gefühle erlebt.

In dem vorgegebenen ABC-Schema stellt A die Situation dar, die negative Gefühle auslöst. Dann wird ermittelt, welche Gefühle oder auch welches Verhalten – in diesem Schema als C bezeichnet – durch A ausgelöst werden. Dann wird in einem gemeinsamen Suchprozess mit dem Therapeuten herausgearbeitet, welche – zumeist automatisierten und unbewussten Gedanken und Denkgewohnheiten – im Schema als B bezeichnet – für die Entstehung der negativen Gefühle verantwortlich sind.

In einem zweiten Schritt wird dann erarbeitet, welche brauchbareren, hilfreicheren Gedanken über A entwickelt werden müssen/können, um andere gewünschte Gefühle oder Verhaltensweisen zu erleben.

Die Durchführung eines solchen Analyse- und Veränderungsprozesses – schwerpunktmäßig das Finden von passenden brauchbaren Kognitionen und deren Umsetzen in das reale Leben – erfolgt gemeinsam mit dem Therapeuten und stellt die eigentliche therapeutische Arbeit der kognitiven Umstrukturierung dar.

Eine erfolgreiche Stottertherapie, ein verändertes positives Gefühlserleben und später eine befriedigende Anwendung von Sprechtechniken, ist in vielen Fällen nur möglich, wenn ein stotternder Mensch seine selbstabwertenden Kognitionen und Grundgedanken zu sich und zu seinem Stottern verändert.

Kognitive Umstrukturierung bei Stottern – Methodische Anleitung zur Durchführung

Im Folgenden wird ein methodisches Verfahren der kognitiven Umstrukturierung bei Stottern beschrieben, das sich am Vorgehen der rational-emotiven Therapie, wie sie im psychotherapeutischen Kontext angewandt wird, orientiert. Dieses Verfahren zielt darauf ab, dass Patienten ihre nichtfunktionalen, selbstabwertenden kognitiven Konstrukte zum Stottern verändern, um darüber eine positivere Erlebensfähigkeit mit ihrem Stottern zu gewinnen.

Eine kognitive Umstrukturierung – als in sich abgeschlossenes Verfahren – ist immer dann mit einem Patienten anzustreben, wenn deutlich wird, dass eine »reine« Konfrontationstherapie nicht die angestrebte positive emotionale Veränderung beim Patienten erreicht. Es sind dies zumeist Patienten, die auch nach 10-15 Therapieeinheiten mit einer Konfrontationstherapie keine oder nur sehr geringe Veränderungen des emotionalen Erlebens ihres Stotterns zeigen. Mit den Patienten wird dann vereinbart, in Unterbrechung oder parallel zur klassischen Desensibilisierung das Verfahren der kognitiven Umstrukturierung durchzuführen. Das Verfahren wird den Patienten in Grundzügen erläutert, die Notwendigkeit der Durchführung begründet und ihre Zustimmung eingeholt.

Ebenso kann es vorkommen, dass im Verlauf einer Konfrontationstherapie einzelne ausgewählte Elemente des hier beschriebenen Verfahrens durchgeführt werden, ohne dass eine strukturierte Abfolge aller Teile durchgeführt wird (z. B. nur die Benennung generalisierter Einstellungen/Gedanken zum eigenem Stottern). Dann kann – aufbauend auf neuen Einsichten durch den Patienten – eine klassische Desensibilisierung in noch höherem Maße erfolgreich werden.

Zu den einzelnen Teilschritten der kognitiven Umstrukturierung bei Stottern wird im Folgenden eine detailliertere Beschreibung des Vorgehens und die mögliche Nutzung von vorgegebenen Arbeitsblättern dargestellt. Diese Arbeitsblätter stellen Möglichkeiten dar, die Gefühle und Gedanken zum Stottern mit dem Patienten in strukturierter Form zu analysieren und später veränderte Kognitionen verbal festzulegen. Es ist jedoch durchaus möglich, das Verfahren der kognitiven Umstrukturierung bei Stottern auch ohne diese sehr stark formalen Hilfsmittel durchzuführen und stärker auf das Therapeuten-Patienten-Gespräch zu fokussieren und die Sicherung von Ergebnissen beim Therapeuten zu belassen.

Methodische Struktur der kognitiven Umstrukturierung bei Stottern

Zeitpunkt des Einsatzes

Die kognitive Umstrukturierung erfolgt nach der Einführung von Nettostottern und Pseudostottern, wenn der Patient emotional anspruchsvolle In-Vivo-Übungen durchführt. Die Teilschritte sind:

1. Situationsauswahl
2. Situationsanalyse nach Gefühlen und Gedanken/Einstellungen
   2.1 Analyse von Gefühlen
   2.2 Analyse von Gedanken/Einstellungen
3. Zuordnung Gedanken/Einstellungen zu Gefühlen
4. Benennung generalisierter Einstellungen/Gedanken zum Stottern
5. Konsequenzanalyse und Disputation von generalisierten Kognitionen/Neuformulierung von Kognitionen
6. Überprüfung neuer Kognitionen in Übungssituationen alltagssprachlicher Kommunikation

Beschreibung des methodischen Vorgehens

Situationsauswahl

Der Patient bekommt die Aufgabe, mindestens zwei Gesprächssituationen auszuwählen, in denen sein unflüssiges Sprechen auf der Ebene des psychischen Erlebens sehr unangenehm war. Die Situationen sollten nur so weit zurück liegen, dass der Patient sie noch gut erinnern kann. Entscheidend ist, dass der Patient Situationen analysiert, die er fürchtet, im normalen Leben womöglich zu vermeiden sucht und gegen die er vielleicht sogar eine Abwehr hat, sich mit ihnen auseinanderzusetzen. Der Patient wählt dann eine der beiden Situationen aus und beschreibt dem Therapeuten diese Situationen, den Kontext und sein Erleben in einer Überblicksversion.

Auftrag: »Bitte erzählen Sie mir die erste Situation, die Sie ausgewählt haben. Erzählen Sie kurz den Rahmen (wo, wann, mit wem Sie die Situation erlebt haben), wie die Sprechsituation durch Ihr Stottern beeinflusst wurde, wie Sie sich gefühlt haben und welche Gedanken Ihnen durch den Kopf gegangen sind.«

Bei Patienten, die aufgrund starken situativen Vermeideverhaltens schon sehr lange keine derartigen Situationen mehr erlebt haben, empfiehlt es sich, auf Übungssituationen aus der Konfrontationstherapie mit dem Therapeuten zurückzugreifen (ggfs. können auch ein bis zwei derartige Situationen aktuell als Übungen der Konfrontationstherapie initiiert werden).

Hat der Therapeut in der Identifikationsphase bereits eine ausführliche Analyse nach dem MDBG-Modell von Wendlandt durchgeführt, kann diese natürlich auch ergänzend für die Situationsanalyse herangezogen werden.

Bis zum Zeitpunkt der Benennung generalisierter Einstellungen/Gedanken zum Stottern wird lediglich mit der vom Patienten ausgewählten und dargestellten Situation gearbeitet. Die zweite Situation, die der Patient ausgewählt hat, wird vom Patienten allein in Form einer Hausaufgabe ohne Therapeut durchgeführt. Der Patient soll – in der Regel unter Zuhilfenahme der »Analyseformulare« – seine Gedanken und Gefühle zu der zweiten schwierigen Kommunikationssituation noch einmal analysieren. Die Ergebnisse der Situationsanalyse werden dann mit dem Therapeuten durchgesprochen und die Gemeinsamkeiten und Unterschiede zur ersten Situation werden festgehalten.

Die Erfahrung hat gezeigt, dass die zweite Analyse einer Situation den Patienten noch einmal vertiefend vertraut macht mit einem analytischen Verfahren, das die Beziehung zwischen Gedanken und auftretenden Gefühlen fokussiert. Dies ist besonders wichtig, da die Patienten auch noch in der Folgezeit der Therapie und nach der Therapie diesen Verursachungsmechanismus nachvollziehen und begreifen sollen.

Situationsanalyse nach Gefühlen und Gedanken/Einstellungen

Analyse von Gefühlen

Nachdem der Patient die Situation entsprechend der Aufgabenstellung dargestellt hat, wird er informiert, dass noch einmal intensiver die Gefühls- und Gedankenaspekte der Situationen in den Blick genommen werden. An dieser Stelle kann man das Arbeitsblatt »Gefühle zum Stottern« einführen. Der Patient wird gebeten, noch einmal anhand der in der Liste aufgeführten Gefühlszustände zu überprüfen, ob er über die im Situationsbericht schon benannten Gefühle noch weitere erkennt.

Der Patient soll seine ursprünglich geäußerten Gefühle und auch die neu erkannten kennzeichnen und in einer Rangfolgeliste einordnen. Dies soll er zusammen mit dem Therapeuten besprechen. Sollte es sich ergeben, dass sich einige dieser Gefühle in besonders starken oder abgeschwächten Intensitäten zeigen, dann kann das im Analyseschema skaliert werden.

Entscheidend ist, dass der Patient die Gefühle benennt, die er in diesen Situationen bemerkt. Gefühlserleben läuft bei stotternden Menschen – wie auch bei anderen häufig – vor- oder unbewusst ab. Es wird gefühlt – auch intensiv gefühlt – aber das eigentliche Gefühl, Scham, Hilflosigkeit, Gekränktheit etc., wird nicht als solches bewusst wahrgenommen. Dies in der Analyse und in realen Situationen in Zukunft ins Bewusstsein zu bringen, ist eine Aufgabe der kognitiven Umstrukturierung.

Für die Erlebnisqualität der analysierten Situationen und auch um später Veränderungen im Gefühlserleben wahrzunehmen, ist die zeitliche Dimension des Gefühlserlebens wichtig. Ein Therapieerfolg in der Desensibilisierungstherapie kann auch dann gegeben sein, wenn ein Patient in der Lage ist, das Erleben seiner negativen Gefühle zeitlich zu begrenzen. So ist z. B. bewusst erlebte und kurzzeitige Scham von anderer Qualität als unbewusst erlebte Scham, die auf längere Zeit eine negative Stimmungs- und Befindlichkeitsveränderung bewirkt.

Analyse von Gedanken/Einstellungen

Bevor eine Beziehung zwischen auftretenden Gefühlen und Gedanken/Einstellungen beim Stottern diskutiert oder aufgezeigt wird, wird mit dem Patienten noch einmal isoliert auf die auftretenden Gedanken geschaut. Dafür kann das Arbeitsblatt »Analyse der Gedanken und Einstellungen zum Stottern« genutzt werden. In dieses Blatt sollte der Therapeut in die Leerzeilen die Gedanken und Einstelllungen, die vom Patienten geäußert wurden, eintragen.

Die Gedanken/Einstellungen, die beim Patienten in den besprochenen Situationen als eliptische Äußerungsteile, als innerer Monolog, als unausgesprochene Sätze, als bewusste oder vorbewusste Einstellungskonzepte oder auch als visualisierte Bilder vorhanden sind, bedürfen, um sie dem Patienten bewusst zu machen, der therapeutischen Unterstützung. Diese Bewusstmachung ist ein Reflexionsprozess, mit dem viele stotternde Menschen keine Erfahrung haben. Durch erleichterndes Nachfragen versucht der Therapeut den Patienten in seinem Reflexionsvermögen zu unterstützen, zum Beispiel:

- »Was ist Ihnen durch den Kopf gegangen sein, als Ihr Gesprächspartner kurz gelächelt und dann weggeschaut hat?«
- »Auch wenn Sie in dieser Situation, als der Verkäufer weggegangen ist, um seinen Kollegen zu holen, nichts gedacht haben,

was könnten Sie in vergleichbaren Situationen gedacht haben? (Was wären typische Gedanken in diesen Situationen?)«
- »Was ist Ihr erster Gedanke, wenn Sie plötzlich vor einem Fremden anfangen zu stottern?«
- »Was ist generell Ihre Meinung, wie Sie als stotternder Mensch im beruflichen Umfeld bewertet werden?«

Nach der gemeinsamen Analyse durch Therapeut und Patient soll der Patient nochmals Gelegenheit erhalten, mit Hilfe eines Arbeitsblattes, seine situationstypischen generalisierten Einstellungs- und Denkmuster zu

- sich als stotterndem Menschen und
- den Zuschreibungen, die er bezogen auf seine Zuhörer vornimmt, aufzuarbeiten.

Es hat sich gezeigt, dass über eine solche Form von »formalisierter« Überprüfung von Gedanken – durch die Auseinandersetzung mit z. T. provokanten Formulierungen – immer wieder selbstreflexive Denk- und Erkenntnisprozesse angeregt werden, die dem Patienten helfen, bisher unbewusste Denkmuster zu seinem Stottern zu erkennen.

Zuordnung Gedanken/Einstellungen zu Gefühlen

Der Patient soll versuchen, einen Zusammenhang zwischen seinen Kognitionen und den Gefühlen herzustellen, die er in schwierigen Sprechsituationen empfindet. Der Gedanke, z. B. für andere Menschen eine unangenehme Belästigung darzustellen, führt häufig zu ausgeprägten Schamgefühlen oder zu Gefühlen der Minderwertigkeit.

Ebenso kann z. B. die Meinung eines Patienten, wenn er Stottern als eine psychisch ausgelöste Behinderung versteht, dazu führen, dass er sich stigmatisiert und abgelehnt fühlt, weil er allen Menschen seiner Umgebung diese Erklärung für Stottern zuschreibt.

Es ist hier die Aufgabe des Therapeuten, den Patienten anzuleiten, seine individuellen Kognitionen auf sein Gefühlserleben zu beziehen.

Benennung generalisierter Einstellungen/ Gedanken zum eigenen Stottern

Während sich aus einer Situationsanalyse heraus eine Vielzahl von Kognitionen und Gefühlen herausfiltern lassen, so lässt sich doch für die meisten Patienten eine kleine Zahl (2-3) von Kernkognitionen herausarbeiten, die prägend für sein Gefühlserleben als stotternder Mensch sind. Es sind die, die auf der Gefühlsebene sehr häufig und sehr konsequent negative Gefühle auslösen und die das Stottern für Patienten sehr bedrohlich machen. Dabei kann es durchaus sein, dass der Patient diese Kognitionen und ausgelösten Gefühle nicht immer hat, dass sie z. B. bei Familienmitgliedern und Freunden gar nicht auftauchen. Aber dort wo sie auftreten, z. B. vor Fremden, vor Gruppen, bei Personen im Schul- oder Arbeitsbezug, sind sie die Ursache für unangenehme Empfindungen und ggfs. für situatives und sprachliches Vermeiden.

Es ist auch hier wichtig, dass der Patient diese prägenden Kernkognitionen selber formuliert. Der Therapeut bietet lediglich nachfragende, motivierende Unterstützung an.

Es ist von Wichtigkeit, dass der Patient die Auslöser für sein negatives Gefühlserleben kennt. Diese Auslöser haben fast immer einen konkreten Einfluss auf sein Kommunikationsverhalten und auf die Auftretenshäufigkeit und Schwere des Stotterns. Erst ein Patient, der seine Kognitionen kennt, sie formuliert und geprüft hat, kann neue, brauchbarere Kognitionen dagegen setzen. In Fällen, in denen die Desensibilisierung nur aus einer reinen Konfrontationstherapie besteht, die die kognitiven Elemente des Stotterns und deren Veränderung nicht mit in den Fokus nimmt, kann es geschehen, dass sich auch nach einer hohen Zahl von Konfrontationstherapiestunden keine positive Veränderung einstellt. Dies ändert sich häufig erst, wenn der Patient den Zusammenhang zwischen seinen Kognitionen und Gefühlen erkennt und zur Einsicht gelangt, dass Kognitionen veränderbar sind und dies wiederum Folgen für sein Gefühlsleben und sein konkretes Kommunikationsverhalten hat.

Natürlich ist die Existenz negativer Ge-

2.6

ÜBUNG

Gefühle zum Stottern

Unterstreichen Sie die Gefühle bzw. Gefühlszustände, die Sie in der/den erlebten, erinnerten Situation hatten.

Ich fühlte mich:

hilflos – frustriert – beschämt – minderwertig – abgelehnt – aggressiv –

schuldig – gekränkt – beleidigt – bemitleidet – wertlos –

……………………… – ……………………… – ………………………

Tragen Sie die unterstrichenen Gefühle in der Reihenfolge ihrer Unangenehmheit ein:

1. ………………………… 2. …………………………

3. ………………………… 4. …………………………

5. ………………………… 6. …………………………

Skalieren Sie den Schweregrad der Gefühle:

1. 1...2...3...4...5...6...7...8...9...10 (schwach – stark) 2. 1...2...3...4...5...6...7...8...9...10 (schwach – stark)

3. 1...2...3...4...5...6...7...8...9...10 (schwach – stark) 4. 1...2...3...4...5...6...7...8...9...10 (schwach – stark)

5. 1...2...3...4...5...6...7...8...9...10 (schwach – stark) 6. 1...2...3...4...5...6...7...8...9...10 (schwach – stark)

Zeitperspektive

Wenn ich unangenehme Situationen wie diese erlebt habe, dann beeinflusst das vorherrschende Gefühl meine Stimmung auch noch nach der Situation:

O nur ganz kurze Augenblicke nach der Situation

O für einige Minuten und wird dann schwächer

O noch mindestens in der nächsten Stunde

O für mehrere Stunden

O den ganzen Tag

O hängt noch mehrere Tage nach

fühle beim Stottern nicht nur an die dysfunktionalen situationsgebundenen auftretenden Gedanken oder an eine generell selbstabwertende Einstellung zum Stottern gebunden. Negative Gefühle können auch durch konkret auftretende Zuhörerreaktionen entstehen. Der Umgang mit und die Veränderung von Gefühlen, die auf grund von unmittelbaren Zuhörerreaktionen entstehen, lässt sich entweder über eine reine konfrontationstherapeutisch orientierte Desensibilisierung erreichen oder bezieht ebenfalls kognitionsverändernde Elemente mit ein (vgl. Kapitel 2.11).

Konsequenzanalyse und Disputation von generalisierten Kognitionen/Neuformulierung von Kognitionen

Zusammen mit dem Patienten analysiert der Therapeut abschließend die Konsequenzen, die diese Kognitionen und Einstellungen für den Patienten und für sein Leben als stotternder Mensch haben und hatten (bezogen auf sein Verhalten, seine biographische Entwicklung, seine Sprech- und Stottermuster, ...). Dem Patienten muss klar werden, welche »Preise« er auf emotionaler Ebene für seine Haltung und Gedanken zum Stottern »bezahlt«. Der Therapeut muss ihm verdeutlichen, dass diese gedanklichen Konstrukte nicht unabänderlich sind, sondern, weil zu einem bestimmten Zeitpunkt oder in einem bestimmten Lebensabschnitt entstanden, auch wieder veränderbar in einem anderen Lebensabschnitt.

Nicht selten hilft es Patienten, ihre Kognitionen zum Stottern zu verändern, wenn sie nachvollziehen können, wie diese Gedanken und Einstellungsmuster entstanden sind. Wenn Patienten erkennen können, dass ihre heutigen Denk- und Gefühlsmuster z. B. auf negativen Kommentaren und Bewertungen des Stotterns im Kindes- und Jugendalter basieren, dann gelingt es ihnen häufig besser, ihre Einstellungs- und Denkmuster zu verändern, weil sie feststellen, dass sie diesen negativen Erfahrungen aktuell nicht mehr ausgesetzt sind. Die von Patienten unreflektiert übernommene, häufig geäußerte öffentliche Meinung, dass Stottern seine Ursache in einem psychischen »Defekt« habe, oder der Einfluss des in den öffentlichen Medien vermittelten Stereotyps von Stottern und Stotternden werden ebenso von Patienten oft als Ursachen für ihre Denk- und Gefühlsmuster erkannt. Im therapeutischen Gespräch gelingt es den Patienten dann, sich von diesen Kognitionsmustern zu trennen.

Viele Patienten brauchen aber Zeit, um zu einer Veränderung ihrer Einstellung zu kommen. Sie können sich zu Beginn nur schwer vorstellen, dass andere veränderte Kognitionen an die Stelle der alten treten. Aufgabe des Therapeuten ist es, anhand seiner Erfahrung mit anderen Patienten, anhand seiner eigenen Erfahrung mit Stottern, anhand von authentischen Texten, Filmen und realen Begegnungen von und mit Stotternden, diese Veränderungsmöglichkeiten ins Blickfeld zu bringen.[1]

Vor allem aber muss der Therapeut immer wieder den Teufelskreis von unbrauchbaren, abwertenden z. T. selbstschädigenden Gedanken und negativen Gefühlen – die nicht zuletzt auch Einfluss auf die Stotterhäufigkeit und -stärke haben – aufzeigen. Ein Patient muss ggfs. über einen längeren Zeitraum damit konfrontiert werden, um sich diesen Zusammenhang klar zu machen.

Es gibt für den Bereich der Stottertherapie wenig konkret beschriebene Interventionen, um beim Patienten den Prozess der Kognitionsveränderung bezüglich seines Stotterns zu stimulieren. Beratungserfahrene Therapeuten werden hier sicher eine größere Auswahl an Interventionen einsetzen können als weniger erfahrene. Gängige Interventionen zur kognitiven Umstrukturierung (Wilken, 2018), die auch

[1] Es empfiehlt sich, Patienten während einer kognitiven Umstrukturierung in Kontakt (gemeinsame Therapietermine) mit anderen stotternden Menschen zu bringen, um ihnen ein Modell für einen positiven Umgang mit Stottern zu vermitteln. Sollte dies nicht möglich sein, dann hilft es auch, den Patienten Videoaufnahmen von stotternden Menschen zu zeigen, die in der Öffentlichkeit emotionsneutral und selbstbewusst stottern. In TV-Sendungen des öffentlichen Rundfunks zum Thema Stottern finden sich oft Beispiele für gut desensibilisierte, selbstbewusst stotternde Menschen. Man sollte aber auch gut desensibilisierte Patienten bitten, mit ihnen eine Videoaufnahme machen zu dürfen, in der sie beschreiben, wie sie mit dem Stottern jetzt erfolgreich umgehen und wie sie zu diesem Punkt gekommen sind.

2.6

ÜBUNG

Analyse der Gedanken und Einstellung zum Stottern

Für eine erfolgreiche Desensibilisierungstherapie ist es wichtig, dass Sie und der Therapeut ihre gedanklichen „Tätigkeiten" zu Situationen, in denen Sie das Stottern als unangenehm erleben, kennen. Diese gedanklichen Tätigkeiten sind Sätze, Bewertungen, typische Denkmuster oder Haltungen zum Stottern, die in derartigen Situationen ausgelöst werden. Diese sollen jetzt in systematischer bzw. detaillierter Form aufgearbeitet werden.

Gedanken vor und in der konkret erlebten Situation

....

....

....

....

....

....

....

....

....

....

....

....

Gedanken nach der konkret erlebten Situation

....

....

....

....

....

....

....

....

....

....

....

....

2.6

ÜBUNG

Analyse der Gedanken und Einstellung zum Stottern

Die folgenden gedanklichen Einschätzungen zum Stottern sollen noch einmal eine orientierende Überprüfung ermöglichen, wie Sie Ihr Stottern oder Situationen, in denen Sie stottern, bewerten. Kreuzen Sie die Gedanken/Sätze/Einstellungen an, die sich bei Ihren Situationen so gezeigt haben oder sich in ähnlicher Form häufig zeigen oder zeigen könnten.

Gedanken über mich als stotternder Sprecher (Eigenbewertung)

O Ich werde nicht als liebenswerter, angenehmer Mensch respektiert oder erkannt.
O Ich werde als geistig nicht vollwertiger Mensch eingeschätzt und behandelt.
O Ich verunsichere und irritiere meine Zuhörer.
O Ich bin die Ursache dafür, dass mein Gesprächspartner sich unwohl fühlt.
O Ich falle immer wieder total auf.
O Ich möchte anderen Leuten durch mein Sprechen keine negativen Gefühle machen.
O Ich koste meinen Zuhörer viel Zeit und fühle mich unwohl, der Verursacher zu sein.
O ....
O ....
O ....

Gedanken meines(r) Zuhörer(s) (Fremdbewertung)

O Der Zuhörer empfindet mich als eine Belästigung.
O Mein Stottern ist für ihn eine emotionale Belastung.
O Mich stotternd sprechend zu erleben, macht ihn ungeduldig.
O Er empfindet mein Sprechen als eine Zumutung.
O Ich stelle eine erhebliche Unannehmlichkeit für ihn dar.
O Er denkt, er unterhält sich mit einem behinderten Menschen.
O Er hält mich intellektuell für nicht ganz normal.
O Er ist irritiert und verunsichert und kann mein Sprechverhalten nicht einordnen.
O Er hält mich in meinem Beruf/in meiner schulischen Leistungsfähigkeit für schwach.
O Er empfindet Mitleid mit mir.
O Er ärgert sich, dass er mit mir sprechen muss.
O Er denkt, ich bin psychisch gestört.
O Er respektiert mich nicht.
O Er mag mich nicht.
O Er will keinen Kontakt mit mir.
O Er findet, dass mein Gesicht unmöglich aussieht, wenn ich stottere.
O Er sieht in mir jemanden, der irgendwie psychisch behindert ist.
O Er schätzt mich als selbstunsicher ein.
O Er denkt, dass ich mich schlecht fühle, wenn ich stottere.
O ....
O ....
O ....

2.6 ÜBUNG

Beziehung zwischen Gedanken und Gefühlen

Bitte versuchen Sie den negativen Gefühlen, die Sie im Zusammenhang mit dem Stottern erleben, auslösende Gedanken zuzuweisen, soweit das möglich ist.

Gefühl	**Gedanke/typisches Denkmuster**
----------------------------	--
	--
	--
----------------------------	--
	--

2.6 ÜBUNG

Kerngedanken zum Stottern

Notieren Sie hier diejenigen Gedanken oder Einstellungsmuster, die Ihrer Meinung nach dazu führen, dass Sie Stottern als negativ erleben:

....

....

....

....

....

....

....

....

....

....

....

....

Therapeuten in der Stottertherapie einsetzen können, um ihre Patienten zu unterstützen, neue Einstellungen und Gedanken zu ihrem Stottern zu gewinnen, sind:

- Hypothesenbildung: Der Patient soll Hypothesen oder eine Hypothese darüber bilden, auf welchem Hintergrund seine individuelle Einstellung, seine Gedanken zum Stottern entstanden sind. Er soll erkennen, dass er unter anderen Umweltbedingungen wahrscheinlich eine andere Haltung zu seinem Stottern entwickelt hätte.
- *Positives Modell konstruieren*: Der Patient wird angehalten, die Kognitionen für einen anderen stotternden Menschen zu formulieren (nachdem der Patient eine Videoaufnahme eines selbstbewusst stotternden Menschen vorgespielt bekommen hat oder er die Möglichkeit hatte, einen solchen Patienten im Gespräch konkret zu seinem Stottern zu interviewen). Der Patient kann so ein Modell, ein realistisches Gegenbild zu seinem Kognitionsmuster konstruieren oder erfahren.
- *Überprüfung der Realitätsbewertung*: Patienten, deren unrealistische Bewertungen bezogen auf Zuhörermeinungen (»Stottern ist für den Zuhörer lästig und unangenehm!«; »Die Leute denken doch alle, dass Stottern eine psychische Behinderung ist.«; ...) sehr stabil sind, können über reale Befragungen (durchgeführt vom Patienten oder Therapeuten) im öffentlichen Raum überprüft werden. Patienten übergeneralisieren häufig wenige negative Erfahrungen und werten positive und neutrale Erfahrungen nicht im gleichen Maße. In der Therapie ist es oft hilfreich, die Qualität und Quantität der Zuhörerreaktionen in Sprechkontakten (in vivo und Befragungen zum Stottern) empirisch überprüfen zu lassen.
- *Betrachtung alternativer Möglichkeiten*: Der Patient verbalisiert einen hypothetischen Gegenentwurf zu seinen dysfunktionalen Kernkognitionen, unabhängig davon, ob er für sich die Möglichkeit sieht, sich diese aktuell zu eigen zu machen. Er muss sich auf diese Weise aber zumindest mit einer positiven Gegendefinition auseinandersetzen (siehe auch Kapitel 2.11, Der »Zielsatz« bei Stottern). Diese »Gegenkognitionen«, die für einen selbstbewussten Umgang mit Stottern stehen, sollten auf alle Fälle schriftlich festgehalten werden.
- *Rigide Normvorstellungen aufweichen*: Im Zusammenhang mit ihren Unflüssigkeiten entwickeln stotternde Menschen häufig überzogene Normen, bezogen auf die Zumutbarkeit ihres Sprechens. Sie haben z. B. ein Einstellungskonzept – eine rigide Norm – dass nichtstotternden Menschen ein unflüssiges Sprechen nicht zumutbar ist. Analysiert man dies etwas genauer, dann findet sich in der Regel, dass diese rigide Norm bei ihnen häufig nicht für »Zumutungen« nichtsprachlicher Art gilt. Hier ist mit den Patienten zu hinterfragen, warum sie glauben, dass man einem nichtstotternden Menschen nicht einen 10-20prozentigen Zeitverlust, ein Irritationsmoment oder kurzzeitiges eingeschränktes Wohlgefühl in Sprechkontakten zumuten darf. Alle Menschen, auch stotternde Menschen, sind immer wieder Verhaltensweisen ihrer Mitmenschen ausgesetzt, die gewöhnungsbedürftig, irritierend oder zeitkonsumierend sind. Das ist normales Leben und wird allseits akzeptiert. Rigide Normvorstellungen, die nur und speziell für Stottern gelten, sollten hier noch mal mit Patienten analysiert und in ihrer Akzeptanz vom Patienten überprüft werden.
- *Wahrscheinlichkeitsüberprüfung/Entkatastrophieren*: Man soll die Patienten anhand ihres realen Lebenserfahrungshintergrundes beschreiben lassen, wann und wie oft wirklich schlimme und dramatische Ereignisse im Zusammenhang mit Stottern aufgetreten sind. Patienten müssen eine realistische Wahrnehmung zur Quantität ihrer »Sprechkatastrophen« und ihren Ängsten entwickeln. Bezüglich der Bearbeitung von Katastrophenphantasien gilt es dabei auch, nicht im Allgemeinen zu verbleiben, sondern die »Katastrophe« konkretisieren

zu lassen. (»Also stellen Sie sich vor, Sie halten den Vortrag und fangen an zu stottern. So zwei bis drei Mal für jeweils drei Sekunden. Ja, das ist nicht angenehm. Was denken Sie, wie geht es dann weiter?« …)

- *Globale Abwertungsschemata aufdecken*: Stotternde Menschen bewerten sich für ihr Sprechen häufig als gesamte Person unzulänglich und ablehnenswert. Dabei wird deutlich, dass sie nicht zwischen partiellen Schwächen und einer globalen Abwertung unterscheiden können. Sie selber bewerten sich häufig sehr rigide und unangemessen global für das Stottern. Hier gilt es, auch am Beispiel der Bewertung von Menschen aus dem Beziehungsumkreis des Patienten, diesem ein realistisches Bewertungsmuster zu vermitteln, so dass er zwischen einzelnen Verhaltensweisen und Charaktereigenschaften und einer äußerst selten vorkommenden globalen negativen Bewertung oder Abwertung trennt.

Letztendlich bedeutet die Disputation unbrauchbarer Kognitionen und die Formulierung neuer funktionaler Denkmuster immer auch ein therapeutisches Arbeiten daran, dass der Patient beginnt, sich mit seinem Stottern zu akzeptieren.

»Ich bin als stotternder Mensch für andere Menschen zumutbar. Es gibt keinen Grund, mich für meine Unflüssigkeiten abzuwerten oder schlecht zu fühlen.« Wenn Patienten, wie hier im Zitat, am Ende ihrer kognitiven Umstrukturierung zu solch einer Aussage kommen, dann haben sie eine brauchbare Haltung zu ihrem Stottern gefunden, die aber sicher auch noch manchmal von emotionalen Rückschlägen und emotionalen Überraschungen begleitet ist. Sie haben aber eine »Kernhaltung« zum Stottern entworfen, die sie in ihrer alltäglichen Kommunikation unterstützt.

Entscheidend ist, dass man sich als Therapeut von dem Anspruch befreit, man könne neue Kognitionen bei stotternden Patienten determinieren. Auch hier gilt, wie in der klientenzentrierten Beratung nach C. Rogers, dass die Patienten am »reflektierenden Durcharbeiten« ihres Problems (negative Gefühle beim Stottern) wachsen; dass sie beginnen, alte Einstellungen zu hinterfragen bzw. deren Entstehung auf ihrem biographischen Entwicklungsprozess zu sehen, der auch, wie bei anderen Stotternden, anders hätte verlaufen können (ohne Scham- und Abwertungsgefühle).

Überprüfung neuer Kognitionen in alltagssprachlichen Übungssituationen und alltagssprachlicher Kommunikation

Wenn ein Patient seine negative Gefühle verursachenden Kognitionen kennt und er in der therapeutischen Auseinandersetzung beginnt, an deren Stelle neue, angemessenere und nicht abwertende Kognitionen zu setzen, dann ist es die Aufgabe des Therapeuten, diesen Prozess zu unterstützen und zu fördern.

Das setzt voraus, dass der Therapeut immer wieder in den Übungen zur Konfrontationstherapie die existierenden Kognitionen beim Stottern abfragt, überprüfen lässt und dafür sorgt, dass der Patient seine neuen Kognitionen im Sinne von Selbstinstruktionen (vgl. Kapitel 2.11, Der »Zielsatz« bei Stottern) vor und in Sprechsituationen nutzt.

Diese gilt nicht nur für die Sprechübungen, die der Patient mit dem Therapeuten zusammen erlebt. Die Therapie muss auch die alltäglichen Sprechsituationen in den Blick nehmen, die der Patient allein erlebt und für diesen Bereich (Familie, Beruf/Schule, Freundeskreis und fremde Personen) überprüfen, ob und wie der Patient mit veränderten Kognitionen umgeht.

Es ist nicht damit zu rechnen, dass Patienten mit starken Angst- und Selbstabwertungsgefühlen den Prozess der Haltungs- und Einstellungsänderung zum Stottern während einer 25-30stündigen Desensibilisierungsphase vollständig abschließen. Psychische Prozesse im Sinne einer kognitiven Umstrukturierung brauchen Zeit. Es ist von daher die Aufgabe des Therapeuten, immer wieder auf den Zusammenhang von auftretenden unangenehmen Gefühlen und ihren auslösenden Denkmustern aufmerksam zu machen und den Patienten anzuleiten, diese wahrzunehmen und neue dagegenzusetzen. Insofern stellt die kognitive Umstrukturierung bei Stottern einen

Prozess dar, der sich bis in die Stabilisierungsphase der Therapie hineinzieht.

Sollte man als Therapeut mit Patienten konfrontiert werden, die z. B. aufgrund traumatischer Abwertungs- oder Beschämungserlebnisse oder aufgrund bestimmter Persönlichkeitsmerkmale (etwa Patienten mit sehr depressiven oder narzistischen Persönlichkeitsanteilen) keinen angemessen erfolgreichen Abbau ihrer negativen Gefühle durch das Bemühen einer gezielten kognitiven Umstrukturierung erreichen, dann sollte man sich nicht scheuen, diesen Patienten zu raten, sich mit diesem Problem in eine psychotherapeutische Behandlung zu begeben.

Analyse situativ bedingter Muster des Stotterns – die Kommunikationsanalyse nach Watzlawik/ Osgood

Die Erfahrungen der meisten stotternden Patienten bestätigen die Tatsache, dass bestimmte Themen, Personen oder Situationen das Auftreten oder die Schwere von Stottern beeinflussen. Zwar gibt es immer wieder Schwankungen in der Häufigkeit und Schwere des Stotterns, für die keine situativen Kausalitäten gefunden werden können, aber viele Patienten kennen Personen- oder Situationskonstellationen, bei denen das Stottern stärker und häufiger wird.

Patienten, die dieses Phänomen erleben, versuchen häufig, die diesen Situationen zugrunde liegende Kausalität zu ergründen: Sie suchen eine Antwort auf die Frage: Warum wird mein Sprechen bei dieser Person, in dieser Kommunikationssituation, unflüssiger?

Vor allem in der Stabilisierungsphase der Therapie, wenn die Sprechtechniken in allen Alltagskommunikationssituationen erfolgreich angewendet werden sollen, kann eine Situationsanalyse den Patienten helfen, eine Kausalität für das Auftreten stärker unflüssigen Sprechens oder erfolgloser Blockbearbeitung zu erkennen und auf der Grundlage dieser Erkenntnis neue Einsichten zu gewinnen, die ein symptomreduziertes, flüssigeres Sprechen ermöglichen.

Ein solches »aufdeckendes« Analyseschema kann aber auch bereits in der Desensibilisierungsphase helfen, bestimmte, in der Regel personenbezogenen Situationen, in denen der Patient kein Netto- oder Pseudostottern zeigen will, positiv zu bewältigen.

Wenn Patienten erkennen, warum sie z. B. vor ihrem Arbeitskollegen, vor ihrem jüngeren Bruder oder bei den Eltern der Ehefrau keine Sprechauffälligkeiten zeigen wollen, wenn sie stimmige Hypothesen einer Kausalität haben, dann überwinden sie oft ihren Widerstand gegen diesen Teil der Desensibilisierung.

Das Analyseschema, das den Patienten vorgestellt wird, bezieht sich zum einen auf die Unterscheidung der Kommunikation in einen Inhalts- und Beziehungsaspekt, wie er von Paul Watzlawik und seinen Mitautoren beschrieben wurde (Watzlawik, 1969). Zum anderen wird zur genauen Beschreibung der Beziehungsebene das Kategoriensystem von Osgood und Kollegen (Osgood et al., 1957) zur analytischen Erweiterung genutzt.

Dem Patienten wird das Analyseschema vermittelt (in der Regel auch unter Zuhilfenahme eines Textes, der die Theorie kurz darlegt – siehe auch Informationen für Patienten) und danach wird der Patient mit Unterstützung des Therapeuten eine Beziehungsanalyse der Kommunikation vornehmen.

Die Kommunikationsanalyse nach Watzlawik und Osgood

Jede Kommunikation hat einen Inhalts- und einen Beziehungsaspekt. Jede Kommunikation enthält über eine reine Sachinformation hinaus einen Hinweis, wie der Sender seine Botschaft verstanden haben will und wie er seine Beziehung zum Empfänger sieht. Der Inhaltsaspekt stellt das Was einer Mitteilung dar, der Beziehungsaspekt sagt etwas darüber aus, welche Beziehungsqualität zum Empfänger besteht. Störungen in der Kommunikation können damit sowohl auf der Inhalts- als auch auf der Beziehungsebene bestehen. Neben Sachkonflikten (z. B.: Das Gesagte wird nicht verstanden! Die Aussage wird als unwahr bewertet!) können Ir-

2.6

ÜBUNG

Gedankliche Grundsätze zu meinem Umgang mit Stottern

Notieren Sie hier diejenigen Gedanken oder Einstellungsmuster, die Ihrer Meinung nach dazu führen können, dass Sie mit ihrem Stottern besser zurechtkommen, unabhängig davon, ob Sie es für möglich halten, dass Sie dieses Ziel unmittelbar erreichen.

....

....

....

....

....

ritationen und Störungen, die durch Aussagen über die Beziehung gemacht werden, Probleme in der Kommunikation hervorrufen.

Jede Kommunikation macht nach Watzlawik Aussagen auf einer Inhaltsebene und einer Beziehungsebene.

Beispiel: Der Chef sagt zu seinem Angestellten: »Herr Müller hier zieht es aber!«

Inhaltsebene: Herrn Müller wird mitgeteilt, dass sich Luftpartikel schnell durch den Raum bewegen.

Beziehungsebene: Diese Beziehung zwischen Herrn Müller und seinem Chef ist asymmetrisch. Der Chef ist in der Arbeitsbeziehung dominant. Er kann bestimmen, wer hier was macht. Der »Subtext« auf der Inhaltsebene bedeutet eigentlich: »Machen Sie das Fenster zu, Herr Müller.«

Die genaue Beziehungsqualität lässt sich zum vertiefenden Verständnis noch in weitere drei Bereiche unterteilen. Jeder Bereich umfasst nach Osgood ein Kontinuum zwischen zwei Polen, über den eine Beziehungsaussage gemacht werden kann:

1. *Macht versus Ohnmacht*: Wer hat und will Einfluss oder Macht, wer darf bestimmen, wer ist dominant oder will es sein, ...?
2. *Wertschätzung versus Ablehnung*: Werde ich gemocht, geliebt, respektiert oder abgelehnt, findet man mich sympathisch oder unsympathisch, welchen Status räumt man mir ein, welche Wertschätzung kommt mir zu, ...?
3. *Nähe versus Distanz*: Wie nahe kommt mir jemand, wie empfinde ich diese Nähe, ist mir das zu distanziert, will ich mehr Distanz, will ich mehr Nähe, ...?

Patient und Therapeut können mit diesen Analysebereichen prüfen, ob in Situationen, in denen gehäuft Stottern auftritt, ein typisches Beziehungsmuster, eine Beziehungsqualität auftaucht, die beim Patienten regelhaft bestimmte Gefühle auslöst, die wiederum verstärktes Stottern hervorrufen.

Beispiel: Ein Patient erkannte nach der Analyse einer Gesprächssituation mit einem Arbeitskollegen, dass sein Stottern immer dann deutlich angestrengter und unkontrollierter wurde, wenn er thematisch nicht in einem beruflichen Kontext mit ihm kommunizierte, sondern das Gespräch auf private Inhalte kam. Hier waren es insbesondere die Teile der Kommunikation, in denen er nach Dingen privaterer Natur fragte oder den Kollegen bat, etwas für ihn zu tun, was nichts mit dem beruflichen Kontext zu tun hatte. Der Patient entwickelte die Hypothese, dass auf der Beziehungsebene im Bereich Nähe-Distanz eine »Irritation« entstehe, die ein stärkeres Stottern hervorrufe. Mit Unterstützung des Therapeuten konnte der Patient erkennen, dass über eine Erzeugung von mehr Nähe in der Beziehung zu diesem Kollegen auf der Ebene der Emotionen latente Ängste freigesetzt wurden. Diese Ängste bezogen sich darauf, dass der Patient nicht einschätzen konnte, ob die erweiterte Nähe von dem Kollegen als angenehm empfunden wurde. Um in dieser Frage Sicherheit zu bekommen, entschied er sich – nach einer Beratung mit dem Therapeuten – sein Problem in einem Gespräch mit dem Kollegen zu klären. Die aus diesem Gespräch resultierende höhere Beziehungssicherheit zu dem Kollegen führte dazu, dass der Patient im weiteren Verlauf, vor seinem Kollegen gutes Nettostottern zeigen konnte. Als Nebeneffekt verringerte sich auch das Stottern in Gesprächen mit diesem Kollegen.

Hat man die spezifische Qualität eines Beziehungsmuster erkannt, kann dies bereits dazu führen, dass sich das Stottern in dieser Situation reduziert. Aufgrund der Einsicht in die Art und Qualität der Beziehungsebene kann ein stotternder Mensch sich aber neu und bewusst entscheiden, ob und wie er die Beziehungsebene verändern will oder mit einer bestehenden »Beziehungsdefinition« umgehen will. Im Zuge dieser Veränderungen (haltungs- oder kommunikationsbezogen) kommt es bezogen auf die Desensibilisierungsphase häufig auch zu einer Reduzierung der Stärke und Häufigkeit des Stotterns.

Der »Zielsatz« bei Stottern

Die Zielsatzmethode fokussiert auf ein zukünftiges Ziel, das bezogen ist auf die psychische Verfasstheit, mit der ein Patient stotternd sprechen will. Der Patient wird in der Findung dieses Zieles vom Therapeuten unterstützt.

Dieser Zielsatz wird in der Desensibilisierungsphase vom Patienten entworfen, damit er schon beim Einsatz des Netto- und Pseudostotterns seine Anwendung und seinen Erfolg findet.

Bei der Zielsatzbildung handelt es sich um ein Verfahren, das der Beratungsmethode des NLP (Neurolinguistisches Programmieren) zuzuordnen ist.

Die Aufgabe, die der Patient zu leisten hat, besteht darin, einen Zielsatz zu formulieren, mit welcher psychisch-emotionalen Qualität er künftiges Stottern in seinem weiteren Leben erleben will. Es geht dabei nicht darum, dass er das Ziel unmittelbar erreicht. Aber er soll, antizipiert in die Zukunft, eine Befindlichkeit benennen, mit der er stotternd spricht. Es kann sein, dass er dieses Ziel tatsächlich erst am Ende der Therapie (oder später) wirklich erreicht. Aber es ist wichtig dieses Ziel – sprachlich exakt formuliert – vor Augen zu haben, damit der Patient weiß, wohin er sich entwickeln soll, und damit er prüfen kann, wie weit er noch von diesem Ziel entfernt ist.

Den Patienten wird erläutert, dass ihr Zielsatz zum Stottern lebenslang gelten soll, solange sie nicht einen anderen Zielsatz für sich formulieren. Sie werden an dieser Stelle auch darüber informiert, dass nahezu alle gut untersuchten Therapien im In- und Ausland übereinstimmend aufzeigen, dass im statistischen Mittel die erfolgreich therapierten Patienten ein Reststottern von 3 bis 4 % behalten. Es ist also für jeden Patienten, auch bei bestem Therapieerfolg, davon auszugehen, dass er ein geringes Reststottern behalten wird. Der Zielsatz bezieht sich von daher nicht nur auf das aktuell auftretende Stottern, sondern er soll festlegen, wie ein Patient auch bei erfolgreicher Therapie mit seinem Reststottern umgeht.

Der wichtigste Effekt des Zielsatzes liegt jedoch in seinem erfolgreichen Gebrauch in aktuellen Sprechsituationen. Der Patient hat mit dem Zielsatz die Möglichkeit seine psychische Befindlichkeit zu steuern, sich nicht unwillkürlich auftretenden Emotionen oder Gedanken auszuliefern, die entstehen, wenn er in einer Sprechsituation in unflüssiges Sprechen kommt. Vor oder in schwierigen Kommunikationssituationen soll er sich durch Erinnern bzw. internes Memorieren des Zielsatzes von auftretenden negativen Beeinträchtigungen distanzieren.

Die Erstellung des Zielsatzes folgt bestimmten Regeln:

- Der Zielsatz wird im Präsens formuliert.
- Der Zielsatz enthält keine Verneinung.
- Der Zielsatz enthält keine Modalverben.
- Der Zielsatz ist eigeninitiierbar.
- Der Zielsatz beginnt mit: *Ich stottere …*

Der Patient, dem die Theorie und die Regeln

des Zielsatzes vorgetragen werden, bekommt dann die Aufgabe, diesen Zielsatz zu formulieren: »Wenn Sie in Zukunft stottern, und Sie können auch bei einer erfolgreichen Therapie nicht verhindern, dass Sie ab und zu ins Stottern kommen, wie wollen Sie Ihr Stottern dann psychisch erleben? Wie müsste es sein, dass sie es nicht negativ erleben? Beachten Sie die Regeln des Zielsatzes und beschränken Sie sich auf einen, maximal zwei Teilsätze!«

Die Patienten bekommen für die Erstellung keine Beispielsätze als Hilfe oder Vorlage. Dies würde zu sehr die erstellten Sätze beeinflussen. Man kann die Patienten unterstützend noch einmal beschreiben lassen, was sie heute psychisch negativ beeinträchtigt, und sie dazu ein Positivformulierung entwerfen lassen.

Im Allgemeinen brauchen Patienten etwa fünfzehn bis zwanzig Minuten Zeit, um eine Formulierung für ihren Zielsatz zu finden. Wenn sie eine passende Formulierung haben oder auch eine Annäherung an einen Zielsatz, die sie aber noch nicht für gelungen halten, wird der Therapeut mit dem Patienten an der Endfassung des Zielsatzes arbeiten oder aber den bestehenden Zielsatz als fertig »akzeptieren«. Wichtig ist dabei, dass der Therapeut versteht, was der Zielsatz für den Patienten bedeutet, dass er verständlich und angemessen kurz formuliert ist und dass er den bestehenden Regeln für die Zielsatzbildung gerecht geworden ist.

Beispiele für Zielsätze, die von Patienten formuliert sind:

Ich stottere und mache alles was ich will.
Ich stottere anstrengungsfrei und bin Herr über meine Zeit.
Ich stottere selbstbewusst und locker.
Ich stottere und bleibe gelassen.
Ich stottere und entscheide, wie ich stottere.
Ich stottere und behalte meinen Selbstwert.
Ich stottere sicher und mit Blickkontakt.
Ich stottere und nehme meine Gefühle wahr.

Beispiele für Zielsätze, die nicht akzeptierbar sind:

Ich stottere, ohne mich unter Druck zu setzen. (enthält eine Negation)
Ich stottere und verliere meinen Selbstwert nicht. (enthält eine Negation)
Ich stottere ruhig, wenn ich entspannt bin. (ist nicht selbstinitiierbar)
Ich stottere gelassen und will mich nicht von den Zuhörerreaktionen beinflussen lassen. (enthält ein Modalverb und eine Negation)
Ich werde ohne Zeitdruck selbstbewusst stottern. (kein Präsens, enthält eine Negation)

Die Patienten sollen ihren individuellen Zielsatz lernen und als Selbstinstruktion bei Übungen in der Therapie, aber vor allem in »wichtigen« Situationen in ihrem Alltagsleben nutzen. Immer dann, wenn Sie bedroht sind, in alte Muster negativen emotionalen Erlebens oder in unangemessenes Anstrengungsverhalten zurückzufallen, oder als »Mutmacher« für herausfordernde Sprechsituationen soll der Zielsatz – im Sinne einer kurzen klaren Selbstinstruktion – Hilfe und Rückhalt sein.

Aufgabe des Therapeuten ist es, die Patienten anzuweisen, in der Desensibilisierungstherapie diesen Satz vor neuen stressbehafteten Übungen anzuwenden (laut zu sagen oder im inneren Monolog zu sprechen), aber auch immer wieder zu prüfen, ob, und zu motivieren, dass dieser Satz vom Patienten für sich nutzbar gemacht wird.

Neben der konkreten aktuellen Nutzbarmachung des Zielsatzes ist es aber vor allem die bewusste reflektierte Festlegung eines »Lebenszieles« zum Umgang mit Stottern, das für den Patienten von Gewicht ist. Therapeuten, die mit dem Verfahren des Zielsatzes arbeiten, berichten oft davon, dass der Zielsatz für die Patienten einen Durchbruch in der Bewertung und im Umgang mit ihrem Stottern gewesen ist. Es ist, oft zum ersten Mal sprachlich formuliert und festgelegt, eine Selbstverpflichtung, wie sie mit ihrem Stottern leben möchten.

Beratung in der Therapie mit stotternden Patienten

Im Verlauf der Desensibilisierungsphase wie auch in der gesamten Therapie bei Stottern ergeben sich in der Regel eine Vielzahl von Situationen, in denen der Therapeut in (s)einer Funktion als Berater zum Einsatz kommt. Dies ist fast immer dann der Fall, wenn ein Patient

Entscheidungen zu treffen hat, die mit seinem Stottern zusammenhängen, die er aber prinzipiell oder aufgrund seines aktuellen Therapiestandes therapieunabhängig entscheidet.

Einige Beispiele für reale Situationen mit Beratungsrelevanz :

- Ein Patient »kommuniziert« das Stottern im Freundeskreis und auf der Arbeit und fragt sich, warum er es sich nicht zutraut, mit seinem Vater über sein Stottern zu sprechen.
- Ein Patient hat keine Probleme mit dem Netto- und Pseudostottern am Telefon, aber seine Kinder möchten nicht mehr, dass er ans Telefon geht, weil es ihnen unangenehm ist, wenn ihre Freunde anrufen und der Vater stark stottert. Er fühlt sich dadurch unwohl am Telefon und vermeidet Nettostottern.
- Ein Patient hat während der Desensibilisierungsphase ein Bewerbungsgespräch und ist sich nicht sicher, ob er sein Stottern ansprechen soll. Er glaubt, dass in Bewerbungsgesprächen seine Symptomatik so gering ist, dass sie nicht bemerkt wird.
- Ein Patient glaubt, dass sein Stottern aufgrund eines psychischen Traumas in der Kindheit entstanden ist. Er fragt sich, ob er dieses Problem psychotherapeutisch begleitend bearbeiten soll und wendet sich mit dieser Frage an den Therapeuten.
- Ein Patient fühlt sich in einem Geschäft (große Verkaufskette) durch das Verhalten eines Angestellten (Lachen und Weggehen) schlecht behandelt. Er ist gekränkt und verärgert darüber und überlegt, wie er darauf reagieren soll.
- Ein Patient hat eine Freundin kennengelernt, von deren Eltern er weiß, dass sie Vorbehalte gegen den stotternden Freund haben. Sie sind besorgt und wirken auf die Tochter ein, sich zu trennen. Der Patient ist unsicher, wie er mit diesem Problem umgehen soll.

Derartige und vergleichbare Situationen, die regelmäßig im Zusammenhang mit Therapien auftreten und bei denen sich Patienten in Entscheidungs- oder Handlungsunsicherheit befinden, beeinflussen oft dramatisch die Gefühle und Gedankenwelt des Patienten. Wenn Patienten diese Problemsituationen beschreiben, dann sollte man ihnen anbieten, den normalen Therapieverlauf zu unterbrechen und das Problem in einem Beratungsgespräch zu thematisieren.[2] Man kann den Patienten in einem solchen Zusammenhang erläutern, dass ein Beratungsgespräch die Funktion hat, sie zu unterstützen, eine Lösung oder Teillösung für ihren »Fall«, ihr individuelles Problem zu finden. Hierfür sollte man sich die Zustimmung vom Patienten holen und klarstellen, dass der Therapieverlauf für die Dauer der Klärung bzw. Beratung des Problems unterbrochen wird. Weniger dramatische Problemsituationen können natürlich auch ohne einen formal abgesprochenen Wechsel der Therapiekommunikation beraten werden. Es hat sich aber gezeigt, dass Patienten bei der angebotenen Möglichkeit, in ein Beratungsgespräch zu wechseln, dies dann bewusster tun und sich durch die klare Entscheidung nochmals motivieren, ihr Problem besser zu verstehen oder zu lösen. Auch Patienten, die in einem solchen Fall nicht in einem Beratungsgespräch an ihrem Problem »arbeiten« wollen, sind in einer ethisch »geschützten« Position, da sie sich nicht unter Druck gesetzt fühlen, an einem Thema »zu arbeiten«, über das sie zwar den Therapeuten informieren wollen, das aber emotional noch nicht zu einer »Bearbeitung« ansteht.

Beratungswissen erwirbt man in der Therapeutenausbildung in der Regel in Form einer vermittelten Beratungstheorie, in Form von Selbsterfahrung und in der praktisch durchgeführten Beratung, die (unter guten Bedingungen) supervidiert wird.

In den meisten Ausbildungsinstitutionen hat sich in der Beratung von sprach-, sprech- und stimmgestörten Patienten der Beratungsansatz der klientenzentrierten Gesprächsführung

[2] Je nach der Kultur, aus der ein Patient kommt, ist es nicht notwendig, den Terminus Beratung zu wählen. Man kann eine umschreibende Form wählen, in der deutlich gemacht wird, dass der Patient die Möglichkeit hat, in einem Gespräch mit ausreichend Zeit an seinem Problem zu arbeiten.

nach Carl Rogers als Basistheorie durchgesetzt. Die Grundsätze dieser Beratung eignen sich auch und besonders für die Beratung von stotternden Patienten.

Grundsätzlich ging Rogers davon aus, dass Menschen mit Problemen in der Lage sind, sich über die eigene aktive Auseinandersetzung mit ihrem Problem weiter zu entwickeln. Das primäre Ziel dieser Therapie ist damit nicht lösungs-, sondern wachstumsorientiert.

Der Klient entwickelt mit Hilfe und in Auseinandersetzung mit dem Therapeuten neue Sichtweise bzw. Lösungswege für sein Problem. Lösungen, Bewertungen (und Ratschläge) werden grundsätzlich vom Therapeuten nicht gegeben. Der Therapeut verhält sich somit non-direktiv, was Lösungsvorschläge angeht.

Der Berater oder Therapeut schafft ein entwicklungsförderndes psychologisches Klima, das den Klienten zu bestimmten Entscheidungen, zu Verhaltensänderungen oder einer Änderung im Selbstkonzept führt.

Ziel der Beratung ist es, dass der Patient

- ein Verständnis seiner Selbst bekommt,
- selber Lösungen findet, die seine Selbststabilisierungskräfte entfalten und seinen Selbstwert fördern,
- seinen eigenen Weg und seine eigene Identität findet,
- sich selber kongruent, akzeptierend und empathisch begegnet.

Für die Beratung mit stotternden Patienten – in denen ein Therapeut zumeist ein klares Bild davon hat, wie sich ein selbstbewusster, gut desensibilisierter stotternder Patient in schwierigen mit dem Stottern zusammenhängenden Situationen verhalten, entscheiden oder selbst sehen soll – müssen diese Grundsätze jedoch ebenso gelten. Es ist nicht die Aufgabe des Therapeuten, dem Patienten Ratschläge oder Lösungen vorzugeben, z. B. er möge doch mit seinem Vater über sein Stottern reden oder er möge mit seinen Kindern darüber sprechen, warum er ihrer Meinung nach nicht ans Telefon gehen soll. Aufgabe des Therapeuten ist es, die Situation in ihrer Gesamtheit mit dem Patienten zu besprechen, verschiedenste »Lösungen« zu erörtern und ggfs. dem Patienten auch aufzeigen, welche von ihm ins Auge gefassten »Lösungen« welche Folgen nach sich ziehen. Eine Entscheidungsfindung aber, eine Aktivität oder Verhaltensänderung muss immer der Patient selber finden und daran wachsen.

Rogers entwickelte darüber hinaus drei Grundvariablen für die Beratung/Therapie:

1. Akzeptanz
2. Kongruenz = Echtheit
3. Empathie = einfühlendes Verstehen

Akzeptanz: Diese Grundvariable beschreibt die grundlegende Einstellung des Beraters zu seinem Klienten. Der Klient muss sich im Prozess der Beratung von seinem Berater respektiert, wertgeschätzt und akzeptiert fühlen. Beistand und Achtung dem Klienten gegenüber ist die Voraussetzung für die Arbeit mit dem Klienten. Akzeptanz ist eine Haltung. Will der Berater sie bei sich überprüfen, kann er dies grundsätzlich nur über Feedback (z. B. in Supervision, durch Hospitation etc.). Diese Akzeptanz muss ein Therapeut mit einem stotternden Patienten auch dann wahren, wenn der Patient sich für Lösungen entscheidet, die einem »guten Umgang« mit Stottern widersprechen.

Kongruenz: Diese Grundvariable bezeichnet ebenfalls eine Haltung des Beraters. Der Berater »macht nichts vor«, hat keine »Maske« oder »Fassade«, ist kongruent. Auch wenn diese Variable scheinbar in Widerspruch zu Empathie steht, zeigt die Erfahrung, dass wachsende Echtheit zu wachsender Empathie führt. Der Einsatz von Konfrontation, Beziehungsklärung und Selbsteinbringung ist durch die Grundvariable der Kongruenz möglich und auch erforderlich. Ebenso wie Akzeptanz kann die Fähigkeit der Kongruenz auch grundsätzlich nur über Feedback überprüft werden.

Empathie: Diese Grundvariable bezeichnet das einfühlende Verstehen in das Problem, die Person des Patienten. Es meint nicht ein mitleidendes Verstehen! Empathie ist insofern zum einen eine Haltung – als Berater den Anspruch zu haben, sich in den Klienten, in sein Denken und Fühlen einzudenken bzw. einzufühlen. Zum anderen ist es auch eine Technik. Um die geforderte Form der Empathie zu erreichen, ist es als Berater nötig, den inneren Bezugsrahmen des Klienten (seine kognitiven Konstrukte, seine Gefühle, seine bisherigen Lösungen, seine abgedunkelten Seiten, seine Bewertungen etc.) zu kennen. Dieser innere Bezugsrahmen wird dem Berater dadurch eröffnet, indem er den Klienten in die Selbstexploration bringt. Die Anleitung des Klienten zur Selbstexploration geschieht über spezifische Interventionen.

Ein stotternder Patient, der sich mit der Ablehnung der Eltern seiner Freundin auseinandersetzen muss, weil er stottert, sollte, um eine für ihn angemessene Lösung zu finden, das Problem in seiner ganzen Breite mit Hilfe des Therapeuten selbst exploriert haben:

- Welche Ängste löst das genau bei mir aus? Ängste vor den Eltern, vor den Reaktionen meiner Freundin, Ängste, aggressiv oder hilflos zu werden?
- Wie habe ich das Problem bisher behandelt? Mit der Freundin darüber gesprochen?
- Welche Möglichkeiten des zukünftigen Handelns gäbe es? Mit den Eltern zu reden? Den Kontakt mit den Eltern zu reduzieren? Mit der Freundin darüber zu reden? Das Thema zu tabuisieren?
- Welche Strategien hatte ich bisher damit umzugehen, wenn ich wegen meines Stotterns abgelehnt wurde? Wie erfolgreich war ich damit?
- Welche Ängste haben die Eltern? Was denken sie über Stottern? Was denken sie über mich als Person? Was denkt meine Freundin über mich als Stotternder?
- Welchen Druck bedeutet das für mein Sprechen, wenn ich mit den Eltern kommuniziere?
- Wie finde ich (moralisch) das Verhalten der Eltern? Ihr Denken über Stottern? Ihre Beziehung zu ihrer Tochter?

All dies könnten Fragen sein, die in einer Beratung mit einem Patienten relevant würden, und deren einzelne Antworten möglicherweise dem Patienten eine größere Verhaltenssicherheit zu seinem jetzigen Handeln bieten. Um mit dem Patienten in einer guten Empathie zu sein, muss auch der Therapeut diese Informationen aus dem inneren Bezugsrahmen des Patienten haben, er braucht sie, um weiter gut nachzufragen, Interventionen zu setzen und Lösungsvorschläge mit dem Patienten gemeinsam zu reflektieren.

Jeder Berater entwickelt eine eigene Art und Weise zu reagieren und zu intervenieren. Empathie ist damit, als dritte Grundvariable der klientenzentrierten Gesprächsführung, sowohl eine Haltung als auch eine Technik.

Grundlegendes Ziel der klientenzentrierten Beratung

Der Klient/Problemeinbringer soll für sein Problem mit Hilfe des Beraters eine Lösung/Teillösung finden.

- Der Berater muss den Problemeinbringer in die Selbstexploration bringen = »Selbsterkundung ist der Motor der Veränderung«
- Berater und Klient müssen das Problem in seinem »inneren Bezugsrahmen« (Gedanken, Gefühle, Phantasien, Wünsche, Bedrohungen, versuchten Lösungen etc.) verstehen
- Der Klient entwickelt neue Sichtweisen zu seinem Problem und daraus entstehen für ihn neue Lösungs-, Entscheidungs- und Handlungsalternativen.

Interventionen zur Anleitung von Selbstexploration in der Beratung

Die wesentliche Aufgabe eines guten klientenzentrierten Beraters besteht darin, »gute Fragen« zu stellen. »Gute Fragen« sind die Fragen, die dem Klienten über die Darstellung seines Problems neue oder tiefere Einsichten in den Problemkontext ermöglichen. Der Vorteil am Beratungskonzept nach Rogers ist, dass sich Interventionstechniken aus neueren Beratungsverfahren (z. B. aus der systemischen Therapie das zirkuläre Fragen etc.) durchaus in dieses Beratungskonzept integrieren lassen.

Einige Hinweise zum Verhalten des Beraters in der klientenzentrierten Gesprächsführung:

- genau Zuhören = aktives Zuhören/Blickkontakt/nicht unterbrechen

- Gedanken, Gefühle, Phantasien, zum Problem erfragen (»genauern«)
- dabei: Pausen lassen – Zeit geben
- keine Lösungen für das Problem vorgeben (»Versuchen Sie doch mal ihrem Vater zu sagen, dass ...«) – keine Ratschläge!
- genau das Problem erfragen (»Können Sie mal auf den Punkt bringen – in einem Satz – was ihr Problem ist?«)
- bisherige Lösungsversuche erfragen
- Gefühle, die der Problemeinbringer zeigt, spiegeln (»Ich merke, sie sagen das sehr resignativ. Haben Sie schon resigniert bei diesem Problem?«)
- versuchen, kaum bewusste Bedeutungen zu erspüren, ohne »gewaltsam« unbewusste Gefühle aufzudecken
- dem Problemeinbringer die Werte und Normen klarmachen, die hinter seinen Äußerungen stehen (»Sie finden also, dass man es nicht zeigen darf, wenn man wütend ist.«)
- Differenz zwischen Selbstbild und Idealbild aufzeigen
- mit Widersprüchen konfrontieren (»Sie sagen, es macht Ihnen nichts aus, wenn man sie nicht grüßt, aber sie fühlen sich von dem Kollegen gekränkt. Das ist ein Widerspruch.«)
- erfragen, welche »Preise« man für eine neues Verhalten bezahlt und welche »Gewinne« man von einem neuen Verhalten hätte
- keine Probleme und Gedanken in den Patienten hineininterpretieren
- keine Bewertungen vornehmen
- kein Bagatellisieren eines Problems

Für den geschilderten Fall (Vater soll nicht mehr ans Telefon) könnten beispielhaft folgenden selbstexplorationsfördernden Interventionen zum Einsatz kommen:

- Welche Gefühle haben Sie bei sich gemerkt, als ihnen bewusst wurde, dass ihre Kinder nicht wollten, dass Sie ans Telefon gehen?
- Warum macht es Ihnen Angst, wenn Sie sich vorstellen, Sie würden mit ihren Kindern über das Thema Scham/Beschämung sprechen?
- Was könnte passieren, wenn Sie mit niemandem in ihrer Familie über das Problem Stottern am Telefon sprechen, aber ab jetzt noch offensiver ans Telefon gehen?
- Welche Meinung/Einstellung hat ihre Frau zu diesem Problem?
- Wenn Sie ohne negative Konsequenzen mit ihren Kindern reden könnten, was würden Sie sagen?

Wenn sich eine Beratung in der Stottertherapie an den Grundsätzen der klientenorientierten Beratungsmethode nach Rogers ausrichtet und neben den drei Variablen als oberstes Ziel die Selbstexploration durch den Patienten anstrebt, dann lassen sich in diese Beratung auch Methoden anderer Beratungsrichtungen einbringen. Insbesondere die systemische Beratung und Supervision bietet über die methodischen Formen der »Hypothesenbildung« und des »zirkulären Fragens« Möglichkeiten, die Selbstexploration des Patienten noch zu fördern.

Beim zirkulären Fragen wird eine Frage zur vermuteten Perspektive, Handlungs-, Denk-, Gefühls- oder Entscheidungswahrscheinlichkeit zu einer Person des »Fallsystems« gestellt. Die Frage bzw. ihre Beantwortung bringt sehr häufig einen Perspektivenwechsel beim Falleinbringer in Gang.

Beispiele:

- Was denken Sie, denkt Ihr Vater, wie Sie sich fühlen, wenn Sie ihm ankündigen, nach 25 Jahren zum ersten Mal mit ihm über Stottern zu sprechen?
- Wenn ich ihren ältesten Sohn fragen würde, was Sie denken, wie er sich fühlt, wenn Sie am Telefon stottern, was würde er sagen?

Bei der Hypothesenbildung werden eine oder mehrere Hypothesen zur Beschreibung, Erklärung oder Kausalität eines eingebrachten Problems/Falles geäußert. Wichtig ist, dass die Person, die beraten wird, immer mehrere Hypothesen selbst entwickelt oder angeboten bekommt (mindestens 3!). Die Hypothesen können sich unmittelbar auf den Fall beziehen (z. B. »Ich glaube, Ihre Kollegin hat keine

Lust mehr auf die Zusammenarbeit mit Ihnen. Das traut sie sich aber nicht zu sagen. Deshalb kritisiert sie Sie immer stärker, bis Sie die Lust verlieren und die Zusammenarbeit beenden.«). Sie können sich aber auch auf besondere Verhaltensweisen oder Verhaltensmerkmale des Falleinbringers beziehen (z. B. »Sie haben vor einiger Zeit schon einmal ein Problem vorgestellt, in dem sich zeigte, dass Sie ein Problem im Umgang mit Vereinsmitgliedern haben, die sehr aggressiv mit anderen Mitgliedern umgehen. Meine Phantasie ist, dass Sie hier unbewusst Angst haben, dass könnte sich, aber diesmal an Ihrem Arbeitsplatz, wiederholen und deswegen weichen Sie dem Konflikt aus.«). Daneben können viele andere Einflussfaktoren hypothesengenerierend sein: z. B. Vermischung von Inhalts- und Beziehungsebene, gruppendynamische Gesetzmäßigkeiten, ...

Der Verweis auf bestimmte Interventionen für Beratungsgespräche mit stotternden Patienten kann an dieser Stelle nur der Versuch sein, Therapeuten für das Erlernen oder Ausprobieren neuer Interventionen zu motivieren. Vermitteln kann man sie in Form einer deskriptiven Aufzählung sicher kaum. Wichtig ist es jedoch, ein Bewusstsein dafür zu entwickeln, wie man mit beratungsrelevanten Themen und Problemen in der Desensibilisierungstherapie umgeht und dass auch hier nicht die unbedingte Lösung des aktuellen Problems, sondern das Wachstum des Patienten im Vordergrund steht. Der Patient soll sein emotionales Erleben und seine Einstellung zum Stottern und den damit zusammenhängenden Handlungen reflektieren und auf dieser Grundlage Entscheidungen treffen.

3

Modifikation

3.1 Vorwort zur Modifikation

Die in der Intensivmodifikation Stottern vorgestellten Blocklöse- und Blockverhinderungstechniken (Pull-Out und Prolongation) beziehen sich auf die von Van Riper vermittelten Techniken. Sie stellen jedoch – basierend auf der eigenen Therapieerfahrung – eine Erweiterung und Weiterentwicklung dieser Techniken dar. Der in der IMS vorgestellte Pull-Out entspricht dem Grundgedanken Van Ripers, eine Blockierung in ihrem Auftreten so zu modifizieren, dass sie eine Befreiung aus der Blockierung bewirkt. Die genauen Anleitungen der IMS, wie der Patient in einem Pull-Out handeln muss, um eine Blockierung zu beenden und flüssig weiter zu sprechen, sind der eigentlich neue Teil der IMS und geht damit über die Darstellung des Pull-Outs bei Van Riper hinaus (Van Riper, 1973, deutsche Fassung 1986). Kinästhetische und propriozeptive Wahrnehmung und Kontrolle sind jedoch bei der Anwendung dieser Modifikationstechniken – wie bei Van Riper – der Schlüssel zur erfolgreichen Bearbeitung von Blockierungen.

Der Pull-Out ohne Blockierung, den Van Riper begrifflich mit »Nachbildungen flüssigen Stotterns« und »vorbereitende Einstellungen« (Preparatory Set) bezeichnet hat – für den sich im deutschsprachigen Raum zum Teil der Begriff Pseudo-Pull-Out durchgesetzt hat – bezeichnen wir als Prolongation. Damit ist die prophylaktische Technik gemeint, mit der ein Stotternder von vorneherein verhindern kann, in eine Blockierung zu geraten. Dieser Begriff wurde aus dem amerikanischen Therapiekonzept des Successful Stuttering Managment Program (SSMP; Breitenfeldt & Lorenz, 1989) entlehnt, weil es sich als vorteilhaft erwiesen hat, dieser prophylaktischen Technik einen eindeutigen, begrifflich klar abgrenzbaren Namen zu geben.

Die Modifikationstechnik der Nachbesserung, die im IMS-Therapiekonzept in die sich anschließende Stabilisierungsphase verlegt ist, unterscheidet sich etwas von Van Ripers Nachbesserung. Dies sowohl hinsichtlich ihrer Ausführung als auch ihres Einsatzes. Da hier auch die Arbeit mit der Nachbesserung nach Van Riper beschrieben wird, mag jeder Therapeut für sich selber entscheiden, welche Nachbesserungsform er für seine Therapie wählt. Die – als Teil des IMS-Stabilisierung – hier beschriebene Art der Nachbesserung zeigt sich für die ambulante und semiintensive Therapie für brauchbarer. Sie ist dem Therapieprogramm des SSMP entnommen und hat sich dort in jahrzehntelanger therapeutischer Anwendung bewährt. Damit soll in keinem Fall die Nachbesserung Van Ripers in ihrem Wert herabgesetzt werden. Aber sie hat deutliche Nachteile hinsichtlich ihrer Akzeptanz und Umsetzung bei Patienten und Therapeuten.

Die Therapeuten, die den Ablauf der Modifikation nach Van Riper gelernt haben und die die Abfolge der Modifikation nach Van Riper beibehalten (Zeitlupensprechen – Nachbesserung – Pull-Out – vorbereitende Einstellung), können die Übungsaufgaben und Übungs-CD der IMS für das Zeitlupensprechen, den Pull-Out und die Prolongation (vorbereitende Einstellung/Pseudo-Pull-Out) ohne Probleme einsetzen. Ebenso lassen sich die Übungen zur Nachbesserung des IMS-Stabilisierungsteils für einen an Van Ripers Konzept orientierten Ablauf benutzen.

Um einen guten Therapieerfolg zu gewährleisten, ist es wichtig, dass die Patienten so gut wie möglich über die Therapie und die Durchführung und Wirkungsweise der Sprechtechniken informiert sind. Aus diesem Grund sind alle wesentlichen Inhalte der Modifikationstechniken für Patienten in prägnanter Form von Informationstexten und Übungen festgehalten. Dies ist ein unverzichtbarer Teil für jede Therapie.

Die Art und Häufigkeit, mit der die Modifikationstechniken eingeübt werden, wird sicher sehr individuell vom jeweiligen Patienten abhängen. Insbesondere bei den Telefon- und In-Vivo-Übungen wird dies zum Tragen kommen. Die Übungsvorlagen in der Informations- und Übungsblattsammlung sind – wie auch bei den Desensibilisierungsübungen – Vorschläge, sowohl hinsichtlich der Art und Auswertung ihrer Durchführung als auch hinsichtlich des Umfanges. Der Therapeut wird immer selber entscheiden müssen, wie brauchbar ihm diese Übungen und ihr Umfang erscheinen. Es wird sicher Therapeuten und auch Patienten geben, denen diese Art des Übens zu »zwanghaft« und zu festgelegt erscheint. Diese Erfahrung macht quasi jeder, der mit diesen Materialien arbeitet im Verlauf des therapeutischen Prozesses. Im Wesentlichen haben sich jedoch sowohl die Art des Übungsmaterials als auch die Empfehlungen zum Mindestumfang bewährt.

Die Audioübungsmaterialien (CD-Übungen zum Zeitlupensprechen, zu Prolongationen, Pull-Out und Nachbesserungen) haben sich in der Therapie als äußerst nützlich und erfolgreich erwiesen. Die Rückmeldungen von Patienten waren durchweg positiv und ermutigten dazu, gerade diesen Teil unbedingt in eine Modifikationsanleitung mit aufzunehmen. Auch den Therapeuten wird insbesondere empfohlen, diese Übungen selbst zu absolvieren, um einen Einblick zu bekommen, was den Patienten bei diesen Übungen abverlangt wird.

Die stotternden Patienten, auf die sich das Konzept der IMS bezieht, sind Patienten, bei denen das Stottern einen Kontrollverlust ihres Sprechens hervorruft. Es sind Patienten, die Blockierungen ihres Sprechflusses aufweisen und unter diesem Verlust an sprechmotorischer Kontrolle leiden, unabhängig davon, wie lang andauernd oder häufig diese Blockierungen sich gestalten.

Die jugendlichen und erwachsenen Patienten mit der Diagnose chronischen Stotterns, die den Anspruch haben, ihre auftretenden Blockierungen so zu bearbeiten, dass sie durch den Einsatz von Prolongationen und Pull-Outs flüssiger sprechen, sind die Zielgruppe der IMS.

Patienten mit der Diagnose chronisches Stottern (*developmental stuttering*), deren Stotterereignisse durch Wingates Theorie des Stotterns beschrieben sind, finden in den Modifikationstechniken ein Mittel, ihren motorisch-muskulären Funktionsausfall (Abriss der Stimmlippenschwingung bei der Vokalbildung am Silbennukleus und Blockierung weitergehender sprechmotorischer Bewegung bei der Silbenvollendung) erfolgreich zu beenden und ihr Sprechen zu verflüssigen.

In der logopädischen Praxis ist man auch immer wieder mit Formen des Stotterns bzw. mit Unflüssigkeiten konfrontiert, die nicht dem Bereich des chronischen Stotterns zuzuordnen sind.

Bei erworbenem Stottern (neurogenes und psychogenes Stottern) gibt es bisher nur wenige Erfahrungen mit dem Einsatz der klassischen Modifikationstechniken. Hier ist im Einzelfall zu überprüfen, inwieweit sowohl die Prolongation als auch der Pull-Out mit den Patienten erfolgreich zur Lösung von Sprechblockierungen eingesetzt werden können. Die wissenschaftliche Forschung zu diesem Bereich zeigt jedoch, dass das prolongierende Sprechen und die Anwendung des weichen Stimmeinsatzes mit zu den zentralen sprechmotorischen Verfahren bei erworbenen Stottern gehören (König, 2009). Dabei bleibt unklar, ob diese Verfahren im Sinne einer Modifikationstechnik oder einer am Fluency Shaping orientierten umfassenden Sprechtechnik eingesetzt werden. Die konkrete Therapieerfahrung des Autors mit neurogen und psychogen stotternden Patienten hat ergeben, dass diese Techniken nicht immer, aber in zahlreichen Fällen effektiv in der Verbesserung flüssigen Sprechens eingesetzt werden konnten.

3.2 Voraussetzungen

Das hier vorgestellte Konzept der Modifikation von Stottern ist Bestandteil eines Nicht-Vermeide-Therapieansatzes, wie er von Charles Van Riper entwickelt wurde.

Nicht-Vermeide-Therapieprogramme in der Tradition oder im Umfeld von Van Riper, z. B. das Therapieprogramm nach dem SSMP (Breitenfeldt & Lorenz), nach J. Sheehan oder auch W. Wendtland, haben alle gemeinsam, dass im Mittelpunkt der Therapie nicht nur die Modifikation des Stotterns, sondern auch die Haltungsveränderung gegenüber dem Stottern steht. Damit zwangsläufig verbunden ist die Reduzierung von negativen Gefühlen, die mit dem Stottern verknüpft sind. Angst, Schamgefühle, Panik, Frustration, Hilflosigkeit und das Gefühl von Minderwertigkeit und Herabsetzung sind dabei typische Gefühle, die mit dem Stottern einhergehen.

Die Haltungs- und Gefühlsveränderung im Zusammenhang mit dem Stottern entscheidet wesentlich über den Therapieerfolg. Werden auf diesem Gebiet nur geringe Erfolge verzeichnet, dann sind zumeist auch die Erfolge bei der Verbesserung der Sprechflüssigkeit nur gering. Eine gelungene Modifikation – ein neues, flüssigeres Sprechen – ist fast immer an eine gelungene Desensibilisierung gebunden.

Auch ein schwer stotternder Patient kann sich mit dem Einsatz von Sprechtechniken, wie Van Riper sie entwickelt hat, ein sehr flüssiges Sprechmuster verschaffen. Die Beobachtungen in der Praxis zeigen jedoch, dass der Rückgang der Stotterereignisse – häufig auch der unerwartet starke Rückgang – wesentlich mit dem Erfolg der Desensibilisierung zusammenhängen. Die Stabilisierung des Erfolges dagegen geschieht durch die Modifikation, da die Patienten hier die Sicherheit bekommen, dass sie, selbst wenn Blockierungen doch in starkem Maße wieder auftreten, eine Kontrolle und verbesserte Sprechflüssigkeit sicher erreichen können.

So gesehen kann man die Desensibilisierung als die wichtigste Phase der Therapie bezeichnen, deren Erfolge in der Modifikation lediglich gefestigt werden.

Die Anwendung der Sprechtechniken, die diesem Modifikationsprogramm zugrunde liegen – Prolongation und Pull-Out – erfordern gewisse motorische Fähigkeiten. Diese motorischen Fähigkeiten bestehen darin, während des Sprechens punktuell gezielt Lautübergänge zu verlangsamen oder punktuell gezielt mit geringer Anspannung der Kehlkopfmuskulatur Vokale zu phonieren. Beides ist – wenn es mit Hilfe eines guten Übungsprogrammes gelernt wird – sowohl von Stotternden als auch von Nichtstotternden ohne große Probleme zu bewältigen. Es ist eine handwerklich-motorische Fähigkeit, die eingeübt und trainiert wird.

Alle feinmotorischen Handlungen (sowohl solche der Hand- als auch der Sprechmotorik) sind hinsichtlich ihrer erfolgreichen Ausführung in hohem Maße abhängig von dem psychischen Erregungszustand des Ausführenden. Das Auftreten von negativen Gefühlen (Angst, Scham, ...), die psychische und körperliche Erregung infolge von Stress (Leistungs- oder Zeitstress) belegen beim stotternden Sprecher Kapazitäten oder stören Codierungsvorgänge im Gehirn. Das führt dazu, dass intendierte feinmotorische Sprechhandlungen nicht mehr wie geplant ablaufen können. Je höher der Erregungsgrad durch negative Gefühle oder Stress ist, desto stärker wird die Durchführung sprechmotorischer Vorgänge gestört. Auch Nichtstotternde kennen das vermehrte

Auftreten von Unflüssigkeiten, von stimmlichen Veränderungen und von Schwierigkeiten der Sprachplanung bei erhöhten Erregungszuständen. Bei Stotternden äußert sich dies in der Regel in einer erhöhten Symptomrate, in einem verstärkten Auftreten von Begleitsymptomatik und nicht zuletzt in einer erschwerten Anwendung von Sprechtechniken als feinmotorische Herausforderung.

Voraussetzung aus der Desensibilisierungsphase

Die Erfahrungen zeigen, dass die Patienten ihr auftretendes Stottern in der Kommunikation mit dem Therapeuten und im Therapieraum sehr schnell und meist ohne große Probleme modifizieren können. Sie setzen Prolongationen und Pull-Outs relativ schnell erfolgreich ein. Sowie sich äußere Gegebenheiten (Sprechsituation, Gesprächspartner, Wichtigkeit des Gespräches, ...) aber außerhalb oder auch schon innerhalb der Therapiesituation ändern, kann die sprechmotorische Leistungsfähigkeit sich verringern. Um mit den Techniken Pull-Out und Prolongation in der Modifikationsphase schnell und umfassend auch außerhalb des Therapieraumes erfolgreich zu sprechen, muss der Patient bereits in der Desensibilisierungsphase gelernt haben, Einfluss auf seinen psychischen und körperlichen Erregungszustand zu nehmen.

Dies wird über die klassischen Desensibilisierungsbereiche (Konfrontation mit dem Stottern als Tabu, Abhärtung gegen das Kernverhalten und Abhärtung gegen Zuhörerreaktionen) erreicht. Pseudostottern, guten Blickkontakt halten, sich schnell als Stotternder offenbaren (durch verbales »Advertising« oder imitierte Unflüssigkeiten) sind das Zielverhalten. Es führt durch eine Vielzahl von In-Vivo- oder Telefonübungen dazu, dass ein Patient am Ende der Desensibilisierungsphase selbstbewusst und ohne starke psychische Erregungszustände stottern kann.

Ein Patient, der 3-4 Sekunden lang eigene und imitierte Blockierungen ohne Begleitverhalten mit gutem Blickkontakt bei beliebigen Zuhörern stottern kann, und dabei in einem weitgehend geringen psychischen Erregungszustand ist, hat eine von zwei wichtigen Anforderungen an die Desensibilisierung erreicht. (Patienten deren Stotterereignisse kürzer sind, sollten auch bis zu dieser Zeitgrenze gehen können, mindestens müssen sie aber die durchschnittliche Länge ihrer eigenen Blockierungen extra stottern können.)

Die zweite Anforderung ist, dass der Patient auch seine eigenen Blockierungen ohne Begleitverhalten mit gutem Blickkontakt und ohne übersteigertes Anspannungsverhalten bei jedem beliebigen Gesprächspartner stottern kann (Nettostottern). Sollte er dies bei sehr langen Stotterereignissen (länger als 4 Sekunden) nicht immer aufrechterhalten können, kann man durchaus etwas toleranter sein. Aber 3-4 Sekunden anstrengungsfrei und gelassen in einer echten Blockierung bleiben zu können, ist eine Grundvoraussetzung für den erfolgreichen Einsatz der Blocklösetechnik Pull-Out.

Eine Minimumdauer von 3-4 Sekunden bei weitgehend geringen psychischen Erregungszustand netto und pseudo stottern zu können ist die Voraussetzung für den Übergang von der Desensibilisierungs- zur Modifikationsphase!

Voraussetzung aus der Identifikationsphase

Der Patient sollte entsprechend den Vorgaben der Van-Riper-Therapie eine ausführliche Identifikation gemacht haben. Er soll ein Wissen über seine *Kernsymptomatik*, d. h. sein Stottern ohne Begleitsymptomatik haben. Er soll auftretende Stotterereignisse voneinander unterscheiden können (Dehnungen, Teilwortwiederholungen, stumme Blocks) und von nichtgestotterten Unflüssigkeiten (Ganzsilben-, Wort- und Satzteilwiederholungen, Pausen, ...) unterscheiden können.

Der Patient soll wahrnehmen können, wann andauernde Überspannungszustände der Kehlkopf- oder Artikulationsmuskulatur sein Sprechverhalten bestimmen und Blockierungen auslösen. Er soll damit zusammenhängend seine individuellen Reaktionen auf die Anspannungszustände der Muskulatur erkennen können (stumme Blockierung, Wiederholung des Anfangslautes, Dehnung des Anfangslautes). Wichtig ist, dass der Patient dieses Wissen auch kinästhetisch-propriozeptiv erfahren hat. Er muss in den echten Blockierungen, aber auch in den imitierten Blockierungen beim Pseudostottern gestörte und gehemmte Bewegungsabläufe wahrnehmen, Fehlbewegungen spüren, atypische überhöhte Spannungszustände der Artikulatoren (Zunge, Lippen, ...) und der Kehlkopfmuskulatur fühlen lernen. Neben genauem Wissen über die Kernsymptomatik muss der Patient sein individuelles Begleitverhalten (Sekundärsymptomatik) kennen.

Auch in der Modifikationsphase können Themen und Probleme der beiden ersten Therapiephasen wieder auftauchen oder aktualisiert werden und müssen dann eventuell wieder aufgegriffen werden.

Von einer Modifikation des Stotterns ohne die vorhergehenden Phasen der Identifikation und Desensibilisierung ist dringend abzuraten. Patienten, die sich vehement gegen die Desensibilisierung sperren, verführen den Therapeuten oft dazu, unmittelbar die Modifikation des Stotterns in Angriff zu nehmen. Im Allgemeinen wird man dann nur geringe und vor allem nicht andauernde Therapieerfolge zu verzeichnen haben. Die von den Fluency Shaping-Therapien eingestandenen Generalisierungsprobleme (Cordes & Ingham, 1998) verdeutlichen dieses Problem.

Modifikation: Van Riper und SSMP

Die meisten Logopäden, die in Deutschland ausgebildet wurden, sind nach dem Therapieansatz von Van Riper ausgebildet worden und dessen Modifikationsabfolge – Zeitlupensprechen / Nachbesserung / Pull-Out und vorbereitende Einstellung (bzw. Pseudo-Pull-Out) – ist Standard in der Behandlung bei stotternden Jugendlichen und Erwachsenen. Dieser Modifikationsansatz hat sich bewährt und ist erfolgreich von vielen Therapeuten durchgeführt worden. Hier stellt sich die Frage, warum jetzt ein anderes Modifikationsverfahren, das sich z. T. an das SSMP-Therapieprogramm anlehnt, besser oder erfolgreicher sein soll.

Die traditionelle Modifikation nach Van Riper ist kein schlechterer Ansatz, als der im folgenden beschriebene. Es geht nicht um besserer oder schlechter und nicht darum, welcher Ansatz einer »Wahrheit« am nächsten kommt. Es geht darum, für sich selber als Therapeut zu klären, ob im Vergleich der beiden Modifikationsansätze (bei denen am Ende der Therapie ohnehin vergleichbare Sprechtechniken verwendet werden) einer brauchbarer ist. Es geht folglich nicht um Wahrheit sondern um Brauchbarkeit.

Im Verlauf der therapeutischen Tätigkeit hat sich herausgestellt, dass die lange Nachbesserungsphase in der Modifikation nach Van Riper häufig nur eine geringe Effizienz hatte. Vor allem in ambulanter Therapie oder in einer Intensivtherapie, in der die Patienten über einen längeren Zeitraum allein in ihrer Lebenswelt Nachbesserungen nach Van Riper einsetzen sollten, war bei vielen Patienten die Motivation zum Einsatz der Nachbesserung sehr gering.

Die Erfahrungen mit der Therapie nach dem SSMP-Therapiekonzept, das auf eine gesonderte Nachbesserungsphase verzichtet und die Nachbesserung in veränderter Form als permanente Reaktionsmöglichkeit auf Stottern beibehält, waren so positiv, dass diese Form der Modifikation sehr viel brauchbarer erscheint. Das IMS-Konzept orientiert sich weiterhin am Therapieaufbau und den Zielen der Van-Riper-Therapie, verändert aber die Modifikation in ihrem Ablauf, ohne die Sprechtechniken von Van Riper, Pull-Out und vorbereitende Einstellung (Pseudo-Pull-Out) aufzugeben.

Jeder Therapeut soll und muss überprüfen, welchen der beiden Modifikationsabläufe er für überzeugender, brauchbarer hält. Die Therapeuten, die nach der traditionellen Van-Riper-Modifikation therapieren, können die hier beschriebenen und erstellten Übungsmaterialien und die Übungs-CD für das Zeitlupensprechen, die Prolongation (vorbereitende Einstellung/Pseudo-Pull-Out) und den Pull-Out ebenso gewinnbringend nutzen wie die Therapeuten, die sich für die IMS entscheiden.

Die folgenden Informationen zur Durchführung der Modifikation beginnen immer mit dem Textteil, der den Patienten als Informationsmaterial zur Verfügung gestellt wird. In diesen Texten sind die wichtigsten Informationen zu den drei Modifikations- und Sprechtechniken – Zeitlupensprechen, Prolongationen und Pull-Out – für Patienten zusammengefasst. An den jeweiligen Patienteninformationsteil schließen sich die einführenden Übungen (im Therapieraum) und die Informationstexte für Therapeuten an. Diese geben über den Patienteninformationsteil hinausgehend detaillierte Hinweise auf die didaktisch-therapeutische Umsetzung und Hilfen und Anregungen bei speziellen Fragestellungen und Zielsetzungen.

Die Therapeuteninformationstexte zur Modifikationsphase sollten unmittelbar im Zusammenhang mit den Patienteninformationstexten gelesen werden. Die Erläuterungen, die hier im Therapeuteninformationsteil zusätzlich (auch bewusst für den in Ausbildung befindlichen Therapeuten) gegeben werden, sind tiefgehender und geben zahlreiche detaillierte Hinweise auf die technisch-didaktische Durchführung und das therapeutische Einübensverfahren der hier dargestellten Modifikationstechniken.

3.3 Einführung in die Modifikation

Die Modifikationsphase läuft in vier Teilschritten ab (vgl. Abbildung). In der Phase des *Zeitlupensprechens* werden die Grundlagen für die Sprechtechniken Prolongation und Pull-Out sowie für die Bearbeitungstechnik Nachbesserung gelegt. Auf das Zeitlupensprechen erfolgt die Teilphase der *Prolongation*. Wenn die Prolongationen gut und sicher eingeübt sind, wird der *Pull-Out* (die eigentliche Blocklösetechnik) eingeführt. Wenn beide Sprechtechniken im Therapieraum vom Patienten gut umgesetzt werden können, wird als letztes sprechmotorisches Verfahren die *Nachbesserung* in der Stabilisierungsphase eingeführt.

Der Patient erhält zu Beginn der Modifikationsphase einen Überblick über die Teilphasen und wird darauf hingewiesen, dass er erst in der vorletzten Teilphase die Blocklösetechnik, den Pull-Out erlernt. Er bekommt auch einen zeitlichen Überblick über die Dauer der Modifikationsphase. Letzteres ist wichtig, da die Erwartungen des Patienten, seine Blockierungen zu bearbeiten, in einen realistischen Zeitrahmen gesetzt werden müssen.

Während der letzten 2 bis 3 Stunden der Desensibilisierungsphase wird bereits mit der Modifikation begonnen, indem das Zeitlupensprechen eingeführt wird. Die Therapiestunden können hier aufgeteilt werden, wobei jeweils die Hälfte bis ein Drittel der Therapiezeit für das Einüben des Zeitlupensprechens genutzt werden sollte.

Die Modifikationsphase dauert in der Regel 15 bis 25 Therapieeinheiten. Wenn die Sprech- und Bearbeitungstechniken eingeübt sind und im Therapieraum und in den therapietypischen In-Vivo-Situationen (Sprechkontakte in Geschäften oder mit fremden und bekannten Personen und Telefongespräche) gut umgesetzt werden, beginnt bereits die Generalisierungs bzw. Stabilisierungsphase, das meint die Stabilisierung des Sprechmusters in *allen* Alltagssprechsituationen des Patienten.

Die Stabilisierungs- bzw. Generalisierungsphase (beide Begriffe werden häufig synonym verwendet) hat zum Ziel, den erfolgreichen Einsatz der Sprechtechniken über die Zeit zu verfestigen, meint also Aufrechterhaltung (engl. *Maintenance*). Dies setzt voraus, dass der Patient noch über einen längeren Zeitraum therapeutisch betreut wird (mit längeren Abständen zwischen den therapeutischen Sitzungen). Daneben hat die Stabilisierungsphase auch das Ziel, die situativen, personellen und thematischen Aspekte in den Blick zu nehmen, die beim Patienten ein stabiles Anwenden seiner Sprechtechniken beeinflussen. Hier ist individuelle Therapiearbeit erforderlich, die neben der reinen sprechmotorischen Arbeit mit dem Patienten natürlich auch beratungsmethodische Interventionen erfordert.

Zu Beginn der Modifikationsphase bekommt der Patient den Informationstext »Einführung in die Modifikation«, der einen Überblick über die gesamte Therapiephase der Modifikation gibt. Der Patient erhält auch zu allen Modifikationsteilbereichen Informationstexte und Audio-Übungen in Form der CD zur Unterstützung.

Alle Informationstexte sollten in der Therapie vom Patienten vorgelesen und mit dem Therapeuten besprochen werden. Wenn der Patient die Texte vorliest, soll er jeweils das an Sprechweisen bzw. Sprechtechniken beim Lesen anwenden, was gerade in der Therapie Übungsgegenstand ist. Die Texte zum Überblick der Modifikationsphase und zum Zeitlupensprechen werden also mit Nettostottern gelesen,

Einführung in die Modifikation

In der folgenden Therapiephase werden Sie die Techniken erlernen, die Sie benötigen, um Blockierungen während Ihres Sprechens von vornherein zu verhindern oder um Blockierungen so schnell wie möglich zu beenden. Die Techniken haben verschiedene Namen. In dieser Therapie wird die Technik, die man benutzt, um eine Blockierung zu verhindern, **Prolongation** genannt. Mit Prolongationen kann man dafür sorgen, dass bestimmte Wörter sicher ausgesprochen werden können, ohne dass eine Blockierung auftritt.

Die zweite Technik – mit ihr arbeitet man, wenn man bereits in einer Blockierung festhängt – wird als **Pull-Out** bezeichnet.

Beide Techniken gewährleisten, dass der Kontrollverlust, der bei Blockierungen auftritt, verhindert wird. Ein stotternder Mensch kann dadurch eine Blockierung verhindern oder zu Ende bringen.

In der letzten Therapiephase, der Stabilisierung, wird noch eine besondere Technik, die **Nachbesserung**, eingeführt. Anhand der Nachbesserung werden Desensibilisierung und Sprechtechnik noch einmal gemeinsam gefestigt.

Wenn die Sprechtechniken im Therapieraum gut erlernt sind, werden sie in zunehmend schwierigeren Alltagssituationen eingeübt. Dies beginnt zunächst mit Übungen am Telefon oder außerhalb des Therapieraumes (z. B. in Geschäften, in Auskunftsstellen etc.). Letzteres wird mit dem therapeutischen Begriff In-vivo-Übungen (»im Leben«-Übungen) bezeichnet.

Ablauf der Modifikationsphase

(ca. 15-25 Therapiestunden)
- Zeitlupensprechen
- Prolongationen im Therapieraum einüben
- Prolongationen am Telefon und in vivo einüben
- Pull-Out im Therapieraum einüben
- Pull-Out und Prolongationen am Telefon und in vivo einüben
- Prolongationen und Pull-Out am Telefon und in vivo einüben

danach:

Stabilisierungsphase

(ca. 20-40 Stunden)

- Transfer von Prolongationen und Pull-Outs in alle Kommunikationssituationen
- Nachbesserungen
- Kinästhetisch-kontrolliertes Sprechen
- Bearbeitung problematischer Sprechsituationen

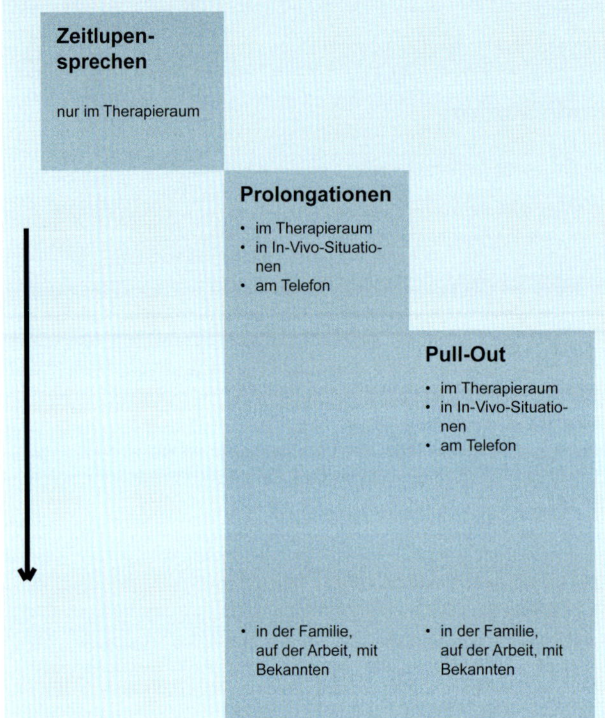

Verlauf der IMS-Modifikationsphase

der zu Prolongationen mit Prolongationen, der zum Pull-Out mit Pull-Outs und Prolongationen und der zur Nachbesserung dann mit allen drei bekannten Techniken. Die Texte kommen immer am Ende der mündlichen Erklärungs- und beginnenden Einübungsphase zum Einsatz. Die Texte bieten den Vorteil, dass der Patient sich zu Hause noch einmal die in der Therapie gegebenen Erklärungen, Ablaufphasen oder Sprechkriterien in Erinnerung rufen kann.

3.4 Zeitlupensprechen

Die letzten zwei bis drei Stunden der Desensibilisierungsphase werden zur Einführung der Modifikationsphase und zum Beginn des Zeitlupensprechens benutzt. Es hat sich gezeigt, dass Zeiteinheiten von etwa 30 Minuten ausreichend zum Einüben des Zeitlupensprechens sind. Da es immer nur an jeweils ein oder zwei Lautgruppenarten eingeübt wird, benötigt man nicht eine ganze Therapieeinheit. Wichtig ist, dass der Patient zu Hause durch mehrmaliges kurzes Üben (täglich 2 mal 5-10 Minuten) das in der Therapie Erlernte wiederholt und die Übungen mit der Übungs-CD durchführt.

Grundsätze für das Einüben des Zeitlupensprechens

Was wird verlangsamt?

Dem Patienten wird zu Beginn erklärt, dass keine Silben oder Wörter in Zeitlupe gesprochen werden. Dies ist wichtig, weil bei Patienten sonst Phantasien in Gang gesetzt werden, dass sie in Zukunft ganze Wörter und Sätze in Zeitlupe sprechen müssten. Es wird ihnen vermittelt, dass sie lernen müssen, Lautübergänge punktuell zu verlangsamen und Vokale mit verringertem Kraftaufwand in der Kehlkopfmuskulatur zu bilden. Sie werden darauf hingewiesen, dass dies an sinnfreien Ein- oder Zweisilbern eingeübt wird.

Dehnungslänge

Das Sprechtempo beim Zeitlupensprechen wird um ca. 80 % verringert, d. h. jeder Laut wird ca. eine ½ bis eine Sekunde gedehnt

Vokale und Konsonanten

Vokale und Konsonanten werden gleich lang gedehnt. Es gibt eine Tendenz bei Patienten, die Vokale länger zu dehnen als die Konsonanten.

Verlangsamung der Übergänge

Die Übergänge von Konsonanten zu Vokalen und von Konsonanten zu Konsonanten werden deutlich verlangsamt. *Die verlangsamte Mundöffnungs- bzw. Zungenbewegung bei den Übergängen* und *die damit verbundene veränderte Vokalqualität (weicher Stimmeinsatz) ist das wichtigste und später beim Lösen der Blockierungen entscheidende Kriterium.* Blockierungen treten nämlich genau bei diesen Übergängen auf (vgl. Kapitel 0.2). Klangliche Veränderungen beim Übergang zum Vokal (entstehend durch eine kontinuierliche Mundbewegung) sind normal und sollten hörbar sein.

Taktil-kinästhetische Wahrnehmung

Der Patient soll die verlangsamten Mund- und Zungenbewegungen spüren, er soll ein verstärktes taktil-kinästhetisches Empfinden für die Lautübergänge bekommen. Dazu sollen im Beisein des Therapeuten auch Übungen mit geschlossenen Augen und in Pantomime durchgeführt werden. Diese Übungen verbessern den taktil-kinästhetischen Wahrnehmungskanal besonders stark. Eine weitere Hilfe beim Einüben der verlangsamten Bewegungen stellen Übungen vor dem Spiegel dar. Hier wird die visuelle Kontrolle des Bewegungsablaufs genutzt.

Informationen zum Zeitlupensprechen

Das Zeitlupensprechen schafft die sprechmotorische Voraussetzung für die Modifikationstechniken Prolongation und Pull-Out. Das Zeitlupensprechen wird nicht mit Wörtern geübt, sondern mit Lautverbindungen, die keinen Sinn ergeben. Die Konzentration soll dabei rein auf artikulatorische und stimmliche Fähigkeiten gelegt werden und nicht auf das Aussprechen von Silben oder Wörtern. Wenn Sie nach dem Training des Zeitlupensprechens in den folgenden Therapiestunden lernen, Blockierungen zu verhindern oder zu beenden, so werden Sie je nach Blockierungstyp eine unterschiedliche sprechmotorische Kontrolle anwenden.

Bei Vokalblockierungen (blockiert ist der Vokal am Wort- oder Silbenbeginn) werden Sie etwas anderes tun als bei Konsonantenblockierungen (blockiert ist der Übergang vom Konsonanten auf den darauffolgenden Vokal oder Konsonanten).

Zeitlupensprechen bei Konsonanten am Beginn

Zeitlupensprechen bei dehnbaren Konsonanten am Beginn

Die wichtigsten Regeln lauten: Sie sollen

- das Tempo um etwa 80 % verlangsamen
- jeden Laut in etwa gleich lang dehnen
- die Mundöffnungsbewegung vom Konsonanten zum nachfolgenden Laut verlangsamen

Entscheidend ist die 3. Regel. Sie müssen lernen, die Mundöffnungsbewegung vom Konsonanten zum nachfolgenden Laut wahrzunehmen und die Geschwindigkeit der Mundöffnungsbewegung zu verringern. Sie können in der Verlangsamung des Übergangs spüren, dass sich auch die Qualität der Stimme beim Vokal ändert. Sie wird deutlich leiser und weicher. Dies ist deswegen wichtig, weil an dieser Stelle die Blockierungen auftreten.

Nehmen wir als Beispiel die Silbe /ma/. Sie können sowohl das /m/ als auch das /a/, wenn Sie /ma/ sagen, dehnen. Mit ein bisschen Übung kann man jeden Laut ½ bis 1 Sekunde dehnen. Aber dabei können Sie den Mund vom /m/ zum /a/ genauso schnell öffnen, als wenn Sie es nicht in Zeitlupe sprächen. Sie sollen aber den Übergang vom /m/ zum /a/ eine ½ bis 1 Sekunde dehnen. Der verlangsamte Lautübergang vom Konsonanten in den Vokal ist der Wirkmechanismus, der das Stottern verhindert. Ist der Vokal einmal vollständig geöffnet, muss bzw. darf er nicht länger gedehnt werden. Genau diese Fähigkeit, die Mundöffnungsgeschwindigkeit auf dem Weg vom Konsonanten in den Vokal zu verringern, soll im Zeitlupensprechen erreicht werden.

Zeitlupensprechen bei Verschlusslauten am Beginn

Bei dehnbaren Konsonanten ist das Dehnen der Laute und das Verringern der Mundöffnungsgeschwindigkeit im Übergang von einem zum anderen Laut recht unproblematisch. Etwas problematischer wird es, wenn ein Verschlusslaut (p, t, k, b, d, g) am Beginn steht. Verschlusslaute sind dadurch gekennzeichnet, dass man sie nicht dehnen kann. Sie werden durch Luftstau gebildet, der dann plötzlich gelöst wird. So entsteht der Verschlusslaut. Will man den Verschlusslaut dehnen, dann muss man ihn leicht verändern. Dies tut man, indem man in die Stellung des Verschlusslautes geht und durch eine ganz geringe Öffnung Luft aus dieser Stellung entweichen lässt. Am Beispiel der Silbe /pa/ lässt es sich folgendermaßen erläutern. Man geht in die Stellung für das /p/ und lässt in dieser Stellung durch den Lippenverschluss etwas Luft ab. Man öffnet den Mund nicht aktiv, sondern »drückt« Luft durch die Lippen. Der Luftdruck öffnet sozusagen minimal die Lippen. Man hört kein deutliches /p/, sondern einen Laut, der einem Luftablassgeräusch ähnelt. Der Verschlusslaut verliert seinen typischen Klang, er verändert seinen Klang. Dieses veränderte /p/ wird nun etwa ½ bis 1 Sekunde gehalten und dann geht man mit langsamer Mundöffnungsbewegung ins /a/ über. Wie erwähnt, ist die Verringerung der Mundöffnungsgeschwindigkeit das wichtigste und zentrale Anliegen beim

Zeitlupensprechen von Konsonanten. Man muss die Verschlusslaute dehnen, sonst kann man die Mundöffnungsgeschwindigkeit vom Verschlusslaut zum Vokal nicht verringern. Man hätte, um es technisch auszudrücken, eine zu hohe Startgeschwindigkeit.

Zeitlupensprechen bei mehreren Konsonanten am Beginn

In der deutschen Sprache gibt es zahlreiche Wörter, bei denen auf einen Konsonanten am Wortbeginn nicht ein Vokal, sondern ein weiterer Konsonant folgt. Auch diese Verbindungen wie z. B. die Lautfolge /fla/ kann man in Zeitlupe sprechen. Der Laut /f/ wird ca. ½ bis 1 Sekunde gedehnt und dann wird mit langsamer Bewegung der Zunge zum /l/ gegangen, das /l/ ½ bis 1 Sekunde gedehnt und dann die verlangsamte Mundöffnung vom /l/ zum /a/ vollzogen. Auch hier gilt die wichtige Regel: Alle Bewegungen bei Lautübergängen, ob sie mit der Zunge oder dem Mund vollzogen werden, werden deutlich und spürbar verlangsamt ausgeführt.

Es ist enorm wichtig, dass Sie die Bewegungsverlangsamung bei Lautübergängen von Konsonanten am Beginn sicher durchführen können. Die noch auffällig langen Dehnungen der einzelnen Laute von ca. ½ bis 1 Sekunde dienen dazu, diese Übergangsbewegungen sicher und kontrolliert durchführen zu können.

Zeitlupensprechen bei Vokalen am Beginn

Die wichtigsten Regeln lauten: Sie sollen

- den Vokal ca. ½ bis 1 Sekunde dehnen
- die Stimme mit reduziertem Krafteinsatz der Kehlkopfmuskulatur bilden

Beim Zeitlupensprechen von Vokalen ist eine andere Fähigkeit wichtig. Hier geht es nicht um die Geschwindigkeitskontrolle der Mundbewegung. Es geht um den Krafteinsatz, mit dem im Kehlkopf die Stimme für einen Vokal produziert wird. Wenn im Kehlkopf die Stimmlippen in Vibration versetzt werden, dann geschieht das beim normalen Sprechen mit einer bestimmten muskulären Spannung in den Stimmband- und Kehlkopfmuskeln. Beim Zeitlupensprechen von Vokalen ist es das Ziel, diese muskuläre Spannung zu verringern. Therapeuten benutzen für diese Bildung von Vokalen häufig den Begriff »weicher Stimmeinsatz« (im Englischen auch als *easy onset* bezeichnet).

Die beste Hilfe, um diesen weichen Stimmeinsatz zu bilden, besteht darin, dass man den entsprechenden Laut, z. B. ein /a/, leise bildet und dann innerhalb von ½ bis 1 Sekunde bis zur normalen Lautstärke lauter werden lässt.

Zeitlupensprechen bei Wörtern, die mit /h/ beginnen

Wörter, die mit einem /h/ beginnen, haben immer einen Vokal als nachfolgenden Laut. Beim Zeitlupensprechen wird das /h/ normal ausgesprochen und damit nicht gedehnt. Die Konzentration liegt darauf, ebenfalls den Vokal mit reduzierter Muskelkraft zu bilden. Es folgt also auf das normale kurze Aushauchen, das beim /h/ am Beginn immer passiert, der weiche Stimmeinsatz bei der Bildung des Vokals. Sollte die Dehnung des /h/ etwas länger sein als normal, so ist dies kein großes Problem. Wichtig ist, dass der Vokal danach mit weichem Stimmeinsatz gebildet wird.

Übungsabfolge

Dehnbare Konsonanten werden zuerst eingeübt, darauf folgen Vokale. Anschließend an die Vokale werden die Plosive eingeübt. Wörter mit /h/ am Beginn und Konsonanten-Cluster bilden den Abschluss. Diese Hierarchie, vom Einfachen zum Schwierigen, orientiert sich an den Problemen, die die Patienten im Allgemeinen beim Zeitlupensprechen der verschiedenen Lautgruppen haben.

In den »Informationen für Patienten und Übungsaufgaben« finden sich detaillierte Übungen zu den einzelnen Lautgruppen.

Zeitlupensprechen von Verschlusslauten

Da Verschlusslaute nicht gedehnt werden können, werden sie »frikativisiert«. Dabei wird die Artikulationsstellung des Verschusslautes eingenommen und dann Luft durch eine geringe Öffnung abgelassen. Auf diese Weise entsteht ein gedehnter Laut. Dabei soll die Öffnung sozusagen nur durch die Luft, die herausgedrückt wird, entstehen. Die Artikulationsstellung des Verschlusslautes wird nicht verlassen, eine aktive Bewegung soll in diesem Sinne gar nicht zu Stande kommen. Da es für die Patienten erfahrungsgemäß zu Beginn etwas schwierig ist, Plosive zu dehnen und sich gleichzeitig auf den Übergang zum folgenden Laut zu konzentrieren, kann eine Vor- oder Zwischenübung darin bestehen, die Verschusslaute isoliert (½ bis eine Sekunde) zu dehnen.

Lautveränderungen bei Verschlusslauten in Zeitlupe

Patienten, denen das Dehnen von Verschlusslauten zu Beginn schwer fällt, versuchen diesen zuweilen durch einen Ersatzlaut aus dem normalen Lautrepertoire zu ersetzen (statt des frikativisierten /t/ ein stimmloses /s/, statt des frikativisierten /p/ ein /pf/ oder /f/ und statt des frikativisierten /k/ einen /r/-ähnlichen Reibelaut – für die stimmhaften Verschlusslaute gilt dann Vergleichbares). Hier muss dann darauf geachtet werden, dass die Stellung des Verschlusslautes eingehalten wird. In der Kontrastbildung von Ziellaut und »Ersatzlaut« lässt sich dies gut anbahnen.

Stimmloses Einsetzen bei stimmhaften Verschlusslauten

Bei stimmhaften Verschlusslauten kann es zu Beginn zu einem kurzen stimmlosen Einsetzen des /b/, /d/ oder /g/ kommen. Dies ist tolerierbar, wenn der größte Teil der Dehnung von ½ Sekunde stimmhaft gebildet wird.

Aushauchen zwischen Konsonant und Vokal

Bei Verschlusslauten, aber auch bei dehnbaren Konsonanten, kommt es häufig vor, dass Patienten zwischen dem gedehnten Konsonanten im Übergang auf den Vokal stimmlos aushauchen. Dies muss, sollte es auftreten, korrigiert werden. Die Patienten sollen möglichst synchron mit der Mund- oder Zungenbewegung in die Phonation einsetzen.

Zeitlupensprechen von Vokalen

Das Zeitlupensprechen der Vokale orientiert sich am weichen Stimmeinsatz. Der Vokal wird mit weniger Kraft- und Anspannungsaufwand gebildet als beim normalen Sprechen (Phonationseinsatz in Unterspannung). Eine sehr brauchbare Hilfe für den Patienten ist hier die Anweisung, den Vokal sehr leise zu beginnen und dann innerhalb von einer Sekunde auf normale Lautstärke zu bringen. Andere Hilfen wie z. B. die Vorstellungen, die Stimmlippen in Zeitlupe einschwingen zu lassen oder sich vorzustellen, leise in den Vokal hineinzugleiten wie beim Singen, können ebenfalls brauchbar sein. Ein stimmloses Vorhauchen im Übergang zum Stimmeinsatz als bewusste Strategie, die Stimme weich einsetzen zu lassen, birgt die Gefahr eines habituellen Anhauchens und sollte nicht als Hilfe angeboten oder eingesetzt werden.

Die von Van Riper beschriebene *Vocal Fry* -Technik als stotterverhindernde Vokalbildung am Silbenbeginn hat sich für viele stotternde Patienten nicht bewährt. Der *Vocal Fry* ist zwar in seiner Möglichkeit, einen Vokal ungestottert am Silbenbeginn zu produzieren, genauso sicher und wirkungsreich wie der weiche Stimmeinsatz, aber im alltäglichen Sprechen ist es für viele Patienten schwer, zwischen einem entspannten Stimmeinsatz im tieferen Register und einem gepressten, gedrückten Stimmeinsatz zu unterscheiden.

Patienten, die sich mit dem *Vocal Fry* zu Beginn noch propriozeptiv kontrollieren, vernachlässigen dies häufig in der Stabilisierungsphase oder nach der Therapie, kontrollieren sich stärker auditiv und unterscheiden – auf Grund einer stimmästhetischen Ähnlichkeit – nicht mehr zwischen entspanntem und überspanntem Einsatz der Phonationsmuskulatur. Dieses Phänomen tritt beim Gebrauch des weichen Stimmeinsatzes nicht auf.

Wahrnehmung des Stimmeinsatzes bei Vokalen

Beim Zeitupensprechen von Vokalen und Silben mit /h/ am Beginn soll der Patient nicht nur den Vokal hören, er soll auch das Einsetzen der Kehlkopfvibration bei Stimmgebung spüren (bei Beginn der Übung eventuell mit der Hand am Kehlkopf nachfühlen lassen). Er soll eine propriozeptive Wahrnehmung für das Bilden und Einsetzen der Stimmgebung bekommen, ein Wahrnehmen, das den Spannungszustand der Muskulatur fühlbar macht.

Normalerweise wird bei Übergängen vom Konsonanten auf den Vokal im Zeitlupensprechen schon die Vokalqualität verändert. Der Vokaleinsatz wird durch den verlangsamten artikulatorischen Übergang ein weicher Vokaleinsatz, ohne dass der Patient die Stimmqualität beobachten oder beeinflussen muss. Patienten, bei denen der Vokaleinsatz nach dem Konsonanten keine weiche Einsatzqualität aufweist (was sehr selten der Fall ist), können angeleitet werden, den Vokaleinsatz bei Konsonant-Vokalverbindungen auch über die gezielte Stimmwahrnehmung zu beeinflussen und den Vokal mit einem weichen Einsatz zu bilden.

Zeitlupensprechen von Silben mit Konsonanten-Clustern

Bei Konsonanten-Clustern wie z. B. /fla/, /glo/ etc. werden *beide Übergänge* – von Konsonant zu Konsonant (verlangsamte Zungenbewegung) und von Konsonant auf Vokal (verlangsamte Mundöffnungs- und Zungenbewegung) – deutlich verlangsamt.

Zeitlupensprechen von Silben mit /h/ am Beginn

Bei Silben, die mit einem /h/ beginnen, wird das /h/ wie im normalen Sprechen produziert, der darauffolgende Vokal wird dann wie beim Vokalbeginn mit weichem Stimmeinsatz gebildet. Für Patienten ist dies meist etwas schwierig und bedarf intensiverer Übung.

Art der Übungs-Items

Alle Übungen werden mit sinnfreien Ein- oder Zweisilbern durchgeführt. Die Patienten sollen sich beim Einüben des Zeitlupensprechens rein auf den Erwerb einer motorischen Technik konzentrieren (Verringerung der Übergangsgeschwindigkeit vom Konsonanten in den Vokal; Stimmeinsatz mit verringerter Spannung der Kehlkopfmuskulatur).

Bevor die Sprechtechnik Prolongation eingeführt wird, sollte sichergestellt sein, dass die Patienten das Zeitlupensprechen gut beherrschen. Der Fokus soll dabei eindeutig auf der Fähigkeit liegen, die Zungen- und Mundöffnungsbewegungen im Übergang vom Konsonanten auf den Folgelaut zu verlangsamen. Es kann eine Hilfe für den Patienten sein, diese verlangsamte Mundöffnungs- oder Zungenbewegung mit der Hand synchron mitzuvollziehen (z. B. die Hand liegt auf dem Tisch und beim Aussprechen des Übergangs hebt der Patient den vorderen Handteil langsam vom Tisch, der hintere Handteil bleibt auf dem Tisch liegen).

Der Therapeut sollte hier immer wieder darauf verweisen, dass es genau diese Verlangsamung der Bewegung ist, die letztendlich die Blockierung verhindert. Dies gilt in gleicher Weise für den weichen Stimmeinsatz. Die Patienten müssen wissen, dass nur die Vokalbildung, die Stimmerzeugung mit Unterkraft, die Blockierung verhindern kann.

Übungen, die zu Hause durchzuführen sind, werden erst dann vom Patienten verlangt, wenn er im Therapieraum die jeweilige Technik sicher beherrscht. Es ist wichtig, dass der Patient keine falsche Technik stabilisiert. Durch die Einübung des Zeitlupensprechens mit Hilfe der Übungs-CD kann er immer wieder das richtige Modell wahrnehmen, sich korrigieren und intensiv üben.

Beherrscht der Patient die Vokalbildung mit dem Stimmeinsatz in Unterkraft oder Unterspannung, die Frikativisierung von Verschlusslauten und, als wichtigstes, die Fähigkeit zur kontrolliert verlangsamten Mundöffnungs- und/oder Zungenbewegung, dann kann in der Therapie dazu übergegangen werden, die Sprechtechnik Prolongation einzuführen.

3.5 Prolongation

Die Prolongation ist die erste Sprechtechnik, die der Patient erlernt. Zuerst wird dem Patienten erklärt, inwiefern ihm dic Prolongation helfen kann, eine Blockierung zu vermeiden oder eine Blockierung, die sich gerade aufbaut, zu verhindern. Es wird dem Patienten deutlich gemacht, dass die Prolongation nicht hilft, wenn er sich bereits in einer Blockierung befindet. Die Sprechtechnik für diesen Fall, den Pull-Out, wird er zu einem späteren Zeitpunkt erlernen.

Grundsätze zur Anwendung der Prolongation

Prophylaktischer Einsatz

Die Prolongation kann zur Verhinderung einer Blockierung prophylaktisch eingesetzt werden. Ein Stotternder, der z. B. befürchtet, bei seinem Familiennamen zu stottern, kann den Namen als Prolongation sprechen und auf diese Weise die Entstehung einer Blockierung verhindern.

Verhinderung einer beginnenden Blockierung

Die Prolongation kann auch noch dann eingesetzt werden, wenn eine Blockierung sich gerade »im Aufbau« befindet. Es gibt sehr viele Stotternde, die merken etwa ein bis zwei Zehntelsekunden, bevor die Blockierung den Sprechfluss unterbricht, einen Spannungsanstieg in der Kehlkopf- oder Artikulationsmuskulatur. Wenn sie im Verlauf der sich erhöhenden Muskelanspannung das entsprechende Wort prolongieren, kann die Blockierung verhindert werden.

Erhaltung von Sprechflüssigkeit

Eine Erfahrung, die stotternde Patienten durch einen intensiven Einsatz von Prolongationen (regelmäßiger Einsatz im Abstand von 5 bis 10 Wörtern) sehr häufig erleben, ist ein von Stottern befreites Sprechen. Dies ist nicht nur während des Prolongierens der Fall, sondern zeitlich auch länger darüber hinausgehend, wenn keine Prolongationen mehr eingesetzt werden. Der konzentrierte, intensive Einsatz von Prolongationen hat sozusagen einen überdauernden »Schmiereffekt«.

Durch den Einsatz von Prolongationen zum Beispiel bei Sprechbeginn (mehrere Prolongationen im Abstand von 5 bis 10 Wörtern), kann sich der Stotternde also eine hohe Sprechflüssigkeit erhalten, ohne einen motorischen Kontrollverlust durch Blockierungen befürchten zu müssen. Gleichzeitig kann er sich als unflüssiger (weil mit leichten Dehnungen sprechender) Sprecher darstellen. Dies bringt sowohl für den Stotternden als auch für den Zuhörer einen erheblichen Vorteil. Der Zuhörer bekommt auf sanfte Art die Information, dass das Sprechen seines Gesprächspartners leichte Unflüssigkeiten aufweist. Er stellt sich quasi darauf ein, mit einem Menschen zu kommunizieren, der leichte sprechmotorische Auffälligkeiten zeigt. Der Stotternde unterliegt nicht mehr der Verführung, den nichtstotternden flüssigen Sprecher vorzuspielen – eine Rolle, die meistens einen erheblichen psychischen Druck entstehen lässt, der Blockierungen geradezu fördert.

3.3

Informationen zu Prolongationen

I N F O

Was ist das Ziel einer Prolongation?
Eine Prolongation wird eingesetzt bzw. ein Wort wird prolongiert, wenn eine Blockierung, die sich gerade aufbaut, noch in ihrer Entstehung verhindert werden soll. Oder sie wird angewendet, wenn bei einem Wort, bei dem man eine Blockierung befürchtet, eine Blockierung ausgeschlossen werden soll. Es wird dann prophylaktisch prolongiert.

Warum funktionieren Prolongationen?
Durch den Einsatz von Prolongationen kann man Blockierungen verhindern, indem man die normale Sprechweise punktuell verändert. Man verändert sie genau an der Stelle, an der während des Sprechens eines Wortes die Blockierung entsteht.
Bei Konsonanten entsteht die Blockierung beim zu schnellen Bewegungsübergang vom Konsonanten auf den nachfolgenden Laut (meist ein Vokal, manchmal auch ein anderer Konsonant). Der Bewegungsübergang (Mund- und/oder Zungenbewegung) wird also – um eine Blockierung zu verhindern – nur dort verlangsamt. Die restlichen Laute des Wortes werden mit normaler Bewegungsgeschwindigkeit ausgesprochen.
Bei Vokalen entsteht die Blockierung durch die komplette Schwingungsunfähigkeit oder den wiederkehrenden Abriss der Stimmbandschwingung. (Dies äußert sich in einem stummen Block oder in einem kurzen Anstottern des Vokals mit anschließendem Abriß der Stimme.) Der Vokal – bzw. der für den Vokal nötige Stimmeinsatz – wird infolgedessen kontrolliert mit einer verringerten Muskelanspannung gebildet. Dadurch kann eine Blockierung von vornherein verhindert werden.

Wie prolongiert man?
Prolongationen erfordern den Einsatz genau der Fähigkeiten, die beim Zeitlupensprechen erlernt wurden. D. h., dass Wörter, die vom Stottern bedroht sind, je nach Lautbeginn unterschiedlich prolongiert werden. Wörter mit Konsonanten am Beginn werden auf eine andere Art prolongiert als Wörter mit Vokalen am Beginn.

Prolongationen bei Konsonanten am Wortbeginn

Wenn Sie bei einem Wort mit einem Konsonanten am Beginn eine Blockierung erwarten, dann kontrollieren Sie den Übergang vom Konsonanten auf den nachfolgenden Vokal. Wie beim Zeitlupensprechen dehnen Sie den Konsonanten etwa ½ bis 1 Sekunde und gehen dann mit einer kontrolliert verlangsamten Mundöffnungsbewegung (je nach Laut auch Zungenbewegung) zum nachfolgenden Vokal über. Der nachfolgende Vokal wird auch insgesamt ca. ½ bis 1 Sekunde gebildet, aber nicht mehr weiter gedehnt, wenn die richtige Vokalmundstellung erreicht ist. Die restlichen Laute des Wortes werden schließlich in ihrer ganz normalen Sprechgeschwindigkeit gesprochen.
Normalerweise ändert sich bei Zeitlupenübergängen vom Konsonanten auf den Vokal die Vokalqualität. Der Vokaleinsatz wird durch den verlangsamten artikulatorischen Übergang ein weicher Vokaleinsatz, ohne dass die Stimmqualität beobachtet oder beeinflusst werden muss. Sollte der Vokaleinsatz nach dem Konsonanten keine weiche Einsatzqualität aufweisen (was sehr selten der Fall ist), dann sollte der Vokaleinsatz kontrolliert über den weichen Einsatz – wie bei Vokalen am Beginn – gebildet werden.

Beispiel: /**Ma**lariamücke/

→ /m/ wird ½ bis 1 Sekunde gedehnt

→ der Mund zum /a/ wird deutlich verlangsamt geöffnet

→ sowie die normale /a/-Position erreicht ist, normal weitersprechen

M alariamücke

Wenn das Wort, das Sie prolongieren wollen, mit einem Verschlusslaut beginnt, dann ist auch hier das Ablaufschema das gleiche wie bei dem Beispiel eben. Weil in diesem Fall jedoch der Konsonant am Beginn ein Verschlusslaut ist, müssen Sie, wie Sie es bereits im Zeitlupensprechen gelernt haben, den Verschlusslaut in einen gedehnten Laut verwandeln. Auch der Verschlusslaut wird ca. ½ bis 1 Sekunde gedehnt und dann wird der Übergang in den Vokal kontrolliert, indem die Mundöffnungsgeschwindigkeit deutlich verlangsamt wird.

Beispiel: /**Ta**lente/

- /t/ wird ½ bis 1 Sekunde gedehnt
- der Mund zum /a/ wird deutlich verlangsamt geöffnet
- sowie die normale /a/-Position erreicht ist, normal weitersprechen

T alente

Eine dritte Besonderheit bei der Prolongation von Wörtern mit Konsonanten am Beginn stellt – wie beim Zeitlupensprechen auch – die Gruppe der Wörter dar, die mit zwei oder drei Konsonanten beginnen. Um bei dieser Wortgruppe eine Blockierung zu verhindern, muss der Stotternde den Lautübergang verlangsamen, der vom Stottern bedroht ist. Dies kann der Übergang vom Konsonanten auf den folgenden Konsonanten sein. Es kann aber auch der Übergang vom Konsonanten auf den Vokal betroffen sein. Im Allgemeinen verfügt man nach einiger Übung sehr schnell über das Wissen, welcher Übergang kontrolliert werden muss. Es ist jedoch von Vorteil, wenn man in der Einübungsphase beide Übergänge verlangsamt.

Beispiel: /**Fla**schenöffner/

- /f/ wird ½ bis 1 Sekunde gedehnt
- die Zunge wird kontrolliert langsam in die /l/-Position bewegt
- die Mund- und Zungenbewegung vom /l/ zum /a/ wird deutlich verlangsamt
- sowie die normale /a/-Position erreicht ist, normal weitersprechen

F l aschenöffner

In allen Fällen ist die Dehnung des ersten Konsonanten um ½ bis 1 Sekunde sehr wichtig. Sie dient der Vorbereitung darauf, den folgenden Übergang verlangsamt durchführen zu können. Geht man zu schnell in den Übergang hinein, so ist die Gefahr groß, in einen Block zu geraten. Achten Sie deshalb in allen Fällen sowohl auf die Dehnung des ersten Konsonanten als auch auf die Verlangsamung des Übergangs.

Prolongationen bei Vokalen am Wortbeginn

Während bei Konsonantenprolongationen die grundlegende Fähigkeit in der Kontrolle der Bewegungsgeschwindigkeit von Mund und/oder Zunge liegt, erfordert die Bildung von Vokalprolongationen die Fähigkeit, den Anspannungsgrad der Muskulatur zu variieren bzw. herabzusetzen. Wie beim Üben des Zeitlupensprechens wird der Vokal »weich« gebildet, d. h. mit deutlich weniger Muskelkraft als bei der normalen Vokalbildung.

Beispiel: /**A**lleinunterhalter/

- die Mundöffnung für das /a/ ist normal (nicht überweitet)
- /a/ wird mit wenig Muskelanspannung leise gebildet und ca. eine Sekunde gedehnt, wobei es langsam normal laut wird
- sowie das /a/ ca. ½ bis 1 Sekunde sicher da ist, normal weitersprechen

Alleinunterhalter

Grundsätze zur Technik der Prolongation

Welcher Wortteil wird prolongiert?

Prolongiert, d. h. mit weichem Stimmeinsatz oder verlangsamtem Konsonant-Vokal- bzw. Konsonant-Konsonant-Übergang gesprochen, wird nur der Teil des Wortes, der von einer Blockierung bedroht ist.

Vokalprolongationen

Wenn der Anfangsvokal eines Wortes bedroht ist, dann wird der Anfangsvokal prolongiert, d. h. mit Stimmeinsatz in Unterspannung gesprochen. Der restliche Teil des Wortes wird in der normalen Sprechweise weitergesprochen. Diese Prolongation kann man auch als *Vokalprolongation* bezeichnen.

Beispiel für eine Vokalprolongation: »Sind Sie heute *a*bend zu Haus?«

- ➛ nur das /a/ wird mit weichem Stimmeinsatz gebildet (leiser Beginn) und dadurch ca. eine Sekunde gedehnt.

Konsonantenprolongationen

Das gleiche gilt für Wörter, die mit einem Konsonanten beginnen. In diesem Fall wird der Konsonant etwa ½ bis 1 Sekunde gedehnt und dann der Übergang in den folgenden Laut mit deutlich verlangsamter Mundöffnungs- bzw. Zungenbewegung ebenfalls etwa ½ bis 1 Sekunde gedehnt. Auch hier wird wie bei Vokalprolongationen der restliche Teil des Wortes in normaler Sprechgeschwindigkeit gesprochen. Diese Art von Prolongation kann man als *Konsonantenprolongation* bezeichnen.

Beispiel für eine Konsonantenprolongation: »Ich kann *mo*rgen leider nicht kommen.«

- ➛ das /m/ wird ½ bis 1 Sekunde gedehnt
- ➛ der Übergang zum /o/ wird mit deutlich verlangsamter Mundöffnungsbewegung vollzogen und dadurch einsteht ein weicher Vokaleinsatz im Übergang

Prolongationen bei Wörtern mit Verschlusslauten am Beginn

Das gleiche Verfahren trifft auch für die Bildung von Prolongationen bei Wörtern mit Verschlusslauten zu. Bei der Konsonantprolongation mit Verschlusslauten wird dann der Verschlusslaut ½ bis 1 Sekunde gedehnt.

Beispiel für eine Verschlusslautprolongation: »Das *Te*lefon liegt auf dem Tisch.«

- ➛ das /t/ wird ½ bis 1 Sekunde gedehnt
- ➛ der Übergang zum /e/ wird mit deutlich verlangsamter Mundöffnungsbewegung vollzogen

Prolongationen innerhalb eines Wortes

Befindet sich die befürchtete Blockierung nicht bei der Anfangssilbe des Wortes, sondern innerhalb eines Wortes, z. B. bei der dritten Silbe, dann werden die ersten beiden Silben in normaler Sprechgeschwindigkeit gesprochen und die Vokal- oder Konsonantprolongation erfolgt bei der dritten Silbe.

Beispiel einer Prolongation innerhalb eines Wortes: »Dieses Tier ist ein Sala*ma*nder!«

- ➛ der Wortteil /Sala/ wird normal ausgesprochen
- ➛ der Silbenteil /ma/ wird prolongiert
- ➛ der restliche Wortteil /nder/ wird wieder normal ausgesprochen

Prolongationen von Wörtern mit /h/ am Beginn

Prolongationen bei Wörtern mit /h/ am Silbenbeginn werden wie beim Zeitlupensprechen auf dem Vokal produziert. Dabei wird das /h/ am Beginn normal ausgesprochen und soll auch nicht gedehnt werden. Der auf das /h/ folgende Vokal wird mit weichem Stimmeinsatz (also mit Unterkraft) wie bei der Vokalprolongation am Beginn eines Wortes gesprochen.

Beispiel für eine /h/-Prolongation: »Die Elbe fließt auch durch H*a*mburg.«

- ➛ das /h/ wird normal gesprochen
- ➛ das /a/ wird ca. eine Sekunde prolongiert
- ➛ der restliche Wortteil /mburg/ wird wieder normal ausgesprochen

Prolongationen von Wörtern mit Konsonanten-Cluster am Beginn

Prolongationen bei Wörtern mit einem Konsonanten-Cluster am Beginn werden in der Einübungsphase bei beiden Lautübergängen prolongiert. Sowohl die Übergangsbewegung vom ersten zum zweiten Konsonanten als auch die vom zweiten Konsonanten auf den Vokal wird mit deutlich verlangsamter Mundöffnungs- und Zungenbewegung ausgeführt. Wenn der Patient die Prolongation bei Konsonanten-Clustern mit beiden Lautübergängen beherrscht, kann er im Verlauf ihrer Anwendung oft erkennen, an welchem Lautübergang er verlangsamen muss, um eine Blockierung zu verhindern. In diesem Fall kann er sich darauf beschränken, den Lautübergang zu bearbeiten, der von einer Blockierung bedroht ist.

Beispiel für eine Konsonant-Cluster-Prolongation: »Ich *schla*ge vor, wir treffen uns morgen.«

- ➛ der Übergang vom /sch/ auf das /l/ wird mit verlangsamter Zungenbewegung durchgeführt
- ➛ der Übergang vom /l/ zum /a/ wird ebenfalls mit verlangsamter Mundöffnungs- und Zungenbewegung durchgeführt

Grundsätze für die Einübung der Prolongation

Einübung von Prolongationen auf Wortebene

Prolongationen werden zunächst auf Wortebene anhand von Wortlisten eingeübt. Die Erfahrung mit der Einübung von Prolongationen hat gezeigt, dass die hier angegebene Abfolge von der sprechmotorischen Anforderung her für den weitaus größten Teil der Patienten die effizienteste ist.

1. Konsonantenprolongationen mit dehnbaren Lauten
2. Vokalprolongationen
3. Konsonantenprolongationen mit Verschlusslauten
4. Vokalprolongationen bei Wörtern mit /h/ am Beginn
5. Prolongationen innerhalb von mehrsilbigen Wörtern
6. Prolongationen mit Konsonanten-Clustern am Beginn

Hilfen beim Einüben von Prolongationen

Hilfen bei der Einübung auf Wortebene sind: Das Modell, das der Therapeut gibt, die Kontrolle vor dem Spiegel zur Überprüfung der Mundöffnungsgeschwindigkeit, Audioaufnahmen der Übungen zur akustischen Selbstkontrolle, pantomimisches Sprechen (Fokussierung auf den kinästhetischen Wahrnehmungskanal).

Einübung nach sprachlich-kommunikativer Komplexität

Die Reihenfolge der Einübung erfolgt nach einer Hierarchie, die sowohl die sprachliche Komplexität als auch die kommunikative Adressatenbezogenheit berücksichtigt:

1. Wortebene
2. Textebene (Lesen)
3. Satzebene
   - Fragesätze beantworten
   - Fragesätze formulieren
4. Nacherzählung (kurze Texte, Witze, ...)
5. Kurze Spontansprachübungen
   - Definitionen von Begriffen
   - Beschreibungen (Bilder, Räume, Länder, Personen, ...)
   - Witze erzählen
6. Längere Spontansprachübungen
   - Beschreibungen, z. B. von Arbeitsabläufen, der bisherigen Therapie
7. Sprechen mit anderen oder fremden Personen im Therapieraum
8. Sprechen am Telefon und in In-Vivo-Situationen
9. Sprechen mit bekannten Personen (Familie, Arbeitskollegen, Freunde)

Nettostottern und Prolongieren

Natürlich soll der Patient in allen Situationen bei auftretenden Blockierungen, die er nicht durch den Einsatz von Prolongationen verhindern kann, weiterhin netto stottern.

Tempo der Einübung

Die Vorgehensgeschwindigkeit ist bestimmt durch die Fähigkeit des Patienten, die Prolongation technisch zufriedenstellend umzusetzen. Manche Patienten benötigen weniger als eine Therapieeinheit (45 Minuten), um die Wortebene abzuschließen. Bei anderen dauert es länger und auch 3-5 Stunden Einübung auf Wortebene kann durchaus sinnvoll sein. Wenn der Patient auf Satz- bzw. Lesetextebene geht, sollte er auf der Einzelwortebene Prolongationen sicher bilden können.

Bewertung der Übungseffizienz

Bei Übungen ist es sowohl für den Patienten als auch für den Therapeuten hilfreich, wenn es neben der qualitativen Bewertung der Prolongationen auch möglichst eine quantitative Auswertung gibt (nicht in der Einübungsphase). Insbesondere ab der Arbeit auf der Textebene (Lesen oder Erzählen von Texten) kann der Therapeut mittels Ereigniszählern während des Sprechens des Patienten die Prolongationsleistung mitzählen (z. B. die absolute Zahl der benutzten Prolongationen oder – mittels zweier Ereigniszähler – das Verhältnis von akzeptablen zu technisch nicht akzeptablen Prolongationen). Wenn der Patient in der Anwendung der Prolongationen sicher geworden ist, sollte er angeleitet werden, während seines Sprechens den Ereigniszähler selbst zu benutzen (ebenfalls um eingesetzte Prolongationen zu zählen oder das Verhältnis von guten zu technisch nicht akzeptablen Prolongationen zu bestimmen). Auch erwachsene Patienten werden durch die Dokumentation ihres Übungserfolgs mittels Quantifizierung für das Üben motiviert. Ereigniszähler sind dafür ein sehr hilfreiches Mittel in der Therapie.

Audioaufnahmen von Übungen außerhalb der Therapie

Es empfiehlt sich, die Übungen zu den Prolongationen (Wort-, Satz- und Textebene), die der Patient zu Hause macht, mittels Audioaufnahmen in der Therapie zu evaluieren. Zum einen führt dies gemeinhin zu einer Konzentration auf die Technik (Einhaltung der Mindestzeitdauer von Dehnung des ersten Lautes und Übergang) und zum anderen gewöhnt sich der Patient an das Aufnehmen von Sprechleistungen mittels elektronischer Aufnahmegeräte, die später für den Transfer in die Alltagssprache des Patienten einen besonderen Stellenwert haben sollen.

Audioaufnahmen und Übungs-CD

Die Arbeit mit elektronischen Aufzeichnungsgeräten (z. B. Diktaphon, Smartphone) sollte mit der Übungs-CD »Prolongationen« beginnen. Die Übungs-CD »Prolongationen« soll der Patient bekommen, wenn im Therapieraum Prolongation auf Spontansprachebene geübt werden (z. B. Definitionen). Seine Aufgabe ist es dann, den Prolongationseinsatz mit der Übungs-CD zuhause zu üben (verteilt über mehrere Termine) und dieses Üben mit einem Aufnahmegerät aufzunehmen. Die Aufnahmen sollten dann in der Therapiestunde auszugsweise abgehört werden. Dabei sollten der Patient und der Therapeut eine qualitative Einschätzung vornehmen. Dies dient dazu, die Fähigkeit der Patienten, sich selbst einzuschätzen, zu steigern.

Therapieraumtransfer

Das Einüben von Prolongationen im Therapieraum in Gesprächen, die nicht mit dem Therapeuten, aber in Anwesenheit des Therapeuten geführt werden, ist ein erster Schritt in den Transfer. Die Gesprächspartner können sowohl Therapeutenkollegen, andere Patienten, Patientenangehörige (Eltern von Kindern, die in der Therapie sind) oder Praktikanten etc. sein. In 5-10minütigen Gesprächseinheiten sollen die Patienten zu vorgegebenen Themen (»Ich erzähle Ihnen etwas von meiner Therapie /meinem letzten Urlaub/meiner Arbeit/...«) erzählen und dabei Prolongationen verwenden. Diese Übungen können aber auch darin bestehen, dass der Patient eine Befragung (»Survey«) im Therapieraum zum Thema Stottern durchführt. Eine zusätzliche Anforderung für den Patienten kann darin bestehen, den Gesprächspartner Themen auswählen zu lassen, zu denen der Patient interviewt wird.

Es sollten vor diesen Übungen klare Absprachen darüber getroffen werden, welche Leistung der Patient erbringen will/soll (z. B. 30 Prolongationen in 5 Minuten Sprechzeit, bei jeder »Survey«-Frage zwei Prolongationen etc.)

und es sollte eine Form der Dokumentation erfolgen (Therapeut zählt mit, Tonband läuft mit und Patient wertet nachher selbst aus, ...).

In-Vivo-Transfer

In Anwesenheit des Therapeuten durchgeführte In-Vivo-Übungen am Telefon oder außerhalb des Therapieraumes mit Fremden (in Geschäften, Auskunfteinholen bei Passanten, ...) sind der Kernbereich der Prolongationseinübung. Erst wenn der Patient hier zunehmend sicher wird, kann er diese Übungen auch ohne den Therapeuten durchführen. Alle diese Übungen (auch die, die der Patient später ohne den Therapeuten macht) werden vorher abgesprochen. Es wird die Mindestanzahl der Prolongationen festgelegt, die der Patient einsetzen soll oder will. Dies ist wichtig, um die Übung anschließend auswertbar und bewertbar zu machen. Der Patient soll den Fortschritt in seiner Arbeit und seinem Üben dokumentiert sehen und er soll eine Rückmeldung darüber bekommen, wo die Arbeit intensiviert werden muss. Wenn der Patient diese Übungen (in Anzahl und Zielleistung vorher abgesprochen) allein macht, soll er sie für einen bestimmten Zeitraum auf einem dafür entwickelten Dokumentationsbogen evaluieren (der Bogen findet sich in den »Informationen für Patienten und Übungsaufgaben«).

»Survey« – Befragungen von Passanten

Eine sehr hilfreiche Übungsart für die Stottertherapie ist die Befragung von fremden Menschen zum Thema Stottern. Im SSMP als »Survey« bezeichnet stellt diese Übungsart ein vorgegebenes Interview dar, das ein Patient mit einem fremden Passanten durchführt. Die Patienten kennen diese Übung schon aus der Desensibilisierungsphase, in der sie einen hohen Stellenwert hat. *Alle* Sprechtechniken der IMS werden mit Hilfe von »Surveys« eingeübt. Auch beim Transfer von Prolongationen in Gespräche außerhalb des Therapieraumes sind »Surveys« eine wichtige Übungsform. Der dem SSMP entlehnte Fragebogen befindet sich in der Übungssammlung zu Prolongationen in »Informationen für Patienten und Übungsaufgaben« (Abschnitt 3.3). Die Übungsaufträge zu den »Surveys« werden dem Patienten mündlich gegeben und richten sich nach dem individuellen Leistungsstand der Patienten.

Beispiel für eine »Survey«-Aufgabe: »Prolongieren Sie bei Ihrer Vorstellung als Stotternder mindestens jedes 3. Wort. Prolongieren Sie den Beginn jeder Frage und mindestens ein weiteres Wort innerhalb der Frage.«

Zeitpunkt der Einführung des Pull-Out

Wenn die Prolongationen im Therapieraum, am Telefon und in In-Vivo-Situationen vom Patienten gut gehandhabt werden, wird der Pull-Out eingeführt. Der Übergang zum Pull-Out sollte dann vollzogen werden, wenn mit dem Patienten nach dem Einüben im Therapieraum auf drei weiteren »Hierarchieebenen« (die der Patient festgelegt hat) erfolgreich gearbeitet worden ist. Hat ein Patient z. B. Prolongationen am Telefon, mit »Surveys« und mit Fremden im Therapieraum erfolgreich eingeübt, dann sollte man den Pull-Out einführen. Kann der Pull-Out vom Patienten auf einer unteren Hierarchieebene erfolgreich eingesetzt werden, dann beginnt man, auf dieser Ebene auch beide Sprechtechniken gemeinsam einzuüben. Dies gilt dann auch für alle weiteren hierarchisch festgelegten Übungsebenen.

Akzeptanz von Prolongationen – Übungen und Interventionen zum Transfer in die alltägliche Spontansprache

Dem Transfer von Prolongationen in die alltägliche Spontansprache des Patienten sollte besondere Aufmerksamkeit gewidmet werden. Im Allgemeinen ist das Sprechen mit Prolongationen im Therapieraum kein großes Problem. Dies liegt daran, dass die meisten Patienten sich in Sprechübungssituationen, die zeitlich oft nur kurze Spracheinheiten umfassen, auf den Einsatz von Prolongationen gut konzentrieren können. In ihrem Alltagsleben werden die Patienten aber häufig mit Sprechsituationen konfrontiert, in denen die kommunikativen Anforderungen erheblich höher sind als im Therapieraum oder bei den gängigen In-Vivo-

oder Telefonübungen. Erhöhte Belastung durch mehrere Zuhörer, emotionale Betroffenheit oder z. B. Unsicherheiten auf der Beziehungsebene sind typische Stressoren, die dann gegebenenfalls dazu führen, dass Prolongationen gar nicht mehr angewendet oder in ihrem zeitlichen Ablauf so verkürzt werden, dass sie ihre Wirksamkeit als Blockierungsverhinderer verlieren. Um diesem Problem im Umgang mit Prolongationen zu begegnen, sollte ein gezielter Transfer in die alltägliche Spontansprache des Patienten langsam und über einen langen Zeitraum hinweg optimiert werden. Es ist wichtig, dass der Patient sich bewusst wird, dass das Einüben der Prolongationen (wie auch der anderen Sprechtechniken) in einer Hierarchie abläuft, die sich nach dem Schweregrad der Übungen richtet. Wenn der Patient bisher z. B. nur in Telefon- und In-Vivo-Übungen mit fremden Personen erfolgreich Prolongationen eingeübt hat, ist es unwahrscheinlich, dass er dies in allen anderen Kommunikationssituationen, z. B. mit bestimmten Familienangehörigen oder am Arbeitsplatz, auch erfolgreich kann. Therapeut und Patient muss klar sein, dass sich der erfolgreiche Einsatz von Prolongationen bei bestimmten Kommunikationssituationen (Personen, Themen, Situationen) bis in die Stabilisierungsphase hinzieht. Es gibt somit keinen Grund, frustriert zu sein, wenn ein Transfer nicht bei jeder Herausforderung funktioniert.

Ein weiteres Problem, das erst mit dem Gebrauch des Pull-Out auftritt, liegt darin, dass einige Patienten mit der Einführung des Pull-Out für sich die Entscheidung treffen, ihr Sprechen fast nur noch durch Pull-Outs kontrollieren zu wollen. Dies erfordert nicht nur eine geringere Konzentrationsleistung während des Sprechens (nur bei einer auftretenden Blockierung wird diese dann bearbeitet), sondern *ver*führt auch häufig zu länger andauernden Phasen flüssigen Sprechens, weil das Sprechen ohne Prolongationen dem Patienten plötzlich angenehmer und unauffälliger erscheint. Auch aus diesem Grunde ist eine grundlegende Arbeit an den Prolongationen bis hin zum Transfer wichtig.

Auch bei erfolgreicher Desensibilisierung liegt für viele Patienten eine Verführung darin, ihr im Verlauf der Modifikationsphase oft sehr flüssig gewordenes Sprechen nicht durch Prolongationen wieder auffällig zu machen, zumal dies noch eine erhöhte Konzentrationsleistung erfordert. Dieses mögliche Akzeptanzproblem von Prolongationen gilt es in der Transferphase der Prolongationseinübung zu berücksichtigen und zu bearbeiten.

Viele Patienten nutzen Prolongationen mit einer sehr hohen Akzeptanz und einem großen Gewinn. Die Bereitschaft, Prolongationen einzusetzen, ist hoch. Bei solchen Patienten sollte beim Üben im Vordergrund stehen, auch in schwierigen Sprechsituationen noch Prolongationen einsetzen zu können.

Bei Patienten, die eher ein Akzeptanzproblem grundsätzlicher Art mit Prolongationen haben, muss dies auf alle Fälle thematisiert werden, und Patient und Therapeut sollten sich auf einen Mindestzeitraum einigen, in dem der Transfer von Prolongationen eingeübt wird. Dabei sollte dem Patienten auch deutlich gemacht werden, dass er ab einem bestimmten Zeitpunkt in der Therapie die Verantwortung für das Einsetzen von Prolongationen übernimmt und damit selbst die Entscheidung treffen muss, wie und ob er Prolongationen in seinem alltäglichen Sprechen einsetzt. Bis zu diesem Zeitpunkt sind dann jedoch Prolongationsübungen fester Bestandteil der Therapie.

Der Patienteninformationstext »Prolongationen im alltäglichen Sprechen – So sichern Sie Ihren Therapieerfolg!« (»Informationen für Patienten und Übungsaufgaben«, Abschnitt 3.3) dient dazu, die Patienten nochmals mit der Notwendigkeit des beständigen Einsatzes von Prolongationen im alltäglichen Sprechen zu konfrontieren.

Folgende Übungen und Interventionen haben sich für den Transfer von Prolongationen zudem als brauchbar erwiesen:

Transferbeginn im Therapieraum

Sowie der Patient in Spontansprachübungen im Therapieraum – kurzen Erzähleinheiten z. B. zum Arbeitsleben, zur Tagespolitik, zu sportlichen Ereignissen, Definitionen, Textnacherzählungen etc. – Prolongationen gut einsetzen kann, wird mit ihm eine Vereinbarung darüber getroffen, wie viele Prolongationen er außerhalb der Therapieübungen, aber noch während der Therapiestunde einsetzen will. Dieser Therapieraumtransfer, der mit der Begrüßung des Therapeuten beginnt und mit der Verabschiedung endet und der sich auf alle nichtübungsbezogene Sprechanteile des Patienten bezieht, ist das erste Transferfeld für Prolongationen. Es ist günstig, wenn der Patient eine Mindestzahl festlegt, wie viele Prolongationen er in jeder Therapiestunde einsetzen will. In einer 45minütigen Einheit sollten es jedoch nicht unter 30 bis 40 Prolongationen sein.

Anfangs können diese Prolongationen vom Patienten mittels Strichliste oder Ereigniszähler dokumentiert werden. Später kann dies der Therapeut übernehmen (erfahrenen Therapeuten gelingt es auch ohne Hilfsmittel, diese Prolongationen mitzuzählen).

Transfer in nichtübungsbezogene Alltagsgespräche

Ein weiteres Übungsfeld für den Transfer von Prolongationen liegt im Bereich der nichtübungsbezogenen Alltagsgespräche. Nichtübungsbezogene Alltagsgespräche sind z. B. Telefonate, die der Patient in seinem normalen Leben führt oder führen muss. Es sind aber auch alle anderen Gespräche, die er mit Bekannten oder unbekannten Menschen führt. Ein Teil dieser Gespräche, vor allem die nicht therapiebezogenen Telefongespräche, soll der Patient mittels Audioaufnahme sichern. Für die Gespräche, die nicht am Telefon geführt werden, ist das etwas schwieriger, aber motivierten Patienten gelingt es auch hier, immer wieder Gespräche mit Familienangehörigen, Freunden etc. aufzunehmen. Die Auswertung dieser Gespräche kann dann entweder in der Therapie erfolgen (was anfangs sehr anzuraten ist) oder später vom Patienten eigenständig vorgenommen werden. Mit dem Therapeuten wird dann nur noch die Auswertung besprochen (vgl. hierzu die Auswertungsformblätter zu Sprechtechniken auf den folgenden Seiten).

Ergebnisdokumentation von Transferleistungen

Zuweilen ist es eine große Hilfe für den Patienten, wenn er die Prolongationen, die er sich für jeden Tag vornimmt oder die er tatsächlich macht, dokumentiert. Dafür eignen sich kleine Karteikarten sehr gut. Die Patienten tragen darauf das jeweilige Datum und die Anzahl der geleisteten Prolongationen (Strichliste oder Gesamtzahl) ein. Dies macht die Leistung des Patienten bewertbar, und viele Patienten nutzen dieses Verfahren der Karteikartendokumentation recht gern. Es gibt jedoch Patienten, die sich durch dieses Verfahren zu sehr kontrolliert fühlen oder bei denen die Entstehung von Schuldgefühlen zu stark in den Mittelpunkt rückt, wenn sie eine erforderte – auch von sich selbst geforderte Leistung – nicht erbringen. Man sollte mit diesem Verfahren von daher sensibel umgehen und es als Hilfestellung anbieten.

Transfer bei wichtigen Bezugspersonen

Ein ebenfalls häufig bei Patienten zu beobachtender Effekt ist der, dass es ihnen leichter fällt, bei Fremden oder neuen Bekannten die Sprechtechnik der Prolongation einzusetzen als bei alten Freunden oder in der Familie. Es ist manchmal dort am Schwersten, wo man am Besten gekannt wird. Etwas Vergleichbares kennen die meisten Menschen wohl bei neuen Frisuren oder beim Tragen von Kleidung mit einem neuen, bis dahin für die Person untypischen Stil. Auch da tritt man Fremden gegenüber zunächst unbefangener auf, als bei Personen, die einen gut kennen. Um diese Schwelle schnell abzusenken, empfiehlt es sich, sehr schnell wichtige Bezugspersonen des Stotternden mit in die Therapie zu holen. Oft sind es zwei bis drei Therapieeinheiten, in denen Familienangehörige oder Freunde von Patienten mit in der Therapie dabei sind. Übungen für den Patienten sind dann so angelegt, dass er mit den in der Therapie anwesenden Personen kommunizierend üben muss. Eine Aufgabe für den Patienten besteht dann immer auch darin, dem jeweiligen Gast die Technik und Wirkungsweise der Prolongation zu erklären, diese schon in der Erklärung anzuwenden und zu verdeutlichen.

Pseudo- und Nettostottern in der Modifikationsphase

Auch wenn in der Modifikationsphase das Einüben der Sprechtechniken Prolongation und Pull-Out im Mittelpunkt der therapeutischen Übungen steht, sollte in einem bestimmten Mindestumfang das Pseudo- und Nettostottern wiederholend geübt werden. Dies kann mit eigenen Aufgabenstellungen zum Pseudo- und Nettostottern geschehen (z. B. Durchführung von Telefonübungen ohne Anwendung von Sprechtechniken nur mit Netto- und Pseudostottern) oder es werden »vermischte« Übungen durchgeführt, in denen der Patient neben dem Einüben von Prolongationen oder später von Pull-Outs auch beide Formen des Stotterns zeigt.

Etwa 5 bis 10 % der Übungsleistung in der Modifikationsphase sollte immer auch von desensibilisierendem Stottern (mit Übergewicht von Nettostottern) eingenommen werden.

Kommentierte Übungen zu Prolongationen am Telefon und in In-Vivo-Gesprächen

In den »Informationen für Patienten und Übungsaufgaben« befinden sich Übungen von Prolongationen auf Wort-, Satz- und Textebene, die unmittelbar in der Therapie bzw. für die wiederholenden Übungen des Patienten zu Hause benutzt werden können. Daneben ist es wichtig, dass die Patienten für die Zeit außerhalb der Therapie ebenfalls mit Übungen versorgt werden, um die Anwendung der Prolongationen zu trainieren. Dabei handelt es sich in der Regel um für Patienten obligatorische Übungen, sozusagen das Pflichtprogramm, um einen Transfer in alle zukünftigen Alltagssprechsituationen zu gewährleisten. Diese Übungen teilen sich in zwei Gruppen: Telefongespräche und In-Vivo-Gespräche.

Erfolgreiche Übungen außerhalb des Therapieraumes zeigen dem Patienten, dass durch den Einsatz von Prolongationen auch in der Alltagskommunikation eine Reduktion von Blockierungen und damit ein flüssigeres Sprechen möglich ist. Dies führt zu einer Steigerung der Motivation. Wenn Patienten für ihr Übungsverhalten jedoch nicht verstärkt werden, geht dieser Effekt sehr schnell verloren. Verstärkung und Wertschätzung für den Zeit- und Energieaufwand, den ein Patient für die Therapie leistet, sind damit unabdingbare Bestandteile des therapeutischen Verhaltens. Wie Verstärkung und Wertschätzung umzusetzen sind, soll anhand folgender wichtiger Punkte erläutert werden.

Individuelle Übungsintensität

Patienten entwickeln ihre motorischen Fähigkeiten in der Therapie unterschiedlich schnell. Es gibt Patienten, die lange Übungsphasen für das Training von Prolongationen auf unterschiedlichen Ebenen brauchen. Andere Patienten sind mit wenigen Übungen erfolgreich. Die im Übungsteil vorgestellten Aufgaben und Übungen sollten von jedem Patienten als Minimumprogramm durchgeführt werden. Wie häufig eine vorgestellte Übungsart darüberhinaus durchgeführt wird, wird der Therapeut aber in Abhängigkeit vom Lernerfolg des Patienten entscheiden.

Feedbackverpflichtung des Therapeuten

Wenn Übungen für die Durchführung außerhalb der Therapie vorgesehen sind, dann ist immer auch die Motivationslage der Patienten mit zu berücksichtigen. Auch wenn die meisten erwachsenen Patienten, die an einer Therapie teilnehmen, eine gute Übungsmotivation mitbringen, ist es nötig, diese über einen längeren Zeitraum aufrechtzuerhalten. Dies gilt in noch stärkerem Maße für die Therapie mit jugendlichen Stotternden. Übungsbereitschaft und Übungsmotivation steigen deutlich, wenn die Patienten einen bestimmten formalen Ablauf in der Übungsdokumentation und -reflektion finden. Banal ausgedrückt: Übungen, zu denen ein Patient kein Feedback bekommt, wirken sich negativ auf das Übungsverhalten in der Zukunft aus. Alle Übungen, die der Patient alleine durchführt, müssen nachbesprochen werden.

Aufgabenstellung muss konkretes Feedback ermöglichen

Das Feedback auf eine vom Patienten durchgeführte Übung soll so konkret wie möglich sein. Um ein konkretes Feedback zu geben, muss die Aufgabenstellung genau und präzise gegeben werden. Eine Übungsanweisung wie die folgende ist nicht präzise genug: »Führen Sie 3 Telefongespräche mit der Telefonauskunft durch und prolongieren Sie dabei. Erfragen Sie die Telefonnummern und Adressen von 3 Ihnen bekannten Personen.« Entscheidend ist immer, dass der Patient eine Aufgabenstellung erhält, bei der er am Ende überprüfen kann, ob er ein gefordertes Verhalten erfolgreich gezeigt hat. Kann er sich dagegen nur global über den Erfolg äußern, dann kann er auch nur ein globales Feedback vom Therapeuten bekommen. Globales Feedback auf Übungen ist jedoch nicht motivationsförderlich, ebenso wie eine globale Einschätzung des Patienten für den Therapeuten wenig hilfreich ist.

Dokumentation der Übungsdurchführung

Es hat sich gezeigt, dass Patienten disziplinierter und motivierter im Übungsverhalten sind, wenn die Übungsaufgaben schriftlich gegeben werden und gleichzeitig eine Dokumentation der konkreten Übungsdurchführung vorgesehen ist. Die Dokumentation der Übungsdurchführung kann dann mit dem Therapeuten besprochen werden und hat den Vorteil, dass eine konkrete Ergebnissicherung vorliegt. Das Engagement des Therapeuten bei der Aufgabenstellung und -durchführung (schriftliche Aufgabenstellung, Dokumentation der Übungsziele, Besprechung der Übungen anhand der Dokumentation, ...) wirkt sich in der Regel immer auf das Engagement der Übungsdurchführung auf Seiten des Patienten aus.

Qualitative Übungsbewertung – Auswertung von Audioaufnahmen

Neben der reinen Dokumentation der Aufgabendurchführung sollte – wenn immer machbar – auch die Möglichkeit der Übungsbewertung durch Audioaufnahmen ein fester Bestandteil der Stottertherapie sein. Audioaufnahmen sind deshalb obligatorischer Bestandteil der Modifikationsthrapie. Hier erhalten sowohl der Patient als auch der Therapeut wichtige Informationen über die Qualität der eingesetzten Prolongationen. Diese Audioaufnahmen sind nicht bei allen Übungen und Phasen erforderlich, aber sie sollten zumindest zeitweise zum Normalstandard der Übungsdurchführung und -auswertung gehören.

Man kann also bezüglich der Übungen mindestens 3 goldene Regeln aufstellen:

1. Vom Patienten außerhalb der Therapie durchgeführte Übungen müssen *immer* nachbesprochen werden.
2. Die Übungen sollen so angelegt sein, dass der Patient immer *konkrete* Angaben zum Übungserfolg machen kann.
3. Eine qualitative Bewertung zur Einübung von Sprechtechniken durch Hausaufgaben soll immer auch Audioaufnahmen beinhalten.

Übungsaufgaben Telefongespräche

Alle vollständigen Übungsaufgaben und -vorlagen finden Sie in den »Informationen für Patienten und Übungsaufgaben«. Sie können damit auch Aufgabenerweiterungen und -veränderungen individuell abgestimmt für Ihren Patienten erstellen.

Methodischer Hinweis

Alle Arten von Telefongesprächen, die hier vorgestellt werden, soll der Patient zu Hause allein durchführen. Bevor dies geschieht, muss gewährleistet sein, dass er derartige Übungen bereits mit dem Therapeuten in der Therapie erfolgreich durchgeführt hat. Aus diesem Grunde müssen fast alle Übungsaufgabentypen (»Informationen einholen«, »Mit Bekannten sprechen« und »Sich auf Kleinanzeigen melden«) im Therapieraum durchgeführt werden.

3.3

AUFGABE

Aufgaben zu Prolongationen am Telefon

»Informationen am Telefon erfragen« Nr. 1

Stellen Sie sich bei allen Personen/Institutionen, bei denen Sie anrufen, mit »Guten Tag, mein Name ist ... Ich habe eine Frage/Ich hätte gerne eine Auskunft.« vor.

Setzen Sie sich auf einen Stuhl oder in einen Sessel, wenn Sie die Anrufe machen.

Stellen Sie sicher, dass Sie körperlich nicht angespannt sind.

Bereiten Sie sich auf das Gespräch vor, indem Sie sich vorher die Wörter nochmal in Erinnerung rufen, die Sie als Prolongation sprechen werden. Sie können auch mehr Wörter prolongieren, als in der Aufgabe verlangt wird. Wenn Sie in eine Blockierung geraten, stottern Sie netto.

Rufen Sie bei einer Autowaschanlage oder Tankstelle mit Autowaschanlage an. Fragen Sie nach den Öffnungszeiten und fragen Sie auch nach dem Preis für eine normale Autowäsche.

Aufgabe:	*Beurteilung:*		
4-6 x bei den Wörtern /Name/ und /geöffnet/ sowie weiteren beliebigen Wörtern prolongieren.	Prolongationen:	gut	zu schnell
	1. Wort:	O	O
	2. Wort:	O	O
	3. Wort:	O	O
	4. Wort:	O	O
	5. Wort:	O	O
Audioaufnahme: ja O nein O	6. Wort:	O	O

Kommentar

Diese Telefonübungsaufgaben werden vom Patienten allein durchgeführt, wenn er sie bereits vorher zusammen mit dem Therapeuten erfolgreich durchgeführt hat.

Zu Beginn ist es (auch in der Therapie) wichtig, die Wörter, die prolongiert werden sollen, vor der Durchführung festzulegen. In der Therapie empfiehlt es sich, die Telefongespräche mit zwei zu prolongierenden Wörtern zu beginnen. Wenn das gut geht, sollte zügig auf vier und mehr Wörter erhöht werden.

Aufgabenvariation a) und b)

Die Patienten sollen lernen, auch zu prolongieren, wenn keine bestimmten Wörter vorgegeben sind. Die Aufgabenvariationen a) und b) stellen die Weiterentwicklung dieses Aufgabentyps dar.

Die Aufgabenvariation a) ist für Patienten, die dann Sicherheit bekommen, wenn sie viel zu Beginn eines Gespräches prolongieren, bzw. für Patienten, die Probleme mit der Begrüßungsfloskel (Plosivhäufung) haben.

Patienten, die sehr häufig stottern (z. B. Stotterereignisse bei mehr als 40 % aller Wörter), können auch die Anweisung bekommen, jedes Wort zu prolongieren. Dies gibt oft Sicherheit und sollte auch eingesetzt werden, wenn die Patienten es selbst vorschlagen (unabhängig von ihrer Häufigkeitsrate). Das gleiche gilt, wenn die Patienten eine häufige Sekundär-

Rufen Sie bei Ihrer Stadtverwaltung an. Fragen Sie, wo man einen Personalausweis beantragen kann und mit welchen Kosten das verbunden ist.	
Aufgabe: Bei den Wörtern /Guten/, /Tag/ und /Name/ sowie weiteren beliebigen Wörtern prolongieren. Audioaufnahme: ja O nein O	*Beurteilung:* Prolongationen: gut zu schnell 1. Wort: O O 2. Wort: O O 3. Wort: O O 4. Wort: O O 5. Wort: O O

Aufgabenvariation a)

symptomatik (z. B. Schlucken, Mitbewegungen, Atemvorschub etc.) aufweisen, die sie in der Desensibilisierungsphase noch nicht abbauen konnten. Auch in diesem Fall ist der Prolongationseinsatz bei jedem oder jedem zweiten Wort durchaus angebracht.

Die Übungsblätter mit den Eintragungen werden in der jeweils folgenden Therapiestunde immer nachbesprochen (zu Beginn mit Hilfe der Audioaufnahmen).

Rufen Sie bei einer Weinhandlung an. Fragen Sie, wie lange die Öffnungszeiten am Samstag sind.	
Aufgabe: 4-6 x bei beliebigen Wörtern prolongieren. Audioaufnahme: ja O nein O	*Beurteilung:* Prolongationen: gut zu schnell 1. Wort: O O 2. Wort: O O 3. Wort: O O 4. Wort: O O 5. Wort: O O 6. Wort: O O

Aufgabenvariation b)

»Anrufe entgegennehmen«

Gehen Sie immer ans Telefon, wenn es bei Ihnen klingelt, auch wenn das Gespräch wahrscheinlich für einen anderen Teilnehmer ist.

Melden Sie sich immer mit Ihrem Namen (prolongiert!) und, falls eine andere Person zu sprechen gewünscht wird, reagieren Sie sprachlich darauf z. B. mit »Ja, die ist da, ich gebe Sie mal weiter«. Prolongieren Sie dabei.

Produzieren Sie in jeder Übungsaufgabe mindestens 2-3 Prolongationen. Wenn ein Gespräch länger dauert, sollten Sie mindestens 6-10 Prolongationen einbauen.

Nehmen Sie wahr, wie Ihre Körperspannung ist.

Nehmen Sie das Gespräch auf und hören Sie es anschließend ab, um die Prolongationen zu beurteilen. Bringen Sie alle Aufnahmen zur nächsten Therapiestunde mit.

Führen Sie bis zur nächsten Therapiestunde mindestens _ _ _ dieser Gespräche durch, wenn das möglich ist.

Gehen Sie ans Telefon, wenn es klingelt, und prolongieren Sie.	
Aufgabe: Prolongieren Sie in einem »Kurzgespräch« mindestens 3 x (bei Ihrem Namen, ...). Bei längeren Gesprächen weiterhin prolongieren. Audioaufnahme: ja O nein O	*Beurteilung:* Prolongationen: gut zu schnell 1. Wort: O O 2. Wort: O O 3. Wort: O O Längeres Gespräch: 4. Wort: O O 5. Wort: O O 6. Wort: O O 7. Wort: O O 8. Wort: O O

Kommentar

Die Patienten sollen bei der Aufgabe »Anrufe entgegennehmen« lernen, am Telefon direkt und häufig zu prolongieren. Prolongationen sollen sozusagen Normalstatus erlangen. Dies gilt insbesondere für Patienten, die große Probleme mit Telefongesprächen haben.

Dieselbe Aufgabenstellung kann auch für die telefonische Tätigkeit am Arbeitsplatz (Aufgabenvariation a) gestellt werden, wenn der Transfer für den Einsatz von Prolongationen ins Arbeitsfeld ansteht. Dabei ist natürlich abzuklären, inwieweit eine Aufnahme der Gespräche möglich ist. Im Allgemeinen gibt es dabei selten Probleme von seiten des Arbeitgebers, in aller Regel sind es Vorbehalte von Seiten des Patienten!

Für beide Kommunikationsbereiche – private und berufliche Gespräche am Telefon – ist es für den Erfolg des Einsatzes von Prolongationen häufig entscheidend, dass das Umfeld über das Sprechen mit Prolongationen informiert ist. Patienten haben oft mehr Probleme vor dem Lebenspartner, Kindern oder Arbeitskollegen zu prolongieren, als vor dem Gesprächspartner am Telefon. Hier ist unbedingt abzusprechen, dass die betreffenden Personen vom Patienten vorab über dessen Aufgabenstellung informiert werden.

Wenn Sie an Ihrem Arbeitsplatz ein Telefongespräch annehmen, dann prolongieren Sie mindestens 2 x.			
Aufgabe:	*Beurteilung:*		
Prolongieren Sie in einem »Kurzgespräch« mindestens 3 x (bei Ihrem Namen, dem Firmennamen, ...).	Prolongationen:	gut	zu schnell
Bei längeren Gesprächen weiterhin prolongieren.	1. Wort:	O	O
	2. Wort:	O	O
	3. Wort:	O	O
	Längeres Gespräch:		
	4. Wort:	O	O
	5. Wort:	O	O
	6. Wort:	O	O
Audioaufnahme: ja O nein O	7. Wort:	O	O
	8. Wort:	O	O

Aufgabenvariation a)

3.3

AUFGABE

»Mit Bekannten (Freunden, Familienmitgliedern, Arbeitskollegen etc.) am Telefon und in In-vivo-Situationen sprechen«

Sie sollen lernen, in Gesprächen mit Bekannten aus dem Familien-, Freundes- oder Kollegenkreis regelmäßig und gehäuft Prolongationen anzuwenden. Sie sollen dabei mindestens jedes 8. bis 10. Wort prolongieren.

Sollten noch Blockierungen auftreten, dann stottern Sie diese netto zu Ende.

Nehmen Sie das Gespräch auf und hören Sie es anschließend ab, um die Prolongationen zu beurteilen. Bringen Sie alle Aufnahmen zur nächsten Therapiestunde mit.

Führen Sie bis zur nächsten Therapiestunde mindestens ___ dieser Gespräche durch.

Sprechen Sie mit einem Gesprächspartner aus Familie, Bekanntenkreis oder Arbeitsfeld. Dieser soll die Prolongationen deutlich hören können!	
Aufgabe: Prolongieren Sie eins von den ersten 3 Wörtern und danach ca. jedes 8.-10. Wort. Notieren Sie während des Gespräches (oder falls Sie damit Schwierigkeiten haben danach anhand der Tonaufnahme) die Häufigkeit und Qualität Ihrer Prolongationen. Audioaufnahme: ja O nein O	*Beurteilung:* Prolongationen: gut zu schnell 1. Wort: O O 2. Wort: O O 3. Wort: O O 4. Wort: O O 5. Wort: O O 6. Wort: O O 7. Wort: O O 8. Wort: O O 9. Wort: O O 10. Wort: O O

Kommentar

Der Transfer von Prolongationen in den Bereich von Kommunikation mit Bekannten – sei es aus Familien-, Freundes- oder Nachbarschaftskreis – ist für Patienten oft erheblich schwieriger, als Prolongationen bei Fremden einzusetzen und zu zeigen. Aus diesem Grunde muss der Transfer hier besonders angeleitet werden. Für die Patienten ist es oft einfacher, am Telefon zu prolongieren, wenn sie Familienmitglieder oder Freunde schon mit in den Therapieraum gebracht haben und ihnen dort bereits erklärt haben, was Prolongationen sind und wie sie eingesetzt werden. Dies ist aber bei Bekannten aus Zeit- und Organisationsgründen nicht immer und nicht für alle Personen möglich. Damit der Patient dann aber größtmögliche Sicherheit beim Einsatz von Prolongationen bekommt, soll er in zahlreichen Telefongesprächen mit diesem Personenkreis prolongierend kommunizieren.

Man kann diese Gespräche zu Beginn auch vom Therapieraum aus führen und den Patienten bekannte Personen anrufen lassen (durchaus auch mit der Veröffentlichung des Anrufgrundes). Dabei sollte der Patient das Bewertungsverfahren direkt einüben und seine Prolongationen auf dem Übungsblatt ankreuzen bzw. im Anschluss des Gespräches mit Hilfe der Audioaufnahme bewerten.

Die Übungen »Mit Bekannten sprechen« bleiben regelmäßiger Bestandteil der Therapie.

3.3

AUFGABE

»Sich auf Kleinanzeigen melden«

Führen Sie diese Übung durch, nachdem Sie Anzeigen aus der Lokalzeitung oder dem Internet in Ihrer Region herausgesucht haben.

Stellen Sie sich bei allen Anzeigen, auf die Sie anrufen, mit »Guten Tag, mein Name ist ... Ich rufe auf Ihre Kleinanzeige an.« vor.

Setzen Sie sich auf einen Stuhl oder in einen Sessel, wenn Sie die Anrufe machen.

Stellen Sie sicher, dass Sie körperlich nicht angespannt sind.

Bereiten Sie sich auf das Gespräch vor, indem Sie sich vornehmen, auf alle Fälle mindestens 4 x zu prolongieren. Wenn Sie in eine Blockierung geraten, stottern Sie netto zu Ende.

Nehmen Sie das Gespräch auf und hören Sie es anschließend ab, um die Prolongationen zu beurteilen.

Bringen Sie alle Aufnahmen zur nächsten Therapiestunde mit.

Rufen Sie auf eine Kleinanzeige (Lokalzeitung/Internet) an. Stellen Sie sich vor und erfragen Sie unverbindlich Informationen zu dem Angebot der Anzeige.

Aufgabe:	*Beurteilung:*		
Mindestens 4 x bei den Wörtern /Guten/, ihrem Familiennamen und zwei weiteren beliebigen Wörtern prolongieren.	Prolongationen:	gut	zu schnell
	1. Wort:	O	O
	2. Wort:	O	O
	3. Wort:	O	O
	4. Wort:	O	O
Audioaufnahme: ja O nein O	5. Wort:	O	O
	6. Wort:	O	O

Kommentar

Kleinanzeigentelefonate sind für die Übung von Prolongationen (wie auch für die Desensibilisierung) insofern besonders hilfreich, als sie erfahrungsgemäß eine große Herausforderung für die Patienten darstellen. Dies liegt daran, dass die Reaktionen der Gesprächspartner häufig sehr untypisch sind, vergleicht man sie mit normalen Informationsgesprächen im Geschäftsleben. Im öffentlichen Geschäftsleben arbeitende Personen haben sehr häufig schon Erfahrungen mit Menschen, die stottern oder andere Schwierigkeiten mit der Kommunikation aufweisen. Zudem sind sie einstellungsmäßig in aller Regel auf Kundenfreundlichkeit hin ausgerichtet. Der Kontakt mit weniger kundenorientierten Gesprächspartnern erzeugt bei den Patienten häufig eine Form von Stress, die eine erhöhte Herausforderung für den Prolongationseinsatz darstellt.

Übungsaufgaben In-Vivo-Gespräche

Auch für die In-Vivo-Gespräche gilt, dass der Patient sie vorher im Beisein des Therapeuten erfolgreich durchgeführt haben muss. Erst dann dürfen ihm diese Aufgaben als Hausaufgaben, die er alleine bewältigen muss, aufgegeben werden.

3.3

Aufgaben zu Prolongationen in vivo

AUFGABE

»In Geschäften einkaufen oder Informationen einholen«

Anleitung:

Produzieren Sie in jeder Übungsaufgabe mindestens 2-4 Prolongationen.

Stellen Sie sicher, dass Sie körperlich weitgehend entspannt sind.

Wenn Sie in echte Blockierungen kommen, dann stottern Sie die Blockierung netto zu Ende.

Halten Sie unbedingt Blickkontakt mit dem Gesprächspartner, auch wenn dieser wegguckt.

Merken Sie sich die Zuhörerreaktionen.

Gehen Sie in einen Spielwarenladen. Fragen Sie, wo die Monopoly-Spiele stehen. Sie würden sich gerne informieren, welche verschiedenen Ausgaben es gibt (dasselbe geht auch mit Schachspielen, Dominospielen etc.).

Aufgabe:	*Beurteilung:*
2-4 x Prolongationen einsetzen Legen Sie vorher zwei Wörter fest, die Sie auf jeden Fall prolongieren.	Prolongationen: gut zu schnell 1. Wort: O O 2. Wort: O O 3. Wort: O O 4. Wort: O O Beschreibung der Zuhörerreaktion: -------------------------

Kommentar

Ein großer Teil der alltäglichen öffentlichen Sprechkontakte besteht im Allgemeinen aus kurzen Gesprächen, die der Information oder dem Kauf einer Sache dienen. Für den Patienten sind dies oft Situationen, die am herausforderndsten sind. Er spricht mit Fremden, bekommt nicht selten irritierte Reaktionen auf sein Stottern und es bleibt ihm darüberhinaus kaum Zeit und Kommunikationsraum, um die Irritationen auf der Beziehungsebene zu klären. Es ist für den Patienten deshalb wichtig, hier Sicherheit in der Kommunikation zu bekommen. Die Aufgaben dieses Typus sind von daher ein wichtiger und unverzichtbarer Bestandteil der Therapie (und waren es auch schon in der Desensibilisierungsphase).

Auch für diese Aufgabe ist es entscheidend, dass der Patient die Übung bewertbar macht. Es gilt also, in kurzen Kauf- oder Informationsgesprächen mindestens 2 Prolongationen pro Gespräch einzusetzen. Die Qualität der Prolongationen muss auf alle Fälle so gut sein, dass die Prolongationen vom Zuhörer wahrgenommen werden.

Für die ersten Übungen im Therapieraum ist es sinnvoll, die ersten zwei Wörter genau vorzugeben, die der Patient prolongieren soll. Im weiteren Verlauf der Übungen sollte der Patient dann selber lernen, die Wörter vorher festzulegen, bei denen er seine Sprechtechnik einsetzen will.

Da Patienten im Verlauf der Therapie immer auch echte Kauf- und Beratungsgespräche führen, sollten diese für die Übungen mit herangezogen werden. Für diese Fälle kann ein

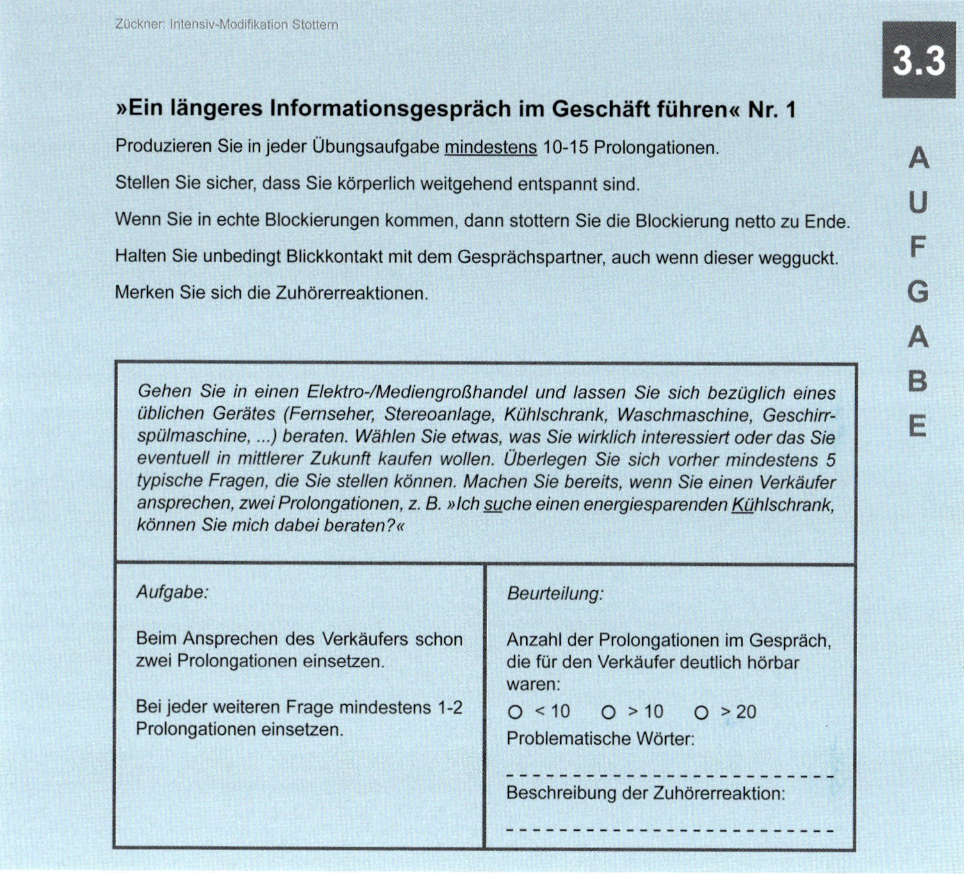
Zückner: Intensiv-Modifikation Stottern

3.3

AUFGABE

»Ein längeres Informationsgespräch im Geschäft führen« Nr. 1

Produzieren Sie in jeder Übungsaufgabe mindestens 10-15 Prolongationen.

Stellen Sie sicher, dass Sie körperlich weitgehend entspannt sind.

Wenn Sie in echte Blockierungen kommen, dann stottern Sie die Blockierung netto zu Ende.

Halten Sie unbedingt Blickkontakt mit dem Gesprächspartner, auch wenn dieser wegguckt.

Merken Sie sich die Zuhörerreaktionen.

Gehen Sie in einen Elektro-/Mediengroßhandel und lassen Sie sich bezüglich eines üblichen Gerätes (Fernseher, Stereoanlage, Kühlschrank, Waschmaschine, Geschirrspülmaschine, ...) beraten. Wählen Sie etwas, was Sie wirklich interessiert oder das Sie eventuell in mittlerer Zukunft kaufen wollen. Überlegen Sie sich vorher mindestens 5 typische Fragen, die Sie stellen können. Machen Sie bereits, wenn Sie einen Verkäufer ansprechen, zwei Prolongationen, z. B. »Ich suche einen energiesparenden Kühlschrank, können Sie mich dabei beraten?«

Aufgabe:	*Beurteilung:*
Beim Ansprechen des Verkäufers schon zwei Prolongationen einsetzen. Bei jeder weiteren Frage mindestens 1-2 Prolongationen einsetzen.	Anzahl der Prolongationen im Gespräch, die für den Verkäufer deutlich hörbar waren: O < 10 O > 10 O > 20 Problematische Wörter: ------------------------ Beschreibung der Zuhörerreaktion: ------------------------

vorgegebenes Aufgabenformular benutzt werden. Auch über diese realen Gespräche kann eine Vereinbarung hinsichtlich Häufigkeit und Auswertung getroffen werden.

Kommentar

Neben eher kurzen Kauf- oder Informationsgesprächen müssen die Patienten lernen, auch längere Gespräche zu führen, bei denen sie laufend Prolongationen einsetzen. Dafür eignen sich am Besten längere Beratungsgespräche in Kaufhäusern oder in großen Fachgeschäften (ebenso mit Versicherungsberatern, Bankangestellten, ...).

Auch derartige Gespräche sollten vorher mindestens einmal mit dem Therapeuten durchgeführt werden. Für diese Gespräche kann der Patient dann vorher mit dem Therapeuten zusammen relevante Fragen formulieren. Diese Fragen, sollten aber nicht schriftlich festgelegt werden, damit der Patient die Möglichkeit hat, ein Gespräch so nahe wie möglich an den normalen Gegebenheiten zu führen.

Auch hier können wieder echte Kauf- und Beratungsgespräche für die Übungen herangezogen werden. Für diese Fälle kann die Aufgabenvariation a) gewählt werden.

Da es vor allem in längeren Gesprächen immer wieder Wörter oder Lautgruppen gibt, die dem Patienten Schwierigkeiten beim Prolongieren bereiten, ist es für den Therapeuten hilfreich, diese zu kennen und gegebenenfalls gezielt zu üben. Aus diesem Grund sollte der Patient aufgefordert werden, auch diese Problemwörter zu notieren.

3.3

AUFGABE

»Ein längeres Informationsgespräch im Geschäft führen« (Leerformular)

Produzieren Sie in jeder Übungsaufgabe mindestens 10-15 Prolongationen.

Stellen Sie sicher, dass Sie körperlich weitgehend entspannt sind.

Wenn Sie in echte Blockierungen kommen, dann stottern Sie die Blockierung netto zu Ende.

Halten Sie unbedingt Blickkontakt mit dem Gesprächspartner, auch wenn dieser wegguckt.

Merken Sie sich die Zuhörerreaktionen.

Ich habe bei/in ___________________ ein längeres Kauf- bzw. Informationsgespräch durchgeführt	
Aufgabe: Beim Ansprechen des Verkäufers schon zwei Prolongationen einsetzen. Bei jeder weiteren Frage mindestens 1-2 Prolongationen einsetzen.	*Beurteilung:* Anzahl der Prolongationen im Gespräch, die für den Verkäufer deutlich hörbar waren: O < 10 O > 10 O > 20 Problematische Wörter: _________________________ Beschreibung der Zuhörerreaktion: _________________________

Aufgabenvariation a)

3.3

AUFGABE

»Gespräche mit Familienmitgliedern, Freunden oder Bekannten«

Produzieren Sie in jeder Übungsaufgabe mindestens 10-15 Prolongationen.

Nehmen Sie Ihre Körperspannung wahr.

Wenn Sie in echte Blockierungen kommen, dann stottern Sie die Blockierung netto zu Ende.

Nehmen Sie das Gespräch auf und bringen Sie die Aufnahme zur nächsten Therapiestunde mit. Werten Sie Ihr Gespräch anhand der Aufnahme aus.

Halten Sie unbedingt Blickkontakt mit dem Gesprächspartner, auch wenn dieser wegguckt.

Merken Sie sich die Zuhörerreaktionen.

Wählen Sie eine Person Ihres Familien-, Bekannten-, oder Freundeskreises aus. Erklären Sie dieser Person, dass Sie einen Gesprächspartner für eine Therapieaufgabe brauchen. Diese Person soll Ihnen Fragen stellen (z. B. aus dem Bereich Arbeit, Freizeit, Hobbies, Sport, Urlaub, Alltag, Auto, ...). Bemühen Sie sich, viel zu erzählen.	
Aufgabe: Beim Ansprechen der Person schon Prolongationen einsetzen. Bei jeder Antwort mindestens 2-4 Prolongationen einsetzen. Audioaufnahme: ja O nein O	*Beurteilung:* Anzahl der Prolongationen im Gespräch, die deutlich hörbar waren: O < 10 O > 10 O > 20 Problematische Wörter: - Beschreibung der Zuhörerreaktion: -

Wählen Sie eine Person Ihres Familien-, Bekannten-, oder Freundeskreises aus. Erklären Sie dieser Person, dass Sie einen Gesprächspartner für eine Therapieaufgabe brauchen. Diese Person soll Ihnen Fragen stellen (z. B. aus dem Bereich Arbeit, Freizeit, Hobbies, Sport, Urlaub, Alltag, Auto, ...). Bemühen Sie sich, viel zu erzählen.	
Aufgabe: Beim Ansprechen der Person schon Prolongationen einsetzen. Bei jeder Antwort mindestens 2-4 Prolongationen einsetzen. Audioaufnahme: ja O nein O	*Beurteilung:* Anzahl der Prolongationen im Gespräch, die deutlich hörbar waren: O < 10 O > 10 O > 20 Problematische Wörter: - Beschreibung der Zuhörerreaktion: -

Kommentar

Da es auch wichtig ist, dass die Patienten Prolongationen auch in ihrem sehr persönlichen Lebensbereich einsetzen, muss auch dies über konkrete Übungen angebahnt werden. Da es nicht immer gelingt, Personen dieses Kreises auch mit in die Therapie einzuladen (was bei den wichtigsten Bezugspersonen unbedingt durchgeführt werden sollte), ist ein Ausweichen auf die hier dargestellten Übungsformen durchaus notwendig. Die Häufigkeit dieser Gespräche wird immer mit dem Patienten abgesprochen, es sollten aber mindestens je zwei dieser Gesprächstypen (Interview und Aufgabenvariation a) während der reinen Prolongationsübungsphase durchgeführt werden.

3.6 Pull-Out

Mit dem Pull-Out erlernt der Patient eine Sprechtechnik, mit der er sich aus Blockierungen befreien kann. In einer Blockierung ist das Sprechen bzw. Weitersprechen aufgrund von muskulär-motorischen Funktionsausfällen in der Kehlkopf- und/oder Artikulationsmuskulatur nicht möglich. Der Patient erlebt hinsichtlich seines Sprechvorhabens einen Kontrollverlust. Mit der Technik des Pull-Out wird dem Patienten ein Mittel an die Hand gegeben, diesen Kontrollverlust zu überwinden und planvoll die Blockierung aufzulösen. Dies geschieht durch zwei Teilschritte:

1. Der Patient beendet den muskulär-motorischen Funktionsausfall in der Kehlkopf- und/oder Artikulationsmuskulatur und
2. der Patient spricht den von der Blockierung betroffenen Laut auf eine Art und Weise, die verhindert, dass ein erneuter Funktionsausfall auftritt.

Der erste Teilschritt beim Einsatz des Pull-Out, das Beenden des muskulär-motorischen Funktionsausfalls, erreicht der Patient dadurch, dass er den Sprechversuch komplett und vollständig abbricht. Im gleichen Moment, in dem der Stotternde den Sprechversuch aufgibt, geht in der Regel die muskuläre Überspannung auf die für das Sprechen typische Normalspannung zurück. Viele Stotternde wissen dies intuitiv oder bewusst und nutzen dieses Wissen. Sie nutzen es, indem sie in der Blockierung stoppen, Pause halten und dann weitersprechen. Problematischerweise führt das normale Weitersprechen aber dann oft zu einem erneuten Funktionsausfall. Andere Stotternde beenden den Sprechversuch, indem sie eine nichtsprechbezogene Handlung, z. B. Schlucken, Schnalzen, Ausatmen etc., durchführen, die ebenfalls die Funktionsstörung beendet. Aber auch dann kommt es häufig genug beim Wiedereinsetzen des Sprechens zu einer Blockierung.

Wenn die Muskelspannung normalisiert ist, kann der Patient das Wiederauftreten der Blockierung dadurch verhindern, dass er mit einer Prolongation weiterspricht. Er muss also nach Beendigung der Funktionsstörung bei Konsonantenblockierungen die Lautübergangsbewegung vom Konsonanten auf den Folgelaut kontrollieren (verlangsamte Mund- und/oder Zungenbewegungsgeschwindigkeit) und bei Vokalblockierungen den Stimmeinsatz beim Vokal mit Unterspannung anbilden.

An dieser Stelle soll noch einmal kurz auf die Unterschiede und Gemeinsamkeiten hingewiesen werden, die zwischen der hier dargestellten Form des Pull-Out und der von Van Riper bestehen. Van Riper hat im zeitlichen Verlauf der Entwicklung seiner Pull-Outs immer wieder mit verschiedenen Formen dieser Blocklösetechnik gearbeitet. Auch in seinem Buch »Die Behandlung des Stotterns« weist er auf die unterschiedlichen Arten von Lösungen muskulärer Verkrampfungen hin (Befreiung aus Fixierungen, Lösung laryngealer Verschlüsse, Befreiung aus klonischem Verhalten, ...) Die grundlegende Philosophie seines Pull-Out-Ansatzes beruhte aber sehr stark darauf, dass auch der Stotternde selber einen Weg findet, sich aus einer Blockierung zu befreien. So gesehen soll der Patient mit Unterstützung des Therapeuten einen individuell angepassten Pull-Out entwickeln. Die IMS geht beim Einsatz des Pull-Out deutlich weniger flexibel vor. Zwar werden auch in der IMS verschiedene Formen des Pull-Out eingeführt (für Vokal- und Konsonantenblockierungen), aber der sprechmotorische Ablauf bei der Durchführung eines Pull-Out unterliegt einer regelhaften Abfolge. Wie bei

Informationen zum Pull-Out

Der Pull-Out wird als Technik eingesetzt, wenn man bereits in einer Blockierung festhängt. Der Begriff Pull-Out kommt aus dem angloamerikanischen Sprachraum und bedeutet übersetzt: (sich) herausziehen. Mit dem Pull-Out beendet man also eine Blockierung, indem man sich aus ihr herauszieht und kontrolliert flüssig weiterspricht.

Wie auch bei der Prolongation liegen die Schwerpunkte darauf, die Bewegungsgeschwindigkeit beeinflussen zu können, das Sprechen auf der Basis einer gezielten Bewegungsverlangsamung wahrzunehmen und zu kontrollieren und die Stimmgebung mit verringertem Krafteinsatz einzusetzen. Allerdings kommt beim Pull-Out noch eine dritte Fähigkeit hinzu. In der Fachliteratur wird diese Fähigkeit – ein schwieriges Fremdwort – als propriozeptive Wahrnehmung bezeichnet. Der Mensch bekommt, was seine »normale Gebrauchsmuskulatur« angeht, Informationen darüber, wie angespannt ein Muskel oder eine ganze Muskelgruppe ist. Wenn Sie beispielsweise die Stirn in Falten legen, dann merken Sie, dass die Muskeln, die die Stirnhaut anspannen und in Falten legen, angespannt sind, und wenn Ihre Stirn nicht gerunzelt ist, nicht angespannt sind. Das gleiche gilt für Nase-Rümpfen, Bizeps-Anspannen etc. Wir haben in vielen Muskeln Rezeptoren, das sind Rückmeldungsgeber für Anspannung. Im Allgemeinen sind uns diese Spannungsrückmelder gar nicht bewusst. Lediglich bei gesundheitlichen Einschränkungen (z. B. Dauerverspannungen in bestimmten Körperregionen) wird daran gearbeitet, diese Verspannungen genau wahrzunehmen und gezielt abzubauen (beispielsweise durch Physiotherapie oder medizinische Massagen).

Diese Rezeptoren, auch Propriorezeptoren genannt, haben wir auch im Bereich der Kehlkopf- und der Artikulationsmuskulatur (im Kiefer, in der Zunge, in den Lippen, im Gaumenbereich). Wie Sie schon in der Identifikationsphase analysiert haben, handelt es sich bei Blockierungen um muskulär-motorische Funktionsstörungen von Teilen der Artikulations- oder Kehlkopfmuskulatur. Diese Funktionsstörungen müssen aufgehoben werden, um flüssig weitersprechen zu können.

Eine wichtige Fähigkeit, die Sie beim Einsatz des Pull-Out entwickeln werden, ist es folglich

1. sehr schnell wahrzunehmen, dass es zu einem Funktionsausfall in der Sprechproduktion kommt,
2. diesen bewusst und zielgerichtet abzubauen und
3. gegebenenfalls einen habituellen muskulären Spannungsaufbau als Reaktion auf das Stottern zu korrigieren.

Dieses Verfahren nennt der Therapeut auch propriozeptiv kontrolliertes Sprechen. Beim Auflösen von Blockierungen wird dabei in 3 Schritten vorgegangen:

Teilschritte des Pull-Out

Der Pull-Out besteht grob betrachtet aus 3 Phasen:

1. Phase: Das Stottern wahrnehmen und so schnell wie möglich im Block einfrieren. Einfrieren heißt: Nicht mehr weiter stottern, sondern den Sprechversuch komplett aufgeben. Dabei in der Mundstellung des ersten Lautes der gestotterten Silbe bleiben, die man gerade sprechen will.

2. Phase: Im eingefrorenen Zustand bleiben und spüren, dass die Spannung auf die normale Muskelspannung absinkt (*Das Nachlassen der erhöhten Muskelanspannung ist unabdingbar geknüpft an ein völliges Aufgeben des Versuchs weiter zu sprechen – es bedarf jedoch in der Regel keiner aktiven Entspannung!*).

3. Phase: Erst bei sicher wahrgenommenem Abbruch des Sprechversuchs im Stottern und wahrgenommener normaler Muskelspannung mit einer Prolongation weitersprechen.

Pull-Out bei Vokalen am Silbenbeginn

Beispiel: »Ich komme aus (A)_ _ _ _ _altenburg.«

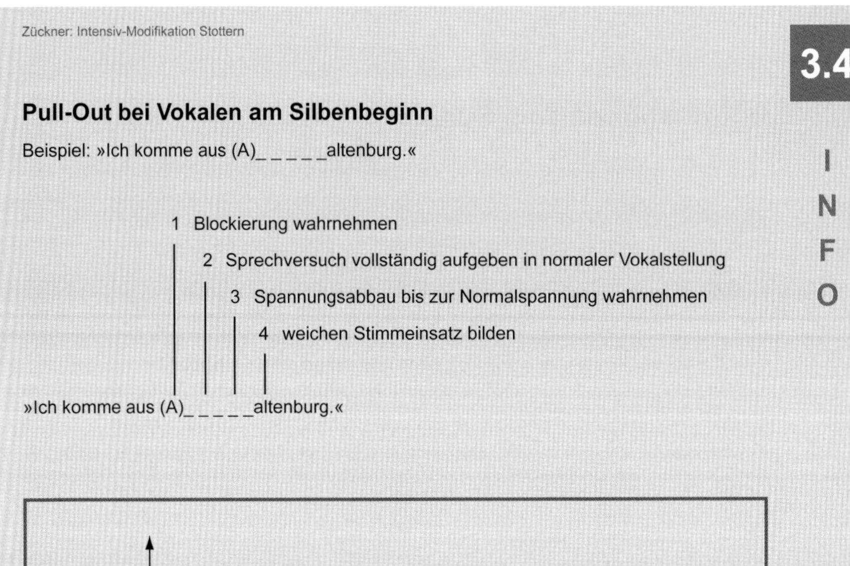

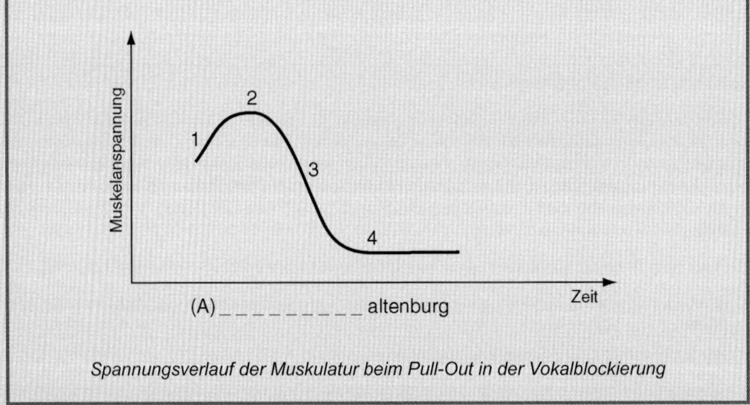

Spannungsverlauf der Muskulatur beim Pull-Out in der Vokalblockierung

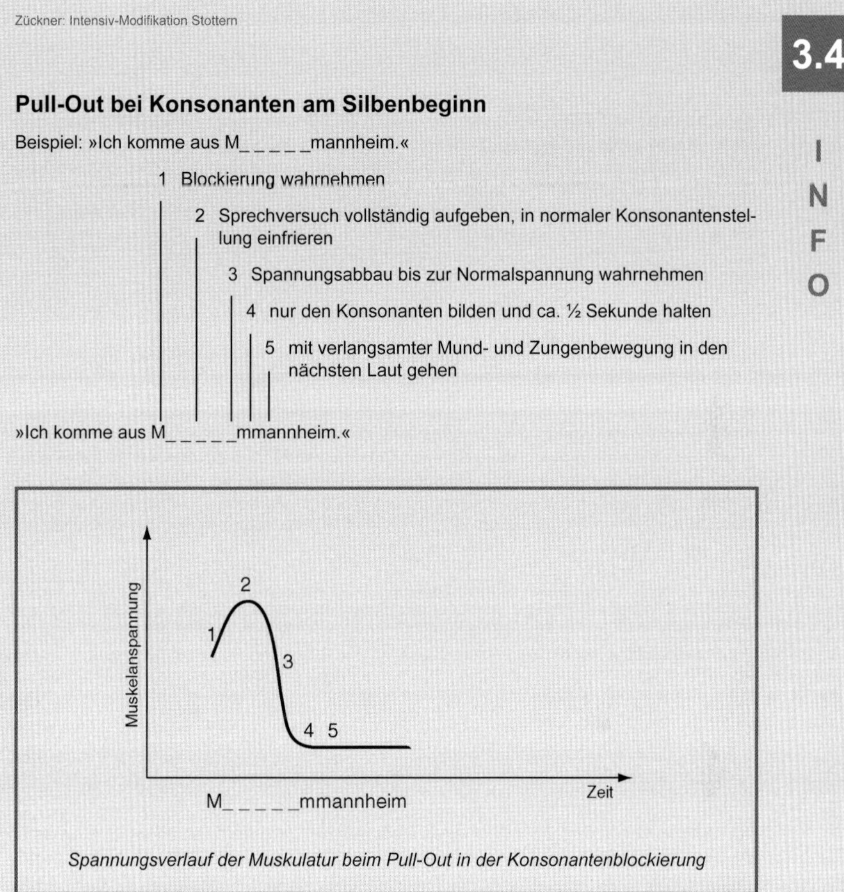

Zückner: Intensiv-Modifikation Stottern

3.4

INFO

Pull-Out bei Konsonanten am Silbenbeginn

Beispiel: »Ich komme aus M_ _ _ _ _mannheim.«

1 Blockierung wahrnehmen

2 Sprechversuch vollständig aufgeben, in normaler Konsonantenstellung einfrieren

3 Spannungsabbau bis zur Normalspannung wahrnehmen

4 nur den Konsonanten bilden und ca. ½ Sekunde halten

5 mit verlangsamter Mund- und Zungenbewegung in den nächsten Laut gehen

»Ich komme aus M_ _ _ _ _mmannheim.«

Muskelanspannung
1
2
3
4 5
Zeit
M_ _ _ _ _mmannheim

Spannungsverlauf der Muskulatur beim Pull-Out in der Konsonantenblockierung

Für die Anwendung von gelungenen Pull-Outs müssen verschiedene Dinge eingeübt werden. Zunächst muss man lernen, so schnell wie möglich ein auftretendes Stottern abzubrechen. Dies erfordert eine schnelle Reaktion, die man durch Training noch verbessern kann. Als nächste Fähigkeit ist gerade zu Beginn des Pull-Out-Trainings und der Anwendung eine größere Toleranz gegenüber Pausen nötig. Unter Zeitdruck kann man ein Aufgeben des Sprechversuchs und das Wahrnehmen von Anspannung im Artikulations- oder Kehlkopfmuskelbereich nicht erfolgreich leisten. Kurz zusammengefasst lässt sich der Ablauf des Pull-Out durch »stottern – einfrieren – Sprechversuch aufgeben – Spannungsnormalisierung wahrnehmen – prolongieren« kennzeichnen.

Hier einige typische Fehler, die anfänglich beim Einsetzen von Pull-Outs auftreten können:

- Die benötigte Zeit, um die Blockierung einzufrieren, dauert zu lange und man hat sich nach ein bis zwei Sekunden aus dem Block wieder »herausgestottert«.
- Es wird nicht in der Stellung des Lautes eingefroren, den man sprechen will (nach Normalisierung der Artikulationsspannung führt ein Start aus einer fehlerhaften Artikulationsposition heraus möglicherweise zu einer klanglichen Lautveränderung, die unnötig ist und sich festigen kann). Dies geschieht am häufigsten bei Blockierungen mit Vokalen am Beginn. Die Patienten reagieren auf eine Blockierung am Vokal häufig habituell mit einem „Aufreißen" der Mundöffnung im Vokal. Wird diese nicht in der Einfrierpause des Pull-Out nachkorrigiert, ist eine Vokalbildung mit dem weichen Stimmeinsatz nicht möglich.
- In der Einfrierpause wird der Sprechversuch nicht aufgegeben (es wird zwar nicht hörbar gestottert, aber es gibt eine Intention, das Sprechen nicht vollständig zu unterbrechen, es gibt einen internen »Weitersprechbefehl«, zumeist deutlich an der Einstellung der Artikulationsmuskulatur sichtbar).
- Es wird der Spannungsabfall bemerkt, aber nicht bis zur Normalspannung gewartet; stattdessen wird versucht, sich auf Teilspannungsniveau »herauszustottern«.
- Es wird die Normalspannung wahrgenommen, aber dann keine Prolongation gemacht (dies geht anfangs oft gut, führt aber sehr schnell dazu, dass die normale Bewegungsgeschwindigkeit wieder eine Blockierung auslöst).

Pull-Outs werden zu Anfang mit imitierten Blockierungen ins Sprechen eingebaut. Man nennt sie dann auch Pseudo-Pull-Outs. Wenn der motorische Ablauf durch zahlreiche Pseudo-Pull-Outs gut automatisiert ist, wird der Pull-Out an echten Blockierungen eingeübt. Wie bei den Prolongationen geschieht dies dann in immer schwierigeren Sprechsituationen.

Van Riper basiert die erfolgreiche Durchführung eines Pull-Out in der IMS jedoch auch auf der Fähigkeit, muskuläre Spannungszustände wahrzunehmen und zu verändern sowie eine Positions- und Bewegungskontrolle sprechmotorischer Handlungen zu erzielen.[1]

Grundsätze für die Anwendung des Pull-Out

Wann wird der Pull-Out eingesetzt?

Der Pull-Out wird immer dann angewendet, wenn eine Blockierung auftritt.

Anwendung von Pseudo-Pull-Outs

Der Pull-Out kann auch, wie die Prolongation, als imitierter Pull-Out angewandt werden. Bei diesem *Pseudo-Pull-Out* imitiert der Patient eine Blockierung von ca. einer Sekunde (ein- bis zweimaliges Anstottern des Konsonanten oder hörbare Bildung eines Vokals ohne Stimmeinsatz), friert dann in der Artikulationsstellung für eine Sekunde ein und spricht anschließend das Wort als Prolongation aus. Diese Form des Pseudo-Pull-Out ist hilfreich bei der Einführung und Einübung des Pull-Out. Der Pull-Out als Pseudo-Pull-Out kann aber auch zum festen Bestandteil des Sprechens gemacht werden. Er dient dann zum einen der Desensibilisierung (der Selbstdarstellung als flüssig Stotternder), zum anderen dem sprechmotorischen Training, indem der sprechmotorische Ablauf des Pull-Out auch ohne echte Blockierung regelmäßig eingeübt und »tiefgelernt« wird. So kann er bei echten Blockierungen automatisiert abgerufen werden.

[1] Detailliertere Informationen über die verschiedenen Arten von Pull-Outs gibt R. Ham in seinem Buch »Techniken der Stottertherapie«. Es beinhaltet einen sehr guten Überblick über die Entwicklung des Pull-Out bei Van Riper und die Pull-Outs anderer Therapeuten. Darüber hinaus beschreibt er ein eigenes Übungsprogramm für Pull-Outs.

Grundsätze für die Einführung und die Technik des Pull-Out

Abfolge der zwei Pull-Out-Arten

Pull-Outs werden zu Beginn auf der Ebene von Einzelwörtern eingeübt. Zuerst werden die Konsonanten-Pull-Outs eingeführt und eingeübt, erst danach die Vokal-Pull-Outs. Wie bei der Einführung der Prolongationen empfiehlt es sich, beide sprechmotorische Fähigkeiten – die Verlangsamung der Lautübergänge und die Bildung der spannungsreduzierten Phonationseinsätze – nacheinander und nicht vermischt miteinander durchzuführen. Da Lautübergänge quantitativ häufiger auftreten, beginnt man mit Konsonanten-Pull-Outs.

Einsatz von Pseudo-Pull-Outs

Die Pull-Outs werden zu Beginn in Form von Pseudo-Pull-Outs eingeführt. Der Therapeut erklärt das Ablaufschema des Pull-Out (Informationstext und Zeichnung) und zeigt als Modell Pseudo-Pull-Outs (zunächst keine Wörter mit Konsonanten-Clustern am Beginn).

Bildung des Pseudo-Pull-Out bei Konsonanten

Die Abfolge des Pseudo-Pull-Out bei Konsonanten ist immer:

1. Anstottern des Konsonanten am Wortbeginn (sollte nicht mehr als ca. ½ - 1 Sekunde dauern, hörbares Stottern mit leichter Anspannung),
2. in Position des 1. Konsonanten einfrieren (ca. 1 Sekunde), Sprechversuch beenden und Spannungsnormalisierung wahrnehmen,
3. mit einer Prolongation (½ bis 1 Sekunde Dehnung des Konsonanten und ½ bis 1 Sekunde Übergang zum Vokal) herausgehen.

Nachdem der Therapeut ausreichend Modell gegeben hat, übt der Patient Pseudo-Pull-Outs von Wörtern mit Konsonanten am Beginn auf Wortebene.

Als Zwischenübung empfiehlt es sich, dass der Patient fehlerhafte Pseudo-Pull-Outs des

Therapeuten bewertet. Der Therapeut kann Pseudo-Pull-Outs machen, bei denen die Einfrierpause zu kurz ist, die Prolongation fehlerhaft ist oder das Anstottern zu lang ist.

Übungsaufbau Pseudo-Pull-Out bei Konsonanten und Vokalen

Wenn die Konsonanten- und Vokalpull-Outs als Pseudo-Pull-Outs auf Wortebene sicher beherrscht werden, werden sie bei Fragesätzen und im Lesetext eingeübt. Wenn dies sicher beherrscht wird, werden Pseudo-Pull-Outs mit Konsonaten-Clustern am Beginn und Pseudo-Pull-Outs bei mehrsilbigen Wörtern eingeübt. Dies geschieht auch zunächst auf Wort-, dann auf Lesetextebene.

Pseudo-Pull-Outs werden zu echten Blockierungen

Wenn bei der Einübung des Pseudo-Pull-Out auf Wortebene echte Blockierungen auftreten, soll der Patient diese Blockierungen zu Ende stottern und keinen echten Pull-Out anwenden. Sowie die Wortebene verlassen ist, soll der Patient auf der Ebene von Fragesätzen oder Lesetexten versuchen, bei auftretenden echten Blockierungen den Pull-Out anzuwenden. Der Therapeut hilft dabei (ggf. Anweisungen während der Blockierung geben) und gibt Feedback zur Abwicklung des Pull-Out.

Bildung des Pseudo-Pull-Out bei Vokalen

Nach der Einübung von Pseudo-Pull-Outs bei Konsonanten auf Wortebene wird der Pseudo-Pull-Out bei Vokalen ebenfalls auf Wortebene eingeführt.

Die Abfolge der Vokal-Pseudo-Pull-Outs ist immer:

1. kurzes, stimmloses Anstottern des Vokals am Wortbeginn mit bewusst erhöhter Kehlkopfspannung (ca. ½ - 1 Sekunde),
2. Sprechversuch beenden und in Position des Vokals einfrieren (ca. 1 Sekunde),
3. Entspannung der Hals- bzw. Kehlkopfmuskulatur bewusst wahrnehmen – gegebenenfalls zu Beginn gezielte Entspannung dieser Regionen einüben (kontrastives Anspannen und Entspannen der Halsmuskulatur),
4. mit einer Prolongation (Bildung des Vokals in deutlicher Unterspannung) herausgehen.

Übungsaufbau Pseudo-Pull-Out bei Vokalen

Der Vokal-Pseudo-Pull-Out wird zunächst auf Wortebene, dann auf Fragesatz- und Lesetextebene (Therapeut unterstreicht die entsprechenden Wörter) eingeführt. Wenn dies vom Patienten sicher beherrscht wird, werden zunehmend auch Vokal-Pseudo-Pull-Outs bei Wörtern mit /h/ am Beginn und bei mehrsilbigen Wörtern eingeführt.

Einübung des Pull-Out bei echten Blockierungen

Wenn der Patient in der Lage ist, Pseudo-Pull-Outs bei allen Lautgruppen zu machen, wird der Pull-Out am echten Stottern eingeübt. Es bietet sich an, den echten Pull-Out bei Fragesätzen und Lesetexten einzuüben. Der Patient bekommt dann die Anweisung zu lesen und, wenn eine Blockierung auftritt, sofort in der Blockierung zu stoppen und die einzelnen Schritte des Pull-Out durchzuführen. Gelingt der Pull-Out nicht, kann der Patient äußern, welcher Teilschritt nicht gelungen ist, bzw. der Therapeut kann eine Rückmeldung geben, welcher Teilschritt des Pull-Out noch nicht funktioniert hat:

- zu kurze Einfrierzeit,
- Sprechversuch wurde nicht aufgegeben (Patient zeigt Anzeichen des Weitersprechens),
- der Konsonant wurde nicht lang genug gedehnt,
- der Bewegungsübergang vom Konsonanten auf den Folgelaut war zu schnell.

Zeitlupenbewegung im echten Pull-Out bei Vokalen

Es ist darauf zu achten, dass der Patient in der Einfrierpause die Lautposition des zu sprechenden Vokals korrekt einnimmt, damit er den Vokal nicht aus einer »unspezifischen« Mundposition heraus bilden muss. Der Patient konzentriert sich beim Vokal-Pull-Out nur auf die Stimmgebung. Eine Mundbewegung darf hier nicht mehr sichtbar werden.

Zeitlupenbewegung im echten Pull-Out bei Konsonanten

Auch beim Pull-Out von Konsonanten ist darauf zu achten, dass der Patient in der Übergangsbewegung vom Konsonanten in den Vokal nicht auch noch parallel zur Mundöffnungsbewegung eine Zungenbewegung vornimmt. Nicht selten wird zu Beginn der Einübungsphase der erfolgreiche Pull-Out dadurch verhindert, dass der Patient unbewusst und entgegen der natürlichen Koartikulationseinstellung noch eine Zungenbewegung durchführt.

Taktile Signale als Einübungshilfe beim Pull-Out

Wenn der Patient Schwierigkeiten hat, die Blockierung zu unterbrechen und einzufrieren, ist oft ein taktiles Signal des Therapeuten (nach Absprache Berührung der Hand oder des Armes des Patienten) sehr hilfreich für den Patienten, um die Teilschritte des Pull-Out durchzuführen.

Verbale Anweisungen als Einübungshilfe beim Pull-Out

Eine weitere Hilfe kann es sein, dass der Patient in der echten Blockierung erst die verbalen Anweisungen des Therapeuten abwarten muss, bevor er die Teilschritte des Pull-Out abwickelt. Der Patient bekommt dann die Anweisung, die Blockierung einzufrieren und erst dann weiterzugehen, wenn er Anweisungen vom Therapeuten erhält. Nach dem Einfrieren gäbe es dann die folgenden Anweisungen:

- Bleiben Sie in der eingefrorenen Stellung!
- Geben Sie den Sprechversuch ganz auf, spüren Sie die Verringerung der Muskelspannung!
- Halten Sie jetzt nur den ersten Konsonanten! Bzw.: Bilden Sie jetzt den Vokal mit reduziertem Krafteinsatz!

Zeittoleranz bei der Einübung des Pull-Out

Mit der Einführung des Pull-Out bei echten Blockierungen wird der Patient darüber informiert, dass es zu Beginn nicht darauf ankommt, die Blockierung möglichst schnell durch einen Pull-Out zu bearbeiten. Bei der Unterbrechung der Blockierung und der Dauer der einzelnen Pull-Out-Teilschritte darf der Patient sich anfangs Zeit lassen (3 bis 5 Sekunden sind zu Beginn nicht ungewöhnlich). Der Patient wird darüber informiert, dass es nach einer Übungsphase in der Regel sehr schnell zu einer Automatisierung im Ablauf der drei Pull-Out-Teile kommt und sich die Zeitdauer bis zur Unterbrechung und die Dauer der Teilphasen sehr schnell verkürzen. Diese Automatisierung des Phasenablaufs ist nicht zu verwechseln mit einer Automatisierung des Pull-Out als Reaktion auf Stottern. Die Durchführung eines Pull-Out ist immer an eine Intention des Sprechers gebunden. Ein nichtintentionaler, automatisierter Einsatz von Sprechtechniken (Pull-Out und Prolongation) ist nicht erwartbar. Eine Sprechtechnik einzusetzen ist immer an eine Entscheidung des Sprechers gebunden. Die Umsetzung auf der sprechmotorischen Ebene verläuft aber dann in aller Regel sehr schnell hochautomatisiert.

Pull-Out bei Blockierungen mit begleitenden Tremoren

Tremore der Lippen oder des Kiefers, die in Blockierungen auftreten können, stellen gemeinhin kein Problem dar, wenn der Patient in der Lage ist, den Sprechversuch einzustellen. Mit dem Einfrieren des Lautes – dem Aufgeben des Weitersprechens – wird immer auch der Tremor enden. Wenn der Patient im Anschluss an die Einfrierpause des Pull-Out die Prolongation in der entsprechend kontrolliert verlangsamten Form durchführt, kann er damit die Bildung eines Tremors sicher verhindern.

Übungshierarchie bei der Einübung des Pull-Out

Zeigt der Patient beim Lesen keine echten Blockierungen, wird der Pull-Out in Spontansprachübungen eingeführt. Dabei sollen die Übungen in einer ansteigenden Übungshierarchie durchgeführt werden (z. B. Beantworten von einfachen Fragesätzen, »Definitionen geben«, Nacherzählungen, kurze Erzählungen aus dem Alltagsleben).

Wie schnell kann ein Patient in eine Blockierung eingreifen?

Um in ein Stotterereignis, eine Blockierung eingreifen zu können, ist eine bestimmte minimale Zeitdauer nötig. Im Allgemeinen brauchen die Patienten etwa ½ bis eine Sekunde, um eine Blockierung bearbeiten zu können. Kurze Blockierungen bis zu etwa einer Sekunde können damit auch unbearbeitet bleiben. Sie fallen in die Kategorie kurzes, flüssiges Reststottern. Der weitaus grösste Teil der Patienten greift nach ca. ½ Sekunde in die Blockierung ein.

Woran erkennt man, dass der Sprechversuch im Pull-Out nicht aufgegeben wird?

Wenn der Patient in eine Blockierung gerät und versucht, sich ohne Technik zu befreien, dann sieht man, dass dies mit einer erhöhten Artikulationsspannung geschieht. Die Artikulationsmuskulatur und Teile der mimischen Muskulatur sind in erhöhter Anspannung und dies ist physiognomisch erkennbar.

Ein vergleichbares Phänomen findet sich dann, wenn der Patient in der Absicht, den Pull-Out durchzuführen, zwar das Stottern abbricht, aber den Sprechversuch in einer scheinbar (!) inaktiven Pause weiter aufrecht erhält. Er steht sozusagen stumm in einer erhöhten Artikulationsspannung, aus der heraus er das Wort oder die Silbe sprechen will, und hält dabei die aus der Blockierung resultierende, erhöhte Spannung bei. Häufig ist dies mit sehr gering ausgeprägten Bewegungen der Muskulatur verbunden. Sowie der Patient den Sprechversuch dann tatsächlich aufgegeben hat (entweder, weil er feststellt, dass er noch in der »Weitersprechspannung« ist, oder weil er einen Hinweis vom Therapeuten bekommt), kann man fast immer eine muskuläre Spannungsverringerung beobachten.

Bei den meisten Patienten ist über die genaue Beobachtung der Muskelphysiognomie während des Pull-Out-Versuchs sehr schnell zu erkennen, ob und wann der Patient den Sprechversuch tatsächlich aufgegeben hat.

Therapeuten, denen diese Beobachtung zunächst schwer fällt, sollten dann bei misslungenen Pull-Outs den Patienten befragen, ob er den Sprechversuch tatsächlich aufgegeben hatte.

Paralleles Einüben von echten Pull-Outs und Pseudo-Pull-Outs

In Übungen zu Pull-Outs bei echten Blockierungen können zu Beginn auch immer noch Pseudo-Pull-Outs mit geübt werden. Das Nebeneinander von beiden Pull-Out-Formen hilft dem Patienten, durch den korrekten Pseudo-Pull-Out ein Muster zu stabilisieren, das er dann bei echten Blockierungen schnell abrufen kann.
Eine typische Aufgabenstellung dabei könnte zum Beispiel sein:
Lesen Sie diesen kurzen Zeitungstext und erzählen Sie ihn nach. Bauen Sie 3 Pseudo-Pull-Outs in die Nacherzählung ein und bearbeiten Sie jede echte Blockierung durch einen Pull-Out. (ggf.: Drücken Sie den Ereigniszähler, wenn Sie einen Pseudo-Pull-Out machen.)

Übungshierarchie bei der Einübung des Pull-Out

Die Reihenfolge bei der Einübung des Pull-Out erfolgt wie bei der Prolongation nach einer Hierarchie, die sowohl die sprachliche Komplexität als auch die kommunikative Adressatenbezogenheit (Monolog, Dialog, Diskussion, Gespräch in Gruppen, ...) berücksichtigt:

Pseudo-Pull-Out

1. Wortebene
2. Lesetextebene (bei echten Blockierungen ab jetzt »echte« Pull-Outs versuchen)
3. Satzebene
   - Fragesätze beantworten
   - Fragesätze formulieren
4. Nacherzählung (kurze Texte, Witze, ...)

Pull-Outs bei echten Blockierungen (zu Beginn jeder Stufe ggf. nochmals mit Pseudo-Pull-Outs):

1. Lesetextebene
2. Satzebene
   - Fragesätze beantworten
   - Fragesätze formulieren

3. Nacherzählungen (kurze Texte, Witze, ...)
4. Kurze Spontansprachübungen
   - Definitionen von Begriffen
   - Beschreibungen (Bilder, Räume, Länder, Personen, ...)
   - eigene Witze erzählen
5. Längere Spontansprachübungen
   - Beschreibung von Arbeitsabläufen, der bisherigen Therapie, ...
6. Sprechen mit anderen oder fremden Personen im Therapieraum (auch als »Survey«)
7. Sprechen am Telefon und in In-Vivo-Situationen
8. Sprechen mit bekannten Personen (Familie, Arbeit, Freunde)
9. Vortrag vor einer Gruppe
10. Diskussion mit einer Gruppe

Einsatz der Übungs-CD

Mit der Übungs-CD zu Pull-Outs sollte der Patient arbeiten, wenn der echte Pull-Out auf Fragesatzebene im Therapieraum eingeführt worden ist. Auch hier ist die Hausaufgabeneinübung wie bei der Prolongations-Übungs-CD günstigerweise mit einer Audioaufnahme zu verbinden und in der Therapie auszuwerten.

Variabler Einsatz des Pseudo-Pull-Out

Kann der Patient auf echte Blockierungen gut mit Pull-Outs reagieren, dann sollte der Pseudo-Pull-Out nur noch dann mitgeübt werden, wenn der Pull-Out in neuen Situationen eingeübt wird. Immer dann, wenn die neue Sprechtechnik in Situationen mit erhöhtem kommunikativen Stress eingeübt wird, sollte sie mit dem Pseudo-Pull-Out kombiniert werden. Dies dient zum einen nochmals der Desensibilisierung (gegen Zeitverlust und unflüssiges Sprechen), verschafft dem Patienten zum anderen aber auch das sprechmotorische Muster (Teilschritte des Pull-Out), das er unter Stress abrufen können muss. Es kann von daher auch nützlich sein, den Patienten aufzufordern, weder Pseudo-Pull-Outs noch Prolongationen in sein Sprechen aufzunehmen, damit echte Blockierungen auftreten, die eine gute Pull-Out-Einübung ermöglichen.

Transferhierarchie beim Einsatz von Pull-Outs in die alltagssprachliche Kommunikation

Bevor es zu einer Einübung des Pull-Out in Sprechsituationen außerhalb des Therapieraums kommt, sollte der Patient den Pull-Out bei echten Blockierungen im Therapieraum gut beherrschen. Der Patient kann natürlich schon in seinem alltäglichen Sprechen Pull-Outs einsetzen. Dies sollte auch auf alle Fälle in der Therapie besprochen werden. Aber es muss vom Therapeuten deutlich gemacht werden, dass ein erfolgreicher Einsatz im Alltagssprechen ein Teil der therapeutischen Einübung ist und dieser Teil zeitlich eher am Ende des Transferprozesses steht. Es wäre ungünstig, wenn der Patient an sich die Anforderung stellt, er müsse nach einer kurzen Einführung den Pull-Out in seiner alltäglichen Spontansprache erfolgreich einsetzen. Dieses Ziel sollte auch vom Therapeuten nicht unterstützt oder gefordert werden. Der Patient experimentiert, probiert, setzt eigeninitiativ seine Sprechtechnik ein und gibt darüber Feedback. Der Therapeut freut sich, wenn der Eigentransfer gut funktioniert, aber er weist entschieden darauf hin, dass ein erfolgreicher Einsatz von Sprechtechniken an dieser Stelle noch nicht erwartbar ist, wenn der Patient den Eigentransfer als tendenziell wenig erfolgreich erlebt. Als Hausaufgabe für den Einsatz von Pull-Outs in der alltäglichen Spontansprache kann bei motivierten Patienten das Einüben von Pseudo-Pull-Outs eine Vorbereitung auf den echten Pull-Out sein.

Akzeptanz der individuellen Pull-Out-Ausprägung

Jeder Patient findet nach kurzer Einübungsphase sein individuelles Zeitmaß für den Pull-Out. Es gibt Patienten, die eine Blockierung in zwei bis drei Sekunden bearbeiten. Andere schaffen es, echte Blockierungen noch unter anderthalb Sekunden zu bearbeiten. Dieses individuelle Zeitmaß sollte man als Therapeut auch akzeptieren. Man sollte jedoch hin und wieder trotzdem auf einen Van Riper zugeschriebenen Satz verweisen: »Es ist nicht entscheidend, wie schnell man eine Blockierung bearbeitet, sondern es sollten möglichst viele Blockierungen bearbeitet werden, ohne dass in der Schnelligkeit ein Gewinn liegt.« Als Therapeut wird man vielfach erleben, dass unter erhöhtem kommunikativen Stress die einzelnen Teilphasen des Pull-Out wieder mehr Zeit brauchen. Die verringerte Mundöffnungsgeschwindigkeit, mit der ein Patient im Therapieraum den Konsonantenübergang vollzieht, kann dort zur Verhinderung der Blockierung ausreichen. Die gleiche verringerte Mundöffnungsgeschwindigkeit kann bei einem stressigen Telefongespräch schon im Grenzbereich liegen und die Blockierung wieder entstehen lassen. Geschieht dies, dann ist es wichtig, dass der Patient lernt, dass in bestimmten Sprechsituationen die Idealform des Pull-Out (½ Sekunde Halten des Konsonanten und ½ Sekunde Übergangsdauer zum Vokal) konsequent eingehalten werden muss.

Fehleranalyse beim Pull-Out

Ein wichtiger Gesichtspunkt bei der Einübung des Pull-Out ist die Fehleranalyse durch den Patienten. Nach anfänglicher Rückmeldung des Therapeuten über die Fehlerursache beim misslungenen Pull-Out muss der Patient sehr schnell dazu angehalten werden, selber zu analysieren, warum ein Pull-Out nicht funktioniert hat. Zu diesem Zweck eignet sich eine Dokumentation der Fehleranalyse (siehe Abbildung). Der Vorteil liegt darin, dass der Patient auf der Basis der möglichen Fehlerursachen die für ihn zutreffende festlegt und diese gleichzeitig für durchgeführte Übungen quantifizieren kann.

Transfer des Pull-Out in die alltägliche Spontansprache

Der Transfer des Pull-Out in die Spontansprache wird vergleichbar zum Transfer der Prolongationen durchgeführt. Man sollte sich als Therapeut dabei immer noch einmal verdeutlichen, dass es sowohl bei Prolongationen als auch bei Pull-Outs einen »übend, therapieinitiierten Transfer« als auch einen »spontan, patienteninitiierten Transfer« gibt. Der Patient darf mit den Sprechtechniken auch da experimentieren, wo die Therapie sie noch nicht einübt oder in Form von Therapieaufgaben vorschreibt und bewertet. Übernimmt ein Patient eigeninitiiert den Transfer und hat damit gute Erfolge, so wird der übend, therapieinitiierte Transfer eher kurz sein und weniger Übungen in Anspruch nehmen. Ist der patienteninitiierte Transfer wenig ausgeprägt oder tendenziell wenig erfolgreich, dann werden therapeuteninitiierte Transferübungen einen großen bzw. größeren Stellenwert einnehmen.

Rufen Sie in einem Hutfachgeschäft an. Fragen Sie, ob dort Baskenmützen verkauft werden und wie teuer diese sind.

Aufgabe:

Machen Sie mindestens 2 Pull-Outs, wenn Sie in Blockierungen geraten.

Machen Sie am Ende des Gespräches 2 Pseudo-Pull-Outs, wenn Sie bislang weniger als 2 Pull-Outs gemacht haben.

1. Gelungene echte Pull-Outs:	Anzahl: ____			
2. Gelungene Pseudo-Pull-Outs:	Anzahl: ____			
3. Fehlerhafte Pull-Outs	1.	2.	3.	4.
Pull-Out mangels Aufmerksamkeit nicht versucht	O	O	O	O
Einfrierpause zu kurz oder gar nicht	O	O	O	O
Sprechversuch nicht aufgegeben im Einfrieren	O	O	O	O
Spannung noch zu hoch	O	O	O	O
Prolongation nicht gemacht oder schlecht ausgeführt	O	O	O	O

Beispiel für die Fehleranalyse eines Telefongesprächs

In Anwesenheit des Therapeuten durchgeführte Telefon- und In-Vivo-Übungen außerhalb des Therapieraums mit Fremden (in Geschäften, Auskunfteinholen bei Passanten, »Surveys«, ...) sind wie beim Transfer der Prolongationen der Kernbereich der Pull-Out-Einübung. Erst wenn der Patient hier zunehmend sicher wird, kann er diese Übungen auch ohne den Therapeuten durchführen. Alle diese Übungen (auch die, die der Patient später ohne den Therapeuten macht) werden vorher abgesprochen. Es werden gegebenenfalls die Mindestanzahl der Pseudo-Pull-Outs oder der Einsatz von Prolongationen abgesprochen, die der Patient einsetzen soll oder will. Im Allgemeinen steht aber die Bearbeitung von echten Blockierungen durch echte Pull-Outs im Mittelpunkt. Wichtig ist auch hier, dass der Patient seine Übungen dokumentiert, so dass er für sich und den Therapeuten eine Auswertung hat, die Auskunft über die Qualität seines Übens gibt.

Therapieraumtransfer

Der Transfer beginnt wie bei den Prolongationen zunächst mit dem Therapieraumtransfer. Der Patient soll den Pull-Out in allen nichtübungsbezogenen Gesprächen der Therapie anwenden. Der Therapeut spricht mit dem Patienten ab, ab wann das gesamte Sprechen in der Therapiestunde bearbeitet werden soll. Ist dies festgelegt, dann ist es die Aufgabe des Therapeuten, am Ende der Stunde eine Rückmeldung darüber zu geben, wie er den Therapieraumtransfer bewertet. Dies kann über eine Rating-Einschätzung gehen, in der der Therapeut ein Feedback darüber gibt, wieviel Prozent der bearbeitbaren Blockierungen tatsächlich bearbeitet wurden und wieviel Prozent der angewandten Pull-Outs als qualitativ akzeptabel einzuschätzen sind.[2]

Eine typische Rückmeldung sähe folgendermaßen aus:

»Meiner Einschätzung nach haben Sie in dieser Therapiestunde etwa 80 % ihrer Blockierungen durch Pull-Outs bearbeitet. Etwa die Hälfte dieser Pull-Outs waren akzeptabel. Bei der andere Hälfte der Pull-Out-Versuche konnte die Blockierung nicht richtig zu Ende gebracht werden, Sie haben sich herausgestottert. Ich konnte am häufigsten beobachten, dass sie den Sprechversuch noch nicht richtig aufgegeben haben.«

Wenn der Therapeut eine Strichliste über die Pull-Outs und unbearbeiteten Blockierungen während der Therapiestunde führt, könnte die Rückmeldung so aussehen:

»Ich habe insgesamt 54 Blockierungen in dieser Therapiestunde gezählt, die sie hätten bearbeiten können. Davon haben Sie 46 durch Pull-Outs bearbeitet. Von diesen 46 Pull-Outs waren 34 akzeptabel. Bei den 12 Pull-Outs, die nicht funktioniert haben, sind Sie fast immer zu schnell vom ersten Konsonanten in den Übergang gegangen. Entweder war die Dehnung des ersten Konsonanten schon zu kurz, oder die Dehnung war lang genug, aber ihre Mund- bzw. Zungenbewegung zum Vokal war zu schnell.«

Transfer in nichtübungsbezogene Alltagssprache

In der nichtübungsbezogenen Alltagssprache soll der Patient auch beim Pull-Out-Training Sprechsituationen mit einem Audioaufnahmegerät aufnehmen. Dies sollen keine abgesprochenen Übungen sein, sondern die Aufnahmen sollen Teil der normalen alltäglichen Kommunikation sein. Es können Telefongespräche oder Gespräche bei der Arbeit, in der Familie, mit Freunden (auch am Telefon), Vorträge oder Beiträge aus der Schule, der Ausbildung etc. aufgenommen werden. Wenn immer möglich (und die Erfahrung zeigt, dass sehr viel mehr möglich ist, als man glaubt), soll der Patient derartige Gespräche aufnehmen. Die Auswertung erfolgt zu Beginn gemeinsam im Thera-

[2] Um Blockierungen überhaupt mit einem Pull-Out bearbeiten zu können, müssen diese erfahrungsgemäß eine bestimmte Dauer haben. Im Allgemeinen können Patienten bei Blockierungen, die länger als ½ Sekunde dauern, mit dem Pull-Out eingreifen. Es gibt natürlich Patienten, die eine längere Reaktionszeit benötigen, um in eine Blockierung einzugreifen. Als Therapeut wird man erkennen, wo diese Zeitgrenze individuell liegt. Alle nicht bearbeiteten Blockierungen über dieser Zeitgrenze (die im Maximum 1 - 1 ½ Sekunden nicht überschreiten sollte) werden in einer Übungsevaluation als unbearbeitete Blockierungen bewertet.

pieraum, später allein durch den Patienten mit Hilfe des Audioaufnahmegeräts und dann wird lediglich das Ergebnis der Auswertung in der Therapie nachbesprochen.

Ergebnisdokumentation von Transferleistungen

Wie bei den Prolongationen kann es hilfreich für den Patienten sein, sich selbst Aufgaben für den Einsatz des Pull-Out zu stellen. Ein Patient, der sich z. B. vornimmt, täglich eine bestimmte Menge an Pseudo-Pull-Outs einzusetzen, kann dies zu seiner Unterstützung dokumentieren (Karteikartendokumentation) und dem Therapeuten gegenüber nachweisen. Es gibt Patienten, denen diese Form der Aufgabendokumentation und Ergebnissicherung eine Motivation und Hilfe ist. Es handelt sich hier also eher um ein Angebot des Therapeuten, für das sich der Patient entscheidet, wenn er es für brauchbar hält.

Transfer bei wichtigen Bezugspersonen

Ebenso wie beim Einüben der Prolongationen kann es nötig sein, die engsten Bezugspersonen des Patienten (Eltern, Kinder, Partner, Freunde, ...) mit in die Therapie bringen zu lassen und in deren Anwesenheit und unter deren Beteiligung (als Kommunikationspartner in Übungen) den Pull-Out einzuüben. Die Begründung ist auch hier – wie bei den Prolongationen – dass häufig eine Veränderung in den Bereichen am problematischsten ist, die dem Patienten am vertrautesten sind.

Parallele Einübung von Prolongationen und Pull-Outs

Prolongationen und Pull-Outs sollten während der Einübungsphase des Pull-Out auch gemeinsam eingeübt werden. Je nach den Schwierigkeiten, die ein Patient hat, kann es jedoch sein, dass in den Übungen z. B. phasenweise nur am Pull-Out geübt wird. Dann kann es hilfreich sein, das Üben von Prolongationen in die Hausaufgaben zu verlegen oder zeitweise ganz auszuklammern und später, wenn der Patient im Pull-Out sicher ist, wieder aufzunehmen.

Exkurs: Prolongationen oder Pull-Out – welche Reihenfolge?

Es ist sicher eine nicht abschließend zu beantwortende Frage, welche der beiden Sprechtechniken als erste eingeführt werden sollte. Im SSMP beginnt man (übrigens ohne Umweg über das Zeitlupensprechen) mit der Prolongation. Van Riper selber hat nach dem Zeitlupensprechen und der Nachbesserungsphase mit der Einführung des Pull-Out begonnen und erst danach die Prolongation (vorbereitende Einstellung) eingeübt.

Die Entscheidung der IMS, die Prolongation als erste Technik einzuführen, begründet sich dadurch, dass sie sprechmotorisch weniger komplex als der Pull-Out ist. Prolongationen sind im Vergleich zur Dreistufenabfolge des Pull-Out in der sprechmotorischen Abwicklung einfacher. Wenn der Patient Prolongationen bereits gut bilden kann, dann ist er von den Anforderungen des letzten Pull-Out-Teilschritts entlastet.

Ein Nachteil dieser Entscheidung ist der, dass Patienten, die die Prolongation gut anwenden können, nur ein eingeschränktes Übungsfeld für den Pull-Out haben. Sie werden Blockierungen bereits mit dem Einsatz von Prolongationen reduzieren können und erfahrungsgemäß gehen die Blockierungen auch ohne die Anwendung von Prolongationen schon deshalb zurück, weil der Patient sich mit einer funktionierenden Sprechtechnik sicherer fühlt, das Stottern gegebenenfalls verhindern zu können.

Kommentierte Übungen zum Pull-Out am Telefon und in In-Vivo-Gesprächen

Die Übungen zum Pull-Out folgen denselben methodisch-therapeutischen Grundsätzen wie die für Prolongationen (vgl. Kapitel 3.3).

Auch hier gelten die »Goldenen Regeln« der Modifikationsübungstherapie:

1. Vom Patienten außerhalb der Therapie durchgeführte Übungen müssen *immer* nachbesprochen werden.

2. Die Übungen sollten so angelegt sein, dass der Patient immer *konkrete* Angaben zum Übungserfolg machen kann.
3. Eine qualitative Bewertung zur Einübung von Sprechtechniken durch Hausaufgaben sollte immer auch *Audioaufnahmen* beinhalten.

Es gibt jedoch beim Einüben des Pull-Out im Vergleich zur Einübung der Prolongation einen gewichtigen Unterschied. Wenn der Patient Prolongationen einübt, dann kennt er bis dahin noch keine andere Sprechtechnik, mit der er Blockierungen verhindern kann. Wenn er Pull-Outs einüben soll, dann kann er prinzipiell schon sein Sprechen mit Hilfe von Prolongationen in Richtung auf blockierungsfreies Sprechen verändern.

Um beim Patienten die stabile Fähigkeit zu entwickeln, auch mit Pull-Outs auftretende Blockierungen sicher zu bearbeiten, wird er wieder lernen müssen, Prolongationen zeitweise aus seinem Sprechen zu verbannen. Er wird also wieder bewusst mit dem Risiko sprechen müssen, in Blockierungen hineinzugehen und sie dann zu bearbeiten.

Später, im letzten Teil der Modifikationsphase, werden die Übungen so angelegt sein, dass der Patient beide Sprechtechniken je nach Bedarf anwendet.

Wenn Patienten auch in der Phase nach der Prolongationseinübung noch echte Blockierungen aufweisen, ist das günstig für die Einübung des Pull-Out. Ist dies jedoch nicht der Fall, dann muss die Einübung und Stabilisierung des Pull-Out-Einsatzes in großem Maße über den Einsatz von Pseudo-Pull-Outs geleistet werden.

Die hier vorgestellten In-Vivo- und Telefonübungen werden von daher immer auch als Anweisung das *Einsetzen von Pseudo-Pull-Outs* und das *Weglassen von Prolongationen* beinhalten.

Übungsaufgaben Telefongespräche

Alle vollständigen Übungsaufgaben und -vorlagen finden Sie in den »Informationen für Patienten und Übungsaufgaben«. Sie können damit auch Aufgabenerweiterungen und -veränderungen individuell abgestimmt auf Ihren Patienten erstellen.

Methodischer Hinweis

Alle Arten von Telefongesprächen, die hier vorgestellt werden, soll der Patient zu Hause allein durchführen. Bevor dies geschieht, muss gewährleistet sein, dass er dies bereits mit dem Therapeuten in der Therapie erfolgreich eingeübt hat. Aus diesem Grunde müssen fast alle Übungsaufgabentypen (»Informationen einholen«, »Mit Bekannten sprechen« und »Sich auf Kleinanzeigen melden«) vorher im Therapieraum durchgeführt worden sein.

Aufgaben zu Pull-Outs am Telefon

»Informationen am Telefon einholen«

Anleitung:

Machen Sie während des Gespräches keine Prolongationen.

Nutzen Sie auch die kleinste Blockierung, um einen Pull-Out einzusetzen. Frieren Sie Ihre Blockierung ein, sobald Sie sie bemerken.

Stellen Sie sich bei allen Personen/Institutionen, bei denen Sie anrufen, mit »Guten Tag, mein Name ist ... Ich habe eine Frage/ich hätte gerne eine Auskunft« vor.

Wenn sie weniger als zwei echte Pull-Outs gemacht haben, dann fragen Sie am Ende des Gespräches nach den Öffnungs- oder Sprechzeiten für einen bestimmten Wochentag. Setzen Sie bei dieser Frage zwei Pseudo-Pull-Outs ein: Einmal bei dem Wort /Frage/ und einmal bei dem Wochentag (z. B. »Ich habe noch eine Frage, wie lange haben Sie samstags geöffnet?«).

Nehmen Sie die Gespräche auf und bewerten Sie Ihre Pull-Outs mit Hilfe der Aufnahme.

Rufen Sie in einem Hutfachgeschäft an. Fragen Sie, ob dort Baskenmützen verkauft werden und wie teuer diese sind.

Aufgabe:

Machen Sie mindestens 2 Pull-Outs, wenn Sie in Blockierungen geraten.

Machen Sie am Ende des Gespräches 2 Pseudo-Pull-Outs, wenn Sie bislang weniger als 2 Pull-Outs gemacht haben.

1. Gelungene echte Pull-Outs:	Anzahl: ____			
2. Gelungene Pseudo-Pull-Outs:	Anzahl: ____			
3. Fehlerhafte Pull-Outs	1.	2.	3.	4.
Pull-Out mangels Aufmerksamkeit nicht versucht	O	O	O	O
Einfrierpause zu kurz oder gar nicht	O	O	O	O
Sprechversuch nicht aufgegeben im Einfrieren	O	O	O	O
Spannung noch zu hoch	O	O	O	O
Prolongation nicht gemacht oder schlecht ausgeführt	O	O	O	O

Kommentar

Diese Telefonübungsaufgaben werden allein vom Patienten durchgeführt, wenn er sie bereits vorher zusammen mit dem Therapeuten erfolgreich umgesetzt hat.

Wenn diese Telefongespräche mit dem Patienten in der Therapie geübt werden, dann ist es zu Beginn hilfreich, wenn der Therapeut dem Patienten beim Auftreten von Blockierungen ein akustisches oder taktiles Signal (z. B. mit einem Stift die Hand berühren) gibt, damit dieser den Pull-Out durchführt, d. h. zunächst abstoppt und einfriert und dann die weiteren Schritte des Pull-Out durchführt.

Die Pseudo-Pull-Outs sollen immer erst am Ende des Gespräches eingesetzt werden. Dies erhöht die Chance, dass der Patient zuvor echte Blockierungen bearbeiten kann.

Wenn der Pull-Out vom Patienten eingesetzt wird, dann ist es sehr wichtig, dass er lernt, bei nicht gelungenen Pull-Outs anzugeben, warum diese nicht funktioniert haben. Dies erstens, damit der Patient merkt, an welchen Stellen er etwas optimieren kann, und zweitens, damit er zumindest für Teilleistungen des Pull-Out erkennt, dass er richtig gehandelt hat (z. B. die Einfrierphase gehalten oder schnell die Blockierung eingefroren).

Aus diesem Grund wird der Patient angehalten, bei nicht gelungenen Pull-Outs immer eine Fehleranalyse zu machen. Dafür ist vor allem die Arbeit mit dem Audioaufnahmegerät nötig. Wenn der Patient es im Stress des Telefongespräches nicht selbst mitbekommen hat, kann er nochmal abhören, wo seine Problemstellen liegen.

Die Übungsblätter mit den Eintragungen werden in der jeweils folgenden Therapiestunde immer nachbesprochen (zu Beginn mit Hilfe der Audioaufnahmen).

3.4

AUFGABE

»Anrufe entgegennehmen«

Gehen Sie immer ans Telefon, wenn es bei Ihnen klingelt, auch wenn das Gespräch wahrscheinlich für einen anderen Teilnehmer ist.

Prolongieren Sie nicht und nutzen Sie jede kleine Blockierung, um einen Pull-Out zu machen.

Melden Sie sich immer mit Ihrem Namen und, falls eine andere Person zu sprechen gewünscht wird, reagieren Sie sprachlich darauf z. B. mit:»Ja, die ist da, ich gebe Sie mal weiter.«

Wenn Sie keinen echten Pull-Out machen konnten, dann versuchen Sie, am Ende des Gespräches einen Pseudo-Pull-Out zu machen

Nehmen Sie das Gespräch auf und hören Sie es anschließend ab, um Ihre Pull-Outs zu bewerten.

Bringen Sie alle Aufnahmen zur nächsten Therapiestunde mit.

Führen Sie bis zur nächsten Therapiestunde mindestens 10 dieser Gespräche durch.

Gehen Sie ans Telefon, wenn es klingelt, prolongieren Sie nicht, sondern machen Sie Pull-Outs.

Aufgabe:

Machen Sie mindestens 4 Pull-Outs, wenn Sie in Blockierungen geraten.

Machen Sie am Ende des Gespräches einen Pseudo-Pull-Out, wenn Sie keinen Pull-Out gemacht haben.

1. Gelungene echte Pull-Outs: Anzahl: ____

2. Gelungene Pseudo-Pull-Outs: Anzahl: ____

3. Fehlerhafte Pull-Outs	1.	2.	3.	4.	5.	6.
Pull-Out mangels Aufmerksamkeit nicht versucht	O	O	O	O	O	O
Einfrierpause zu kurz oder gar nicht	O	O	O	O	O	O
Sprechversuch nicht aufgegeben im Einfrieren	O	O	O	O	O	O
Spannung noch zu hoch	O	O	O	O	O	O
Prolongation nicht gemacht oder schlecht ausgeführt	O	O	O	O	O	O

Kommentar

Die Patienten sollen bei dieser Aufgabe lernen, am Telefon direkt und häufig Pull-Outs zu machen. Dieselbe Aufgabenstellung kann auch für die telefonische Tätigkeit am Arbeitsplatz gestellt werden, wenn der Transfer für den Einsatz von Pull-Outs ins Arbeitsfeld ansteht. Dabei ist natürlich abzuklären, inwieweit eine Aufnahme der Gespräche möglich ist (im Allgemeinen gibt es dabei selten Probleme von Seiten des Arbeitgebers, in aller Regel sind es Vorbehalte von Seiten des Patienten!).

Für beide Kommunikationsbereiche – private und berufliche Gespräche am Telefon – ist es für den Erfolg des Einsatzes von Pull-Outs häufig entscheidend, ob das private oder persönliche Umfeld über das Sprechen mit Pull-Outs informiert ist. Patienten haben oft mehr Probleme am Telefon vor den Lebenspartnern, Kindern oder Arbeitskollegen, diese Technik anzuwenden, als vor fremden Gesprächspartnern. Hier ist unbedingt abzusprechen, wie und ob die betreffenden zuhörenden Personen der näheren Umgebung vom Patienten vorab informiert werden.

3.4

»Mit Bekannten (Freunden, Familienmitgliedern, Arbeitskollegen, etc.) am Telefon sprechen«

AUFGABE

Sie sollen lernen, in Gesprächen mit Bekannten aus dem Familien-, Freundes- oder Kollegenkreis regelmäßig und gehäuft Pull-Outs anzuwenden. Sie sollen dabei nicht prolongieren.

Wenn Sie keine echten Pull-Outs machen konnten, dann machen Sie mindestens 3-4 Pseudo-Pull-Outs.

Nehmen Sie das Gespräch auf und hören Sie es anschließend ab, um Ihre Pullouts zu bewerten. Bringen Sie alle Aufnahmen zur nächsten Therapiestunde mit.

Führen Sie bis zur nächsten Therapiestunde mindestens _ _ _ dieser Gespräche durch.

Ihr Gesprächspartner (aus Familie, Bekanntenkreis oder Arbeitsfeld) soll Ihre Pull-Outs deutlich hören können.

Aufgabe:

Machen Sie mindestens 4 Pull-Outs, wenn Sie in Blockierungen geraten.

Machen Sie am Ende des Gespräches 2-4 Pseudo-Pull-Outs, wenn Sie keinen echten Pull-Out gemacht haben.

1. Gelungene echte Pull-Outs: Anzahl: ____
2. Gelungene Pseudo-Pull-Outs: Anzahl: ____

3. Fehlerhafte Pull-Outs	1.	2.	3.	4.	5.	6.
Pull-Out mangels Aufmerksamkeit nicht versucht	O	O	O	O	O	O
Einfrierpause zu kurz oder gar nicht	O	O	O	O	O	O
Sprechversuch nicht aufgegeben im Einfrieren	O	O	O	O	O	O
Spannung noch zu hoch	O	O	O	O	O	O
Prolongation nicht gemacht oder schlecht ausgeführt	O	O	O	O	O	O

Kommentar

Wie der Transfer von Prolongationen ist auch der Einsatz des Pull-Out bei der Kommunikation mit Bekannten – sei es aus Familien-, Freundes- oder Nachbarschaftskreis – oft erheblich schwieriger für die Patienten als bei Fremden. Aus diesem Grunde muss der Transfer hier besonders angeleitet werden. Für die Patienten ist es oft einfacher, am Telefon Pull-Outs zu machen, wenn Sie Familienmitglieder oder Freunde schon mit in den Therapieraum gebracht haben und sie ihnen dort bereits erläutert haben, was Pull-Outs sind und wie sie eingesetzt werden. Dies ist aber nur in einem begrenzten Maße möglich. Damit der Patient dann aber größtmögliche Sicherheit beim Einsatz von Pull-Outs bekommt, soll in zahlreichen Telefongesprächen mit diesem Personenkreis kommuniziert werden.

Man kann diese Gespräche zu Beginn auch vom Therapieraum aus führen und den Patienten bekannte Personen anrufen lassen (durchaus auch mit der Veröffentlichung des Anrufgrundes). Dabei sollte der Patient das Bewertungsverfahren auch direkt einüben und seine Pull-Outs auf dem Übungsblatt bewerten (evtl. im Anschluss des Gespräches mit Hilfe des Audioaufnahmegeräts).

Die Übungen »Mit Bekannten am Telefon sprechen« bleiben regelmäßiger Bestandteil der Therapie.

3.4

AUFGABE

»Sich auf Kleinanzeigen melden«

Führen Sie diese Übung durch, nachdem Sie Anzeigen aus der Lokalzeitung oder dem Internet in Ihrer Region herausgesucht haben.

Stellen Sie sich bei allen Anzeigen, auf die Sie anrufen, mit »Guten Tag, mein Name ist ... Ich rufe auf Ihre Kleinanzeige an« vor.

Prolongieren Sie nicht, sondern versuchen Sie auch kleine Blockierungen mit dem Pull-Out zu bearbeiten.

Nehmen Sie das Gespräch auf und hören Sie es anschließend ab, um Ihre Pull-Outs zu bewerten.

Bringen Sie allen Aufnahmen zur nächsten Therapiestunde mit.

Melden Sie sich auf eine Kleinanzeige.

Aufgabe:

Machen Sie mindestens 4 Pull-Outs, wenn Sie in Blockierungen geraten.

Machen Sie am Ende des Gespräches einen oder zwei Pseudo-Pull-Outs, wenn Sie keinen echten Pull-Out gemacht haben.

1. Gelungene echte Pull-Outs:	Anzahl: ____					
2. Gelungene Pseudo-Pull-Outs:	Anzahl: ____					
3. Fehlerhafte Pull-Outs	1.	2.	3.	4.	5.	6.
Pull-Out mangels Aufmerksamkeit nicht versucht	O	O	O	O	O	O
Einfrierpause zu kurz oder gar nicht	O	O	O	O	O	O
Sprechversuch nicht aufgegeben im Einfrieren	O	O	O	O	O	O
Spannung noch zu hoch	O	O	O	O	O	O
Prolongation nicht gemacht oder schlecht ausgeführt	O	O	O	O	O	O

Kommentar

Kleinanzeigentelefonate sind für die Übung von Pull-Outs (wie auch für die Desensibilisierung) insofern besonders hilfreich, als sie erfahrungsgemäß eine große Herausforderung für die Patienten darstellen. Dies liegt daran, dass die Reaktionen der Gesprächspartner häufig sehr untypisch sind, vergleicht man sie mit normalen Informationsgesprächen im Geschäftsleben. Damit erzeugen sie häufig eine Form von Stress bei den Patienten, die eine erhöhte Herausforderung für den Pull-Out-Einsatz darstellen.

3.4

AUFGABE

Aufgaben zu Pull-Outs in vivo

»In Geschäften einkaufen oder Informationen einholen« Nr. 1

Prolongieren Sie nur ein Wort von den ersten drei Wörtern, die Sie sagen. Prolongieren Sie danach nicht mehr, sondern versuchen Sie, auch kleine Blockierungen mit Pull-Outs zu bearbeiten.

Gehen Sie in einen Drogeriemarkt. Fragen Sie, ob es Textilfärbemittel gibt und wo Sie es im Geschäft finden können.

Aufgabe:

Bearbeiten Sie so viele Blockierungen wie möglich mit Pull-Outs.

1. Gelungene echte Pull-Outs:	Anzahl: ____					
2. Gelungene Pseudo-Pull-Outs:	Anzahl: ____					
3. Fehlerhafte Pull-Outs	1.	2.	3.	4.	5.	6.
Pull-Out mangels Aufmerksamkeit nicht versucht	O	O	O	O	O	O
Einfrierpause zu kurz oder gar nicht	O	O	O	O	O	O
Sprechversuch nicht aufgegeben im Einfrieren	O	O	O	O	O	O
Spannung noch zu hoch	O	O	O	O	O	O
Prolongation nicht gemacht oder schlecht ausgeführt	O	O	O	O	O	O

Übungsaufgaben In-Vivo-Gespräche

Auch für die In-Vivo-Gespräche gilt, dass der Patient sie vorher im Beisein des Therapeuten erfolgreich durchgeführt haben muss. Erst dann dürfen ihm diese Aufgaben als Hausaufgaben, die er alleine bewältigen muss, aufgegeben werden.

Kommentar

Wie auch bei den Prolongationen sind die Aufgaben dieses Typus ein wichtiger und unverzichtbarer Bestandteil der Therapie (und waren es auch schon in der Desensibilisierungsphase).

Auch für diese Aufgabe ist es entscheidend, dass der Patient die Übung bewertbar macht. Es gilt also, in kurzen Kauf- oder Informationsgesprächen echte Pull-Outs im Gespräch einzusetzen.

Für die ersten Übungen ist es sinnvoll, zu Beginn einen Pseudo-Pull-Out zu machen.

Da Patienten im Verlauf der Therapie immer auch echte Kauf- und Beratungsgespräche führen, sollten diese für die Übungen mit herangezogen werden. Für diese Fälle kann die Aufgabenvariation a) benutzt werden. Auch über diese »realen« Gespräche kann eine Vereinbarung hinsichtlich Häufigkeit und Auswertung getroffen werden.

Pull-Out für Fortgeschrittene

Patienten, die den Pull-Out gut beherrschen und schnell in ihre Blockierungen eingreifen können, verkürzen in der Regel den Pull-Out-Ablauf um die Phase des Anstotterns. Die Patienten können also sehr schnell auf ein tatsächliches Stottern reagieren. Sie spüren den beginnenden Anstieg der Muskelspannung und brechen den Sprechversuch direkt ab. Hinzu kommt, dass sie dann auch nur kurz einfrieren, den ersten Konsonanten dehnen und den Lautübergang verlangsamen. Als Therapeut kann man kaum noch unterscheiden, ob der Patient eine prophylaktische Prolongation macht oder bereits in einer echten Blockierung war. Fragt man die Patienten an dieser Stelle, so können Sie zumeist sehr genau sagen, dass sie (von der muskulären Anspannung her) in einer mit geringer Spannung entstehenden oder sogar schon voll ausgebildeten Blockierung waren. Sie konnten diese aber sehr schnell durch das kurze Stoppen des Weitersprechversuchs und die anschließende Konsonantendehnung mit verlangsamten Übergang zum Folgelaut beenden.

Aus diesem schnellen Ablaufverfahren hat sich eine Fortgeschrittenenversion für Konsonanten-Pull-Outs entwickelt, die es erfolgreichen Patienten erlaubt, eine sehr kurze und effektive Beendigung von Blockierungen zu erreichen.

Im Gegensatz zum »Normal-Pull-Out« bei Konsonanten, der aus den Phasen:

1. Blockierung wahrnehmen (für den Therapeuten wahrnehmbar durch spannungsvolles Anstottern des Konsonanten am Wortbeginn, stumm angespannte Blockierung oder eine spannungsvolle Lautdehnung,
2. in der Position des 1. Konsonanten stumm einfrieren (ca. ½ - 1 Sekunde), dabei den Sprechversuch beenden und die Spannungsnormalisierung wahrnehmen,
3. mit einer Prolongation (½ - 1 Sekunde Dehnen des Konsonanten und ½ Sekunde Übergang zum Vokal) herausziehen

besteht, wird beim *Konsonanten-Pull-Out für Fortgeschrittene* die gesamte zweite Teilphase ausgelassen.

Dieser Pull-Out gestaltet sich vom Ablauf her folgendermaßen (vgl. Abbildung unten):

1. Blockierung wahrnehmen (passiert bei geübten Patienten bereits nach 1/10 bis ¼ Sekunde).
2. *nur* den 1. Konsonanten, auf keinen Fall die Silbe sagen wollen und dabei schon die Spannungsnormalisierung wahrnehmen (diese normalisiert sich in weniger als ½ Sekunde) und dann mit verlangsamter Mundöffnungs- bzw. Zungenbewegung weitergehen. (Ist der Patient hier zu schnell, wird er den Block erneut initiieren).

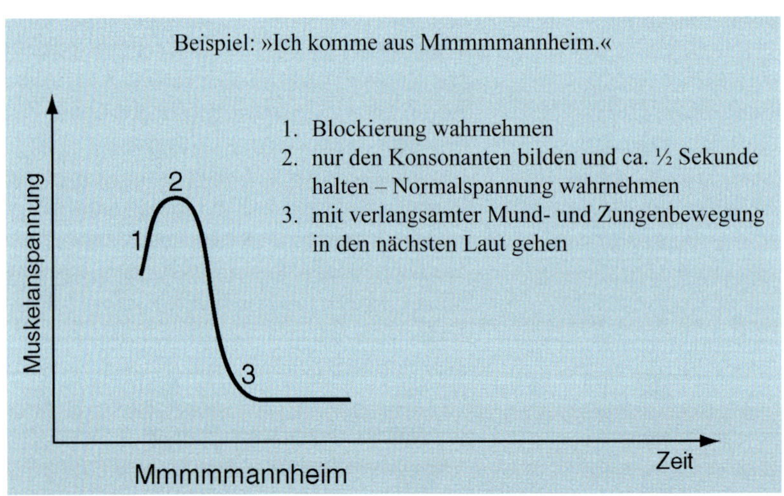

Pull-Out für Fortgeschrittene bei Konsonanten – Spannungsverlauf

Bei dieser Form des Fortgeschrittenen-Pull-Out entfällt das Einfrieren und die damit verbundene stumme Pause. Man nutzt den Effekt, dass nicht nur das komplette zeitweise Aufgeben des Sprechversuches den Verspannungszustand der Muskulatur in der Blockierung normalisiert, sondern allein schon das isolierte Bilden des Konsonanten ausreicht, um eine Spannungsnormalisierung herbeizuführen. Wenn der Patient nur den ersten Konsonanten bildet, geht die Spannung sofort zurück und er kann nach ca. ½ Sekunde den Übergang zum Folgelaut bilden und die Blockierung beenden.

Sowie der Patient die Blockierung bemerkt, muss er sich (anfangs mental bewusst – später automatisiert) die Anweisung geben, nur den ersten Konsonanten zu bilden. Er muss verdrängen, dass dahinter noch eine Silbe oder ein Wort lauert, das gesagt werden soll. Die Konzentration liegt auf der Bildung *eines* Konsonanten, der immer spannungsfrei gebildet werden kann. Erst dann wird der nächste Laut mit verlangsamter Mund- bzw. Zungenbewegung gebildet.

Da unser neurologisch gesteuertes, phonologisches Ausführungsprogramm beim Sprechen silbisch organisiert ist, muss der Stotternde beim Lösen der Blockierung mit dieser Technik sozusagen gegen die eigene sprechmotorische Automatik arbeiten. Er muss die Silbe auflösen – und zwar in die isolierte Bildung des ersten Konsonanten und die kontrollierte Übergangsbewegung in den nachfolgenden Laut. Dies erfordert ein gutes und schnelles Reaktionsvermögen. Viele Patienten haben dies und können, nachdem sie den normalen Konsonanten-Pull-Out gelernt haben, sehr schnell auf diese Fortgeschrittenenversion umschalten. Es gibt jedoch Patienten, die bei der Lösung von Blockierungen besser mit dem Einfrieren und der dazugehörigen Sprechpause arbeiten, weil sie dann ganz sicher in der Beherrschung des Pull-Out sind. Dies ist vollkommen akzeptabel. In der IMS-Nichtvermeidetherapie liegt der Anspruch zunächst in der sprechmotorisch guten Bearbeitung von Blockierungen, erst dann in einer schnellstmöglichen Beendigung derselben.

Für Vokale gibt es keinen vergleichbaren Fortgeschrittenen-Pull-Out. Hier muss der Sprechversuch immer aufgegeben werden, und die Einfrierphase, das Stehenbleiben in der Vokalstellung mit dem Aufgeben des Weitersprechversuches, ist nötig, um eine Beendigung des Verspannungszustandes in der Kehlkopfmuskulatur zu erreichen und daraus einen Stimmeinsatz in Unterspannung anzubahnen.

Die Optimierung des Pull-Out-Transfers – Diagnosebereiche

In den Übungen zum Pull-Out, die der Patient mit dem Therapeuten zusammen durchführt – sei es im Therapieraum oder in vivo – wird es sehr häufig um den technisch richtigen Ablauf des Pull-Out gehen. Mit Hilfe von Pseudo-Pull-Outs und einer beständigen Fehleranalyse bei misslungenen Pull-Outs durch den Patienten wird das richtige Schema dieser Blocklösetechnik eingeübt. Ziel ist es dabei, eine Automatisierung des Pull-Out-Ablaufs bei echten Blockierungen zu erreichen. Es zeigt sich jedoch, dass der erfolgreiche Einsatz von Blocklösetechniken im Alltag nicht nur von der technisch korrekten Abwicklung abhängt. Wenn Patienten den Pull-Out nicht zufriedenstellend in ihrer alltäglichen Kommunikation einsetzen können, dann kann das verschiedene Ursachen haben.

Für den Therapeuten ist es wichtig, eine genaue Diagnose zu stellen, worin die Schwierigkeiten bestehen, den Pull-Out einzusetzen. Dabei ist er in hohem Maße auf die Mitarbeit des Patienten angewiesen. Wie bei der Fehleranalyse des Pull-Out-Ablaufs, so kann auch bei der Frage des Pull-Out-Transfers nur mit Hilfe des Patienten eine genaue Diagnose gestellt werden. Darauf aufbauend können therapeutische Interventionen geplant werden, die einen verbesserten Transfer des Pull-Out-Einsatzes bewirken.

Bei genauer Analyse der Generalisierungshemmnisse lassen sich vier Bereiche ausmachen, die der Therapeut und der Patient in den Fokus nehmen müssen, um zu ergründen, warum eine zufriedenstellende Generalisierung des

Pull-Out nicht gelingt. Diese Bereiche lassen sich durch die folgenden Begriffe charakterisieren: Entscheidung, Aufmerksamkeit, Affekt und Technik.

Entscheidung

Mit »Entscheidung« ist die Haltung des Patienten gemeint, die er dem Einsatz des Pull-Out gegenüber einnimmt. So banal es klingen mag, es gibt Patienten, die ihre Blockierungen auflösen möchten, aber sich nicht bewusst und selbstverantwortlich entschieden haben, Pull-Outs in ihr Sprechen aufzunehmen. Es entsteht dadurch häufig eine gewisse Indifferenz in der Bearbeitung von Blockierungen. So werden wahrgenommene Blockierungen zunächst weitergestottert, um erst einmal zu testen, ob die Blockierung nicht auch ohne Pull-Out-Einsatz nach 1 bis 1½ Sekunden zu Ende geht. Dies ist vom Energie- und Aufmerksamkeitsaufwand her in der Regel einfacher als eine Bearbeitung mittels Pull-Out. Auch wird häufig auf der Ebene des ästhetischen Empfindens bei vielen Stotternden eine kurze Blockierung positiver bewertet als eine Pull-Out-Bearbeitung. Bei einem solchen Umgang mit dem Pull-Out passiert es häufiger, dass das Testen, ob eine Blockierung auch ohne Pull-Out zu Ende geht, sich zeitlich immer mehr verlängert. Die Testzeiten dehnen sich auf 2-3 Sekunden aus, es kommt zuweilen zu geringen Aufschub- oder Anstrengungsreaktionen und die Patienten werden – im günstigen Fall – unzufrieden mit ihrem Sprechen. Manche Patienten bemerken diese Veränderung gar nicht und sehen sich plötzlich mit einem Sprechen konfrontiert, das kaum noch bearbeitetes Stottern aufweist.

Diese Art des Umgangs mit dem Stottern bzw. mit dem Pull-Out kann der Therapeut noch relativ gut erkennen. Es ist in diesem Zusammenhang enorm wichtig, dem Patienten deutlich zu machen, welche Umgangsart er mit dem Pull-Out gewählt hat: »Pull-Out als Notbremse« und nicht als »Wenn-immer-möglich«-Reaktion auf Blockierungen.

Als Therapeut schätzt man die Patienten, die die »Wenn immer möglich«-Option für den Pull-Out wählen. Hier zeigt sich Erfolg im Einsatz der Sprechtechnik und ästhetischer Erfolg im flüssigen Stottern. Man sollte dies in der Therapie aber nicht zu einer moralischen Frage aufbauen. Auf jede bearbeitbare mögliche Blockierung zu reagieren (und nahezu alle Patienten könnten eine Blockierung, die länger als eine Sekunde dauert, bearbeiten), erfordert bei schwer Stotternden zuweilen einen hohen Energie- und Aufmerksamkeitsaufwand. Hier ist die individuelle Entscheidung des Patienten, nicht auf alle Blockierungen gleichermaßen mit dem Pull-Out zu reagieren, auch wenn es sich der Therapeut anders wünscht, zu akzeptieren.

Wichtig ist, dass dem Patienten klar wird, dass er eine bewusste Entscheidung getroffen hat bzw. treffen muss, wie er Pull-Outs einsetzt.

Patienten, die gut desensibilisiert sind, die beim Stottern von kurzen Blockierungen keine negativen Gefühle aufbauen und nur längere Blockierungen mit dem Pull-Out als Notbremse bearbeiten und dies als bewusste Entscheidung vertreten, sind im Sinne der Nichtvermeidetherapie ein Therapieerfolg – auch dann, wenn der Therapeut selber einen anderen Umgang mit den Sprechtechniken schätzt.

Patienten mit einer ausgeprägten Vermeidestrategie, deren heimliches Ziel immer noch die Außendarstellung als flüssiger Sprecher ist, versuchen häufig über den Einsatz von grenzwertig kurz gehaltenen Prolongationen, den »Flüssigsprecher« aufrechtzuerhalten. Gelingt dies nicht, misslingen zumeist auch die Pull-Outs. Auch hier ist mit dem Patienten abzusprechen, inwieweit der heimliche Wunsch nach Sprechflüssigkeit die bewusste Entscheidung für den Einsatz von Pull-Outs verhindert. Eine »Nachdesensibilisierung« über den häufigen und bewussten Einsatz von Pseudo-Pull-Outs ist hier – in Verbindung mit einem Klärungsgespräch über die vom Therapeuten diagnostizierte »Pull-Out-Verhinderungsstrategie« – der notwendige Weg.

Äußerst selten, aber doch im Erfahrungsbereich des Stottertherapeuten, ist der Fall, dass Patienten den Pull-Out (und dann zumeist auch die Prolongation) so stark für sich ablehnen, dass ein Transfer in die alltägliche Spontansprache nicht durchführbar ist. Dies wird in der Regel als bewusst getroffene Entscheidung vom Patienten mitgeteilt oder klärt sich nach anfänglichen Schwierigkeiten im Reflexionsgespräch. Wenn diese Einstellung beim Patienten stabil bleibt, kann man neben einer Therapiepause nur seriös auf andere Therapiekonzepte verweisen. Allerdings bleiben, da die meisten Fluency Shaping-Therapien ebenfalls auf prolongierend, verlangsamte Sprechweisen zurückgreifen, in der Regel nur die Therapieansätze übrig, die atmungsbezogene Sprechtechniken benutzen. Diese haben jedoch die schlechtesten Langzeitergebnisse von allen flüssigmachenden Techniken, die umfassend das gesamte Sprechen verändern (Andrews & Guitar, 1980).

Sollte ein Patient für sich die bewusste Entscheidung getroffen haben, den Pull-Out wann immer möglich bei auftretenden Blockierungen einzusetzen, und dies gelingt nicht, dann ist auf einen der drei folgenden Diagnosebereiche zu schauen. Zumeist ergeben sich dort Hinweise oder Hypothesen für das Ausbleiben des Sprecherfolges.

Aufmerksamkeitsfähigkeit

Der Einsatz von Prolongationen, aber auch das unmittelbare Reagieren auf eine Blockierung durch den Pull-Out, erfordert eine zum Teil sehr hohe Aufmerksamkeits- und Konzentrationsleistung des Patienten. Hier sind vor allem bei mittelschwer und schwer stotternden Patienten häufig die Grenzen für die Anwendung der Sprechtechniken noch sehr eng und bedürfen der Erweiterung. Insbesondere ist genau zu untersuchen, unter welchen Belastungen ein Patient die Aufmerksamkeit gut aufrecht erhalten kann und wo er sie schnell verliert. In der Therapie kann man häufig feststellen, dass ein Patient in der Spontansprache problemlos 5 bis 10 Minuten lang mit Technik (Prolongationen und Pull-Outs) sprechen kann. Sowie er bei seiner Arbeit über einen komplizierten Sachverhalt reden muss, kann die Aufmerksamkeit – ohne dass die Sprechsituation ein hohes soziales Risiko darstellt – deutlich schlechter werden. Patienten müssen also ein therapeutisches Aufmerksamkeitstraining durchlaufen, in dem sie unter Einbeziehung von immer schwierigeren Situationen und Sprechübungen lernen, ihre Aufmerksamkeit auf die Sprechtechnik über einen immer größeren Zeitraum zu fokussieren. Dies kann im Therapieraum beginnen und sollte auf alle notwendigen Lebensbereiche ausgedehnt werden.

Entscheidend ist jedoch, dass der Patient selber auch analysieren kann, ob das Problem im Bereich der Aufmerksamkeit liegt, oder ob er nicht doch ein Desensibilisierungsproblem hat, das die Ursache für die eingeschränkte Anwendung der Technik ist. Wenn der Einsatz von Sprechtechniken nicht funktioniert, weil die Angst vor dem Stottern, die Angst vor Abwertung (auch der eigenen) oder vor negativen Zuhörerreaktionen keine kontrollierte Handlungsfähigkeit zulassen, dann ist »Nachdesensibilisierung« angesagt und nicht Aufmerksamkeitstraining in ausgewählten Situationen.

Affekt

Unter dem Begriff »Affekt« versteht man einen Gefühlszustand, der sprachlich beziehungsweise kognitiv noch nicht repräsentiert ist. Man könnte Affekt als vorsprachliches Gefühl bezeichnen, als einen Zustand, in dem ein Mensch kognitiv so eingestellt ist, dass Denkprozesse und Reflexion bewussten Handelns noch nicht möglich sind, weil der Affekt alles belegt und, wenn überhaupt, nur reflexhaftes oder unbewusstes Handeln möglich ist.

In der Desensibilisierungsphase ist das herausragendste Ziel immer, den Patienten aus dem Affekt (Angst, Scham, Panik) in dem er während einer Blockierung gefangen ist, herauszuholen. Meist gelingt dies erst über Pseudostottern und das langsame, bewusste Annähern an echte Blockierungen. Die Patienten lernen irgendwann, sich von dem Affekt, der sie in Augenblicken echter Blockierung befällt, zu entfernen. Sie erleben sich als Beobachter, während sie in der Blockierung sind, und sie beobachten sich plötzlich mit ihrer Angst und dem, was sie tun (z. B. aus dem Blickkontakt gehen, den Kopf absenken, immer wieder den ersten Laut wiederholen, ...). Wenn Patienten dies gelernt haben, dann werden sie beginnen, ihre Handlung zu kontrollieren, den Blickkontakt zu halten, Mitbewegungen zu verringern etc. bis hin zu Stottern ohne auffälliges Begleitverhalten. Ein Patient, der bei auftretenden Blockierungen den Affekt in der Desensibilisierungsphase nicht besiegt hat, wird in der Blockierung nicht handlungsfähig. Dies gilt, wie für das Nettostottern, auch für den Pull-Out.

Es besteht die Möglichkeit, dass auch bei einer gelungenen Desensibilisierung in der Modifikationsphase genau dieses Phänomen wieder auftritt (z. B. als Rückfall, wegen schlechter Desensibilisierungsgeneralisierung, als herausfordernde Kommunikationssituation etc.). Es ist dann für den Patienten und auch für den Therapeuten wichtig zu erkennen, dass hier der Grund für den ausbleibenden Erfolg des Pull-Out liegt. Im Affekt wird es dem Patienten nie gelingen, den Pull-Out in der Blockierung durchzuführen. Oft kommt es dann zu einer Regression und die Patienten fallen zuweilen sogar auf die alte, seit langer Zeit nicht mehr gezeigte Begleitsymptomatik zurück .

Wenn der Affekt als Form der Pull-Out-Verhinderung diagnostiziert ist, dann ist eine Arbeit am Pull-Out, egal in welcher Form, nicht das Mittel der Wahl. Eine erneute Desensibilisierung gegen das Stottern (Kernverhalten) durch Pseudo- und Nettostottern sowie Re-Desensibilisierung (auch gegen Zeitverlust) durch erhöhten Einsatz von Prolongationen und später in der Stabilisierungsphase der Einsatz von Nachbesserungen (vgl. Kapitel 4.5) sind dann die brauchbaren therapeutischen Interventionen.

Es kann durchaus sein, dass der Affekt sich auf bestimmte, besondere Kommunikationssituationen (z. B. spezielle Personen, Themen, Prüfungen, Gruppen, ...) beschränkt. In diesem Fall wird natürlich situationsorientiert desensibilisiert und parallel an der weiteren Verbesserung des Pull-Out-Transfers gearbeitet.

Technik

Während zu Beginn der Arbeit am Pull-Out schwerpunktmäßig das Einhalten und die Automatisierung des Phasenablaufs der Pull-Outs betrieben werden und im weiteren Verlauf des Transfers die Bereiche Entscheidung, Aufmerksamkeit und Affekt mehr in den Vordergrund rücken, ist es durchaus möglich, dass dem technischen Üben, dem sicheren motorischen Ablauf des Pull-Out zu wenig Aufmerksamkeit zu Teil wird. In diesem Fall ist es wichtig, weitere Hilfestellungen für den Patienten zu geben. Patienten haben die Tendenz, den Pull-Out (wie auch die Prolongation) zeitlich immer mehr zu verkürzen und sozusagen die individuell zeitökonomischsten Formen dieser Sprechtechniken zu entwickeln. Hier ist das Einüben von Zeitkonstanz bei der Bearbeitung von Blockierungen ein Punkt, mit dem man in der Therapie immer wieder konfrontiert wird.

»Transferverzögerungen« und Rückschritte in der Modifikationsphase

Als Abschluss der beiden Sprechtechniken Prolongation und Pull-Out werden noch zwei Problembereiche angesprochen, die bei der Behandlung von Stotternden in der Modifikationsphase auftreten können. Der erste stellt die sogenannte »Transferverzögerung« dar. Dieses Problem wird z. B. durch folgenden Sachverhalt gekennzeichnet: Der Patient hat im Therapieraum mit dem Therapeuten das Telefonieren mit fremden Gesprächspartnern geübt und konnte dies auch erfolgreich durchführen. Die gleiche Aufgabe gelingt ihm jedoch zu Hause, wenn er allein ist, nicht. Er berichtet, dass dann die Prolongationen nicht wirken würden und er auch den Pull-Out nicht erfolgreich einsetzen kann. Vergleichbares wird – noch häufiger – von Patienten auch zu Übungen im In-Vivo-Bereich (»In Geschäften einkaufen« und »Informationen erfragen«) berichtet. Diese Grundlagenübungen (Kommunikation mit Fremden am Telefon und in vivo) gehören meines Erachtens noch in den engeren Bereich der Modifikationsphase. Transferprobleme, die spezielle Personen oder Situationen betreffen, sind dagegen eher Gegenstand der Stabilisierungsphase und werden dort bearbeitet.

Dieser »Anwesenheitseffekt«, d. h. der erfolgreiche Einsatz von Blockverhinderungs- und Blockbeendigungstechniken im Beisein des Therapeuten, ist nicht untypisch, und psychologisch lassen sich dafür sogar überzeugende Hypothesen und Erklärungen finden.

Der Therapeut muss in jedem Fall auf diese »Verzögerung« reagieren und den erfolgreichen Transfer durch therapeutische Maßnahmen anstoßen. Auch hier gibt es nicht die *eine* erfolgreiche Intervention, sondern mit einem diagnostisch kreativen Auge muss der Therapeut einzelne Interventionen einsetzen und im individuellen Fall entscheiden, wie er weiter vorgeht. Die Hauptaufgabe des Therapeuten besteht darin zu erkennen, ob der Patient beim Problem seines Transfers vertiefend an sprechmotorischen Fähigkeiten oder nochmals an emotionaler Sicherheit (Desensibilisierung) arbeiten muss.

Im Folgenden werden Hinweise gegeben, wie mit dieser Problematik umgegangen werden kann.

Audioanalyse

Wichtig ist, dass die Patienten diese Sprechaufgaben aufnehmen, so dass sich der Therapeut einen Eindruck davon verschaffen kann, wie sich das als erfolglos beschriebene Sprechen darstellt.[1] Wenn Patienten von wirkungslosen Prolongationen oder nicht durchführbaren Pull-Outs berichten, stellt sich oft heraus, dass der sprechmotorische Ablauf viel zu schnell ist, um eine Blockierung erfolgreich zu verhindern oder zu beenden. In anderen Fällen wiederum stellt sich heraus, dass der Patient sofort ins Stottern verfällt, ohne überhaupt eine Sprechtechnik anzuwenden. Hier ist eine genaue Analyse sinnvoll, und ausgehend davon kann der Therapeut gegebenenfalls erneut technische Genauigkeit einüben. Diese Übungen auf sprechmotorischer Ebene machen in aller Regel nur Sinn, wenn der Patient erkennen lässt, dass er Techniken einzusetzen versucht, sie aber nicht mit der entsprechenden Genauigkeit produziert.

Wechsel von Pseudostottern und Sprechtechnik

Es kann sein, dass bei einer Telefon- oder In-Vivo-Übungsaufgabe in Anwesenheit des Therapeuten die entscheidende Bezugs- beziehungsweise Bewertungsperson für den sprechenden Patienten nicht der Telefonpartner, sondern der Therapeut ist. Sowie der Therapeut nicht mehr anwesend ist, kommt diese Rolle dem Telefonpartner zu. Ungeduldsoder Stimmungsbezeugungen von dessen Seite können dann sehr leicht dazu führen, dass die Patienten sich unter Druck setzen, schnell und flüssig zu sprechen, und genau dieser Druck wieder vermehrt Blockierungen auslöst. Damit wird ein Desensibilisierungsproblem offenbar. Es geht dann im Eigentlichen nicht um die Beherrschung von Sprechtechniken, und in einem solchen Fall ist die Arbeit an einer verbesserten motorischen Fähigkeit nicht effektiv.

Hier muss der Therapeut erneut auf Desensibilisierungsübungen gegen das Stottern (Kernverhalten) zurückgreifen. Dies kann durch erneute Telefongespräche oder In-Vivo-Übungen geschehen (in Anwesenheit des Therapeuten und allein), in denen der Patient nur imitiert gestotterte Blockierungen (Pseudostottern) von 2 bis 3 Sekunden Dauer zeigt. Bevor derartige Übungen eingesetzt werden, muss jedoch im Gespräch mit dem Patienten sein derzeitiger Desensibilisierungsstatus analysiert werden. Auch dem Patienten muss klar werden, wie abhängig er wieder von flüssigem Sprechen geworden ist und warum erneutes »Nachdesensibilisieren« wieder für den erfolgreichen Einsatz von Sprechtechniken nötig ist.

Je nach Stand der erneuten Desensibilisierung kann auch eine Kombination von Pseudostottern und dem Einsatz von Sprechtechniken in ein und derselben Übung ein Zielverhalten für derartige Übungen sein.

Beispiel: *Führen Sie ab jetzt alle Telefongesprä-*

---

[1] Für die Analyse von In-Vivo-Gesprächen kann man z. B. ein verstecktes Diktaphon mit externem Mikrophon verwenden.

che, indem Sie zu Beginn 2 mal extra stottern (2-3 Sekunden). Danach wenden Sie die Sprechtechniken an, die Sie brauchen.

Vergleichbares gilt dann auch für die In-Vivo-Übungen.

Allein im Therapieraum telefonieren

Um einen Zwischenschritt zwischen »allein« und »gemeinsam mit dem Therapeuten« einzubauen, kann es sinnvoll sein, dass der Patient allein im Therapieraum 2-3 Telefongespräche durchführt, die er vorher mit dem Therapeuten abgesprochen hat. Diese soll er aufnehmen und anschließend mit dem Therapeuten besprechen. Wenn dies gelingt, soll er es zu Hause weiter allein versuchen. Gleiches gilt auch für In-Vivo-Übungen in Geschäften. Hier sollte der Therapeut vor dem Geschäft warten, während der Patient allein die Sprechaufgabe bewältigt.

Übungen neu hierarchisieren

Im Allgemeinen werden die Sprechtechniken zuerst im Therapieraum mit dem Therapeuten eingeübt, dann mit anderen Personen (Kollegen, andere Patienten, ...) und dem Therapeuten im Therapieraum. Anschließend kann der Patient wählen, ob er mit dem Telefonieren oder mit In-Vivo-Übungen beginnen will. Es gibt jedoch Patienten, für die der Einsatz der Sprechtechniken mit Fremden am Telefon oder in vivo schwieriger als der Transfer in die unmittelbare Lebenswelt bei der Arbeit oder in der Familie beziehungsweise im Bekanntenkreis ist. Die Patienten berichten dann, dass es ihnen in diesem »bekannten« Lebensumfeld leichter fällt, die Techniken einzusetzen, als bei Fremden. In diesem Fall sollte man zu einer neuen Übungshierarchie kommen und zuerst in diesen Kommunikationssituationen mehrere Stunden die Sprechtechniken sichern (wenn möglich, Übungen mit diesen Personen im Therapieraum, viele Sprechübungen mit diesen Personen am Telefon und in vivo mit Evaluation über Audioaufnahmegerät).

Modell durch andere Patienten

Es versteht sich von selbst, dass für alle Sprechtechniken und deren Übungssituationen der Therapeut in ausreichendem Maße als Modell zur Verfügung steht. Es liegt aber für manchen Patienten ein qualitativer Unterschied darin, wenn in problematischen Situationen als Modell ein anderer stotternder Patient fungiert. Dies gilt sowohl für das Sprechen im Therapieraum als auch für Übungen am Telefon und in vivo. Von daher ist es hier häufig hilfreich, mit einem fortgeschrittenen oder bereits »austherapierten« Patienten In-Vivo-Situationen oder Telefonübungen gemeinsam zu machen.

In jeder Therapie kann es während der Modifikation aus unterschiedlichen Gründen zu Phasen der Stagnation oder des Rückschritts kommen. Schwierigkeiten im Lebensbereich außerhalb der Therapie, Normalisierung nach »Euphoriephasen«, zeitweise mangelnde Übungsdisziplin, aber auch herausfordernde Sprechsituationen, in denen der Patient wieder schwer stottern musste, sind neben anderen Gründen typische Ursachen für Stagnation und Rückschritte.

Auch als Therapeut muss man lernen, diese Phasen mit Geduld zu ertragen, muss versuchen, den Patienten weiterhin zu motivieren, und ihm verdeutlichen, dass derartige Phasen auch zur Normalität der Therapie gehören. Der Therapeut hat auch hier, wie bei den Transferverzögerungen, immer genau zu diagnostizieren, ob der Patient diese Rückschritte im sprechmotorischen Bereich oder im Bereich der Gefühle und der Haltung zum Stottern hat.

Wenn der Therapeut feststellt, dass der Patient wieder von Selbstabwertung bedroht ist, wenn Stottern auftritt, wenn das Verhalten des Patienten während auftretender Blockierungen (Blickkontakt, mimische Reaktionen, Anstrengungs- und Begleitverhalten) auf unangenehme Gefühle hindeuten, wenn wieder stärker Vermeideverhalten auftritt, dann sind erneut Desensibilisierungsaufgaben (Pseudostottern und Abhärten gegen Sprechpausen) und psychologische Beratungsinterventionen (nach Beratungsmethoden der Gesprächsführung, der Transaktionsanalyse, der systemischen Therapie etc.) erforderlich. Hier muss notfalls wieder mehrere Stunden auf die Interventionen der Desensibilisierungsphase zurückgegangen werden.

Auf Transferverzögerungen und Rückschritte, die in der Stabilisierungsphase auftreten, kann der Therapeut in gleicher Weise reagieren. Hier hat er als zusätzliches Mittel jedoch noch die Nachbesserung als brauchbare und hilfreiche Intervention zur Verfügung.

4

Stabilisierung

4.1 Einleitung in die Stabilisierung

Die Stabilisierungsphase hat das Ziel, die Erfolge, die der Patient auf sprechmotorischer Ebene mit dem wirkungsvollen Einsatz von Modifikationstechniken hat, zu festigen und wenn möglich und nötig noch zu erweitern. Gleiches gilt für die Fähigkeit des Patienten, seine Gefühle und kognitiven Konstruktionen soweit zu beeinflussen, dass er Stottern ohne Selbstabwertungs-, Angst- und Frustrationsgefühle ertragen kann.

Diesen Transfer für den Großteil der alltäglichen Kommunikationssituationen des Patienten sicher zu stellen, erfordert neben einem »Standardvorgehen«, wie es in den vorhergehenden Therapiephasen umgesetzt wird, ein deutlich intensiveres Eingehen auf den individuellen Patienten und seine Persönlichkeit. Die Stabilisierungsphase ist der wohl am stärksten individualisierte Therapieteil und in seiner Durchführung in hohem Maße abhängig von den jeweiligen Erfahrungen und Kompetenzen des Therapeuten. Er kann hinsichtlich seiner Interventionen auch nicht annähernd vollständig in »Manualform«, wie es das IMS-Programm anstrebt, dargestellt werden.

Aus diesem Grunde wird in der IMS-Stabilisierung Bezug genommen auf ein Standardinterventionsprogramm der Stabilisierung. Der größere Teil der Stabilisierung besteht aus individuell auf den Patienten abgestimmten Therapieinterventionen, für die nicht umfassend therapeutischen Maßnahmen dargelegt werden können. Therapeuten, die Anregungen und Ideen für diese individuellen therapeutischen Aktivitäten suchen, seien auf die sehr hilfreichen und lesenswerten Veröffentlichungen von Wolfgang Wendlandt verwiesen (2009, 2010).

Im Folgenden werden die vier wichtigsten Bausteine der IMS-Stabilisierungsphase vorgestellt:

- Erweiterung und Stabilisierung des Transfers in die alltäglichen Kommunikation
- Bearbeitung transferresistenter Kommunikationssituationen
- Erweiternde sprechmotorische und desensibilisierende Interventionen (Nachbesserung und kinästhetisch-kontrolliertes Sprechen)
- Individuell personenbezogene Inhalte und Themen

Sie bilden sozusagen das Grundgerüst der letzten Therapiephase.

Idealtypischer Ablauf der Stabilisierungsphase

Therapie-einheiten á 45 Min.	**Therapieinhalte 1**	**Therapieinhalte 2**
1-2	Wiederholung von Prolongation und Pull-Out im Therapieraum und In-Vivo-Situationen	Wiederholung von Prolongation und Pull-Out im Therapieraum und in In-Vivo-Situationen
3-4	Einführung: Beobachtung und Auswertung alltäglicher Kommunikationssituationen (Bewertungsschema und Beispiel Therapieraum)	Beobachtung und Auswertung alltäglicher Kommunikationssituationen (Beispiel In-Vivo-Übung)
5-6	Einführung: Bearbeitung von transferresistenten Kommunikationssituationen	Bearbeitung von transferresistenten Kommunikationssituationen
7-8	Einführung von Nachbesserung	Einübung von Nachbesserung im Therapieraum
9-10	Einübung von Nachbesserung im Therapieraum und mit Fremden im Therapieraum	Einübung von Nachbesserung mit Fremden, am Telefon und in In-Vivo-Situationen
10-11	Einübung von Nachbesserung mit Fremden, am Telefon und in In-Vivo-Situationen	Anwendung von Prolongation, Pull-Out und Nachbesserung in In-Vivo-Situationen
12-13	Anwendung von Prolongation, Pull-Out und Nachbesserung in alltäglichen Kommunikationssituationen	Anwendung von Prolongation, Pull-Out und Nachbesserung in alltäglichen Kommunikationssituationen
14-15	Bearbeitung von transferresistenten Kommunikationssituationen	Bearbeitung von transferresistenten Kommunikationssituationen
15-16	Einführung in das kinästhetisch kontrollierte Sprechen (KKS)	Einführung in das KKS
17-18	Einübung des KKS in die Spontansprache im Therapieraum	Einübung des KKS in die Spontansprache im Therapieraum
19-20	Einübung des KKS mit Fremden im Therapieraum und am Telefon	Einübung des KKS mit Fremden im Therapieraum und am Telefon
21-22	Einübung des KKS in In-Vivo-Situationen	Einübung des KKS in In-Vivo-Situationen
23-24	Vortrag (ggfs. vor Publikum) mit KKS (15 Min. Vortrag, 5 Min. Zuhörerfragen beantworten)	Erstellen einer DVD: Das Notfallvideo
verteilt über die gesamte Phase	Individuell personenbezogene Inhalte und Themen	Individuell personenbezogene Inhalte und Themen
	Individuell personenbezogene Inhalte und Themen	Individuell personenbezogene Inhalte und Themen
	Individuell personenbezogene Inhalte und Themen	Individuell personenbezogene Inhalte und Themen
	Individuell personenbezogene Inhalte und Themen	Individuell personenbezogene Inhalte und Themen

4.2
Dauer, Inhalte und Ziele der Stabilisierungsphase

Orientiert man sich an einer durchschnittlichen Gesamtdauer einer Therapie von ca. 80 (plus/minus 20) Therapieeinheiten (á 45 bis 60 Minunten), dann umfasst die Stabilisierungsphase etwa ein Drittel der Gesamttherapie (ca. 30 Therapieeinheiten). Der Stabilisierungsphase kommt damit nicht nur vom Zeitumfang her eine große Bedeutung zu, sondern vor allem auch hinsichtlich ihrer Wertigkeit im Therapiekonzept.

Der Erfolg einer Stottertherapie – sowohl bezogen auf die verbesserte Sprechflüssigkeit mittels Sprechtechniken, als auch auf eine verringerte emotionale Beeinträchtigung durch das Stottern – zeigt sich in der Aufrechterhaltung von Erfolgen über die Zeit. Im angelsächsischen Sprachraum wird hier statt der Begriffe Stabilisierung (*Stabilisation*) oder Generalisierung (*Generalisation*) auch häufig der Begriff *Maintenance* benutzt, der den andauernden stabilen Erfolg über einen langen Zeitraum beschreibt. In der Stabilisierungsphase umfasst dieser Erfolg wie gesagt sowohl die stabile Verflüssigung des Sprechens mittels Sprechtechniken als auch das verbesserte emotionale Erleben mit stotterndem Sprechen.

Neben der stabilen vertieften Sicherung dessen, was der Patient in den ersten drei Therapiephasen an Fortschritten erworben hat, stehen noch zwei weitere Zielbereiche im Mittelpunkt der Stabilisierungsphase.

Fast alle Patienten weisen Lebensbereiche, Kommunikationssituationen oder selten wiederkehrende kommunikative Herausforderungen auf, die in der Desensibilisierungs- und Modifikationsphase nicht bearbeitet wurden oder (noch) nicht erfolgreich bearbeitet werden konnten. Diese Bereiche problematischer Kommunikation werden in der Stabilisierungsphase neu oder wiederholend angegangen. Die Stabilisierung umfasst damit auch eine vertiefte Bearbeitung von Situationen, in denen der Patient regelmassig scheitert bzw. die er aus unterschiedlichen Gründen nicht bearbeitet und die noch vorwiegend von seinen alten Verhaltens- und Erlebensmustern bestimmt sind.

Ein dritter und letzter Bereich der Stabilisierungsphase ist im Konzept des IMS-Ansatzes gekennzeichnet durch den Erwerb weiterer, neuer Reaktionsmöglichkeiten auf Stottern. Es sind diese die Nachbesserung – als Element der Verbesserung von sprechmotorischen und desensibilisierenden Leistungen – und das kinästhetisch-kontrollierte Sprechen (KKS, Zückner, 2022) als sprechmotorisches Verfahren zur Verbesserung der Sprechsicherheit und zur Reduzierung der Stotterhäufigkeit. Zusammenfassend und erweiternd lassen sich die Interventionen in der Stabilisierung in vier Bereiche unterteilen. Für drei dieser Bereiche werden hier Vorschläge zum Vorgehen gemacht. Der vierte Bereich umfasst individuell mit dem oder durch den Patienten ausgewählte Themen und Inhalte.

Wie viel therapeutische Zeit und Übungsintensität in den einzelnen Bereichen geleistet wird, ist sehr unterschiedlich und abhängig vom jeweiligen Patienten. Der dritte Bereich des Nachbesserungs- und KKS-Trainings nimmt im Allgemeinen jeweils einen Zeitraum von 5 bis 8 Stunden ein.

Die Patienten unterscheiden sich häufig darin, inwieweit noch verstärkt im Bereich der alltäglichen Kommunikation (Familie, Arbeitsleben/Ausbildung, Freunde/Freizeit) Stabilisierungsübungen nötig sind oder ob vielleicht

Inhaltsbereiche der Stabilisierungsphase

Bereiche	Inhalte
Erweiterung und Stabilisierung von Modifikations- und Desensibilisierungserfolgen in der alltäglichen Kommunikation (überprüfen, ggfs. wiederholend üben und bewerten)	festigende sprechmotorische und desensibilisierenden Übungen: - in der Familie - am Arbeitsplatz/in der Ausbildung - in der Freizeit - ...
Bearbeitung transferresistenter Kommunikationssituationen (auswählen, analysieren und mit dem Patienten gemeinsam Verbesserungen erarbeiten)	instabile bzw. bisher unbeeinflussbare Kommunikationssituationen - personell - situativ - thematisch - beziehungsdynamisch - ...
Neue sprechmotorische und desensibilisierende Interventionen (einüben und in ihrer Brauchbarkeit für den Patienten überprüfen – »drill and practice«)	- Nachbesserungstraining - Kinästhetisch-kontrolliertes Sprechen
Individuell personenbezogene Inhalte und Themen (durch den oder vom Patienten eingebracht oder festgelegt)	- »Shame-Attack-Übungen« zur besonderen Bearbeitung von Schamgefühlen - biographische Aufarbeitung von traumatischen Erlebnissen - ...
Zukünftiger Umgang mit Stottern (individuell und gesellschaftsbezogen)	- Möglichkeiten der Teilnahme an öffentlichen Veranstaltungen (Selbsthilfe, Seminare, ...) - Standortbestimmung: Aufklärung über Stottern (im eigenen Umfeld, usw.) - ...

schwerpunktmäßig unsichere, bisher unbewältigte, eher singulär auftretende Kommunikationssituationen bearbeitet werden.

Übergang und Abgrenzung der Modifikations- zur Stabilisierungsphase

In der IMS-Therapie umfassen die ersten drei Therapiephasen etwa Zweidrittel des Gesamtumfangs der Therapie. Dabei werden in der Modifikationsphase die zwei elementaren Sprechtechniken Pull-Out und Prolongation (bei Van Riper *Preparatory Set* = vorbereitende Einstellung) vermittelt. Diese beiden Techniken werden im Umfang von etwa 25 bis 30 Therapieeinheiten (45/60 Min.) sowohl im Therapieraum als auch in der allgemeinen Alltagskommunikation des Patienten eingeübt (berufs- bzw. ausbildungsbezogener Bereich, freundes- und familienbezogener Bereich, fremde Kommunikationspartner). Dabei wird Wert darauf gelegt, dass wichtige Kommunikationspartner (Familienmitglieder, Freunde und vergleichbare Personen) auch wenn möglich in die Arbeit im Therapieraum mit einbezogen werden (geplante und abgesprochene Teilnahme an der Therapie, eingebunden auch in therapeutische Ubungen).

Vor allem während des letzten Drittels der Modifikationsphase werden immer auch Übungen von desensibilisierendem Charakter (Pseudo- und Nettostottern in In-Vivo-Situationen und in der Alltagskommunikation) mit in die Übungstherapie aufgenommen, die über das reine Anwenden und Trainieren der beiden Sprechtechniken Prolongation und Pull-Out hinausgehen.

Der Patient soll in den Therapieraum-, Telefon- und begleiteten In-Vivo-Übungen immer wieder auch Übungsteile mit Pseudo- und Nettostottern durchführen (in einem Umfang von ca. 10 % der Übungsleistung).

Therapiepause zwischen Modifikations- und Stabilisierungsphase

Im Verlauf vieler Therapien hat es sich als sehr positiv herausgestellt, wenn nach dem Verlauf der ersten drei Therapiephasen eine institutionelle Therapiepause den Therapieverlauf unterbricht. Dies ist nicht in allen Therapien möglich (z. B. auf Grund zeitlicher Vorgaben durch den Patienten oder der Krankenkassen), aber da, wo es machbar ist, hat es sich als therapeutische Intervention sehr bewährt.

Wie begründet sich diese Therapiepause inhaltlich? Wenn ein Patient die Sprechtechniken im therapeutischen Kontext und eigenständig in seiner (überwiegenden) Alltagskommunikation einsetzen kann, dann hat er dies in der Regel auch durch den dauerhaften Rückhalt der therapeutischen Begleitung erreicht. Dieses therapeutische »Auffangnetz« durch wöchentliche Therapietermine bewirkt Stärkung, Motivation und »Kontrolle« auf Seiten des Patienten.

Im Hinblick auf das Therapieende nach der Stabilisierungsphase kann der Patient schon im Verlauf der Therapiepause erkennen, wie sich eine Zeit ohne therapeutische Unterstützung auswirkt. Die Ergebnisse dieser Erfahrung können in der dann weiter verlaufenen Stabilisierungsphase nutzbringend angewandt werden.

Die Patienten werden schon zu Beginn der Therapie, bei der Vorstellung des Therapiekonzeptes, darüber informiert, dass diese Therapiepause nach Möglichkeit durchgeführt wird und es wird ihnen vermittelt, welcher positive therapeutische Effekt dadurch erzielt wird.

Am Ende der Modifikationsphase wird abgesprochen, wie lange die Therapiepause vorgesehen ist. Nach Möglichkeit sind 3 Monate (plus/minus 1 Monat) ein idealer Zeitraum. Man kann, wenn es den Patienten wichtig ist, in der Halbzeit eine einzelne Therapiesitzung vereinbaren oder als Möglichkeit darlegen (dies wird oft bei jugendlichen Patienten gewünscht und gibt Sicherheit) und man sollte auf alle Fälle auch die Möglichkeit anbieten, bei schweren Rückfällen, unvorhergesehenen wichtigen Kommunikationsereignissen oder »Katastrophen« im Sinne eines Rückfalles die Therapie früher wieder aufnehmen zu können. Letzteres passiert zumindest bei erwachsenen Stotterpatienten äußerst selten.

Man kann mit dem Patienten für die Therapiepause – aber nur wenn es von ihm gewünscht ist – ein Übungsprogramm gemeinsam aufstellen, das er während der Pause selber verfolgt. Insgesamt sollte in dieser therapiefreien Zeit jedoch wenig oder kaum therapeutisch interveniert werden, da die Erfahrungen im Umgang mit Stottern und der Bearbeitung von Stottern sowohl für den Patienten als auch für den Therapeuten einen diagnostischen Wert haben.

Nach der, wenn möglich, mehrmonatigen Therapiepause wird die Therapie zunächst in gleicher Intensität wie vorher wieder aufgenommen. Die erste Sitzung beginnt dann mit dem Bericht des Patienten über die Erfahrungen, die er gemacht hat. Folgende Fragen von Seiten des Patienten können dabei anleitend sein:

- »Wie zufrieden waren Sie grundsätzlich im Umgang mit Ihrem Stottern?« (auf einer Skala von 1 bis 10 skalieren lassen)
- »Wie gelang Ihnen das Bearbeiten von Stottern durch Pull-Out und Prolongationen im Bereich von stressfreier Kommunikation?« (Prozentangabe des unbearbeiteten Stotterns in der Schätzung)
- »Wie erfolgreich waren Sie in emotional stressbesetzten Situationen?«
- »Was hat gar nicht funktioniert?«
- »Haben Sie sich selber Übungen aufgegeben, die Sie durchgeführt haben? Welche Erfahrungen hatten Sie damit?«
- »Wie schätzen Sie im Moment Ihr Sprechen mit mir ein, Ihre Art zu stottern und die Bearbeitung Ihrer Stotterereignisse?« (das Gespräch sollte auf Video aufgenommen werden)
- »Was sollte Ihrer Meinung nach in den folgenden Therapiestunden besonders geübt werden?«
- »Wenn Sie Ihren Desensibilisierungsstatus am Beginn der Therapiepause mit dem

jetzt vergleichen, was hat sich verändert?« (beides skalieren lassen auf einer Skala von 1 bis 10)

- »Haben Sie bewusst etwas getan, um Ihren Desensibilisierungserfolg zu sichern oder zu verbessern?« (z. B. Pseudostottern, Ankündigen als Stotternder)
- »Welche Kommunikationssituation(en) waren in Bezug auf das Stottern am unangenehmsten? Warum?«
- »Hat bei Ihnen sprachliches oder situatives Vermeiden zugenommen? Glauben Sie, ich beobachte im Moment mehr Anstrengungsreaktionen in Ihrem Stottern?«
- »Gab es in der Therapiepause etwas, das Sie als einen echten Rückfall bezeichnen würden?«

Der Therapeut und der Patient bekommen über die Auswertung der therapiefreien Zeit gegebenenfalls Hinweise darauf, welche Erfahrungen der Patient nach Beendigung der Therapie bewältigen muss. Aus diesen Erfahrungen heraus soll der Patient im Verlauf der Stabilisierungsphase immer selbstständiger Übungen und Alltagskommunikationsaufgaben selber planen und durchführen. Er hat dann später ein individuell erarbeitetes und therapieüberprüftes Reaktionskonzept auf unerwünschte Sprechentwicklungen an der Hand.

Im Anschluss an die verbale Auswertung der Therapiepause sollten sich Patient und Therapeut die Videoaufnahme dieses Gespräches anschauen und identifizierend auswerten. Damit bekommt der Patient einen realistischen Eindruck vom derzeitigen Sprechstatus.

4.3 Stabilisierung erfolgreichen Sprechverhaltens in die alltägliche Kommunikation

Grundsätzlich ist davon auszugehen, dass die meisten Patienten in ihrer normalen Alltagskommunikation infolge der Desensibilisierung und der Einübung von Sprechtechniken in der Modifikationsphase weitgehend zufriedenstellend kommunizieren können, d. h. es gibt viele Lebensbereiche, in denen der Patient mit seiner Kommunikation zufrieden ist. Diese Kommunikationsbereiche können unterschiedlich umfangreich sein. Selten bezieht es sich nur auf das Sprechen im Familien- und Freundeskreis (eher bei Jugendlichen), häufig auch auf die Lebensbereiche von Arbeit bzw. Ausbildung. Erstaunlich viele Patienten berichten von guten Erfolgen in der Kommunikation mit fremden Menschen. Dies ist sowohl auf der Ebene der Reduzierung von negativen Emotionen, als auch bei der erfolgreichen Anwendung von verflüssigenden Sprechtechniken der Fall. Allerdings sind diese »Felder erfolgreich modifizierten Sprechens« immer auch individuell sehr unterschiedlich.

Da, wo die Patienten zufriedenstellende und gute Therapieerfolge aufweisen, sollten die therapeutischen Interventionen nur darin bestehen, dem Patienten Aufgaben zu stellen, in denen er in größeren Abständen regelmäßig Bewertungsüberprüfungen vornimmt. Mit Hilfe eines standardisierten Übungsauftrags (siehe Übungsmaterialien: »Aufgabenstellung und Auswertung von umschriebenen Sprechsituationen«) können derartige Sprechsituationen (im Umfang von 2 bis 10 Minuten Sprechdauer) in größeren Abständen regelmäßig überprüft werden. Hilfreich und erhellend sind diese Übungen insbesondere dann, wenn die Möglichkeit einer Audioaufnahme besteht, die der Patient allein oder zusammen mit dem Therapeuten auswertet.

Sollte es bei diesen Kommunikationsfeldern auch schlechtere Phasen oder Rückschläge geben, so ist das durchaus nicht untypisch für die Therapie. Derartige Schwankungen in der Bearbeitung von Stottern und auch in der Akzeptanz von Stottern sind eher typisch und der Patient muss in der Stabilisierungsphase lernen, dass diese Schwankungen zum Leben bzw. Sprechen eines stotternden Menschen dazu gehören. Wichtig ist jedoch, diese Situationen im therapeutischen Sinne von Kommunikationsfeldern oder Sprechsituationen abzugrenzen, die ein stabiles Muster von Unzufriedenheit, Misserfolg bzw. regelmäßig auftretender Unbeeinflussbarkeit aufweisen. Diese Situationen werden im gesonderten Rahmen therapeutischen Interventionen bearbeitet.

Übungen zu Beginn der Stabilisierungsphase

Zu Beginn der Stabilisierungsphase werden im Therapieraum – sofern eine Therapiepause durchgeführt werden konnte – in zwei bis vier Therapieeinheiten noch einmal die Techniken aus der Desensibilisierung (Nettostottern und Pseudostottern) und aus der Modifikationsphase (Prolongation und Pull-Out) wiederholt. Dies geschieht sowohl allein mit dem Therapeuten, als auch mit fremden Personen im Therapieraum (Befragungen, »Surveys«), mit Personen aus dem nahen therapeutischen Kontext wie z. B. Patienten oder Angehörige im Wartebereich, Praktikanten, KollegInnen etc. sowie fremden Personen am Telefon. Diese Übungen dienen ausschließlich dazu, die unterschiedlichen Arten des Stotterns (Pseudo- und Nettostottern) und die beiden Sprechtechniken (Prolongationen und Pull-Out) wieder auf ein

Niveau wie am Ende der Modifikationsphase zu bringen.

Absprache über Übungen mit dem Therapeuten

Wenn der Patient in dieser beginnenden Stabilisierungsphase wieder ein akzeptables Niveau erreicht hat, sollte mit dem Patienten in einer Planungseinheit abgesprochen werden, welche Übungen der Patient im Therapieraum, am Telefon und in In-Vivo-Situationen außerhalb des Therapieraumes (unter Begleitung des Therapeuten) noch durchführen möchte, um erfolgreicher in der Anwendung zu sein, und wie derartige Übungen modifiziert werden müssten, um eine größere Sicherheit in ihrer Anwendung zu bekommen. Auch der Therapeut kann hier Vorschläge machen, zusätzlich zu denen des Patienten oder falls der Patient keine Vorschläge hat.

Hier einige Beispiele für derartige Anforderungen:

- Übungen, in denen die Häufigkeit von Prolongationen und Pull-Out (beide als Pseudovarianten, nicht als Reaktion auf echtes Stottern) erhöht werden. Dies »desensibilisiert« dann nicht gegen das Stottern, sondern gegen den Einsatz dieser Techniken.
- Übungen, in denen im Kontrast zur individuellen Ausprägung von Pull-Out und Prolongationen auch immer »Hochleistungsprolongationen und -Pull-Outs« gezeigt werden (die dann zeitlich und vom Aufwand kinästhetisch-propriozeptiver Kontrolle her länger und genauer sind). Diese erfolgt dann sowohl bei den Pseudovarianten (Prolongationen und Pull-Outs, die keine Reaktion auf Stottern sind) als auch bei ihrer Anwendung auf echtes oder antizipiertes Stottern.
- Übungen, bei denen (ohne Einsatz von Pseudotechniken) nur auf echtes oder antizipiertes Stottern reagiert wird, werden auf ihre Erfolgsrate hin ausgewertet. Dies bedeutet, dass für eine Übung immer ausgewertet wird, wie viel Prozent von auftretendem Stottern (das der Patient hätte bearbeiten können) tatsächlich auch bearbeitet wurde. Diese Übungen versuchen die Aufmerksamkeitsleistung für die Bearbeitung von Stottern (nur Stottern über 1 bis 1 ½ Sek.) auf einen Wert von über 80 % zu bringen.

Übungsintensität alltagsbezogener Kommunikationssituationen

An die Wiederholung der Übungen unmittelbar zu Beginn der Stabilisierung mit dem Therapeuten schließen sich Übungen außerhalb des Therapieraumes ohne den Therapeuten an. In diesen Übungen soll der Patient sein neues Sprechverhalten (Nettostottern, Bearbeiten mit Prolongationen und Pull-Outs) in konkreten, umschriebenen Kommunikationssituationen einsetzen und eine Be- und Auswertung der Kommunikationssituation vornehmen.

Dieses Verfahren garantiert sowohl dem Therapeuten als auch dem Patienten, dass es eine realistische Einschätzung darüber gibt, wie stabil der bereits erfolgreiche Transfer in die einzelnen Bereiche »normaler« Alltagskommunikation ist. Diese Übungen sollten während der ganzen Stabilisierungsphase auf geringgradigem Niveau, aber in Form auswertbarer Sprechsituationen durchgeführt werden.

Wie häufig diese Übungs- und Auswertungssituationen durchgeführt werden, hängt von verschiedenen Faktoren ab. Im Falle eines immer noch stark schwankenden Erfolgs im alltäglichen Transfer sollte mindestens eine dieser Aufgaben von Therapieeinheit zu Therapieeinheit als Aufgabe gestellt werden. Im Falle eines eher stabilen Erfolges wäre es ausreichend, jeweils zu jeder zweiten Therapieeinheit derartige Aufgaben durchführen zu lassen.

Da es ein ausgewiesenes Kennzeichen der Redeflussstörung Stottern ist, dass bei den meisten stotternden Menschen die Intensität immer auch mehr oder weniger stark variiert und eine vergleichbare Variabilität auch bei der Bearbeitung des Stotterns auftritt, sollte man kleinere Schwankungen milde beurteilen.

Auswertungsverfahren zum Sprechen in der normalen Alltagskommunikation

Es ist wichtig, dass bei Übungsaufgaben, die der Patient bekommt, eine konkret auswertbare Übung vorgegeben wird. Diese Übung, die eine Sprechdauer von 2 bis 10 Minuten umfassen kann, sollte dann auch unmittelbar ausgewertet werden. Globale Aufgabenstellungen wie z. B. »Beobachten Sie bitte das Sprechen mit Ihrem Arbeitskollegen und schätzen Sie ein, wie häufig Sie stottern und wie häufig Sie stottern erfolgreich bearbeiten!« sind zu global gestellt, um eine wirklich valide Bewertung vorzunehmen. Hier ist es nötig, das Sprechen in einer zeitlich begrenzten Kommunikationssituation auswerten zu lassen.

Ein Beispiel für einen solchen Übungstyp findet sich in der folgenden, formalisiert vorgegebenen Aufgabe (und der notierten Patientenbeschreibung). Besonders genau wird eine solche Auswertung dann, wenn die Möglichkeit einer Audioaufnahme besteht, die der Patient auswerten kann. Eine Kultur der Auswertung mittels Audioaufnahmen sollte dem Patienten aber bereits aus Übungen der Desensibilisierungs- und Modifikationsphase bekannt sein. Bereits dort sollen regelmäßig Gespräche mit anderen Personen im Therapieraum (bekannte und fremde) sowie Telefongespräche alleine oder mit dem Therapeuten zusammen ausgewertet worden sein.

Ein zentraler Bewertungsmaßstab bei der Beurteilung, wie erfolgreich ein Patient bei der Bearbeitung seiner Stotterereignisse ist, sind die Angaben zu den beiden Fragen:

- »Wie viel Prozent Ihrer Stotterereignisse, die länger als ein- bis anderthalb Sekunden andauern, bearbeiten Sie erfolgreich mit Prolongationen und Pull-Outs?«

Zückner: Intensiv-Modifikation Stottern

4.1 AUFGABE

Aufgabenstellung und Auswertung von umschriebenen Sprechsituationen

Aufgabenstellung	Beobachten Sie ihr Sprechen in einer ausgewählten Sprechsituation!
Sprechsituation	Absprache mit einem Bauherrn (Mann) wegen der Auswahl von Parkettbelag; Dauer ca. 8 Minuten
Einsatz Sprechtechniken (Stottern länger als 1-1½ Sek.)	bearbeitetes Stottern: ca. 80 % unbearbeitetes Stottern: ca. 20 %
Bearbeitetes Stottern	mit Prolongationen: ca. 90 % mit Pull-Out: ca. 10 %
Einsatz erfolgreicher Pull-Outs	Pull-Out erfolgreich: ca. 50 % Pull-Out nicht gelungen: ca. 40 % Pull-Out schlecht gelungen: ca. 10 %
Einfluss durch negative Emotionen bzw. Stress	1...2...(3)...4...5...6...7...8...9...10 gar nicht … sehr hoch
Sonstiges z.B. Einsatz anderer Verfahren (KKS, Nachbesserung, Pseudostottern, ...), besondere Erlebnisse, ...	Gesprächspartner war sehr fordernd und hat öfter unterbrochen Tonaufnahme: ☒ ja ○ nein

- »Wie viel Prozent der Pull-Outs, die Sie einsetzen, enden erfolgreich?«

Aus den Antworten lässt sich entnehmen, wie häufig der Patient sein Stottern bearbeitet und ob er, wenn er Pull-Outs einsetzt, darin erfolgreich ist. Patienten, die ihr Sprechen vornehmlich mit Prolongationen flüssig halten, sollten auch in der Lage sein, bei Bedarf Pull-Outs sicher anwenden zu können.

Dauer und Intensität der Übungen zur Stabilisierung alltäglicher Kommunikationssituationen

Zu Beginn der Stabilisierungsphase sollten Beobachtungs- und Auswertungsaufgaben zu Situationen in alltäglichen Kommunikationssituationen jedes Mal Bestandteil von Therapieaufgaben sein. Im weiteren Verlauf (Vermittlung von Nachbesserungen und Training kinästhetisch-kontrollierten Sprechens) sollen diese Aufgaben in ihrer Priorität hinter den Aufgaben zu den neu erworbenen Techniken zurück stehen. Sie sollten aber in einer individuell angepassten Regelmäßigkeit durchgeführt werden (z. B. eine Beobachtungs- und Auswertungsaufgabe zu jeder dritten Therapiestunde).

Die Effizienz dieser Aufgaben lässt sich deutlich erhöhen, wenn der Patient zu den Aufgaben eine Audioaufnahme macht, diese zunächst selbstständig auswertet und die Aufnahme dann noch einmal mit dem Therapeuten abgehört wird. Gerade bei Telefongesprächen kann der Patient aber auch während eines Gesprächs auswerten, indem er eine Strichliste parallel zu seinem Gespräch führt. Dies sollte auf alle Fälle in der Therapie anhand von In-Vivo-Übungsgesprächen eingeübt werden. Der Patient nutzt dann das abgebildete Schema.

Wird im Verlauf der Stabilisierungstherapie an den sogenannten »transferresistenten« Kommunikationssituationen gearbeitet und beginnt der Patient, in diesen Situationen ein verändertes Sprechverhalten einzuüben, dann sollten Übungen und Bewertungen der alltäglichen Kommunikationssituationen gegenüber diesem besonderen Training zurücktreten.

Zückner: Intensiv-Modifikation Stottern

4.1

AUFGABE

Gesprächsauswertung Stottern bearbeiten (während des Sprechens)

Stottern unbearbeitet (> 1-1½ Sekunden)	Prolongationen		Pull-Outs	
	+	-	+	-
///// /// ca. 70 % bearbeitet ca. 50 % gut bearbeitet	///// ////	//	///	/

4.4 Bearbeitung transferresistenter Kommunikationssituationen

In jeder Therapie ist man in der Regel konfrontiert mit bestimmten Kommunikationssituationen, in denen zum einen das Stottern des Patienten zunimmt, zum anderen aber auch der erfolgreiche Einsatz von Sprechtechniken oder anstrengungsfreiem Stottern nicht oder kaum möglich ist. Ursächlich bestimmt sind diese Situationen durch gewisse situative, personelle oder thematische Eigenheiten. Neben der Absicherung des Transfers in »normale«, erfolgreich bewältigte Alltagskommunikation können diese besonderen Sprecherfahrungen einen Schwerpunkt während der Stabilisierungsphase darstellen. Ziel ist es, diese wiederkehrenden Kommunikationssituationen zum einen mit dem Patienten zu analysieren, zum anderen Strategien zu erarbeiten (kognitiv und verhaltensbezogen), wie diese Situationen erfolgreicher bewältigt werden können.

Sehr oft sind diese Situationen dadurch bestimmt, dass der Patient sich einer forcierten bzw. existentielleren Bewertung ausgesetzt sieht. Es kommt zu größerem Stress und die damit entstehende ansteigende emotionale Belastung verhindert eine erfolgreiche Bearbeitung des Stotterns durch den Einsatz von Sprechtechniken. Auslöser für einen ausbleibenden Modifikationserfolg ist sehr häufig negativer Stress, der sich in einem Auftreten oder Ansteigen von unangenehmen Emotionen zeigt. Daneben sind es ebenso häufig komplexe Multitasking-Aufgaben, die durch eine »Kapazitätsüberlastung« des Gehirns zum Stottern führen (z. B. während des Sprechens am Telefon gleichzeitig Informationen aus einem Text entnehmen und Stottern bearbeiten). Diese Einflussfaktoren (negative Emotionen, Kapazitätsüberlastung durch Multitasking, …) vermindern dann die Aufmerksamkeitsleistung des Patienten, die notwendig ist, um Sprechtechniken an den entsprechenden Stellen einzusetzen bzw. diese Techniken auf einem qualitativ akzeptablen Niveau durchzuführen – was dem Patienten in anderen Situationen durchaus gelingt. Im Folgenden soll in einem kurzen Exkurs beschrieben werden, wie der Prozess der Aufmerksamkeitssteuerung beeinflusst wird.

Einflussfaktor Aufmerksamkeitskapazität

Im Folgenden soll in sehr vereinfachter Form beschrieben werden, wie man sich den Einflussfaktor Aufmerksamkeit grundsätzlich vorstellen kann, um zu verstehen, welchen Einfluss er bei der Bearbeitung stotternden Sprechens hat. Ein Patient, der die Techniken zur Verhinderung oder Beendigung von Stotterereignissen gelernt hat und in stressfreien Kommunikationssituationen erfolgreich anwenden kann, kann aus bestimmten Gründen in anderen Kommunikationssituationen erfolglos bleiben. Diese Gründe gilt es zusammen mit dem Patienten zu bestimmen und dann diese Situationen gegebenenfalls auf andere Art und Weise als bisher erfolgreich zu gestalten.

Auf sprechmotorischer Ebene (Anwendung von Prolongationen und Pull-Out, kontrolliert anstrengungsfreies Nettostottern) wäre das grundsätzliche Problem zunächst einmal darauf zu reduzieren, dass dem Patienten in Situationen erfolgloser Bearbeitung nicht die nötige Konzentration- bzw. Aufmerksamkeitskapazität zur Verfügung steht. Dies betrifft sowohl die Konzentrationsleistung, die für das Einsetzen guter sprechmotorischer Technik als auch für die genaue Wahrnehmung des eigenen flüssigen und unflüssigen Sprechens (Monitoring des eigenen Stotterns und Eingreifen in selbiges) nötig ist.

Generell kann man davon ausgehen, dass die Konzentrations- und Aufmerksamkeitskapazität bei den meisten stotternden Patienten grundsätzlich ausreichend ist, auch Multitasking-Anforderungen im normalen alltäglichen Kommunikationsprozess (inhaltliche Konzeptualisierung – sprachliche Ausführung – Wahrnehmung und motorische Beeinflussung des Sprechens) zu bestehen. Unerwartete oder überhöhte externe und interne Einflussfaktoren im Prozess der Kommunikation können diese Aufmerksamkeits- bzw. Konzentrationskapazität jedoch deutlich einschränken.

Konzentration kann man definieren als die willentliche Fokussierung der Aufmerksamkeit auf eine bestimmte Tätigkeit, das Erreichen eines kurzfristig erreichbaren Ziels. Als geistige Anstrengung ist die konzentrierte Fokussierung auf ein momentan ausgeübtes Handeln oder Beobachten aber störbar bzw. die Konzentration reduziert sich im zeitlichen Verlauf zunehmend.

Die fokussierte Aufmerksamkeitskontrolle ist eine Leistung unseres Großhirns: Die bewusste Entscheidung, sich auf etwas zu konzentrieren und die Konzentration für einen überschaubaren Zeitraum aufrecht erhalten zu können. Einen solchen – großhirngesteuerten Prozess auf der Grundlage von Willen, Wissen oder Motivation – nennt man gemeinhin einen Top-Down-Prozess.

Es ist aber ein alltägliches Erfahrungswissen, dass unsere Aufmerksamkeitskapazität durch verschiedene Faktoren beeinflussbar ist. Durch »Störungen« verschiedenster Art wird verhindert, dass eine beabsichtigte fokussierte Aufmerksamkeitsleistung auch fehlerfrei durchgehalten werden kann. Insbesondere das Auftreten irritierender oder negativer Gefühle, Störablenkungen (Geräusche, visuelle Reize) oder Konkurrenz durch unerwartete, ebenfalls wichtige parallele Handlungsaufgaben (Multitasking) schränken die nötige Aufmerksamkeitsleistung ein. Da derartige Störungen sehr häufig von den unterhalb des Großhirns liegenden Teilen unseres Gehirns generiert werden, nennt man sie Bottom-Up-Prozesse.

Das Erbringen einer Aufmerksamkeitsleistung ist also sehr stark davon abhängig, wie erfolgreich sich ein Top-Down-Prozess (großhirngesteuert, willkürlich) durchhalten lässt. Bezogen auf einen stotternden Patienten heißt das, dass er, wenn er die Entscheidung getroffen hat, sein Stottern möglichst aufmerksam zu bearbeiten, die Störreize, die unwillkürlichen Bottom-Up-Prozesse ausschalten bzw. reduzieren muss, die ihn am erfolgreichen Sprechen hindern.

Stotternde Menschen wissen, dass in stress- und anforderungsfreien Sprechsituationen Techniken erfolgreich funktionieren und effizient einsetzbar sind. Sie müssen lernen, die Art und Entstehung von Störprozessen (Bottom-Up-Einschränkungen) zu erkennen und zu verändern.

Um Störprozesse zu erkennen und situativ zu analysieren ist es hilfreich, wenn ein stotternder Patient sich mit den Störreizen auseinandersetzt, die von vielen Stotternden als auslösend beschrieben werden. Kommunikationssituationen, in denen der Transfer wiederholt nicht oder nur äußerst unbefriedigend möglich war, müssen eingehend analysiert werden. Die Analyse hat letztendlich zum Ziel, dass der Patient gemeinsam mit dem Therapeuten versucht, eine oder mehrere Hypothesen zu bilden, die eine Erklärung dafür liefern, warum ein stabiler Sprecherfolg ausbleibt bzw. fokussierte Aufmerksamkeitsleistung nicht möglich ist.

Störende Kommunikationsreize identifizieren

So wie der Patient in der Desensibilisierungsphase gelernt hat, die Zuhörerreaktionen auf sein Stottern bewusst wahrzunehmen und ihren negativen emotionalen Einfluss zu verringern oder abzustellen, so muss der Patient in der Stabilisierungsphase bei musterhaft wiederkehrenden Sprechmisserfolgen lernen, die Faktoren zu identifizieren, die dafür verantwortlich sind, dass er seine Techniken bzw. sein anstrengungsfreies Stottern nicht erfolgreich einsetzen kann. Zu diesem Zweck empfiehlt es sich, mit dem Patienten gemeinsam Kategorien bzw. Variablen zu finden, die ein Reiz-Reaktions-Schema in Gang setzen, das eine sprechmotorische Kontrolle nicht oder nur unzureichend zulässt. Diese Einflussvariablen sollen Therapeut und Patient herausarbeiten und sie sollten durchgehend im Verlauf der gesamten Stabilisierungsphase ergänzt werden.

Das Thema »Analyse von Transferdefiziten« ist im ersten Drittel der Stabilisierungsphase in der Regel gebunden an eine ein- bis zweistündige Einführungsphase (Erklärung des Phänomens »Sprechmotorischer Misserfolg – Mustererkennung – Analyse und Veränderung«) und wird dann im weiteren Verlauf der Therapie ergänzt und vom Therapeuten oder auch vom Patienten regelmäßig thematisiert. Der Therapeut sollte in mehrwöchigen Abständen den Patienten immer wieder befragen, ob er in seiner Alltagskommunikation derartige Muster wahrgenommen hat, und mit ihm gemeinsam diese Situationen nach einem zu Grunde liegenden Reiz-Reaktions-Schema analysieren, reflektieren und Veränderungsmöglichkeiten in den Blick nehmen.

Therapeutisches Vorgehen in der Analyse von musterhaften kommunikativen Misserfolgssituationen

In aller Regel kennt man als Therapeut zu Beginn der Stabilisierungsphase Situationen, die der Patient kommunikativ nicht befriedigend bearbeiten konnte. Diese können singulär, aber auch in einer größeren Anzahl aufgetreten sein und wurden bisher als gegeben hingenommen und nicht eingehender untersucht.

Am Beginn dieser Therapieintervention kann man dem Patienten am Beispiel dieser Situationen deutlich machen, was dieser neue Therapieschwerpunkt »Sprechmotorischer Misserfolg – Mustererkennung – Analyse und Veränderung« darstellt. Hat der Therapeut keine Erkenntnis von derartigen transferresistenten Kommunikationssituationen des Patienten, dann gibt es die Möglichkeit, nach einer Information über den Gegenstand dieser Therapiephase mit dem Patienten zusammen derartige musterhafte Situationen zu suchen.

Es gibt zuweilen Patienten, die keine Transfereinschränkungen ihrer verbesserten sprechmotorischen Kontrolle aufweisen. Auch diesem Patienten erläutert man das Phänomen und beschreibt das zugrundeliegende Analyseverfahren.

Ablauf der Analyse

Nachdem dem Patienten erläutert wurde, dass es therapeutisch wichtig ist, den Reiz, die Kommunikationsbedingung zu finden, die regelhaft zu einem Scheitern der sprechmotorischen Kontrolle führt, hat der Patient die Aufgabe, ausgewählte Kommunikationssituationen zu erinnern, zu suchen und detailliert zu beschreiben. Dabei soll er – auch aus seinen Kenntnissen und Erfahrungen aus der Desensibilisierungsphase heraus (Analyse der Inhalts- und Beziehungsebene, Analyse der Wirkung von Zuhörerreaktionen, ...) – bereits Ideen formulieren und Hypothesen entwickeln, wie es zu einem partiellen sprechmotorischen Kontrollverlust kommt. Parallel dazu wird der Therapeut im therapeutischen Dialog analysierend nachfragen und ebenfalls Hypothesen aufstellen, welche verursachenden Faktoren den Kontrollverlust auslösen. Auch hier werden, wie bei dem Verfahren der kognitiven Umstrukturierung (siehe Kapitel 2.11) die Kognitionen (automatisierte Sätze, innere Monologe, Einstellungskonzepte) und Gefühle abgefragt und analysiert.

Ziel ist es, dass der Patient und der Therapeut nach der Analyse der Situation eine Hypothese zum Entstehen und Ablauf eines Reiz-Reaktions-Schemas haben und dass sie davon ausgehend Verhaltensoptionen suchen, die dieses automatisierte Schema in seinem Ablauf unterbrechen. Methodisch lässt sich dieses Vorgehen wie folgt beschreiben:

1. Situationsbeschreibungen durch den Patienten
2. Anleitung zur vertieften Beschreibung durch den Therapeuten
3. Hypothesenbildung zum Ausbleiben der sprechmotorischen Kontrolle bzw. zur Erhöhung der Stotterrate durch den Patien-

ten und den Therapeuten

4. Bestimmung eines möglichen »kausal-logischen« Reiz-Reaktions-Musters
5. Suche nach Optionsmöglichkeiten zur Auflösung dieses Musters
6. Überprüfung von möglichen neuen Handlungsoptionen für die reale Kommunikation

An einem konkreten Beispiel soll in einem Überblick eine solche Aufarbeitung dargestellt werden:

Ein Patient berichtet, dass er mehrmals beobachtet hat, dass sich seine Fähigkeit, Stottern zu bearbeiten, reduziert – bei gleichzeitigem deutlichen Ansteigen der Stotterhäufigkeit – wenn er mit seinem Chef in Anwesenheit seines ihm gleichgestellten Arbeitskollegen, mit dem er ein Büro teilt, spricht. In der Kommunikation mit jedem einzeln empfindet er dies nicht. Sowohl mit seinem Kollegen als auch mit seinem Chef kann er im Einzelgespräch sicher sein Stottern bearbeiten und er bemerkt auch keinen Anstieg der Stotterrate.

Nachdem der Therapeut vertiefend nachfragt, beschreibt der Patient, dass dieses Phänomen nicht in informellen Gesprächen – z. B. gemeinsame kollegiale Treffen zu Geburtstagsfeiern und anderen informellen Anlässen – auftritt, sondern fast nur in arbeitsbezogenen fachlichen Gesprächen. In der weiteren Beschreibung dieser Situationen stellt der Patient fest, dass es von Seiten des Kollegen oft Bemerkungen gibt, wie bestimmte Arbeitsprojekte oder -aufgaben besser zu machen sind oder er auch vorschlägt, wer diese Dinge ausführen soll. Der Patient benutzt in dieser Beschreibung den Begriff »unterschwellige Konkurrenz« und »Chefverhalten« um das Kommunikationsverhalten des Kollegen – den er beruflich und menschlich schätzt – zu beschreiben.

In der Phase der Hypothesenbildung durch den Patienten und den Therapeuten werden gemeinsam folgende Hypothesen aufgestellt:

- Auf der Beziehungsebene versucht der Kollege, sich mit einer besseren beruflichen Professionalität darzustellen. Dieses Konkurrenzverhalten setzt den Patienten emotional unter Druck. Die Stotterrate erhöht sich und der Stress verringert die Aufmerksamkeitsleistung, um Stottern zu bearbeiten
- Der Patient hat das Gefühl, vor dem Chef als nicht so fachlich kompetent zu erscheinen. Dies erzeugt wiederum Stress, der zum Stottern und zur Nichtbearbeitung führt. Dadurch fühlt sich der Patient auch sprachlich nicht mehr als gleichwertiger Kommunikationspartner und schreibt seinem Chef die Ansicht zu, dass er seine sprachlich reduzierte Kompetenz auch auf die fachliche überträgt. Der Chef glaub letztendlich, dass der Kollege der »bessere, kompetentere Mitarbeiter« ist.
- Der Patient vermutet, dass der Kollege – obwohl er einige Jahre weniger im Unternehmen ist – sich für eine zukünftige Aufstiegsstelle bewerben will. Aus diesem Grund tritt er immer vor dem Chef in eine subtile Konkurrenz mit dem Patienten darüber, wer jetzt schon »empfehlende Anweisungen« gibt und »kreativere Ideen« hat. In diesem Zusammenhang fällt dem Patienten auf, dass der Kollege sich selber gerne für Arbeiten empfiehlt, in denen ein erhöhter sprachlicher »Einsatz« zu erwarten ist. Der Patient empfindet das als ein »verstecktes« Dominanzverhalten, mit dem der Kollege sich wahrscheinlich für einen beruflichen Aufstieg empfehlen will. In fachlicher Hinsicht hält sich der Patient jedoch diesem Kollegen für überlegen und schreibt sich selber die besseren Kompetenzen für einen beruflichen Aufstieg zu.

Dem Patienten ist im Zuge der Analyse und Hypothesenbildung dieser wiederkehrenden Kommunikationssituation klar geworden, dass der ausschlaggebende Störreiz für seinen ansteigenden sprechmotorischen Kontrollverlust in der Irritation der Beziehungsebene liegt. Der Kollege versucht, sich gut vor dem Chef darzustellen, subtil mit der Botschaft er sei besser als der Patient. Dies empfindet der Patient sowohl als versteckten Entzug der Wertschätzung, als auch als unangemessenes Dominanzverhalten (»Der versucht Macht über mich zu kriegen.«). Als unbewusster Prozess führt diese zu erhöhter stresshafter Emotionalität, die sich in zunehmendem sprechmotorischen Kontrollverlust zeigt.

Nachdem der Patient ein für sich »kausallogisches« Reiz-Reaktions-Muster für wahrscheinlich erkannt hat, wurden zunächst vom Therapeuten und Patienten mögliche und »unmögliche« Reaktionsoptionen – ungeordnet und unreflektiert – entwickelt:

- Gespräche über Arbeitsverteilung und -verläufe nicht mehr zu dritt führen, sondern die Kommunikation so steuern, dass der Patient alleine mit dem Chef spricht.
- Mit dem Kollegen reden, ihn mit dem Analyseergebnis konfrontieren und ein anderes Verhalten erwünschen oder darauf bestehen.
- Mit dem Kollegen und dem Chef reden und das Kommunikationsmuster und seine Kausalität ansprechen und auf Änderung bestehen.
- Nur mit dem Chef reden und das Kommunikationsmuster und seine Kausalität ansprechen und auf Änderung bestehen.
- Kommende vergleichbare Situationen abwarten und aktiv das Verhalten des Kollegen »imitieren«, d. h. Vorschläge machen, was das Beste ist und wer es machen soll.
- Mit dem Kollegen in einem Gespräch das Thema Konkurrenz ansprechen (Glauben Sie, dass wir an unserem Arbeitsplatz konkurrieren? Wie sieht das aus und welche Form nimmt das an? Was ist das Ziel unserer Konkurrenz?).
- Sich außerhalb der logopädischen Therapie zu den Themen berufliche Weiterqualifikation, Konkurrenz am Arbeitsplatz und Karriere-Coaching Beratung bzw. Supervision holen.
- Sich in der zukünftigen Kommunikation mit dem Chef und dem Kollegen mehr desensibilisierende Sprechaufgaben aufgeben: Pseudostottern, lange Pseudo-Pull-Outs, inflationär Prolongationen ins Sprechen aufnehmen, Nachbesserungen, …
- Mit dem Wissen der Situationsanalyse erst einmal den weiteren Verlauf der Kommunikation beobachten. Einiges verändert sich schon dadurch, dass man den Mechanismus der Entstehung versteht. Damit kann auch unter Umständen der Störreiz eliminiert werden

Im Verlauf von mehreren Sitzungen hat der Patient zwei der gesammelten Optionen ausgeführt und es kam zu einer grundsätzlichen, für den Patienten erfolgreichen Veränderung dieser Kommunikationssituationen.

In dem hier beschriebenen Beispiel lag der Störreiz, der durch ein sich wiederholendes Kommunikationsmuster ausgelöst wurde, im intrapsychischen Bereich des Patienten und wurde durch eine interpersonelle Beziehungsirritation hervorgerufen. Derartige stressauslösenden Beziehungsirritationen mit nachfolgenden sprechmotorischen Kontrollverlust bzw. Einschränkung der notwendigen Aufmerksamkeitsleistung zur Bearbeitung von Stottern sind häufig zwischen zwei oder mehreren Gesprächspartnern auf der Ebene von Wertschätzungsentzug, Dominanzklärung und Nähe-Distanz-Überschreitungen zu finden.

Insgesamt gibt es natürlich eine Vielzahl anderer Faktoren aus unterschiedlichen und schwer systematisierbaren Feldern, die als Störreize in Erscheinung treten können. Bei vielen Patienten sind andere, eher interne Störreize zu identifizieren, die einen Einfluss auf Stottern und Aufmerksamkeitsleistung haben: Schlafmangel, eine erhöhte Geräuschkulisse z. B. durch andere sprechende Menschen oder apparative Geräusche (Musik, …), Aufnahme von Alkohol oder Medikamenten oder anderen Drogen, leichte Erkrankungen (grippale Infekte, vorübergehende Viruserkrankungen, …) oder auch jahreszeitliche Einflüsse (nicht wenige Patienten berichten, dass ihr Stottern in der dunkleren Jahreszeit fühlbar ansteigt).

Diesen eher körperphysiologischen Faktoren stehen Faktoren gegenüber, die Stottern oder eine Bearbeitung des Stotterns dadurch negativ beeinflussen, dass sie eine erhöhte mentale Leistungsanforderung darstellen, das Gehirn mit seinen Kapazitäten verschiedene Aufgaben bewältigen muss. Spontan einen komplexen Sachverhalt sprachlich darzustellen

(z. B. überraschend eine Kundenanfrage am Telefon beantworten müssen, wenn man selber in der Materie unsicher ist), kann für die Sprachplanung derart überfordernd sein, dass es zu wenig Kapazitäten für das Bearbeiten von Stottern gibt.

Komplexe und schwierige Sprechleistungen erbringen zu müssen, kann für viele stotternde Patienten in ein Kommunikationsmuster führen, das immer wieder einen unbefriedigenden Einsatz von Sprechtechniken nach sich zieht. Nicht wenige Patienten berichten, dass sie relativ gut zwei Kommunikationsfaktoren »beherrschen« können (z. B. komplexe Sprachinhalte produzieren und das Stottern bearbeiten), dass aber bei weiteren zusätzlichen Anforderungen (z. B. auch noch eine Moderatorenrolle zu übernehmen oder eine Gruppe »pädagogisch« zu führen und ihr Verhalten zu lenken) ihre Kapazitätsgrenze überschritten wird. Die Stressbelastung wird zu hoch, was sich wiederum auf das Sprechen und die geringe Effizienz ihres Sprechtechnikeinsatzes niederschlägt.

In den Bereich derartiger überfordernder Multitasking-Aufgaben gehören auch nicht selten Störreize, deren Anforderungen im Bereich der Pragmatik anzusiedeln sind. Das Turn-Taking-Verhalten – die Beanspruchung der Sprecherrolle oder der »angemessen aggressive Kampf« um den Turn-Wechsel – setzt bei vielen Stotternden eine verschlechterte Bearbeitung von Stotterereignissen bzw. eine Erhöhung der Stotterrate in Gang. Dies kann selbst schon bei einer Gesprächsinitiierung (Small Talk oder das Einbringen eines gewünschten Themas in die Kommunikation) auftreten.

Grundsätzlich hat Wolfgang Prinz, Psychologe und einer der Direktoren am Leipziger Max-Planck-Institut für Kognitions- und Neurowissenschaft die Problematik von Multitasking in einem Interview im Deutschlandfunk einmal gut beschrieben:

»Eine Stressbelastung ist mit Multitasking immer verbunden. Man muss immer die eine Handlung unterbrechen, um gerade mal die andere auszuführen oder die andere ein Stückchen weiterzutreiben, dann wieder zurück auf die Ursprungshandlung oder auf eine dritte, d. h. man muss gleichzeitig mehrere Ziele und Zielrepräsentationen im Auge haben, mehrere Intentionen gleichzeitig verfolgen, auch verfolgen, dass die Realisierung von einer von ihnen unterbrochen ist, sodass man sie an einer bestimmten Stelle wieder aufnehmen muss usw. Dies ist ein sehr belastende, also nicht nur kognitiv belastende, sondern auch physiologisch insgesamt belastende Tätigkeit.«

Die abgebildete Auflistung stellt den Versuch dar, beispielhaft Störreizquellen für ausbleibende Transfereffekte zu sammeln. Diese Liste möglicher Störfaktoren, die für die Reduzierung von Aufmerksamkeitsleistungen bei der Anwendung von Sprechtechniken verursachend sein können, deckt natürlich nicht alles ab. Sie soll dem Therapeuten und dem Patienten zum einen eine Orientierung bieten, welche Phänomene hier die Sprechleistung beeinflussen, zum anderen soll der Patient dazu animiert werden, selber Hypothesen zu entwickeln, welche Störfaktoren – im Sinne eines sich wiederholenden Musters – den guten Einsatz von Techniken überwiegend einschränken.

Interventionen als Reaktion auf transferresistente Kommunikation

Die identifizierten Muster bei transferresistenter Kommunikation können insgesamt sehr vielfältig und von unterschiedlichem Charakter sein. Insofern gibt es auch keinen eindimensionalen systematischen Weg zu ihrer Bearbeitung. Verschiedene Probleme lassen hier nur verschiedene Lösungsmöglichkeiten zu. Es soll hier jedoch ein Versuch unternommen werden, derartige Reaktionsmöglichkeiten in den Blick zu nehmen und grob zusammen zu fassen. Im Wesentlichen kommen die folgenden Möglichkeiten in Frage.

1. Kausalitätsorientierte Analyse – Hypothesenbildung – erweiterte Handlungsoptionen

Im vorherigen Beispiel (Kommunikation eines Patienten mit seinem Kollegen und Vorgesetzten) wurde bereits beispielhaft beschrieben, wie

Wiederkehrende Auslöser, die das erfolgreiche Bearbeiten von Stottern verhindern oder einschränken können

Auftretendes Stottern bewirkt Angst vor einer berufsfachlichen oder schulfachlichen Fehlbewertung → Bewertungsangst	Irritierende, unerwünschte oder unerwartete Prozesse im Bereich von »Macht«, Dominanz und Statussicherung (Beziehungsebene)	Sprechen unter Zeitdruck (z. B. beim Busfahrer, in der Kinokartenschlange, in der Schule, ...)
Der Zuhörer greift immer wieder verbal ins eigene Sprechen ein (Vorsagen des Wortes, unangemessene Übernahme der Sprecherrolle, aus dem Blickkontakt gehen, Ungeduld zeigen, parallele Kommentierungen, …)	Irritierende, unerwünschte oder unerwartete Prozesse im Bereich von Wertschätzungsbotschaften (Respekt-, Zuneigungs-, Sympathiebotschaften etc.)	Sprechen vor und mit mehreren Teilnehmern (Gruppen von 3 und mehr) Sicherheiten: *Wer steht wie zu mir? Wer reagiert wie auf mich? Gibt man mir Zeit?* Sind nicht mehr zu leisten → Verunsicherung steigt stark an.
Eine unerwartete Erhöhung der Stotterrate löst die Bedrohung aus, Stottern nicht mehr bearbeiten zu können → negative Gefühle (Schamangst, Angst vor Abwertung …) »Situationsdefinition«: *Stottern ist jetzt nicht kontrollierbar*	Irritierende, unerwünschte oder unerwartete Prozesse im Bereich von Kompetenzbotschaften (z. B. Herabsetzung oder Infragestellung der beruflichen, schulischen, erzieherischen, … Kompetenz)	Bestimmte wiederkehrende stereotype Reaktionen von Zuhörern lösen immer wieder negative Gefühle aus (kurzes Lächeln zu Beginn des Stotterns, »Ekelgesicht«, Wegschauen, …)
Die eigene somatisch-physische Befindlichkeit ist eingeschränkt und hat negative Auswirkungen auf das Sprechen (z. B. Schlafmangel, Infekte, …)	Die eigene psychische Befindlichkeit ist eingeschränkt und hat negative Auswirkungen auf das Sprechen (z. B. hohe berufliche oder private Stressbelastung, depressive Verstimmung, …)	Bei Menschen, die einen gut kennen, fällt eine deutliche Änderung (mit Techniken sprechen) schwerer als bei fremden oder wenig bekannten Zuhörern = Änderungswiderstand
Äußere Faktoren wie ein hoher Geräuschpegel oder Störgeräusche (gleichzeitiges Sprechen von mehreren Personen, laute Musik oder Ähnliches)	Völlig überraschende Aufforderung oder unmittelbarer Zwang zu einer verbalen Reaktion	Vorträge vor vielen Personen halten → Versagensangst, Bewertungsangst, …
Nach langen Phasen, in denen man nicht oder wenig gesprochen hat (Stunden oder auch Tage), wieder viel sprechen müssen.	Bestimmte wiederkehrende »unangenehme Sprechakte« wie z. B.: Jemanden um etwas bitten müssen, jemanden kritisieren müssen, jemanden zurechtweisen müssen, …	Vor Menschen sprechen müssen, die einem unsympathisch sind → Bewertungs- oder Versagensangst
Multitasking-Aufgaben, die über zwei »Aufgaben« hinausgehen (z. B. Sprachplanung – Bearbeitung des Stotterns – Auto fahren und den Verkehr beobachten)	Von Inhalt und Form des Sprechens (komplexe Anforderung durch das Thema und Anspruch guten sprachlichen Ausdrucks) so »belastet« sein, dass Bearbeitung des Stotterns ineffizient wird.	Sprechen in einer Zweit- oder Fremdsprache

diese Intervention methodisch durchgeführt werden kann. Zum Einsatz kommt eine solche Intervention vornehmlich bei Störreizen im intrapsychischen Bereich und in der Beziehungsdynamik von Kommunikation.

2. Kapazitätsoptimierungsübungen

Bei allen Störreizen, die eine Bearbeitung von Stottern einschränken, weil sie Multitasking-Anforderungen darstellen, besteht eine berechtigte Hoffnung, dass die fokussierte Aufmerksamkeitsleistung dadurch verbessert wird, dass man durch schwerpunktmäßig wiederholendes

Üben eine höhere Bearbeitungseffizienz erreicht.

Hat ein Patient beispielsweise Probleme damit, bei externer Geräuschbelästigung während eines Telefongespräches seine Sprechtechniken einzusetzen, dann kann man derartige Geräusche über eine Audioaufnahme abspielen, während der Patient im Therapieraum Telefongespräche durchführen muss. Derartige Störaufnahmen kann man sehr leicht unter mithilfe von Kollegen erstellen. Man kann »Nebengespräche«, Telefonklingeln, Tastaturgeräusche, Türöffnungsgeräusche etc. relativ gut erzeugen oder auf einem Tonträger aufnehmen. Oft reicht es auch, einen Radiosender mit Sprech- oder Musikbeiträgen mitlaufen zu lassen.

Gleiches gilt für Sprechaufgaben, bei denen neben komplexer Sprachproduktion (z. B. einen anspruchsvollen Vortrag halten) und der Bearbeitung von Stotterereignissen noch weitere »Aufgaben« durchzuführen sind (z. B. Verhaltensaufforderungen an Zuhörer wie Ruhe zu halten, den Nachbarn nicht zu stören, nach Gründen für Unruhe der Zuhörer zu fragen etc.).

Man sollte in der Therapie versuchen, Übungen einzusetzen, die Multitasking-Anforderungen beinhalten, wie sie der Patient vergleichbar im Alltag erlebt. Wenn dies nur schwer gelingt, dann sollten immer Übungen durchgeführt werden, die Multitasking-Aufgaben beinhalten

Hier einige Beispiele für derartige Aufgaben, wie sie im Therapieraum durchführbar sind:

- Der Patient soll in der Ausführung einer Sprechaufgabe (Nacherzählung, Bericht zu seiner Berufstätigkeit, Hobby, Urlaub, …) Wörter einbauen, die er auf Karten während des Sprechens gezeigt bekommt. Dabei soll er immer sein Stottern bearbeiten bzw. eine abgesprochene Technik (Nettostottern, Prolongationen, …) zeigen.
- Der Patient soll einem fremden »Besucher« im Therapieraum Fragen beantworten (Fragelisten zur Therapie, zur Biographie, zu allgemeinen Themen, … wird dem Besucher ausgehändigt). Nebenher führt der Therapeut ein echtes oder imaginäres Telefongespräch. Dabei soll der Patient immer sein Stottern bearbeiten bzw. eine abgesprochene Technik (Nettostottern, Prolongationen, …) zeigen.
- Der Patient soll, während er einen Text vom Band mit Kopfhörer hört, parallel die gehörten Informationen gesprochen wiedergeben. Dabei soll er immer sein Stottern bearbeiten bzw. eine abgesprochene Technik (Nettostottern, Prolongationen, …) zeigen.
- Der Patient soll in der Ausführung einer Sprechaufgabe (Nacherzählung, Bericht zu seiner Berufstätigkeit, Hobby, Urlaub, …) immer die Sprechtechniken einbauen, die er gerade auf einer Karte gezeigt bekommt (Prolongationen, Pseudostottern, imitierte Pull-Outs, …). Zusätzlich können gegebenenfalls Störgeräusche mitlaufen.

Nicht selten berichten Patienten, dass es für sie schwer sei, motorische Handlungen (gemeinsames Gehen auf einem Flur, Autofahren, Notizen machen, …) während des Sprechens zu vollziehen und daneben ihr auftretendes Stottern zu bearbeiten. Auch diese Fähigkeiten kann man über individuelle Übungen und mehrfaches Üben in ihrer Effizienz verbessern. Man muss nur mit dem Patienten ein geeignetes Übungsdesign entwickeln, um es dann unter annähernden Realbedingungen einzuüben.

3. Kompensatorisches Reagieren

Es gibt fast immer spezielle transferresistente Kommunikationssituationen, die sich nur durch kompensatorische Strategien verbessern lassen. Im Allgemeinen können es sich stotternde Patienten oft nicht leisten, einen Vortrag, den sie halten müssen (z. B. in der Schule, im Beruf, im Privaten bei einer Feier etc.) nach einem Stichwortzettel oder mit geringer Vorbereitungszeit zu halten, wie es zum Teil bei nichtstotternden Vortragenden oft ausreichend ist.

Will man als stotternder Mensch einen Vortrag vor Publikum mit erfolgreicher Bearbeitung seiner Stotterereignisse halten, dann ist für einen sicheren Erfolg eine zeitliche Investition nötig, die um einiges höher liegt als bei einem nichtstotternden Sprecher. Auch bei guten nichtstotternden Sprechern sollte ein längerer Vortrag (z. B. von 15 bis 30 Minuten Dauer), wenn er gut vorgetragen werden soll, durchschnittlich etwa sieben Mal übend ohne Publikum laut gesprochen werden. Das heißt, der Vortrag wird entlang schriftlich vorliegender Folien oder Notizen vorgetragen, ist noch nicht auswendig gelernt, aber inhaltlich kann er nach dem Üben eloquent vorgetragen werden.

Stotternde Menschen, die während eines Vortrages noch Aufmerksamkeitskapazitäten für die Bearbeitung des Stotterns oder für den prophylaktischen Einsatz von Prolongationen oder kinästhetisch-kontrollierten Sprechens benötigen, können diese höhere Leistungsanforderung auch gut bestehen. Der zeitliche Aufwand für die Vorbereitung muss dann möglicherweise höher sein als für nichtstotternde Vortragende. Hier könnte es unter anderem hilfreich sein, einen Vortrag bis in jede Formulierung hinein genau eingeübt zu haben, um Aufmerksamkeitskapazitäten für die notwendige spontane Bearbeitung des Stotterns zur Verfügung zu haben. Auch das einübende Vortragen mit Sprechtechniken gehört gegebenenfalls dazu. Eine verbesserte Vorbereitung ist eine nicht zu unterschätzende Kompensation, wenn Kommunikationssituationen sicherer – d. h. mit weniger Stottern und besserer Bearbeitung – durchgeführt werden sollen.

Auch gutes Vorlesen von Vorträgen, was möglicherweise eine weitere Kompensation für stotternde Menschen darstellt, will mehrfach und unter Einsatz der ausgewählten Sprechtechniken geübt sein.

Sich von jeweils geforderten, anspruchsvollen Sprachplanungsanforderungen zu entlasten, gilt nicht nur für Vorträge. Auch Telefongespräche und thematisch vorhersehbare Gespräche zu zweit oder mit mehreren Teilnehmern können vorbereitet werden, indem man sich schriftlich oder gedanklich Argumente, Inhaltsteile oder mögliche Frageinhalte vorher überlegt und damit eine mentale Vorbereitung vollzieht. Dies entlastet die aktuelle Sprachplanung und es lässt mehr Kapazitäten für die Sprachproduktion und die Bearbeitung des Sprechens zu.

Vielen Patienten, deren berufliche Tätigkeit mit häufigem Telefonieren verbunden ist und die unter begleitenden Störgeräuschen am Telefon deutlich schlechter sprechen, ist die Benutzung einer Headphone-Apparatur eine kompensatorische Hilfe beim Telefonieren und verbessert ihren Einsatz von verflüssigenden Sprechtechniken.

Stotternden Patienten muss auch die Option eröffnet werden, dass es bei bestimmten Kommunikationssituationen möglich oder notwendig ist, dass »Setting« eines Gespräches selber aktiv mit zu bestimmen oder zu beeinflussen. Da, wo nichtstotternde Menschen oft ihre Anliegen oder Ideen vor anderen Mitkollegen oder Mitmenschen vorbringen, kann es für stotternde Menschen von Vorteil sein, bestimmte wichtige Dinge im Zweiergespräch (mit dem Chef, mit dem Kollegen, mit einem Freund, ...) zu thematisieren. Dies soll nicht als »Vermeidestrategie« wegen des Stotterns verstanden werden, sondern als Kompensation, um eine erhöhte Stresswahrscheinlichkeit aufgrund besonderer Gesprächsinhalte zu reduzieren und bessere Kapazitäten für das verflüssigende Eingreifen in das eigene Sprechen zu haben.

4. »Reflektierte Akzeptanz«

Es wird für jeden stotternden Menschen, wie auch für jeden nichtstotternden Menschen, Situationen geben, die er nur mit Einschränkungen oder unter großen emotionalen Belastungen durchführen kann. Eine Aussicht auf Verbesserung ist oft nicht gegeben, die Situationen sind auch nicht vermeidbar, weil sie – immer wieder auftretend – zum Leben oder zur beruflichen oder schulischen Alltagswelt dazu gehören. Bei nichtstotternden Menschen zeigt sich die Belastung durch diese Situationen natürlich ohne eine zusätzliche auftretende Sprechproblematik vornehmlich aber – wie bei stotternden Menschen auch – in einem Auftreten negativer Gefühle. Aber auch nichtstotternde Menschen kennen das Gefühl, sprachlich nicht adäquat oder den gesellschaftlichen Konventionen entsprechend zu kommunizieren. Unpassende Formulierungen, »dummes Rumgestammel«, Pausen, Versprecher und ungestotterte Unflüssigkeiten (Silben-, Wort- und Satzteilwiederholungen) sind typische Kommunikationsphänomene, die auch bei nichtstotternden Sprechern auftreten. Es ist manchmal für stotternde Patienten hilfreich zu wissen, dass auch nichtstotternde Menschen regelmäßig derartige Situationen erleben und dass die »reflektierte Akzeptanz« für bestimmte Situationen die einzige Möglichkeit des Verarbeitens darstellt. »Reflektierte Akzeptanz« bedeutet dann, dass diese Situationen nicht versteckt, verdrängt oder leidvoll allein erinnert werden, sondern dass sie – in welcher Form auch immer – »beredet« werden. Es ist fast immer hilfreich, mit einer anderen Person/anderen Personen über dieses Erleben zu reden: Über das Geschehen selbst, die aufgetretenen negativen Gefühle, die nachträglichen Gedanken. Mit Abstand kann man dieses Erleben aus einer erweiterten Distanz anschauen und nicht selten hilft das Stilmittel des »Galgenhumors« in diesen Darstellungen, um eine weniger leidvolle Erinnerung und Verarbeitung entstehen zu lassen.

Es ist wichtig in der Therapie, dass der Patient eine therapeutische Kultur kennenlernt, in der er derartige Erlebnisse ansprechen und darstellen kann, in der er den Therapeuten als empathisch erlebt und in der er mit dem Therapeuten das Phänomen von möglicher Akzeptanz von Unveränderbarem anschaut, für die die nachträgliche Reflektion mit anderen Menschen zunächst einmal ein sehr wichtiger Schritt ist. Es hilft Patienten oft, wenn sie vom Therapeuten hören, dass auch er mit vergleichbaren Lebenssituationen »zu kämpfen« hat und diese nachträglich auch modellhaft mit einer Portion »Humor des Scheiterns« darstellen kann.

Ebenso gilt es, den Patienten zu motivieren, derartige Situationen gegebenenfalls nicht nur in der Therapie, sondern auch mit ihm nahestehenden Menschen oder Menschen, die auch Stottern, zu besprechen und durch dieses Besprechen in eine Distanz zu kommen, die eine »reflektierte Akzeptanz« ermöglicht.

5. Vertiefte Desensibilisierung

In der Desensibilisierungsphase wurde in aller Regel gegen das Stottern und die Zuhörerreaktionen in den häufigsten und wichtigsten alltäglichen Kommunikationssituationen desensibilisiert. Da die Desensibilisierungsphase immer auch zeitlich begrenzt ist, wurden seltenere oder zu dieser Zeit nicht vorkommende Kommunikationssituationen auch nicht in die Bearbeitung mit aufgenommen. Diese Situationen, auch wenn sie nicht so häufig aber in regelmäßiger Frequenz auftreten, können in der Stabilisierungsphase nachträglich bearbeitet werden.

In diesem Falle wird gar nicht unbedingt eine besondere Intervention nötig sein, sondern es kann ausreichend sein, dass der Patient – im Sinne der klassischen Konfrontationstherapie – konsequent in diesen Situationen unter therapeutischer Absprache und Nachbesprechung rückgreifend Pseudo- und Nettostottern einsetzt. Er bekommt dafür Aufgabenstellungen, die in der Therapie gemeinsam mit dem Therapeuten ausgearbeitet werden, die er in diesen besonderen Kommunikationssituationen einsetzt und die gemeinsam ausgewertet werden hinsichtlich der Umsetzung des Stotterns und der Qualität der auftretenden negativen Emotionen. Wenn der Patient das Vorgehen nach der kognitiven Umstrukturierung schon aus seiner Desensibilisierungsphase kennt, dann kann man vor der Durchführung im Alltag bereits vorausschauend über die automatisierten Gedanken und »unbrauchbaren Sätze«, die in der Situation wohl auftreten werden, reden. Falls dies nicht der Fall ist, ist ein therapeutisches Vorgehen nach der Methodik der kognitiven Umstrukturierung im Anschluss an die Durchführung der Desensibilisierungsaufgaben durch den Patienten möglich oder gegebenenfalls nötig.

Ein Auslöser für transferresistente Kommunikationssituationen, der fast ebenso häufig auftritt wie negative Emotionen auf Grund einer Beziehungsdynamik, ist das spontane Sprechen vor Gruppen (wobei es individuell unterschiedlich das Sprechen vor großen Gruppen, vor Gruppen von Fremden, vor Gruppen mit fachkompetenten Menschen etc. sein kann, das zu einer Einschränkung von Aufmerksamkeitskapazität führt, so dass Stottern nicht mehr gut bearbeitet werden kann). Auch hier kann eine klassische »Nachdesensibilisierung« durch ein Zurückgehen auf Pseudo- und Nettostottern hilfreich sein. Vergleichbares gilt für die Kommunikationssituationen, die ein Patient einmal begrifflich als »Sprechen auf Kommando« bezeichnete. Dies sind Kommunikationssituationen, in denen überraschend und unaufschiebbar Sprechen »verlangt« wird. Auch für diese Sprechsituationen sollte therapeutisch eine Nachdesensibilisierung über das methodische Repertoire der Desensibilisierungsphase erfolgen (Konfrontationstherapie durch Pseudo- und Nettostottern und ggfs. Analyse und Aufarbeitung nach dem Verfahren der kognitiven Umstrukturierung).

4.5 Neue sprechmotorische und desensibilisierende Interventionen

Die Nachbesserung in der Stabilisierungsphase

Während bei Van Riper die Nachbesserung als erste Reaktion des stotternden Patienten auf sein Stottern erfolgt (als Vorbereitung auf die Einführung des Pull-Out und der Prolongation und als zusätzliches Desensibilisierungsverfahren mit mächtiger Wirkung), wird die Nachbesserung im IMS-Therapieprogramm in die Stabilisierungsphase verlegt.

Der Nachbesserung kommt damit nicht mehr die vorbereitende Funktion in Bezug auf die zu erwerbenden Sprechtechniken zu, sondern sie hat einen eigenständigen Wert in der Stabilisierungsphase. Dieser Wert lässt sich wie in der nebenstehenden Patienteninformation beschreiben.

Die größten Unterschiede zwischen der hier vorgestellten IMS-Therapie und der »klassischen« Van-Riper-Therapie bestehen in der Art und im Einsatz der Nachbesserung. Van Riper setzte seine Nachbesserung als Vorbereitung auf die Sprechtechnik Pull-Out ein. Über einen längeren Zeitraum muss in der Van-Riper-Therapie die Nachbesserung bei jeder auftretenden Blockierung angewandt werden. Dies hat einen enormen Desensibilisierungseffekt gegen das Stottern an sich und gegen den Zeitverlust beim Stottern. Zudem bewirkt es, dass der Patient auch unter hohem Stress komplizierte sprechmotorische Fähigkeiten ausbilden kann, die für das Lösen echter Blockierungen äußerst hilfreich sind.

Der einzige Grund, ein derart optimales Verfahren wie die Van Ripersche Nachbesserungstechnik aufzugeben, liegt in der geringen Akzeptanz, die der Einsatz der Nachbesserung bei Patienten aufweist. In der Praxis zeigte sich, dass nur ein Teil der Patienten die Van Ripersche Nachbesserungsphase – auch bei guter Begleitung und Betreuung durch den Therapeuten – erfolgreich durchlaufen. Häufig beschränken sich die Patienten darauf, nur in den Übungen nachzubessern, in denen auch der Therapeut dabei war oder die der Therapeut kontrollierte. In vielen Fällen werden Nachbesserungen selektiv eingesetzt, d. h. es gab einen Kreis von Gesprächspartnern, denen man Nachbesserungen zumutete. In den meisten Sprechsituationen wurde sie jedoch nicht eingesetzt.

Die Patienten, die die Van Ripersche Nachbesserung über mehrere Wochen in ihrer Spontansprache einsetzen, profitieren gemeinhin in einem hohen Maße davon. Überall dort, wo ein Patient nachbessern kann, wird er in der Folge auch Blockierungen sicher durch Pull-Outs beenden können. Er wird nicht im Affekt seine Handlungsfähigkeit verlieren, weil er die Bedrohung durch emotionalen Stress weitestgehend ausgeschaltet hat.

Das Modifikationsprogramm des SSMP-Stottertherapiekonzeptes von D. Breitenfeldt und D. Lorenz hat eine Nachbesserung eingeführt, die eine Abänderung der Van Riperschen Nachbesserung darstellt:

Nachbesserung nach Van Riper

Ich k k k k omme ... k o m m e aus Aachen.
1 2 3

1. Das Wort wird unbearbeitet gestottert.
2. Nach dem gestotterten Wort wird eine Pause von 2 bis 3 Sekunden gehalten.
3. Das gestotterte Wort wird *ganz* in Zeitlupe wiederholt, dann wird weiter gesprochen.

Informationen zur Nachbesserung

Die Nachbesserung ist die prolongierte Wiederholung eines gestotterten, nichtbearbeiteten Wortes. Zwischen das gestotterte Wort und die prolongierte Wiederholung wird eine Pause von 2-3 Sekunden gesetzt.

Beispiel:

Ich k k k k omme ... k omme aus Aachen

1 2 3

1. Das Wort wird unbearbeitet gestottert.
2. Nach dem gestotterten Wort wird eine Pause von 2-3 Sekunden gehalten.
3. Das gestotterte Wort wird als Prolongation wiederholt, dann wird weiter gesprochen.

Die Nachbesserung ist ein »Werkzeug«, das auf zwei Ebenen wirksam ist:

- Ihre Anwendung bewirkt eine Verbesserung der sprechmotorischen Fähigkeiten, d. h. die Qualität und Quantität von Prolongationen und später von Pull-Outs wird verbessert, und
- Ihre Anwendung bewirkt eine Stabilisierung und Verbesserung der Desensibilisierungserfolge.

Die Nachbesserung wird dann angewendet, wenn ein längeres Stotterereignis (>1 bis 1 ½ Sekunden) nicht durch einen Pull-Out bearbeitet werden konnte. Als Reaktion auf unbearbeitetes Stottern stellt sie somit eine Form der nachträglichen Verbesserung dar.

Der Einsatz der Nachbesserung verlangt, dass der Zeitverlust in der Pause gelassen ertragen wird. Damit wird die Desensibilisierung gegen Stottern und gegen Zeitverlust verbessert. Andererseits werden durch die prolongierende Wiederholung des gestotterten Wortes und die zwischenzeitliche Pause auch die sprechmotorischen Abläufe geübt, die für den Einsatz von Pull-Outs und von Prolongationen beherrscht werden müssen.

Die Nachbesserung soll parallel zu den Sprechtechniken Pull-Out und Prolongation angewendet werden. Da ihre Anwendung eine hohe Konzentrationsleistung und den Mut erfordert, sich unflüssig darzustellen, wird sie leider häufig nicht durchgängig genutzt. Insbesondere in drei Lebensbereichen bzw. Lebenssituationen sollte sie aber intervallmäßig und intensiv eingesetzt werden:

1. Nachdem sowohl die Prolongation als auch der Pull-Out in allen alltagsrelevanten Sprechsituationen eingeübt worden sind, sollten Nachbesserungen immer wieder im Sprechen mit dem Therapeuten oder mit anderen Therapieteilnehmern Bestandteil der Therapie sein.
2. In unproblematischen Sprechsituationen (Familie, Freunde, Selbsthilfegruppe etc.), sozusagen im alltäglichen Schonraum, sollten regelmäßige Nachbesserungsübungen Bestandteil der Therapie sein.
3. Gibt es Rückfälle nach der Therapie, sollte die »Rückfallbearbeitung« – unabhängig ob mit oder ohne Therapeuten bewältigt – Nachbesserungsübungen beinhalten.

Als Patienten können Sie Ihren Therapieerfolg steigern und langfristig sichern, wenn Sie die Nachbesserung regelmäßig und auch in schwierigen Sprechsituationen anwenden. *Nachbesserungen sind Ihr effizientestes therapeutisches Mittel, um Ihren Desensibilisierungs- und Sprechflüssigkeitserfolg zu verbessern und zu sichern!*

Nachbesserung nach dem SSMP

Ich k k k k omme ... k omme aus Aachen.
1 2 3

1. Das Wort wird unbearbeitet gestottert.
2. Nach dem gestotterten Wort wird eine Pause von 2-3 Sekunden gehalten.
3. Das gestotterte Wort wird als Prolongation wiederholt, dann wird weiter gesprochen.

Während bei der Van Riperschen Nachbesserung das gesamte Wort in Zeitlupe wiederholt wird, wird die Nachbesserung wie sie hier dargestellt ist, nur als Prolongation vollzogen. Die zwei- bis dreisekündige Pause und das Nachbessern unmittelbar nach dem gestotterten Wort sind identisch mit der Nachbesserung Van Ripers. Eine Nachbesserungsvariante der Van-Riper-Therapie, bei der die Pause in der Nachbesserung durch eine pantomimische Zeitlupenwiederholung des gestotterten Wortes gefüllt wird, existiert bei der SSMP-Nachbesserung nicht.

Die Sprechtechniken Prolongation und Pull-Out – wie im SSMP – ohne vorherige Nachbesserungsphase einzuführen, stellt kein Problem dar, wenn der Patient gut desensibilisiert ist. Ein Patient, der 3-4 Sekunden eine Blockierung gelassen und ohne Anstrengungsreaktion durchstottern kann beziehungsweise diese als Pseudostottern imitieren kann, ist vergleichbar gut desensibilisiert, wie ein Patient, der Van Ripersche Nachbesserungen einsetzt.

Die sprechmotorische Herausforderung von Prolongationen und Pull-Outs – das schnelle Unterbrechen von Sprechprozessen, das gezielte Verlangsamen von Artikulationsbewegungen und die Spannungsveränderung bei der Stimmgebung – können auch ohne Nachbesserungsphase effizient eingeübt werden.

Die konkrete Therapieerfahrung mit der Nachbesserung, wie sie im SSMP angewendet wird, hat gezeigt, dass diese Form des Einsatzes der Nachbesserung von Patienten besser angenommen wird. Dies liegt auch daran, dass sie nicht zwingend durchgängig angewendet werden soll, sondern im Verlauf der Therapie immer wieder schwerpunktmäßig zum Einsatz kommt.

Die hier dargestellte, am SSMP orientierte Nachbesserung vereinigt im Grunde genommen drei Funktionen in sich: eine sprechmotorische, eine desensibilisierende und eine »pädagogische«.

Die *sprechmotorische Funktion* liegt darin, dass der Patient sich wiederholend das Lautbildungs- beziehungsweise Lautübergangsmuster zur Blockierungsverhinderung oder -beendigung in richtiger Form vorgibt und einübt. Der Patient reagiert auf eine nicht oder schlecht bearbeitete Blockierung, indem er den möglichen Fehler (zu schneller Lautübergang vom Konsonanten in den Folgelaut oder zu spannungsvoller Vokaleinsatz) auf der sprechmotorischen Ebene durch eine konzentrierte und bewusste Nachbesserung korrigiert.

Die *desensibilisierende Funktion* liegt darin, dass der Patient sich gegen die Bedrohung durch Zeitverlust desensibilisiert. Die zwei- bis dreisekündige Pause lehrt ihn, dass auch eine längere Sprechunterbrechung – bei gelassener Einstellung und selbstbewusstem Blickkontakt – erfolgreiche Kommunikation nicht verhindert. Auch Patienten, die Probleme mit negativen Zuhörerreaktionen haben, finden in der Nachbesserung ein probates Mittel, sich gegen diese zu desensibilisieren.

Die *pädagogische Funktion* der Nachbesserung liegt darin, dass der Patient ein quasi selbsterzieherisches Mittel an der Hand hat, das ihn unmittelbar auf unerwünschtes Verhalten reagieren lässt. Er erhält die Möglichkeit, konsequenzgesteuert zu lernen. Bei fehlerhaftem Einsatz von Blocklösetechniken kann er steuernd eingreifen.

Patienten, die sich für den Einsatz von Nachbesserungen entscheiden, berichten sehr schnell davon, dass es ihr Ziel wird, die Notwendigkeit von Nachbesserungen zu verhindern, indem sie Prolongationen und Pull-Outs einsetzen. Häufigkeit und Präzision von Pull-Outs und Prolongationen steigen sehr schnell an.

Patienten, die die Nachbesserung in ihre alltägliche Spontansprache aufnehmen, berichten, dass sie der Versuchung, so lange wie möglich – ohne den Einsatz von Prolongationen – als nichtstotternder Sprecher aufzutreten, deutlicher widerstehen. Es wird plötzlich für sie ökonomischer, mehr Prolongationen in ihrer Spontansprache einzusetzen, statt auf eine überraschend auftretende, unbearbeitete Blockierung noch durch eine Nachbesserung zu reagieren.

Umgang mit Nachbesserungen

Patienten sollten in der Therapie die Möglichkeit bekommen, ihre Abneigung – die meisten Patienten bringen der Nachbesserung zu Beginn wenig Wertschätzung entgegen – gegen diese Technik zu überprüfen. Dafür muss es einen minimalen Umsatz sowohl im Therapieraum als auch in therapiebegleitenden Übungen außerhalb des Therapieraumes geben. Wenn Patienten den Wert der Nachbesserung erkennen und diese Technik in ihr alltägliches Sprechen mit aufnehmen, sollten sie durch die Therapie weitere Unterstützung für den Transfer erfahren. Nachbesserungen werden dann, wie auch Pull-Outs, in ein festes Übungsprogramm aufgenommen.

Wenn Patienten ihre Aversion gegen die Nachbesserung aufrechterhalten, sollte man den Einsatz der Nachbesserung optional gestalten. Im Zuge der Generalisierung muss dann die Nachbesserung in größeren Zeitabständen »projektmäßig« wiederholend geübt werden. Hier bietet sich auch eine Eingrenzung des Anwendungsbereiches (z. B. beschränkt auf bestimmte Personen und Settings) an.

Einen sehr großen Wert hat die Nachbesserung als Reaktion auf Rückfälle, die nicht mehr unter therapeutischer Begleitung stattfinden. Zahlreiche ehemalige Patienten berichteten, dass auch bei einem nahezu völligen zeitweisen Zusammenbruch des Sprechens (kein Einsatz von Blocklösetechniken, Verlust des sprechmotorischen Programms für Prolongationen und Pull-Outs, gehäuftes Auftreten von längeren Stottereignissen, Auftreten von Begleit- und Anstrengungssymptomen) die Entscheidung, mit Nachbesserungen zu beginnen, schon nach wenigen Tagen konzentrierten Einsatzes eine deutliche Wende zu gut bearbeitetem Sprechen eingeleitet hat.

Es gilt also, bei Patienten für die Nachbesserung zu werben, ihnen den Wert von Nachbesserungen zu vermitteln und sie in einem begrenzten Umfang Nachbesserungen einsetzen zu lassen.

Patienten sind und bleiben jedoch immer eigenverantwortliche Individuen. Als Therapeut kann man sie unterstützen und motivieren, aber eine überdauernde Verhaltensänderung ist nicht manipulierbar oder zu erzwingen. Und gerade bei der Nachbesserung entscheiden sie sich manchmal auch gegen den Einsatz dieser Technik, da nicht alle Patienten – im Vergleich zum Einsatz von Prolongationen und Pull-Outs – einen unmittelbaren Gewinn bezüglich des Sprechens erfahren. Die Autonomie des Patienten dann anzuerkennen und ihn trotzdem wertzuschätzen und damit die Beziehungsebene zwischen Patient und Therapeut nicht zu gefährden, ist wichtiger, als mit Druck und Kontrolle den Einsatz von Nachbesserungen durchzusetzen.

Grundsätze zu Technik und Einsatz der Nachbesserung

Wann setzt der Patient Nachbesserungen ein?

Die Nachbesserung soll dann eingesetzt werden, wenn der Patient weder durch den Einsatz einer Prolongation, noch durch den Einsatz eines Pull-Out ein Stotterereignis bearbeitet hat (»Second Chance«!).

Insbesondere Patienten, die in der Modifikationsphase noch mit hoher Frequenz Stotterereignisse »durchstottern«, ohne Pull-Outs anzuwenden, können über den Einsatz von Nachbesserungen in der Therapieraumkommunikation effektiver im Umgang mit Prolongationen und Pull-Outs werden. Nachbesserungen disziplinieren sozusagen zum verbesserten Einsatz von Prolongationen und Pull-Outs, weil diese weniger auffällig sind und weniger Zeit kosten.

Akustische Hilfe zum Einsatz von Nachbesserungen

Wenn für die Therapieraumkommunikation das Einsetzen von Nachbesserungen abgesprochen ist, dann ist es hilfreich, wenn der Therapeut zu Beginn der Einübungsphase ein akustisches Signal (Klingel, Klicken eines Ereigniszählers etc.) nach dem unbearbeiteten Stottern gibt, damit der Patient die Nachbesserung einsetzt. Diese akustische Hilfe sollte jedoch allmählich wieder abgebaut werden.

Nachbesserungen innerhalb von langen Wörtern

Kommt es zu einer unbearbeiteten Blockierung innerhalb eines Wortes, dann *kann* die Nachbesserung ab der Wortposition gemacht werden, in der die Blockierung auftrat.

Beispiel: *Schinkenb b braten*

Die Nachbesserung sollte dann nur für den Wortteil /braten/ gemacht werden. Wenn der Patient aber das ganze Wort als Nachbesserung spricht, dann wird innerhalb der Nachbesserung nur der Teil prolongiert, in dem die Blockierung aufgetreten ist.

Bei Blockierungen nach kurzen Vorsilben wie *ge-, ver-, aus-, an-* usw. soll immer das ganze Wort nachgebessert werden.

Beispiel: *Ant t t rag*

Die Nachbesserung sollte für das gesamte Wort gemacht werden.

Einsatz von Pseudo-Nachbesserungen

Nachbesserungen werden zunächst als imitierte Nachbesserungen, als Pseudo-Nachbesserungen auf Wort- und Satzebene eingeführt. Der Patient stottert absichtlich, wobei darauf zu achten ist, dass er das Wort ganz zu Ende stottert. Anschließend macht er eine Nachbesserung. Auf Lesetextebene sollten dann bereits parallel Pseudo-Nachbesserungen und echte Nachbesserungen eingeübt werden. In der Regel ist es kein Problem, sehr schnell auf Spontansprachebene zu wechseln. Der Therapieraumtransfer (Einsatz von Nachbesserungen während der gesamten Therapiestunde in allen Sprechsituationen) sollte zügig vonstatten gehen.

Nachbesserungen außerhalb des Therapieraumes

Beim Einüben der Nachbesserung in Situationen außerhalb des Therapieraumes (In-Vivo- und Telefonsituationen) ist der Therapeut zuerst Modell. Auch hier wird die Nachbesserung zunächst als Pseudo-Nachbesserung eingeübt. Dabei ist anfänglich eine Nachbesserung pro Gespräch ausreichend. Danach kann zügig auf den Einsatz echter Nachbesserungen übergegangen werden.

Vorbereitung auf Nachbesserungen am Telefon

In besonderer Weise müssen Patienten für die Nachbesserungen am Telefon vorbereitet werden. Durch die zwei- bis dreisekündige Pause kann ein Gesprächsabbruch häufiger möglich werden als beim Nettostottern oder beim Pull-Out. Die Patienten müssen mental und möglichst auch in Rollenspielen darauf vorbereitet werden. Nachbesserungen bieten damit aber nochmals die Möglichkeit, sich gegen negative Zuhörerreaktionen (Offensives Nachfragen, Abbruch des Gespräches, ...) zu desensibilisieren.

Übungen außerhalb der Therapie

Wenn Patienten bereit sind, die Nachbesserung effizient einzuüben, dann sollten in die Hausaufgaben immer auch Übungsteile mit Nachbesserungen eingebaut werden. Bei mit einem Audioaufnahmegerät aufgenommenen Gesprächen in der Spontansprache des Patienten muss auch darauf geachtet werden, wo Nachbesserungen möglich gewesen wären.

Minimalprogramm für Nachbesserungen

Bei Patienten, die nach der Einführungs- und Minimaleinübungsphase die Nachbesserung nicht vertiefen wollen, kann vereinbart werden, dass im Verlauf der Stabilisierungsphase die Nachbesserung nochmals in kleinen »Projekten« wiederholt wird (z. B. 2-3 Stunden konzentrierter Nachbesserungseinsatz im Therapieraum; 30 Nachbesserungen im Verlauf von 2 Wochen in außertherapeutischen Gesprächen; ...).

Einsatz der Nachbesserung bei Rückfällen nach der Therapie

Patient und Therapeut können einen vom Patienten handgeschriebenen Rückfallplan für die Zeit ohne therapeutische Unterstützung nach der Therapie erstellen, der auf der Grundlage des konzentrierten Einsatzes von Nachbesserungen funktioniert. Der Rückfallplan wird zusammen mit dem Patienten formuliert und umfasst einen ca. zweiwöchigen Übungsplan. Dann wird der Plan in einen Briefumschlag gelegt, zugeklebt, mit »Bei Rückfall öffnen« beschriftet und mitgenommen.

Beispiel: Rückfallinterventionplan

»1. Ich entschließe mich, das Rückfallprogramm durchzuführen und mir dazu jeden Tag 30 Minuten Übungszeit zu geben.
2. Ich höre die Übungs-CD »Nachbesserungen« und mache die Übungen.
3. Ich bitte eine vertraute Person darum, mein Übungspartner zu sein. Ich bitte sie, mich zu befragen und mich etwas erzählen zu lassen, und ich bessere dabei möglichst alle echten Blockierungen nach.
4. Ich führe 5 Telefonübungsgespräche (Baumarkt, Telefonauskunft, ...) und mache pro Gespräch eine Pseudo-Nachbesserung und ...«

Wie lange werden Nachbesserungen eingesetzt?

Einem Patienten sollte deutlich werden, dass ihn Nachbesserungen im Idealfall sein Leben lang begleiten werden. Sie bieten ihm Gelegenheit, Stottern zu bearbeiten, auch wenn es nicht verhindert werden konnte. Diese Bearbeitung wirkt sich positiv auf kommende Blockierungen aus. Nachbesserungen sollten, auch wenn das Sprechen sich für den Patienten auf einem befriedigenden Niveau stabilisiert hat, immer wieder (wenn auch in zeitlich größeren Abständen von Wochen oder Monaten) fester Bestandteil des Lebens werden. Sie haben einen herausragenden Wert für die Aufrechterhaltung von Therapieerfolgen.

Kommentierte Übungen zu Nachbesserungen am Telefon und in In-Vivo-Situationen

Um den Nutzen von Nachbesserungen erfahren zu können, müssen alle Patienten eine Mindestmenge an Nachbesserungen außerhalb des Therapieraumes durchführen. Dies gilt für den Einsatz beim Telefonieren ebenso wie für In-Vivo-Gespräche. Vor allem In-Vivo-Gespräche im privaten Lebensbereich sind in den Fokus der Übungen zu setzen. Der Grund liegt vor allem in der Möglichkeit der Rückfallbekämpfung, den die Nachbesserung bietet. Patienten, die einen Rückfall haben (unabhängig von den auslösenden Faktoren), sind wahrscheinlich am ehesten in ihrem privaten Lebensbereich (Partner, Freunde, Familienangehörige, ...) in der Lage, Nachbesserungen einzusetzen und die entsprechenden Zuhörer zu informieren, um eine Akzeptanz für diese Reaktion auf Blockierungen zu schaffen. Sie können, beginnend mit Übungen in diesem exklusiven Bereich, neue desensibilisierende und die Sprechmotorik trainierende Veränderungen bewirken, die auch in anderen Kommunikationsfeldern wirksam werden.

Der Einsatz von Nachbesserungen außerhalb der Kommunikation im Therapieraum sollte zunächst in Übungsgesprächen mit vertrauten Personen der Umgebung und anschließend in Telefon- und In-Vivo-Gesprächen eingeübt werden.

4.2

AUFGABE

Aufgaben zu Nachbesserungen am Telefon

»Informationen am Telefon einholen«

Anleitung:

Machen Sie nur im ersten Satz eine Prolongation. Wenn Sie danach in eine Blockierung geraten, dann stottern Sie das Wort zu Ende und machen eine Nachbesserung.

Wenn Sie keine echte Blockierungen haben, dann imitieren Sie in jedem Gespräch eine Blockierung mit Nachbesserung (Pseudo-Nachbesserung).

Stellen Sie sich bei allen Personen/Institutionen, bei denen Sie anrufen, mit »Guten Tag, mein Name ist ... Ich habe eine Frage/Ich hätte gerne eine Auskunft« vor.

Nehmen Sie die Gespräche auf und bewerten Sie die angewandten Nachbesserungen anhand der Audioaufnahme.

Rufen Sie bei der Telefonauskunft an. Fragen Sie nach der Telefonnummer und Adresse Ihres Finanzamtes.

Aufgabe:

Machen Sie mindestens eine Nachbesserung oder Pseudo-Nachbesserung.

Auswertung:

1. Gelungene Nachbesserungen:	Anzahl: ____			
2. Gelungene Pseudo-Nachbesserungen:	Anzahl: ____			
3. Nicht nachgebesserte Blockierungen:	Anzahl: ____			
4. Verbesserungswürdige Nachbesserungen:	1.	2.	3.	4.
Pause unter 2 Sekunden	O	O	O	O
keine/unzureichende Prolongation	O	O	O	O
zwischen Blockierung und Nachbesserung noch andere Wörter gesprochen	O	O	O	O

UFGABE

Kommentar

Der Patient soll lernen, dass auch am Telefon, wo auf den nonverbalen Kommunikationskanal verzichtet werden muss, Nachbesserungen eine in der Regel hohe Akzeptanz bei Gesprächspartnern haben. Wie auch bei den Gesprächen mit Bekannten soll er lernen, die Qualität seiner Nachbesserungen sicher einzuschätzen. Dazu dient der Auswertungsteil auf dem Aufgabenblatt. Im ersten Satz darf der Patient eine Prolongation machen, damit er sicher starten kann und ein Gesprächsabbruch nicht wegen einer Initial-Blockierung erzeugt wird.

4.2

AUFGABE

Aufgaben zu Nachbesserungen in vivo

»In Geschäften einkaufen oder Informationen einholen« Nr. 1

Machen Sie pro Situation ein bis zwei Nachbesserungen oder Pseudo-Nachbesserungen. Machen Sie direkt zu Beginn (bei den ersten 5 Wörtern) eine Pseudo-Nachbesserung und dann später noch eine, wenn Sie keine Nachbesserungen bei echten Blockierungen machen können.

Nutzen Sie alle anderen Techniken, wenn Sie zwei Mal nachgebessert haben.

Gehen Sie in eine Bäckerei und kaufen Sie zwei bis drei verschiedene Dinge.		
Auswertung:		
1. Gelungene Nachbesserungen:	Anzahl: ____	
2. Gelungene Pseudo-Nachbesserungen:	Anzahl: ____	
3. Nicht nachgebesserte Blockierungen:	Anzahl: ____	
4. Verbesserungswürdige Nachbesserungen:	1.	2.
Pause unter 2 Sekunden	O	O
keine/unzureichende Prolongation	O	O
zwischen Blockierung und Nachbesserung noch andere Wörter gesprochen	O	O

Kommentar

Der Patient soll lernen, auch in In-Vivo-Situationen selbstbewusst Nachbesserungen einsetzen zu können. Dafür ist es zu Beginn ausreichend, nur mit einer Nachbesserung (bzw. Pseudo-Nachbesserung) zu beginnen. Wenn der Patient diese Aufgabe ohne Probleme durchführen kann, sollte stärker Wert darauf gelegt werden, dass er echte, unbearbeitete Blockierungen durch Nachbesserungen bearbeitet.

In längeren Verkaufsgesprächen kann man die Anzahl der Pseudo-Nachbesserungen auf drei bis vier erhöhen, sofern der Patient zu wenig echtes Stottern zeigt.

4.2

AUFGABE

Gespräche mit Familienmitgliedern, Freunden oder Bekannten

Nutzen Sie Gespräche mit vertrauten Menschen (Bekannten und Freunden), um Nachbesserungen dort zu trainieren, wo sie Ihnen leicht fallen (möglicherweise, weil die Gesprächspartner über diese Technik informiert wurden).

Sprechen Sie zu Beginn ohne Einsatz von Prolongationen und Pull-Outs und machen Sie Nachbesserungen, wenn Sie in echte Blockierungen geraten. Nach drei Nachbesserungen können Sie wieder Prolongationen und Pull-Outs anwenden. Reagieren Sie auf unbearbeitetes Stottern und schlechte Pull-Outs wiederum mit Nachbesserungen.

Wenn Sie bemerken, dass Sie keine oder zu wenig echte Blockierungen haben, dann machen Sie mindestens drei imitierte Nachbesserungen.

Nehmen Sie die Gespräche auf und bewerten Sie die angewandten Nachbesserungen anhand der Audioaufnahme.

Situation: _

Auswertung:

1. Gelungene Nachbesserungen:	Anzahl: ____		
2. Gelungene Pseudo-Nachbesserungen:	Anzahl: ____		
3. Nicht nachgebesserte Blockierungen:	Anzahl: ____		
4. Verbesserungswürdige Nachbesserungen:	1.	2.	3.
Pause unter 2 Sekunden	O	O	O
keine/unzureichende Prolongation	O	O	O
zwischen Blockierung und Nachbesserung noch andere Wörter gesprochen	O	O	O

Kommentar

Um bei Personen, mit denen der Patient viel Kontakt hat, Nachbesserungen gut und sicher einsetzen zu können, ist es wichtig die Erfahrung zu machen, dass die Technik in der Kommunikation mit diesen Menschen akzeptiert wird. Dies geht nur dann, wenn der Patient es in diesem Kreis mehrfach übt und wenn er, wenn möglich, die Personen über den Wert und die Funktion der Nachbesserung aufklärt.

Bei Stotternden, bei denen vor allem über den Einsatz von Nachbesserungen die Qualität und die Häufigkeit von Prolongationen und Pull-Outs gefördert werden soll, ist es hilfreich, Personen aus diesem Kreis für Nachbesserungsübungen auch mit in den Therapieraum zu bitten und dort mit der Einübung zu beginnen.

Das kinästhetisch-kontrollierte Sprechen bei Stottern (KKS)

Dieses sprechmotorische Trainingsprogramm hat sich in nahezu zwei Jahrzehnten in der Therapie mit stotternden und polternden Patienten (Jugendliche und Erwachsene) bewährt. Während kinästhetisch-kontrolliertes Sprechen bei polternden Patienten eine erfolgreiche Reduzierung der klassischen Leitsymptome des Polterns (akzeleriertes, hohes Sprechtempo, phonologische Auffälligkeiten und Sprechunflüssigkeiten) bewirkt, liegt der Erfolg bei einer Untergruppe stotternder Patienten in der Reduzierung der Stotterrate und in einer vergrößerten sprechmotorischen Sicherheit.

Der Ursprung dieses Programms hat sich aus der von Charles Van Riper geforderten taktil-kinästhetischen Sprechkontrolle bei stotternden Patienten ergeben. Seine auf die Verbesserung der taktil-kinästhetischen Wahrnehmung abzielenden Sprechübungen mit und ohne verzögerte Rückkopplung (Delayed Auditory Feedback) sind Anregung zur Erarbeitung dieses Trainingsprogramms geworden. Im Konzept der KKS ist es nicht zwingend nötig, den Patienten mit einer auditiven verzögerten Rückmeldung auf diese Form des Sprechens vorzubereiten.

Die positiven Therapieerfahrungen mit stotternden Patienten, die auch eine Poltersymptomatik aufwiesen, führten dazu, dieses Programm auch bei polternden Patienten einzusetzen. Hier zeigte sich, dass diese noch in einem weit höheren Maße von der Therapie profitierten.

Sowohl stotternde als auch polternde Patienten stellen bei der Bewertung dieses Sprechmusters die geringe Aufmerksamkeitsleistung als positiv in den Mittelpunkt. Sie berichten durchgängig von einem positiven Kosten-Nutzen-Verhältnis zwischen verbessertem Sprechen und notwendiger Aufmerksamkeitsleistung.

Die zeitliche Dauer des KKS-Trainingsprogramms bei stotternden Patienten liegt zwischen 5 und 8 Therapiestunden. Auf Spontansprachebene im Therapieraum und in In-Vivo-Übungen lässt sich nach einigen Therapiestunden feststellen, ob bei dem jeweiligen Patienten das Sprechen mit kinästhetischer Wahrnehmung eine deutliche Verringerung der Stotterrate bewirkt. In diesem Fall wird das komplette Trainingsprogramm durchgeführt. Sollte es durch KKS nicht zu einer Reduzierung der Stotterrate kommen, kann das Programm auf der Spontansprachebene eingestellt werden. Es gibt jedoch viele Patienten, die auch bei geringer oder ausbleibender Reduktion des Stotterns das Programm bis zum Ende einüben. Sie berichten, dass das Sprechen mit KKS auch unabhängig von der Symptomreduzierung eine Verbesserung bewirkt. Diese subjektiv wahrgenommene Verbesserung zeigt sich für die Patienten in einer Verringerung der Artikulationsrate, einer unauffälligen aber präziseren Artikulation und einer verbesserten Verständlichkeit beim Zuhörer und wird von den Patienten als Möglichkeit für besonders herausfordernde Gesprächssituationen (z. B. Vorträge halten) genutzt.

Das KKS-Trainingsprogramm liegt als eigenständige Veröffentlichung (Zückner, 2022) vor. Es ist in Manualform (Materialien und Übungs-CD) und so konzipiert, dass es sich Therapeuten selbstständig aneignen können.

4.6 Individuell personenbezogene Inhalte und Themen

Es gibt für jeden Patienten in der Stottertherapie Inhalte und Themen, die nicht in Form eines Stabilisierungsmanuals abgebildet werden können. Oft nehmen diese Inhalte sogar einen sehr großen Teil der Therapiezeit in der Stabilisierungsphase ein. Diese Inhalte bestimmen sich teilweise durch die Anforderungen aus der Umwelt des Patienten (Sprechen in einer Fremdsprache auf der Arbeit, Referate und mündliche Mitarbeit in der Ausbildung, neue Aufgaben in der Freizeit, …), zum Teil aber auch durch Schwerpunktthemen, die eher durch die individuelle Persönlichkeit bzw. das Temperament eines Patienten bestimmt sind (z. B. erhöhte Ängstlichkeit in der Kontaktaufnahme zu anderen Menschen, der Wunsch, sprachlich eloquenter sprechen zu können, sicherer vor größeren Gruppen sprechen zu können, …). Das individuelle Eingehen auf berechtigte Wünsche des Patienten verlangt vom Therapeuten kreatives Agieren hinsichtlich der Planung und Durchführung in der Behandlung dieser Bereiche.

Aus diesem Grunde soll hier nur an wenigen Inhalten beispielhaft aufgezeigt werden, wie in der Stabilisierung mit ihnen verfahren werden kann. Da sich das IMS-Konzept von seinen Behandlungsbereichen her an der ICF-Klassifikation orientiert, muss gewährleistet sein, dass diese individuellen therapeutischen Teilbereiche nötig sind, um dem Patienten eine angemessene Partizipation am gesellschaftlichen Leben zu ermöglichen.

Bei Patienten mit Migrationshintergrund, die eine zweite Sprache (auch als Erstsprache) sprechen, sollte in der Stabilisierungsphase ein eigener Übungsblock für das Einüben der Sprechtechniken in der Zweitsprache zur Verfügung stehen. Gleichzeitig sollte vom Therapeuten auch analysiert werden, ob die Anwendung dieser Techniken in der »Kultur« der Zweitsprache akzeptiert werden oder ob gegebenenfalls noch Desensibilisierungsinterventionen zur Anwendung kommen müssen.

Es ist hilfreich, wenn der Patient am Telefon oder im Therapieraum Gesprächspartner in seiner Zweitsprache kontaktieren kann, so dass der Therapeut einen Eindruck von der Anwendung der Techniken in dieser Sprache bekommt. In aller Regel ist der Transfer der Sprechtechniken in eine Zweitsprache kein Problem auf sprechmotorisch-sprachsystematischer Ebene. Dies gilt auch für Sprachen aus entfernten Sprachräumen. Erfahrungen im Bereich asiatischer Sprachen (Mandarin, Kantonesisch, Vietnamesisch etc.) haben gezeigt, dass der weiche Vokaleinsatz und die Verlangsamung von Konsonanten-Vokalübergängen ebenso möglich sind wie im Deutschen. Auch bei tonalen Sprachen, in denen Tonhöhenunterschiede bedeutungstragend sind, konnten Prolongationen und Pull-Out in gleichem Maße erfolgreich eingesetzt werden.

Das Wahrnehmen von Pull-Outs und Prolongationen gelingt in der Regel auch dann problemlos, wenn der Therapeut die jeweilige Sprache nicht versteht. Die Techniken, sofern sie dem qualitativen technischen Standard genügen, sind auch in unbekannten Sprachen identifizierbar. Auch hier bieten sich vor allem Übungen mit Audioaufnahmekontrollen an.

Für viele andere Patienten (vor allem auch für Jugendliche in der schulischen Ausbildung) ist es wichtig, dass sie in einer gelernten Fremdsprache die Sprechtechniken einsetzen können. Hier empfiehlt es sich, bis auf die Ebene von In-Vivo-Situationen (meist Telefonanrufe in der Fremdsprache) die Anwendung der Modifikationstechniken einzuüben. Ausgehend von Prolongationen auf Wortebene werden hier vor allem zunächst die Silben (auch bei mehrsilbigen Wörtern) geübt, die Laute beinhalten, die es in der deutschen Sprache nicht gibt (z. B. /th/, /w/, /g/, /r/ im Englischen). In der linguistischen Hierarchie geht es dann über die Satz- und Lesetextebene bis auf einfache und komplexe Spontansprache, in denen die Anwendung zunächst nur von Prolongationen eingeübt wird. Kann der Patient dies zufriedenstellend, dann wird der Pull-Out eingeführt und man geht zu In-Vivo-Übungen über. Je nach Anwendungskontext der Fremdsprache (Schule, Berufsfeld, …) können die Übungen diesem angepasst werden. Ist der Therapeut mit dem Lautsystem der Zweit- oder Fremdsprache nicht vertraut, sollte er sich vom Patienten (am besten durch die Identifikation mit Hilfe eines Lesetextes der entsprechenden Sprache) die Laute erläutern lassen, die nicht zum Lautrepertoire des Deutschen gehören, dazu gemeinsam mit dem Patienten Wörter sammeln und diese dann einüben.

Häufig kommen Patienten dann in Therapie, wenn perspektivisch eine Veränderung im Lebensverlauf ansteht (z. B. im Übergang vom Studium auf den Beruf oder von der Schule auf eine weitere Ausbildung, vor einem beabsichtigten Arbeitsplatzwechsel, vor einer Prüfung etc.). Hier sehen sich dann Patienten mit besonderen Herausforderungen konfrontiert, die oft im kommunikativen Bereich liegen. Häufiger Bewerbungsgespräche führen, regelmäßig Vorträge halten müssen, mehr mündlichen Kundenkontakt im Berufsleben haben, als Vorgesetzter mehr Leitungs- und Dienstgespräche führen müssen, wären Beispiele für diese neuen Herausforderungen, die stotternde Menschen bewegen können, eine Therapie zu beginnen. In der Stabilisierungsphase kann die Therapie auf diese Aufgaben fokussieren und in gesonderten Trainings- oder auch Beratungseinheiten Unterstützung liefern.

Patienten, die in der Vergangenheit stark traumatisierende Erfahrungen mit ihrem Stottern hatten, ist es oft wichtig, diese Situation(en) noch einmal eingehender im therapeutischen Kontext zu verarbeiten. Oft wird erst durch einen ausbleibenden Transfereffekt in der Stabilisierungsphase deutlich, dass genau diese angst- und schambesetzten Erfahrungen einen Transfer in bestimmte Kommunikations-situationen nicht gelingen lassen. Dann sollte das Aufarbeiten dieser Situationen – im Sinne einer klientenzentrierten Beratung z. B. nach dem wachstumsorientierten Konzept der Beratung nach C. Rogers – Bestandteil der Therapie sein. Hier kann neben einer Beratung auch noch einmal praktische Desensibilisierungstherapie in den Fokus gestellt werden, indem man das Erleben negativer Reaktionen auf Stottern »provoziert« (z. B. durch ausgesprochen langes Stottern, durch gezielte Rollenspiele, durch gezielte In-Vivo-Übungen).

Stotternde Patienten, die über das unflüssige Sprechen hinaus sehr schnell starke Schamgefühle aktivieren, profitieren gegebenenfalls von einem gezielten Einsatz von Shame-Attack-Übungen. Dabei werden zu Beginn eines solchen Trainings nicht sprechbezogene Aktionen vollzogen, die im alltäglichen Erleben Schamgefühle auslösen, aber bei gezieltem Einsatz sehr schnell das Auftreten von Scham reduzieren können. Beispiele für Shame-Attack-Übungen eines Anti-Scham-Trainings:

- Mit motorischer Auffälligkeit durch die Innenstadt gehen
- Mit dick aufgetragenem Schoko-/Nutellamund durch die Fußgängerzone gehen
- Rückwärts über den Bürgersteig laufen
- Mit auffälliger Kopfbedeckung durch die Stadt gehen
- Luftgitarrensolo in der Fußgängerzone spielen
- Schriftlich nach dem Weg fragen
- Passanten einen Glücks-Cent schenken
- Einen angeleinten Hund anbellen
- Pantomimisch die Uhrzeit erfragen
- Die Jacke auf links/falschherum tragen
- Einen imaginären Hund hinter sich her ziehen
- Pantomime vor einem Caféhausfenster aufführen
- Mit Ski-/Motorradbrille durch die Stadt gehen

- Mit ausgestrecktem Arm an einer Wand/ Ecke stehen und auf der Handfläche eine Untertasse mit Reißzwecken halten
- Einen Baum umarmen
- ...

Zukünftiger Umgang mit Stottern – individuell und gesellschaftsbezogen

So wie die Desensibilisierungserfolge (selbstbewusster Umgang mit Stottern) und der Erfolg des verbesserten Sprechens durch Einsatz von Modifikationstechniken über die Zeit der Therapie hinaus dauerhaft stabil aufrechterhalten werden sollen, so gehört auch eine Reflexion und Selbstpositionierung zum zukünftigen Umgang mit Stottern zum Inhalt des letzten Teils der Stabilisierungsphase.

Dieser Inhaltsbereich lässt sich in zwei Bereiche unterteilen:

1. Welche Haltung, welche Ziele, welche Erwartungen hat der Patient an sich bezogen auf sein individuelles Stottern, sein individuelles Leben mit Stottern?
2. Sieht der Patient die Notwendigkeit oder die Möglichkeit, das Thema Stottern durch seine individuelle Betroffenheit auch gesellschaftlich bzw. gesellschaftspolitisch zu vertreten oder an Veranstaltungen oder Initiativen teilzunehmen, die das Thema Stottern in der Öffentlichkeit vertreten?

Das eigene Stottern: Ziele, Haltung, Erwartungen an sich

Der Patient hat sich in der Desensibilisierungsphase mit seiner »Zielsatzformulierung« bereits eingehender mit diesem Thema auseinandergesetzt (vgl. Kapitel 2.11, Der »Zielsatz« bei Stottern). Es ist aber wichtig, dass der Therapeut dieses Thema in der Endphase der Therapie nochmals wieder aufnimmt und mit dem Patienten daran arbeitet, seine ursprüngliche Position zu reflektieren und gegebenenfalls neu festzulegen.

Die wesentlichen Fragen, die mit dem Patienten in diesem Zusammenhang geklärt werden müssen, sind folgende:

- Wie will ich Stottern und mein Stottern erleben, wenn ich keine Techniken anwende?
- Welche Techniken will ich wie einsetzen, um mir ein möglichst flüssiges Sprechen zu ermöglichen?
- Wie überprüfe ich die Qualität meines Sprechens, wenn ich kein therapeutisches Feedback mehr bekomme?
- Wie übe ich, um die Erwartungen an die Bearbeitung meines Stotterns gut umzusetzen?
- Wann entscheide ich mich, mir wieder therapeutische Unterstützung zur Auffrischung zu holen?

Die Beantwortung dieser Fragen sind zum Therapieende hin mit dem Patienten zu klären und die Umsetzung der sich daraus ergebenden Handlungen sind in den letzten Therapiestunden zu reflektieren.

Im Zusammenhang mit der Klärung dieser Fragen hat sich eine methodische Intervention als brauchbar erwiesen, die dem Methodenpool der Akzeptanz- und Commitment-Therapie (ACT) entnommen ist. Die Akzeptanz- und Commitmenttherapie ist eine neuere Weiterentwicklung der kognitiven Verhaltenstherapie und hat als Erweiterung neue Interventionsmethoden in die Psychotherapie eingebracht (Ciarrochi & Bailey, 2010).

Eine ihrer Interventionen in der psychologischen Beratung und der Psychotherapie zielt darauf ab, in für wichtig erachteten Lebensbereichen (z. B. Kindererziehung, Partnerschaft, Umgang mit Leistung, …) übergeordnete Werte zu identifizieren und aus dieser individuellen Wertebestimmung eines Patienten aktives engagiertes Handeln abzuleiten. Ziel ist es, sich einem solchen grundlegenden Wert (den man in der Regel nie vollkommen erreicht) immer aktiv anzunähern. »Sie (die Patienten) müssen lernen, wie sie sich konsistent immer wieder auf das Ziel hinbewegen können, selbst wenn sie versagen, unmotiviert oder verzweifelt sind.« (Ciarrochi & Bailey, 2010)

Die Bestimmung einer Wertorientierung für den eigenen Umgang mit Stottern nach

Beispiel für die Wert-Handlungshierarchie nach Ciarrochi und Bailey (2010)

Ebene	Beschreibung	Beispiel
Werte	- werden nie endgültig verwirklicht - müssen gewählt werden	Ein liebevolles Elternteil sein
Ziele	- stehen im Dienst von Werten - sind konkreter als Werte - können breit angelegt sein	Mehr Zeit mit dem Kind verbringen
Handlungen	- konkretes Verhalten im Dienst eines Zieles	- Mit dem Kind heute nach der Arbeit spielen - Am Wochenende gemeinsam mit dem Kind in den Tierpark gehen

dem Verfahren der ACT hat sich als sehr motivierend für Stotterpatienten erwiesen, wenn es darum geht, auf der konkreten Handlungsebene (Kommunikation mit und über Stottern) therapeutische Erfolge beizubehalten und zu erweitern.

Methodisch kann diese Intervention in Anlehnung an die ACT-Therapie – begrifflich unter »Werte und engagiertes Handeln« erfasst – für die Stottertherapie wie im Folgenden beschrieben umgesetzt werden.

»Werte und engagiertes Handeln« – eine ACT-Intervention in der Stabilisierung

Die ACT nach dem Konzept von Ciarrochi und Bailey (2010) unterscheidet in Form einer Wert-Handlungshierarchie drei unterschiedliche Ebenen (von abstrakten Werten hin zu konkreten Handlungen). Im dargestellten Schaubild sollen diese Ebenen an einem Beispiel dargestellt werden.

Entscheidend ist für den therapeutischen »Gewinn« dieses methodischen Verfahrens, dass sich der stotternde Patient für wichtige Bereiche seines Stotterns in einer entsprechenden Hierarchie nach Werten-Zielen-Handlungen ein wertbezogenes Konstrukt erstellt, auf dessen Grundlage er sich im alltäglichen Leben selbst verpflichtet. Der Patient schafft sich sozusagen ein übergeordnetes kognitives Konstrukt, das ihn für seinen Umgang mit Stottern »leitet«. Unabhängig davon, ob er den von ihm formulierten übergeordneten Wert tatsächlich erreicht oder nicht, kann er sich in einer Ausrichtung seiner konkreten Alltagsziele und -handlungen daran orientieren.

Beispielhaft soll hier die Wert-Handlungshierarchie für einen Bereich des Stotterns dargestellt werden (wie er real in der therapeutischen Arbeit auftrat).

Für einen stotternden Patienten können in der Stabilisierungsphase oder nach Abschluss der Therapie unterschiedliche Wertebereiche unterschiedlich wichtig sein. Es gibt Patienten,

Beispiel für die Wert-Handlungshierarchie für den Bereich des Stotterns

Ebene	Beispiel
Werte	- Anstrengungsfrei und ohne »Tricks« (Vermeidung) netto stottern
Ziele	- Immer wahrnehmen, wie ich stottere (Monitoring) - Regelmäßig Audioaufnahmen von meinem Stottern auswerten - Ein lockeres, wiederholendes Stottern zeigen - Auf Phasen nichtanstrengungsfreien Stotterns mit Nachbesserungen (pseudostotternd) reagieren
Handlungen	- Beim Telefonieren zu Hause das Stottern in dieser Woche zweimal visuell mittels Spiegel kontrollieren - Eine alltägliche Sprechsituation täglich nutzen, um die Qualität des Stotterns genau wahrzunehmen - In dieser Woche mindestens zehn Nachbesserungen (pseudostotternd) auf angestrengtes Stottern zeigen

für die z. B. ein Wertebereich »Stottern mit Sprechtechniken verflüssigen« nicht bedeutungsvoll ist, weil sie in der Therapie erkannt haben, dass hier nicht der Schwerpunkt ihres Umgangs mit Stottern liegt, sondern eher der der Selbstakzeptanz als Stotternder. Andere Patienten wiederum wählen sehr stark individuelle Werte aus, für die sie Ziele und Handlungen definieren. »Das gesellschaftliche Bild von stotternden Menschen positiv verändern« ist ein Wert, der eher selten für Patienten von hoher Bedeutung ist. Aber diejenigen, die diesen Wert für sich als bedeutungsvoll erklären, haben in der Umsetzung des Wertes für sich eine große Befriedigung und einen zum Teil außerordentlichen Gewinn bezogen.

Hat man sich als Therapeut entschlossen, nach dem ACT-Werteschema mit dem Patienten am Thema Erwartung – Haltung – Ziele zum individuellen Stottern zu arbeiten, dann sollte man an einem Beispiel, welches zunächst einmal nichts mit dem Stottern zu tun hat, das Werte-Ziele-Handlung-Schema erläutern.

Im Folgenden sollte der Patient dann aus einer – auch zu ergänzenden Liste – von »Stotterleitsätzen« auswählen, welche Leitsätze ihm wichtig sind. Erfahrungsgemäß ist es methodisch sinnvoll, den Patienten für jeden Leitsatz eine Skalierung (zwischen 1 = unwichtig und 9 = sehr wichtig) vornehmen zu lassen. Im weiteren Verlauf kann man dann, entsprechend der individuellen Wertebedeutung des Patienten zu einer genaueren Ziel- bzw. Handlungsfestlegung kommen.

Für den Lebensbereich Stottern lassen sich zu unterschiedlichen Bereichen Werte formulieren. Für den individuellen Patienten ist es wichtig, sich im therapeutischen Prozess darüber klar zu werden, welche Werte für ihn eine Priorität im weiteren Leben mit seinem Stottern haben. Es empfiehlt sich zunächst im Therapiegespräch mit dem Patienten zu besprechen, welche Ziele jetzt in der Endphase der Therapie wichtig sind. In dieser Klärungsphase sollte die hier dargestellte »Werteliste« noch nicht zur Anwendung kommen. Erst wenn der Patient seine individuellen Werte formuliert hat, sollte die Liste noch einmal der Überprüfung dienen, ob und inwiefern andere Werte des Lebensbereiches Stottern auch bedeutsam sind.

Hat der Patient für sich seine Wertepriorität festgelegt, sollte auf der Ebene von Zielen und konkreten Handlungen daran gearbeitet werden, wie der Patient diese umsetzen kann. Ganz entscheidend ist jedoch, dass der Patient nicht dadurch frustriert wird bzw. sich selbst frustriert, weil er auf der konkreten Handlungsebene zu wenig umsetzt. Die Werteorientierung soll nicht im Sinne einer unbedingten Erfüllung auf den beiden unteren Ebenen unbedingt und leistungsorientiert erfüllt werden. Der von ihm gewählte Wert soll dem Patienten als übergeordnetes kognitives Konstrukt eine Leitorientierung im Sinne eines »Leuchtturms« geben, er soll als dauerhafte Orientierung dienen und nicht auf einen Zwang zu einer unbedingten Umsetzung in der konkreten Kommunikation reduziert werden.

Im Verlauf der Stabilisierungsphase und gegebenenfalls in Auffrischungssitzungen nach der Therapie sollen die vom Patienten priorisierten Werte immer wieder reflektiert werden. Es wird thematisiert, wie auf den Ebenen von Zielen und Handlungen damit umgegangen wird und es soll gemeinsam überlegt werden, wie auf diesen Ebenen »mehr erreicht« werden kann. Es sollte aber nicht im Sinne von Hausaufgabenübungen erfolgen, sondern im Sinne von Anregungen, wie in der Alltagskommunikation mit Stottern ein Näherrücken an diese Werte gelingen kann.

Stottern – Teilhabe an einer gesellschaftlichen Dimension

Die Auseinandersetzung mit dem Stottern im Zuge einer Therapie ist nur eine mögliche Form, sich als stotternder Mensch mit dem Thema Stottern zu konfrontieren.

Viele Stotternde tun dies nicht oder nicht nur im Rahmen einer Therapie, sondern indem sie sich dort dem Stottern zuwenden, wo es eher eine gesellschaftliche Dimension annimmt, dort wo stotternde Menschen sich zum Zweck der Selbsthilfe, der Aufklärung über Stottern oder mit dem Ziel einer verbesserten »Versorgung«

Welche Leitsätze sind mir wichtig?	**1 = unwichtig bis 9 = sehr wichtig**
Selbstbewusst und angstfrei stottern	1...2...3...4...5...6...7...8...9
Sprechtechniken regelmäßig anwenden und die Qualität überprüfen	1...2...3...4...5...6...7...8...9
Über Stottern selbstbewusst informieren	1...2...3...4...5...6...7...8...9
Ohne Tricks (durch Anstrengung oder Vermeidung) „netto" stottern	1...2...3...4...5...6...7...8...9
Mich regelmäßig mit dem Thema Stottern konfrontieren (Besuch von Seminaren, Workshops, Tagungen usw.)	1...2...3...4...5...6...7...8...9
Regelmäßigen Kontakt zu anderen stotternden Menschen halten	1...2...3...4...5...6...7...8...9
Ein guter „Small Talker" mit Stottern werden	1...2...3...4...5...6...7...8...9
Die Redehäufigkeit in meinem Leben auf ein normales Maß erhöhen (Sprechsituationen nutzen und die Anzahl erhöhen)	1...2...3...4...5...6...7...8...9
________________ ________________	1...2...3...4...5...6...7...8...9
________________ ________________	1...2...3...4...5...6...7...8...9

stotternder Menschen selbst organisieren.

Stotternde Menschen haben sich in den letzten drei Jahrzehnten in zunehmendem Maße organisiert. Dies geschieht zumeist in Selbsthilfegruppen, aber auch bei einzelnen Aktionen und Aktivitäten von stotternden und nichtstotternde Menschen (Therapeuten, Angehörige, …). Ziel ist es dabei, eine Unterstützung bzw. eine verbesserte individuelle oder gesellschaftliche Position für die Betroffenen zu erreichen.

Für einen stotternden Patienten gehört die Auseinandersetzung mit diesem Thema und eine Selbstpositionierung zu diesem Angebot spätestens in der Stabilisierungsphase auch zu den Inhalten der Therapie.

Dabei hat der Patient zwei Möglichkeiten der Teilnahme an diesem Bereich:

1. Er kann die Angebote (Teilnahme an Selbsthilfegruppen, Seminarangebote, Informationsmaterialien, …) nutzen, um sich selbst mit seinem Stottern weiterhin zu konfrontieren, sich unterstützen zu lassen, umfassendere Informationen zu bekommen, persönliche Beziehungen zu anderen Stotternden aufzubauen etc.
2. Er kann aktiv in derartigen Institutionen mitarbeiten und sich für die individuellen und gesellschaftlichen Belange von stotternden Menschen einsetzen.

Aufgabe des Therapeuten ist es zunächst, den Patienten mit den entsprechenden Informationen zu versorgen und für eine Teilnahme an diesen Aktivitäten zu werben. Folgende Möglichkeiten bieten sich:

Informationen über

- Existenz und Organisationsweise der nationalen (BVSS) und internationalen Selbsthilfeverbände (ESA, …)
- Web-Auftritte und Angebote der Selbsthilfegruppen (Infomaterial, Publikationen, Filme, …)
- Selbsthilfegruppen in der Nähe des Wohnortes
- Seminarprogramm der deutschen Landesverbände und des Bundesverbandes der Stotterer-Selbsthilfe
- Maillinglisten zum Thema Stottern und Stottertherapie
- Regelmäßige Jahrestreffen (Bundeskongress der BVSS, Van-Riper-Treff, …)
- Regelmäßige Medienbeiträge (z. B. Internetradio »Was bedarf´s der Worte mehr«)
- Aktionen zum Weltstottertag (am 22. Oktober jeden Jahres)
- ...

Im Verlauf einer Therapie sollten Patienten – wenn möglich mehrmals – mit anderen Patienten in Kontakt kommen, die bereits die Angebote zu Veranstaltungen mit anderen stotternden Menschen wahrgenommen haben. Ein Personenkreis ehemaliger Patienten, die ab und an zu Auffrischungssitzungen in die Therapie zurückkommen, lässt sich in der Regel gut in einen therapeutischen Kontakt mit gerade in der Therapie befindlichen Patienten zusammen bringen. Diese Patienten können natürlich authentischer und überzeugender darüber sprechen, welchen Gewinn sie aus diesen Kontakten und Veranstaltungen gezogen haben.

Für viele Patienten gibt es eine Schwelle, derartige Angebote (Teilnahme an Selbsthilfegruppen, Seminaren, Auffrischungswochenenden in einer Gruppe anderer Stotternder) zu nutzen. Hier sollte man als Therapeut versuchen, mindestens eine solche Veranstaltung als therapeutische »Pflicht«-Maßnahme dringend zu empfehlen mit dem Angebot, die erlebten Erfahrungen auch in der Therapie aufzuarbeiten.

Es ist eine verbreitete Erfahrung unter Stottertherapeuten, dass eine Teilnahme von Patienten an derartigen Veranstaltungen und ein Kennenlernen von anderen Betroffenen eine häufig sehr veränderte Sichtweise auf Stottern und stotternde Menschen zu Tage bringt. Diese Dimension neuer Erfahrung, neuen Denkens und auch Sich-Vergleichens mit anderen Betroffenen, ist in einer Therapie oft gar nicht zu erreichen. Deshalb sollte man als Therapeut mit »mildem Druck« die Vorzüge eines derartigen Engagements und einer Teilnahme empfehlen.

Nicht wenige Patienten haben die Erfahrung gemacht, dass es nach der Therapie für sie wichtig ist, sich in der ein oder anderen Weise regelmäßig mit dem Thema Stottern zu konfrontieren. Sie berichten davon, dass – unabhängig davon, wie diese Konfrontation aussieht – ob als regelmäßige Auffrischungstherapiestunde, ob als regel- oder unregelmäßiger Besuch in der lokalen Selbsthilfegruppe, ob als ein- oder zweimalige Wochenendseminarteilnahme im Jahr oder als Teilnehmer einer selbstorganisierten Übungsgruppe für Modifikationstechniken, es nicht so sehr die gezielte Aktivität ist, die sie mit ihrem Stottern zufriedener, desensibilisierter oder akzeptierender umgehen lässt, sondern vielmehr die regelmäßige Konfrontation mit ihrem Stottern bei Anwesenheit andere Betroffener.

4.7 Das Therapieende

Das Ende der Stabilisierungsphase und der Therapie ist im normalen Fall dadurch gekennzeichnet, dass von eher zeitlich eng beieinander liegenden Therapieterminen auf Treffen mit größerem zeitlichen Abstand (alle 2 bis 4 Wochen, je nach individuellen Ansprüchen des Patienten) umgeschaltet wird. So kann es z. B. sein, dass die letzten sechs Therapietermine auf vier bis sechs Monate verteilt werden.

Es gibt natürlich einen Zeitpunkt, an dem die Therapie offiziell beendet wird. Das bedeutet nicht, dass nicht noch halbjährliche oder jährliche Auffrischungstermine festgelegt werden, aber es muss und sollte einen Termin geben, an dem das Ende der Therapie bestimmt wird.

Dauer einer Stottertherapie

Die Dauer einer Stottertherapie nach dem IMS-Ansatz ist zwar individuell unterschiedlich, doch es haben sich Durchschnittswerte für die Therapie ergeben. Als Gruppentherapiekonzept (vgl. Natke et al., 2010) umfasst die IMS-Therapie einen Zeitraum von ca. 100 Therapieeinheiten (ohne die halbjährlichen Auffrischungstermine von ca. 4 mal 6 Therapieeinheiten im Halbjahresabstand). Es hat sich herausgestellt, dass diese Therapieintensität im Verlauf eines Jahres nötig ist, um im Gruppentherapiekonzept einen stabilen Erfolg im Bereich sprechmotorischer und emotionaler Bearbeitung des Stotterns zu erreichen.

Damit entspricht die Therapiedauer sowohl dem, was in anderen deutschsprachigen Gruppentherapiekonzepten, die am Non-Avoidance-Modifikationskonzept orientiert sind, üblich ist, als auch dem, was sich in wissenschaftlichen Studien zur Stottertherapie bei Erwachsenen als effektiv gezeigt hat. In der Metaanalyse zu Stottertherapien (Andrews & Guitar, 1980) bei erwachsenen Stotternden zeigte sich, dass Therapien die weniger als 100 Therapieeinheiten umfassten, signifikant schlechtere Therapieerfolge aufwiesen als Therapien, die 100 oder mehr Therapieeinheiten boten. Diese Untersuchung bezog sich fast ausschließlich auf Gruppentherapien der Behandlung stotternder Erwachsener.

Bei Einzeltherapien nach dem IMS-Konzept zeigt sich, dass eine Dauer von 60 bis 80 Therapieeinheiten – je nach vorherigen Therapieerfahrungen des Patienten und in Abhängigkeit von seinen persönlichen Voraussetzungen – notwendig ist, um einen gesicherten Therapieerfolg herzustellen. Es gibt auch hier Abweichungen nach unten und oben, aber in der Regel bewegt sich eine IMS-Therapie in diesem zeitlichen Rahmen. Durch eine intensive Einzelarbeit und den Fokus auf einen hohen Anteil außertherapeutischer Übungen (die in engem zeitlichen Abstand durchgeführt und evaluiert werden) ist die ambulante Einzeltherapie etwas kürzer als eine Gruppentherapie.

Es ist wichtig, dass man den Transfer der Desensibilisierungserfolge und der erfolgreichen Anwendung von Sprechtechniken in die alltägliche Kommunikation über einen längeren Zeitraum verfolgt. Rückschläge, die fast jeder Patient erlebt, sollten – wenn irgend möglich – noch unter therapeutischer Begleitung erlebt werden. Aus diesem Grund ist es zum Teil nicht einmal so wichtig, wie hoch die Anzahl der Therapieeinheiten ist, sondern wie gut (und das meint über einen ausreichend langen Zeitraum) mit dem Patienten der Transfer gemeinsam – auch in den Phasen von Rückschlägen – beobachtet und gesichert wird.

Letzte Therapiestunde – Erstellung eines »Notfallvideos«

Für die letzte offizielle Therapiestunde empfiehlt sich ein Vorgehen, das aus zwei inhaltlichen Teilen besteht, und sich nach den Erfahrungen sowohl von Patienten- als auch von Therapeutenseite sehr bewährt hat. Der erste und elementarste Teil ist das Erstellen eines sogenannten »Notfallvideos«. Der zweite Teil ist eine gemeinsame Gesamtauswertung des Therapieprozesses zusammen mit dem Patienten.

Das Notfallvideo ist eine Videoaufnahme, bei der sich der Patient alle sprechmotorischen Interventionen der Therapie vor einer Videokamera selbst erklärt und während der Erklärung umsetzt. In der Reihenfolge Pseudostottern, Nettostottern, Prolongationen, Pull-Out, Nachbesserung und kinästhetisch-kontrolliertes Sprechen erklärt er diese im Einzelnen und während er sie erklärt, macht er sie modellhaft vor. Sollte der Patient bei der Erklärung nicht genügend einzelne Items gezeigt haben, dann sollte man mehrere kurze Lesetexte zur Verfügung stellen, an denen der Patient vor der Kamera eine erhöhte Anzahl von Zielformen zeigen kann. Eine andere Möglichkeit, die gewünschte Item-Anzahl für die einzelnen Techniken zu erreichen, sind Fragen vom Therapeuten, die der Patient vor der Kamera beantwortet und bei denen er das Zielverhalten zeigt. Insbesondere für die Ausführungen zum kinästhetisch-kontrollierten Sprechen sind auch Nacherzählungstexte und Witze eine gute Darstellungsmöglichkeit.

Wenn der Patient alle sprechmotorischen Interventionen vor der Kamera gezeigt hat, dann sollte auch der Therapeut noch vor der Kamera sprechen. Es ist gut, dann von therapeutischer Seite noch einmal die Möglichkeiten regelmäßiger Desensibilisierungsübungen anzusprechen (Pseudostottern und Nachbesserungen vor bekannten und fremden Personen) und die Werte und Ziele zu benennen, die der Patient für sich selbst nach Abschluss der Therapie für wichtig gehalten hat.

Diese Videoaufnahme bekommt der Patient auf einem Datenträger mit nach Hause. Ihm wird aufgetragen, diese Aufnahme vor allem bei schwereren Rückfällen oder großer Unzufriedenheit mit seinem Sprechen anzuschauen.

Viele Patienten geben an, dass ihnen das Anschauen des Notfallvideos in schwierigen Situationen sehr geholfen hat. Sie versichern sich sozusagen der Tatsache, dass sie diese Techniken anwenden können und diese auch in den Zeiten der Therapie in- und außerhalb des therapeutischen Kontextes erfolgreich umsetzen konnten. Sie beschreiben oft, dass das Video noch einmal eine andere Wirkung zeigt, als andere Formen der Wiederholung des ehemals gut Gelernten (z. B. mit Hilfe der Übungs-CD). Die positiven Rückmeldungen zum Notfallvideo, das sicher auch als materielles Erinnerungsmedium zur Therapie einen besonderen Stellenwert hat, waren Veranlassung, das Erstellen eines solchen Videos in das Konzept der IMS-Therapie mit aufzunehmen.

Zusätzlich zur Aufnahme des Notfallvideos werden dem Patienten auf den Videodatenträger auch das Anamnesegespräch aus der Befunderhebung (also das Identifikationsmaterial) als auch Videoausschnitte aus dem Therapieverlauf gespeichert. Damit hat der Patient sozusagen auch einen »teilbiographischen« Verlauf seiner Therapiezeit dokumentiert.

Der zweite Teil der letzten offiziellen Therapiestunde sollte noch einmal für beide an der Therapie beteiligten Partner die Möglichkeit eröffnen, sich gegenseitig ein Feedback für den Therapieprozess zu geben. Inhalte sind hierbei:

- Rückschau zu Zielen am Beginn – erreichte Ziele
- Veränderungen im Verlauf der Therapie
- Feedback über den Umgang auf der Beziehungsebene

Abschließend sollen zusammenfassend – um sie Therapeuten besonders ans Herz zu legen, auch wenn sie eine eher subjektive Auswahl darstellen – die »Goldenen Regeln der Stottertherapie« aus dem IMS-Konzept zusammengefasst werden.

Erfolg in der Stottertherapie mit Jugendlichen und Erwachsenen

Stottertherapeuten sollten sich bei der Wahl ihrer Therapieansätze an den Grundsätzen der evidenzbasierten Therapie orientieren. Auch als Therapeut steht man in der Verantwortung, seinen Patienten eine Therapie anzubieten, die in wissenschaftlichen Untersuchungen den Nachweis erbracht hat, dass sie ihre Wirksamkeit nachweisen kann. Die Leitlinien für Redeflussstörungen (Neumann et al., 2016) sehen hier die strukturierten Therapieansätze der Sprechregenerationstherapie (fluency shaping) und der Stottermodifikation als empfehlenswert an. Auch in der Therapie nach diesen empfohlenen Konzepten zeigt sich jedoch, dass nicht alle behandelten Patienten einen sehr guten bis befriedigenden Therapieerfolg erlangen. Die IMS-Gruppentherapie, wie sie vom Autor und seinen Kollegen und Kolleginnen durchgeführt wird, evaluiert standardmäßig die Zufriedenheit der Patienten mit ihrer Therapie. Damit ist nicht primär die Reduktion der Stotterrate gemeint, die in verschiedenen Sprechproben erhoben wird, sondern der individuelle Zufriedenheitsstatus im Umgang mit dem Stottern nach der Therapie. Dieses Maß unterscheidet sich von den vielen wissenschaftlichen Therapieevaluationen, die fast immer eine Gesamtgruppe von Stotterpatienten untersuchen, die Stotterrate vor und nach der Therapie messen und darüber nachweisen, wie gut sich die Patienten als Gesamtgruppe verbessert haben, so wie dies auch für die IMS vorgenommen wurde (Natke et al., 2010).

Das Ergebnis hinsichtlich des individuell bewerteten Erfolgs über die vergangenen 25 Jahre in der IMS-Gruppentherapie liegt bei 75 bis 80 % Patienten, die ihren Therapieerfolg mit sehr gut bis befriedigend bewerten. 20 bis 25 % bewerten ihren individuellen Therapieerfolg als nicht erfolgreich. Man kann hier auf zwei Studien verweisen, die in vergleichbarer Weise den Erfolg der Patienten ermittelten: die Langzeitstudie der Kassler Stottertherapie (Euler, 2009) und eine kanadische Studie (Boberg & Kully, 1994). Bei beiden Evaluationen finden sich vergleichbare Werte wieder: etwa ein Viertel der Patienten erzielt keinen Erfolg in der Therapie. Um eine Vergleichsgröße aus einem nichtlogopädischen Therapiefeld heranzuziehen, auch für Psychotherapien gilt vergleichbares: Überblicksarbeiten gehen davon aus, dass 15 bis 25 % keine messbaren Fortschritte durch eine Psychotherapie erzielen und bis zu 30 % ihre Therapie nicht erfolgreich abschließen (Sonnenmoser, 2006).

Der weitaus größte Teil der IMS-Patienten, die angeben, keinen guten oder befriedigenden Therapieerfolg erzielt zu haben, geben an, dass sie in ihrem Alltagsleben in für sie wichtigen - oft als existenziell bewerteten - Kommunikationsbereichen (überwiegend Arbeits- und Ausbildungsfeld, seltener in der Kommunikation im privaten Lebensbereich) nicht die gewünschte Reduzierung ihrer Stotterschwere und Stotterhäufigkeit erreicht haben. Dies ist nahezu immer ausgelöst durch ein emotionales Belastungsniveau, das sie daran hindert, Modifikationstechniken dann einzusetzen, wenn es ihnen am wichtigsten ist und die Bedrohung durch Stottern emotional nicht abgebaut werden kann. In den weitaus meisten dieser Fälle ist somit ein ausbleibender Erfolg in der Desensibilisierung der Grund für das Nichterreichen des persönlichen Therapiezieles. Bei den meisten Patienten gelang es dann nicht, über die in der Stottertherapie angewandten Methoden der Desensibilisierung (Konfrontationstherapie und kognitive Umstrukturierung), die hohe emotionale Bedrohung, die Stottern auslöst, zu reduzieren.

Mittlerweile geben Untersuchungen von australischen Forschern Anlass zu der Vermutung, dass stotternde Erwachsene überzufällig häufig Symptome aufweisen, die in die Klassifikation einer Angststörung einzuordnen sind (Iverach et al., 2009). Das erhöhte Risiko von stotternden Menschen, eine Angststörung zu entwickeln, ist nicht von der Hand zu weisen, unklar ist aber, ob diese Störung unabhängig oder abhängig vom Stottern entsteht. Es ist zu vermuten, dass letzteres der Fall ist. Das Ergebnis der australischen Studie besagt, dass stotternde Menschen, die eine Therapie aufsuchen, ein sechsfach erhöhtes Risiko für eine Panikstörung und ein 16 bis 34fach erhöhtes Risiko für eine soziale Phobie aufweisen. Dies lässt vermuten, dass es immer wieder Patienten in der Stottertherapie gibt, die von der emotionalen Belastung her mit einer reinen Stottertherapie nicht angemessen zu behandeln sind.

Patienten der IMS-Therapie, bei denen sich aufgrund nicht ausreichender Desensibilisierung und damit unverändert hoher Ängste vor dem Stottern in spezifischen Situationen kein Therapieerfolg eingestellt hat, wurden eindringlich darauf hingewiesen, dass eine Psychotherapie bei einem Therapeuten mit ausgewiesener Kompetenz in der Behandlung von Angststörungen eine sehr gute Option ist, weiter an ihren Problemen mit Stottern zu arbeiten. Dies wird auch damit begründet, dass logopädisch ausgebildete Stottertherapeuten begrenzt sind in den Therapiemethoden, um Ängste und emotionale Belastungen von individuell besonderer Schwere zu behandeln. Patienten, die diesen Weg gewählt haben, sind häufig sehr viel weiter gekommen und hatten Erfolg in der Akzeptanz und im Umgang mit ihrem Stottern. Dies gilt auch für jugendliche Stotternde, die sich zu einer begleitenden oder anschließenden Psychotherapie entschieden haben.

Alle Stottertherapeuten sind immer wieder mit Patienten konfrontiert, deren Leiden nicht durch eine gut und professionell durchgeführte logopädische Stottertherapie verbessert werden kann, weil sie wegen der Schwere ihrer Störung eine andere nichtlogopädische Therapie benötigen. Dies gilt es zu akzeptieren und damit müssen Therapeuten zurechtkommen, was oft recht schwierig ist. Eine regelmäßige „Kontrolle“ problematischer Patienten durch Fallsupervision ist hier hilfreich und empfehlenswert und gilt in jedem Fall als Qualitätskriterium für eine Stottertherapie.

Goldene Regeln der Stottertherapie

- Als Therapeut für alles immer Modell sein
- Bei der Einübung neuer Verhaltensweisen gilt: Erst Fremdbeurteilung geben, später Selbstbewertung abfragen
- Immer in Hierarchien arbeiten
- Der Patient evaluiert sein Sprechen und seine Bearbeitungen im Therapieraum und zu Hause regelmäßig durch Audioaufnahmen
- Therapiereflektion und therapeutische »Verträge« zu Beginn jeder Therapiephase (Ziele, Erwartungen, Mitarbeit,…)
- Der Patient übernimmt immer wieder die Therapeutenrolle – »Therapeutentausch« als übungsdidaktische Methode
- Beim Üben und Einsetzen des Pull-Out: Verpflichtende Fehleranalyse
- Faktoren, die den Erfolg von Sprechtechniken beeinflussen:
  1. Die Qualität der Technik
  2. Die individueller Aufmerksamkeitsleistung
  3. Die psycho-emotionale Befindlichkeit

Literatur

Andrews, G., Guitar, B. & Howie, P. (1980) Meta-analysis of the effects of stuttering treatment. *Journal of Speech and Hearing Disorders 46 (2)*, 204-207

Blood, G. (1995) A behavioural-cognitive therapy program for adults who stutter, *J. Communication Disord. 28 (2)*, 165-180

Bloodstein (1995) *A Handbook on Stuttering.* 5. Aufl., San Diego: Singular Publishing Group

Bloodstein, O., & Ratner, N. B. (2008) A Handbook on Stuttering, 6. Aufl., Clifton Park, N.Y.: Thomson Delmar Learning

Boberg, E., & Kully, D. (1994) Long-term results of an intensive treatment program for adults and adolescents who stutter. *J. Speech Hear. Res., 37(5)*, 1050-1059

Borden, G., Bear, T., & Kenney, M. K. (1985) Onset of voicing in stuttered and fluent utterances. *J. Speech Hear. Res. 28*, 363-372

Breitenfeld, D., & Lorenz, D. (1989) *Successful stuttering management program (SSMP).* Cheney: Eastern Washington University Press

Breitenfeld, D., & Lorenz, D. (2002) *Stotterer-Selbst-Management-Programm.* Köln: ProLog

Bundesvereinigung Stotterer-Selbsthilfe e.V. (2000) *Programm zur Evaluation von Stottertherapien PEVOS.* Köln: Demosthenes

Ciarrochi, J., & Bailey, A. (2010) *Akzeptanz- und Commitmenttherapie in der KVT.* Weinheim: Beltz

Cook, S. (2013) Fragebogen zur psychosozialen Belastung durch das Stottern für Kinder und Jugendliche. *Logos 21 (2)*, 79-105

Cordes, A. K. & Ingham, R. J. (Hrsg.) (1998) *Treatment Efficacy for Stuttering: A Search for Empirical Bases.* San Diego: Singular Publishing Group

Elllis, A. (1997) *Grundlagen und Methoden der Rational-emotiven Verhaltenstherapie.* München: Pfeifer

Euler, H. A. & Wolff von Gudenberg, A. (2000) Die Kasseler Stottertherapie (KST). Ergebnisse einer computergestützten Biofeedbacktherapie für Erwachsene. *Sprache - Stimme - Gehör 24*, 71-79

Euler, H. A., Wolff von Gudenberg, A., Jung, K., & Neumann, K. (2009) Computergestützte Therapie bei Redeflussstörungen: Die langfristige Wirksamkeit der Kasseler Stottertherapie (KST). *Sprache - Stimme - Gehör 33*, 193-202

Freeman, F. J., & Ushijima, T. (1975) Laryngeal activity accompanying the moment of stuttering. *J. Fluency Disord. 1*, 36-45

Freeman, F. J., & Ushijima, T. (1978) Laryngeal muscle activity during stuttering. *J. Speech Hear. Res. 21*, 538-562

Ham, R. (1989) What are we measuring? *Journal of Fluency Disorders 14*, 231-243

Ham, R. (2000) *Techniken in der Stottertherapie.* Köln: Demosthenes

Iverach, L., O`Brian, S., Jones, M., Block, S., Lincoln, M., Harrison, E., Hewat, S., Menzies, R. G., Packman, A., & Oslow, M. (2009) Prevalence of anxiety disorders among adult seeking speech therapy for stuttering. *Journal of Anxiety Disorders 23*, 928-934

Keßler, B. (1981) Rational-emotive Therapie bei Stotterern. *Die Sprachheilarbeit 26 (2)*, 91-98

König, K. (2009) *Neurogenes Stottern – Möglichkeiten und Grenzen in der Behandlung.* München: Grin.

Leary, M. R. (2001) *Toward a conceptualization of*

interpersonal rejection. New York: Oxford University Press

Lereya, S., Copeland, W., Costello, J., & Wolke, D. (2015) Adult mental health consequences of peer bullying and maltreatment in childhood: two cohorts in two countries. *Lancet Psychiatry 2(6)*, 524-31

Levelt, W. (1989) *Speaking: From Intention to Articulation*. Cambridge, MA: MIT Press.

Moleski, R., & Tosi, J. (1976) Comparative psychotherapy: rational-emotive therapy versus systematic desensitization in the treatment of stuttering. *J. Consulting and Clinical Psychology 44 (2)*, 309-311

Natke, U., & Kohmäscher, A. (2020) *Stottern – Wissenschaftliche Erkenntnisse und evidenzbasierte Therapie.* 4. Aufl., Berlin/Heidelberg: Springer

Natke, U., Alpermann, A., Heil, W., Kuckenberg, S., & Zückner, H. (2010) Langzeitergebnisse der Intensiv-Modifikation Stottern (IMS). *Sprache - Stimme - Gehör 34*, 155-164

Neumann, K., Euler, H.A., Bosshardt, H.G., Cook, S., Sandrieser, P., Schneider, P., Sommer, M., & Thum, G. (2016) (Hrsg.: Deutsche Gesellschaft für Phoniatrie und Pädaudiologie). Pathogenese, Diagnostik und Behandlung von Redeflussstörungen. Evidenz- und konsensbasierte S3- Leitlinie, AWMF-Registernummer 049-013, http://www.awmf.org/leitlinien/detail/ll/049-013.html

Osgood, C., Suci, G., & Tannenbaum, P. (1957) *The measurement of meaning.* Urbana: University of Illinois Press

Pawlowski, K., & Riebensahm, H. (1998) *Konstruktiv Gespräche führen.* Reinbek: Rohwolt

Peters, I. (2008) Auswirkungen von sozialer Zurückweisung unter besonderer Berücksichtigung der interpersonellen Sensitivität – Drei empirische Studien in Schulen. Digitale Diss., Universität Wuppertal

Postma, A. & Kolk, H. (1993) The covert repair hypothesis: Prearticulatory repair processes in normal and stuttered disfluencies. *J. Speech Hear. Res. 36*, 572-487

Rapp, M. (2007) Stottern im Spiegel der ICF: ein neuer Rahmen für Diagnostik, Therapie und Evaluation, *Forum Logopädie 2*, 14-19

Riley, G. D.(2009) *Stuttering Severity Instrument.* 4. Aufl., Austin: ProEd

Schneider, P., & Zückner, H. (2018) *Aachener Analyse unflüssigen Sprechens – AAUS.* 3. Aufl., Neuss: Natke

Shapiro, A. (1980) An electromyographic analysis of the fluent and dysfluent utterances of several types of stutterers. *J. Fluency Disord. 5*, 203-231

Sheehan, J.G. (1970) *Stuttering, Research and Therapy.* New York: Harper & Row

Smith, A., Luschei, E., Denny, M., Wood, J., Hirano, M., & Badylak, S. (1993) Spectral analyses of activity of laryngeal and orofacial muscles in stutterers. *J. Neurol. Neurosurg. Psychiatry 56 (12)*, 1303-11

Sommer, M. (2020) *Ist Stottern Gehirnsalat im Kopf? (DVD).* Köln: Demosthenes Verlag der Bundesvereinigung Stottern & Selbsthilfe e.V.

Sonnenmoser, M. (2006) Misserfolge in der Psychotherapie: Problematik wird unterschätzt. *Deutsches Ärzteblatt 3*, 130-131

Springer, L., & Kattenbeck, G. (Hrsg.) (1985) *Stottern und Stimme.* München: tuduv

Stavemann, H. (2003) *Therapie emotionaler Turbulenzen.* Weinheim: Beltz

Thürmer, St., Thumfart, W., & Kittel, G. (1983) Elektromyographische Untersuchungsbefunde bei Stotterern. *Sprache – Stimme – Gehör 7*, 125-127

Van Riper, Ch. (1982) *The Treatment of Stuttering.* 2. Aufl., Englewood Cliffs, N.J.: Prentice Hall

Van Riper, Ch. (1986) *Die Behandlung des Stotterns.* Köln: Demosthenes Verlag der Bundesvereinigung Stotterer-Selbsthilfe e.V.

Von Tiling, J., Crawcour, S. C., & Hoyer, J. (2014) *Kognitive Verhaltenstherapie des Stotterns. Ein Manual für die psychotherapeutische und sprachtherapeutische Praxis.* Stuttgart: Kohlhammer.

Watzlawik, P., Beavin, J., & Jackson, D. (1969) *Menschliche Kommunikation – Formen,*

Störungen, Paradoxien. Stuttgart: Huber

Webster, R. L. (1974) A behavioral analysis of stuttering: Treatment and theory. In K.S. Calhoun, H.E. Adams & K.E. Mitchell (Hrsg.), *Innovative Treatment Methods in Psychopathology*. New York: Wiley

Webster, R. L. (1980) Evolution of a target-based behavioral therapy for stuttering. *J. Fluency Disord. 5*, 303-320

Weiner, A. E. (1984) Patterns of vocal fold movement during stuttering, *J. Fluency Disord. 9*, 31-49

Wendlandt, W. (1980) Verhaltenstherapie des Stotterns, Weinheim: Beltz

Wendlandt, W. (1983) Vorlesung und Seminar am Weiterbildungsstudiengang für Lehrpersonen im Gesundheitswesen der Universität Osnabrück

Wendlandt, W. (2002) *Therapeutische Hausaufgaben.* Stuttgart: Thieme

Wendlandt, W. (2003) *Veränderungstraining im Alltag. Eine Anleitung zur In-vivo-Arbeit in Therapie, Beratung und Selbsthilfe.* Stuttgart: Thieme

Wendlandt, W. (2009) *Stottern im Erwachsenenalter.* Stuttgart: Thieme

Wendlandt, W. (2010) *Abenteuer Stottern.* Köln: Demosthenes Verlag der Bundesvereinigung Stotterer-Selbsthilfe e.V.

Wilken, B. (2018) *Methoden der kognitiven Umstrukturierung. Ein Leitfaden für die psychotherapeutische Praxis.* 8. Aufl., Stuttgart: Kohlhammer

Wingate, M. E. (1964) A standard definition of stuttering. *J. Speech Hear. Dis. 29*, 484-489

Wingate, M. E. (1976) *Stuttering, Theory and Treatment.* New York: Irvington Publishers

Wingate, M. E. (1988) *The Structure of Stuttering. A Psycholinguistic Analysis.* New York: Springer

Yaruss, S. (1998) Describing the consequences of disorders stuttering and the international classification of impairments, cisabilities, and handicaps. *J. Speech Lang. Hear. Res. 41(4)*, 249-257

Yaruss, S., & Quesal, W. (2004) Stuttering and the international classification of functioning, disability and health (ICF). *J. Communication Disord. 37*, 35-52

Zimmermann, G. (1980a) Articulatory dynamics of fluent utterances of stutterers and nonstutterers. *J. Speech Hear. Res. 23*, 95-107

Zimmermann, G. (1980b) Stuttering: A disorder of movement. *J. Speech Hear. Res. 23*, 122-136.

Zückner, H. (2022) *Kinästhetisch-kontrolliertes Sprechen bei Poltern und Stottern.* 4. Aufl., Neuss: Natke

Zückner, H. (2017) Desensibilisierungsfragebogen Stottern (DST). Ein Verfahren zur Erfassung des Desensibilisierungsstatus von stotternden Erwachsenen. *Forum Logopädie 2 (31),* 6-11 (DST online verfügbar unter www. desensibilisierungsfragebogen-stottern.de)

Stichwortverzeichnis

T

U

V

W

Z

STOTTERN

begreifen,
behandeln &
bewältigen

mit dem Natke Verlag

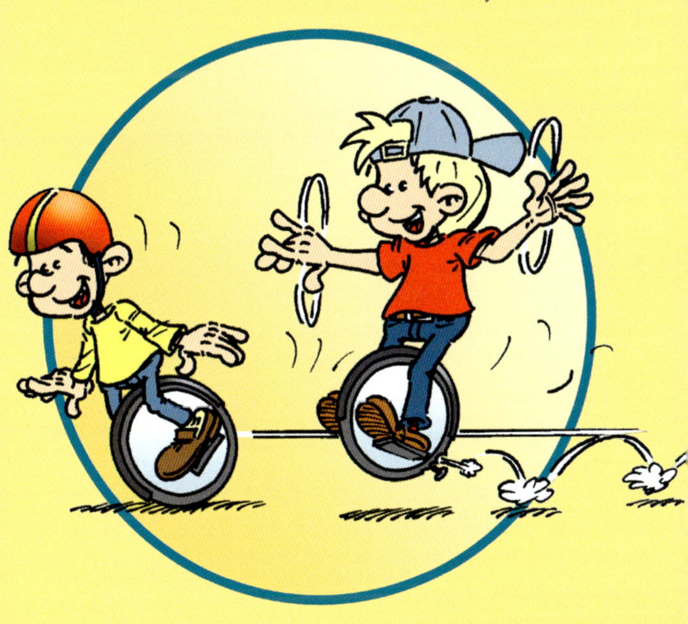

Natke Verlag

DANIEL DIETRICH

Kreatives Schreiben bei Stottern

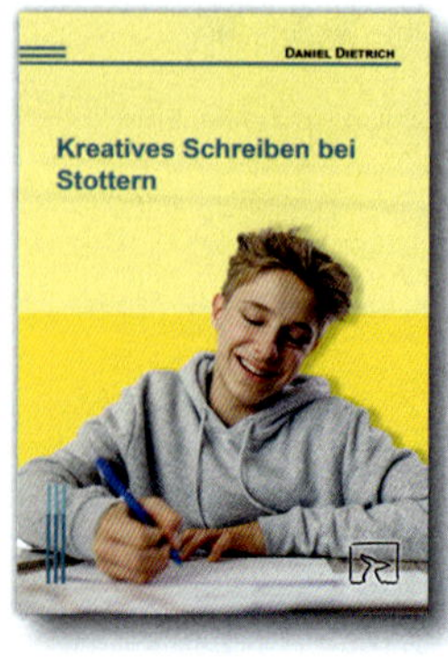

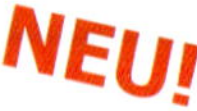

Erscheinungstermin: Herbst 2025
inkl. Materialien zum Download
ISBN 978-3-936640-39-7

Kreatives Schreiben bei Stottern ist eine Methode zur Behandlung stotternder Kinder, Jugendlicher und Erwachsener. Dabei werden gemeinsam mit den Patienten Geschichten über das Stottern geschrieben. Ein stotternder Hauptcharakter wird durch eine Geschichte begleitet, die von Emotionen und Glaubenssätzen des Patienten geprägt ist. Im Laufe der Geschichte werden Patienten therapeutisch angeleitet, Coping-Strategien für ihren Charakter zu entwickeln. Auf diese Weise entwickelt sich der Charakter weiter und der Patient lernt unbewusst aus dessen Erfolgen und Misserfolgen. Dabei werden für den Patienten relevante Themen wie Mobbing, Ausgrenzung und Perfektionismus integriert und intensiv bearbeitet. Da es um einen fiktiven Charakter geht, fällt es Betroffenen leichter, sich bei schambehafteten und angstbesetzten Themen zu öffnen und ihre Kompetenzen zu erweitern.

Dieses Buch beinhaltet eine ausführliche Darstellung der Methode mit zahlreichen Beispielen, praktischen Übersichten und Tipps zur Anwendung. Dabei bietet die Methode eine klare Struktur und gleichzeitig genügend Freiraum für individuelles therapeutisches Arbeiten. Als Material stehen zusätzliche Übersichten und Grafiken als Download zur Verfügung.

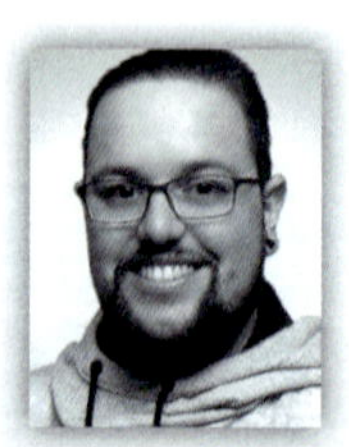

Daniel Dietrich

„Mit Jugendlichen kann man nicht arbeiten." Diese Aussage hat sich für mich geändert. Denn auch mit ihnen lassen sich Wege zur motivierten Mitarbeit finden.

Peter Schneider & Anke Kohmaescher

Schul-KIDS

Manual zur Therapie stotternder Schulkinder

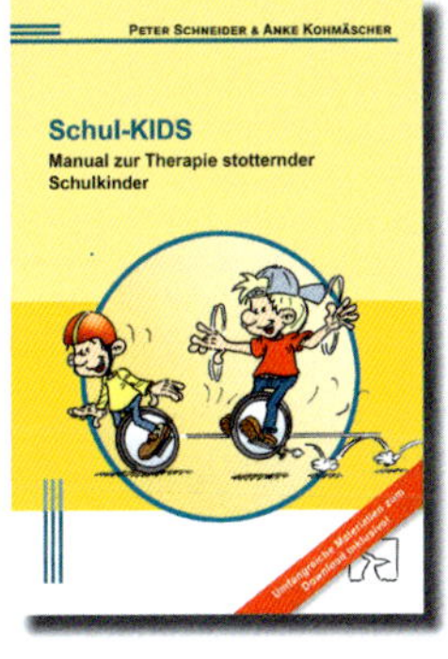

2025, 2. Auflage
118 Seiten, kartoniert
inkl. Materialien 210 Seiten DIN A4 zum Download
€ 34,80
ISBN 978-3-936640-37-3

Die Wirksamkeit des Therapiekonzepts „Kinder dürfen Stottern" wurde in einer bundesweiten Studie in ambulanten Einrichtungen nachgewiesen. Dabei sind ein detailliertes Therapiemanual sowie umfangreiche Materialien zur Durchführung der Therapie bei stotternden Grundschulkindern entstanden.

Das Manual mit seinen Materialien ermöglicht es, eine am individuellen Kind orientierte und auf den Alltag ausgerichtete Stottertherapie nach KIDS durchzuführen, seine Resilienz zu stärken und das eigene Vorgehen dabei kritisch zu reflektieren.

„Den AutorInnen ist es gelungen, die komplexe Symptomatik des Stotterns – und somit auch die teils schwierige Herangehensweise in der Therapie – strukturiert und zugänglich darzustellen, sodass es StottertherapeutInnen ermöglicht wird, das Konzept KIDS im Sinne der evidenzbasierten Praxis mit Leichtigkeit umzusetzen." *Forum Logopädie*

„Zusammenfassend ist das Manual nicht nur ein weiteres Fachbuch, welches nach einmaligem Lesen im Bücherregal verstaubt, sondern in jedem Fall ein hilfreiches und spannendes Werkzeug, das immer wieder von mir hervorgezogen werden wird." *dialog*

„Peter Schneiders Erfahrungen im Bereich Stottern sind Gold wert für jede/n Therapeut:in!" *Sprachtherapie aktuell*

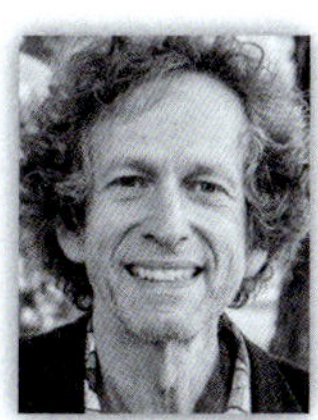

Peter Schneider

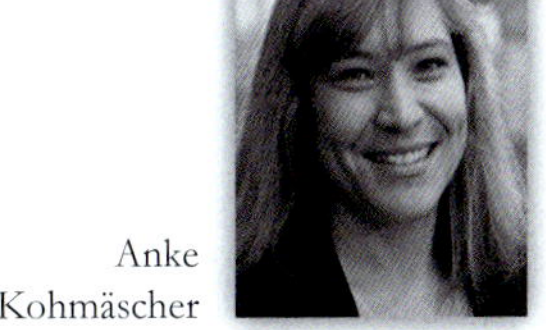

Anke Kohmäscher

Sabine Kuckenberg & Hartmut Zückner

Intensiv-Modifikation Stottern für Kinder

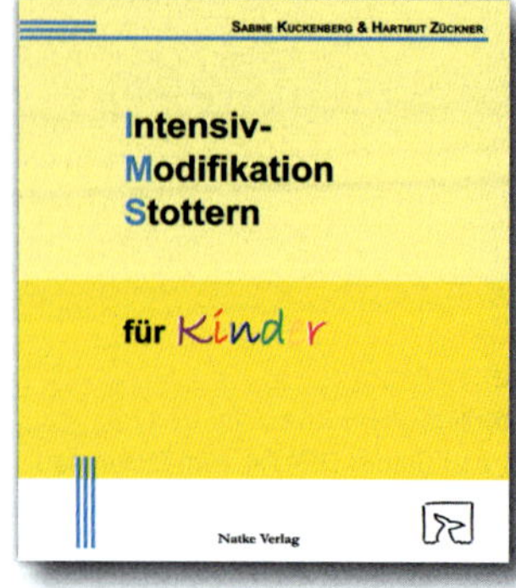

2024, 5. Auflage
166 Seiten (48 farbig) DIN A4 im Sammelordner, incl. CD (mp3)
ca. 4:42 Stunden
€ 79,80
ISBN 978-3-936640-08-3

Das bewährte Therapiematerial zur Modifikation des Stotterns liegt auch für stotternde Kinder vor, bestehend aus Therapiemanual, umfangreicher Übungs- und Spielesammlung und Übungs-CD, auf denen Prolongationen und Pull-Outs – zum Teil von Kindern selbst – demonstriert werden. Englische Übungen speziell für Schulkinder werden von einem *Native Speaker* gesprochen. Praxiserprobtes Therapiematerial für jede Logopädin, die stotternde Kinder behandelt!

„Dort, wo Kinder-Konzepte bisher eher an der Oberfläche geblieben sind, geht dieses durchdachte Material in viele Details der Modifikationstechniken.“ *Logos*

„Eine gelungene und umfangreiche Materialsammlung zur Vermittlung von Prolongation und Pull-Out von Praktikern für Praktiker“ *Forum Logopädie*

„Das Übungsprogramm ist sehr gut und empfehlenswert für all diejenigen, die mit direkten Methoden in der Stottertherapie mit Kindern arbeiten wollen.“ *Die Sprachheilarbeit*

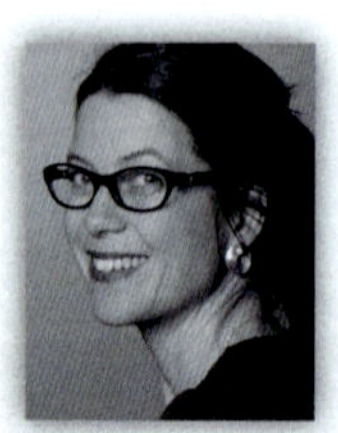

Sabine Kuckenberg

SABINE KUCKENBERG & HARTMUT ZÜCKNER

IMS für Kinder: Märchen mit Prolongationen und Pull-Outs

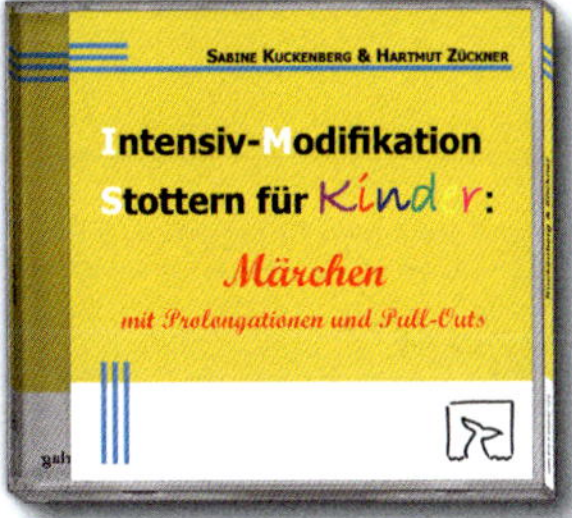

2022, 3. Auflage
CD (mp3) ca. 1:49 Stunden im Jewelcase, Booklet mit Informationen für Eltern und TherapeutInnen
€ 19,80
ISBN 978-3-936640-12-0

Die Autoren lesen Märchen von Andersen und den Brüdern Grimm und setzen dabei Prolongationen und Pull-Outs ein. Durch das Hören wird der Einsatz der Sprechtechniken für die Kinder selbstverständlich. Sie erhalten außerdem ein Hörmodell qualitativ gut ausgeführter Techniken, die sich hierdurch beim Kind festigen. Schließlich werden Angst- und Peinlichkeitsgefühle im Zusammenhang mit Stottern reduziert. Die CD lässt sich bei allen Therapieansätzen nach dem Nicht-Vermeidungsansatz in der Tradition von Van Riper und Dell verwenden.

„Die Märchen-CD vermittelt, dass der Einsatz dieser Sprechtechniken am Symptom oder zur Vorbeugung etwas Selbstverständliches sein kann. Ihr hervorragender Einsatz durch eine Sprecherin und einen Sprecher [de]sensibilisiert gegen Unterbrechungen des Redeflusses, gegen Zeitverlust durch diese Techniken, ihre Andersartigkeit gegenüber dem ‚normalen' Sprechen und auch gegen Symptome. Die CD kann nach Hause mitgegeben werden, aber auch im Therapieraum gemeinsam gehört werden und zur Reflexion von Gedanken und Gefühlen beim Zuhören dienen. Nicht zuletzt stellt die CD eine Möglichkeit der Desensibilisierung für Eltern dar. Insgesamt eine gute Ergänzung für die Modifikations- und Generalisierungsphase mit Kindern." *Forum Logopädie*

Hörbeispiele
downloads.natke.de

SABINE KUCKENBERG

Intensiv-Modifikation Stottern für Kinder: Soziales Kompetenztraining

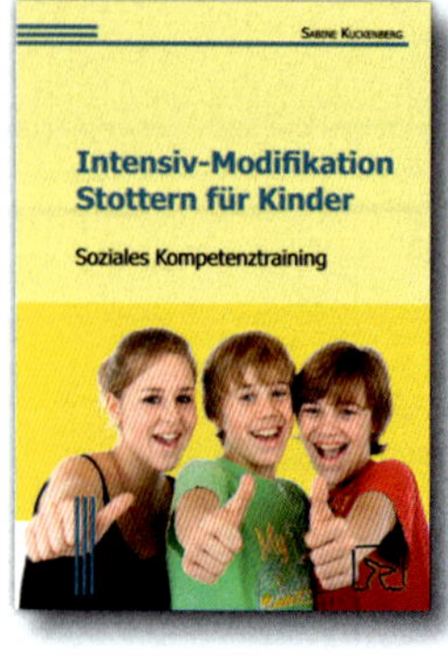

2020, 2. Auflage
90 Seiten, Mappe DIN A4
inkl. Präsentation zum Download
€ 29,80
ISBN 978-3-936640-24-3

Das Therapiemanual unterstützt die Durchführung der klassischen Desensibilisierungsphase bei Kindern: Relevante Desensibilisierungsaspekte werden erläutert und ihre therapeutische Bearbeitung anhand von Beratungs- und Übungsmaterial für Eltern, stotternde Kinder, LehrerInnen und MitschülerInnen konkretisiert. Spezifisch zugeschnittene Materialien zum sozialen Kompetenztraining für stotternde Schulkinder werden vorgestellt.

Der Theorieteil stellt die Konzepte soziale Kompetenzen und soziale Unsicherheit sowie ihre Beziehung zum Stottern vor. Die aus der Verhaltenstherapie stammende Desensibilisierung und ihre Anwendung für die Stottertherapie werden beleuchtet. Die Basis bildet die Achtsamkeitsperspektive.

„Sabine Kuckenberg stellt den Behandlern kindlichen Stotterns eine gut gegliederte Praxismappe mit vielen Anregungen, Übungen und Materialien zur Verfügung, die sich vornehmlich auf unsicher-vermeidende stotternde Schulkinder ab Ende der Grundschule beziehen. ... Dieses soziale Kompetenztraining kann sehr gut auch mit anderen Modifikations- oder methodenkombinierten Ansätzen verwendet werden. Dem gelungenen Werk ist eine weite Verbreitung zu wünschen.“ *Forum Logopädie*

„Das vorliegende Buch ist für den Einsatz bei stotternden Schulkindern konzipiert und vereint die Bereiche Stottermodifikationstherapie und soziales Kompetenztraining miteinander. Da in der Literatur vor allem für letzteren Bereich wenig praktische Material vorhanden ist, bietet es Beratungs- und Übungsmaterial und unterstützt die Desensibilisierungsphasen. Insgesamt ist das Buch sehr klar strukturiert und übersichtlich gestaltet. Die Texte in den Anlagen sind kindgerecht und die Übungen gut in die Therapie oder den Alltag integrierbar. Die Materialien für die Kinder sind motivierend gestaltet und des Weiteren wird an vielen Stellen auf andere Trainingsprogramme oder Arbeiten zu dem Thema verwiesen.“ *Logos*

Hartmut Zückner & Nina Hildebrandt

IMS-Videoreihen in deutscher, englischer und französischer Sprache

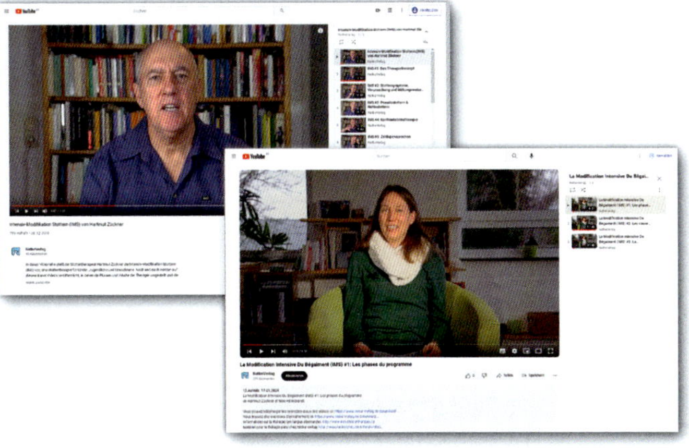

In elf Videos stellt Hartmut Zückner die Intensiv-Modifikation Stottern vor: Vom Therapiekonzept über die Sprechtechniken bis zu Refreshern. Insgesamt 150 Minuten – ein reicher Fundus für angehende Therapeutinnen und Betroffene! In englischer Sprache werden die Grundprinzipien der IMS in vier Videos vorgestellt. Nina Hildebrandt stellt die *La Modification Intensive Du Bégaiment* in französischer Sprache in drei weiteren Videos vor.

Kostenlos auf Youtube: www.youtube.com/user/NatkeVerlag

„Ich studiere Logopädie und finde ihre Videoreihe super! Danke dafür!"
„Danke für die Videos, die sind echt super!"
„Sehr hilfreich, Danke. Werde es mit meinen neuen Patienten so umsetzen."
„Ich würde gerne bei Ihnen eine Therapie machen. Sie wirken sehr sympathisch und sehr kompetent."
„Vielen lieben Dank für die tolle Erklärung."
Kommentare auf Youtube

IMS-Playlists auf Youtube

Hartmut Zückner

Intensiv-Modifikation Stottern (IMS) – Therapiemanual

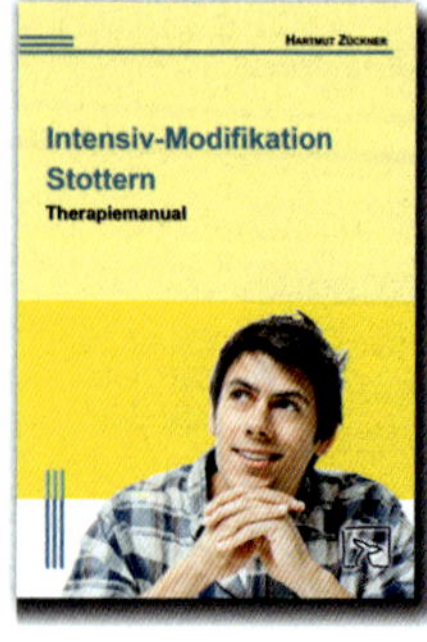

2024, 3. Auflage
258 Seiten, kartoniert
€ 49,80
ISBN 978-3-936640-22-9

Die Stottermodifikation (Nicht-Vermeide-Ansatz) ist ein Standardverfahren in der Behandlung stotternder Patienten. Das Manual zur Intensiv-Modifikation Stottern für stotternde Jugendliche und Erwachsene gibt eine praktische und detaillierte Anleitung zur Durchführung der vier Therapiephasen Identifikation, Desensibilisierung, Modifikation und Stabilisierung. Übungshierachien werden dargestellt und besonderes Augenmerk wird auf den Transfer in den Alltag gelegt. Ein Therorieteil liefert die rationale Grundlage dieses systematischen und evaluierten Konzepts.

„In dem vorliegenden Werk stellt Hartmut Zückner das Gesamtkonzept der Stottermodifikation dar. Die Erläuterungen der Identifikations- und die Stabilisierungsphase ergänzen hierbei die bereits aus seinen anderen Veröffentlichungen bekannten Therapiemanuale zur Desensibilisierung und Modifikation. Der Autor erfüllt mit dem Gesamtwerk sein Ziel, ‚ein Grundgerüst für eine umfassende Stottertherapie' darzustellen, sehr gut. Für Neulinge bietet das Material einen guten und strukturierten Einstieg in die Therapie Stotternder. Aber auch für ‚alte Hasen' und Van-Riper-Anhänger ist ein Blick in das Werk für neue Anregungen und Denkanstöße sicherlich lohnenswert." *Sprache – Stimme – Gehör*

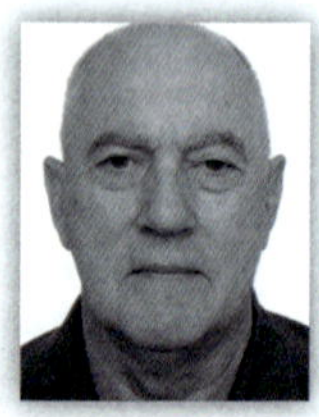

Hartmut Zückner

Hartmut Zückner

Intensiv-Modifikation Stottern – Informationen für Patienten und Übungsaufgaben

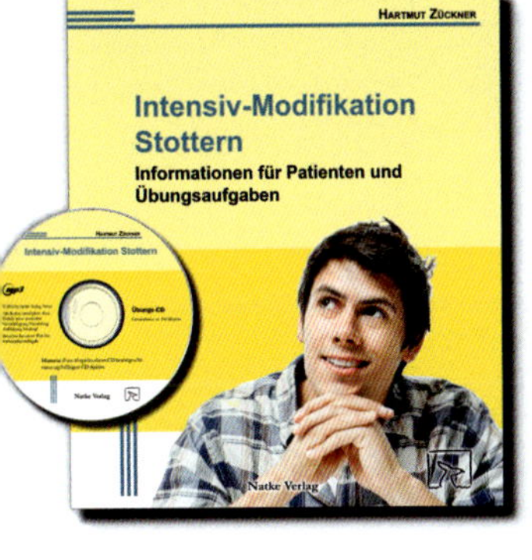

2021, 2. Auflage
261 Seiten, DIN A4 im Sammelordner,
Übungs-CD (mp3) ca. 3:49 Stunden
€ 59,80
ISBN 978-3-936640-23-6

Das Patientenpaket zur Intensiv-Modifikation Stottern enthält Patienteninformationen und Übungsaufgaben zu allen vier Therapiephasen: Identifikation, Desensibilisierung, Modifikation und Stabilisierung. Die beiliegende Übungs-CD bietet fast 4 Stunden mit Übungen zum Nettostottern, Pseudostottern, Zeitlupensprechen, Prolongationen, Pull-Outs und Nachbesserungen sowie Zusatzübungen in englischer Sprache. Hiermit liegt umfassendes Material zur Durchführung eines erprobten Therapieverfahrens vor, dessen Wirksamkeit in einer wissenschaftlichen Studie nachgewiesen wurde.

„Mit seiner erweiterten Neuauflage der IMS präsentiert Hartmut Zückner sein Konzept wie gewohnt auf eine für Therapeuten wie Patienten gleichermaßen übersichtliche und gut handhabbare Weise. Das Neue und Attraktive an der ‚IMS-Reloaded' ist, dass jetzt alle Phasen der Stottermodifikation von der Identifikation bis hin zur Stabilisierung in das Konzept einfließen und in jeweils einem Manual für Therapeuten und einem Informations-/Übungsordner für Patienten mitsamt der obligatorischen Übungs-CD zusammengebracht sind. Wer sich also bisher bei der Identifikation aus anderen Konzepten bedienen musste, wird nun erfreut feststellen, dass es jetzt dazu auch Zückner-Materialien gibt, mit denen sich Therapeut und Patient systematisch an die individuelle Stottersymptomatik herantasten können. Die Therapiephase der Stabilisierung zeigt sich in verschiedenen transferleitenden Schritten Meiner Meinung nach ist die IMS 2014 ein in jeder Hinsicht gut gelungenes und durchdachtes Gesamtwerk zum Thema Stottermodifikation, das in keiner logopädischen Praxis fehlen darf." *Forum Logopädie*

Hartmut Zückner

Kinästhetisch-kontrolliertes Sprechen (KKS) bei Poltern und Stottern

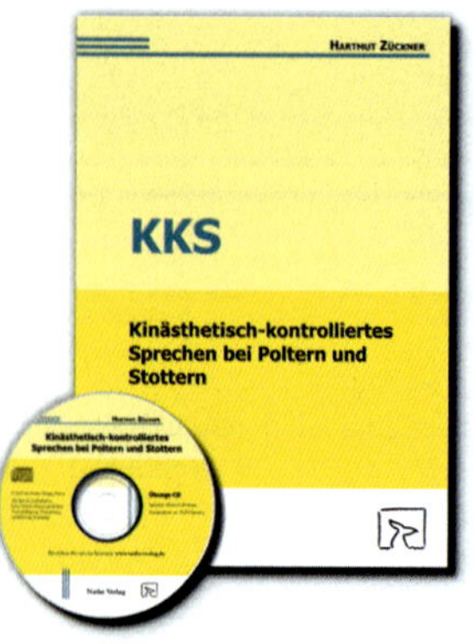

2022, 4. Auflage
45 Seiten, Mappe DIN A4, incl. Audio-CD mit Übungen ca. 59 Minuten
€ 29,80
ISBN 978-3-936640-15-1
Audio-CD separat: € 12,80
ISBN 978-3-936640-16-8

Dieses Trainingsprogramm für Poltern und Stottern ermöglicht über die Bewusstmachung und das Training eines spezifischen Wahrnehmungskanals ein verbessertes Sprechen. Es reduziert die Artikulationsrate bei polternden Patienten erfolgreich und verringert gleichzeitig deutlich phonologische Auffälligkeiten und poltertypische Redeunflüssigkeiten. Stotternde Patienten können oft ihre Stotterhäufigkeit durch den Einsatz des kinästhetisch-kontrollierten Sprechens noch deutlich reduzieren.

Die Mappe enthält ein Therapeutenmanual und umfangreiches Übungsmaterial. Auf der beiliegenden Audio-CD demonstriert der Autor das kinästhetisch-kontrollierte Sprechen in 16 Übungen.

„Hartmut Zückner stellt hier ein gut durchdachtes und ebenso anwendbares Übungsprogramm für polternde und stotternde Patienten vor, welches einerseits auf seiner jahrelangen Erfahrung mit Patienten und andererseits einem nachvollziehbaren theoretischem Hintergrund beruht. Das Übungsprogramm kann m. E. durch die gut aufbereiteten Beschreibungen und Anleitungen, die Arbeitsblätter und die Übungs-CD von Therapeutinnen mit einem überschaubaren Einarbeitungsaufwand effektiv angewandt werden.“ *Forum Logopädie*

Manon Spruit

Poltern – Unverständliches besser verstehen

Leitfaden zur Diagnostik und Therapie

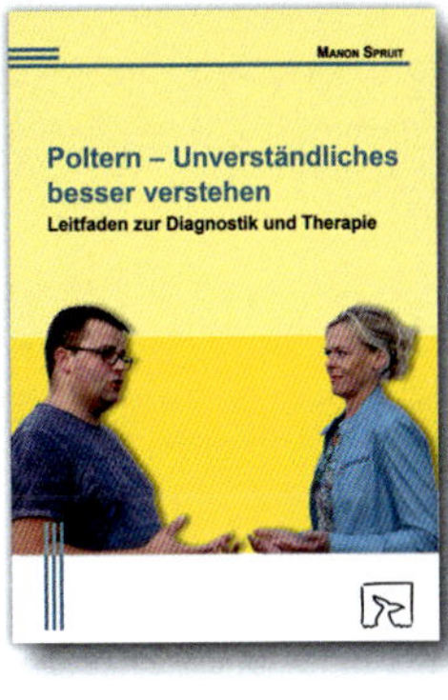

2015
82 Seiten, kartoniert
€ 19,80
ISBN 978-3-936640-25-0

Dieser Leitfaden zur Diagnostik und Therapie des Polterns beschreibt Theorie und Charakteristika des Polterns auf dem neuesten Kenntnisstand. Er enthält eine genaue Beschreibung der (Differential-)Diagnostik und beschreibt, wie eine erfolgreiche Therapie aufgebaut und durchgeführt wird. Das Werk ist sowohl für StudentInnen als auch für LogopädInnen, die schon länger in ihrem Beruf tätig sind, geeignet. Es will dazu beitragen, dass Poltern in der Logopädie nicht länger als Stiefkind behandelt wird.

„Mit ihrem Leitfaden vermittelt die Autorin einen kompakten, aber umfangreichen Überblick über das Poltern – von allgemeinen Informationen über die Anamnese und Diagnosesteilung bis hin zur Therapieplanung. Das Buch ist vor allem durch die einfach gehaltenen Erklärungen leicht verständlich, hat ein handliches Format und ist insgesamt sehr übersichtlich gestaltet." *Forum Logopädie*

„Hier liegt viel mehr als nur eine Einstiegsliteratur in das Polter-Störbild vor – vielmehr ein praxistaugliches Manual, das zudem fundierte theoretische Basisinformationen vermittelt; denn Redefluss-Therapie ist Spezialistenwissen und -können." *Praxis Sprache*

Manon Spruit

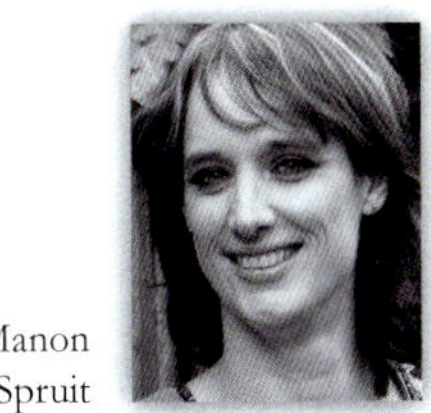

PETER SCHNEIDER & HARTMUT ZÜCKNER

Aachener Analyse unflüssigen Sprechens (AAUS)

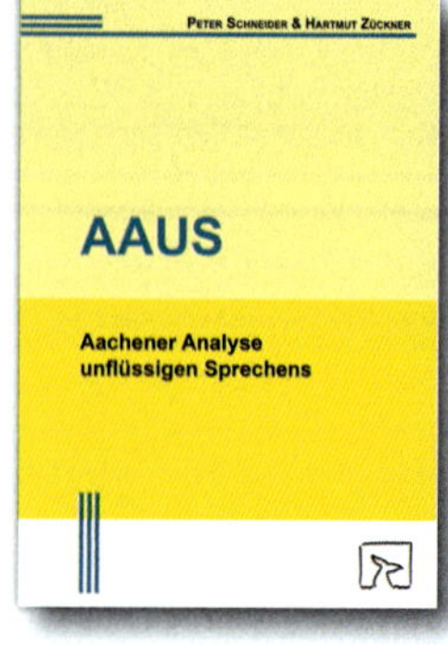

2018, 3. Auflage
42 Seiten, Mappe DIN A4, incl. DVD mit Beispielaufnahmen
€ 44,80
ISBN 978-3-936640-06-9
Videobeispiele auf Youtube (siehe unten)

Die Aachener Analyse unflüssigen Sprechens (AAUS) dient der qualitativen und quantitativen Auswertung der Spontansprache bei Patienten mit Redefluss-Störungen. Sie erfasst Kern- und Begleitsymptomatik und ist sowohl für Kinder als auch für Jugendliche und Erwachsene geeignet. Aufgrund der didaktischen Konzeption ist die AAUS hervorragend für den Einsatz in der Aus- und Fortbildung verwendbar. Die beiliegende DVD enthält Beispiele zu den verschiedenen Stottersymptomen sowie originale Sprachaufnahmen eines stotternden Erwachsenen und eines stotternden Kindes.

„Die AAUS ist besonders gut zum Erlernen einer Spontansprachanalyse von Stotterern geeignet. Sie berücksichtigt den neuesten Forschungsstand, führt zur Ermittlung therapierelevanter Daten und bietet eine solide Grundlage für Evaluationsverfahren und Therapieforschung." *Forum Logopädie*

„Die AAUS ist gut erklärt und übersichtlich gestaltet. Sie liefert genaue Informationen über das Kern- und Symptomverhalten. Die Auswertung ist komplex, was als hilfreich als auch zeitaufwändig gesehen wird. Für die Einarbeitung in die AAUS benötigt man viel Zeit. Das Manual und die DVD sind didaktisch gut aufgebaut. Den Autoren ist bewusst, dass der notwendige Aufwand wohl nicht von allen Therapeuten/-innen geleistet werden kann. Meinem Erachten nach ist die Anschaffung der AAUS jedoch für jeden Unterrichtenden im Bereich der Redefluss-Störungen, hoffentlich auch für die Therapeut/-innen, die sich viel mit diesem Störungsgebiet beschäftigen, wirklich sinnvoll." *Logos*

Videobeispiele:
youtu.be/vnOUdH4EjfI

HARTMUT ZÜCKNER

Was tun, wenn ich stottere?

Stottern verstehen und managen

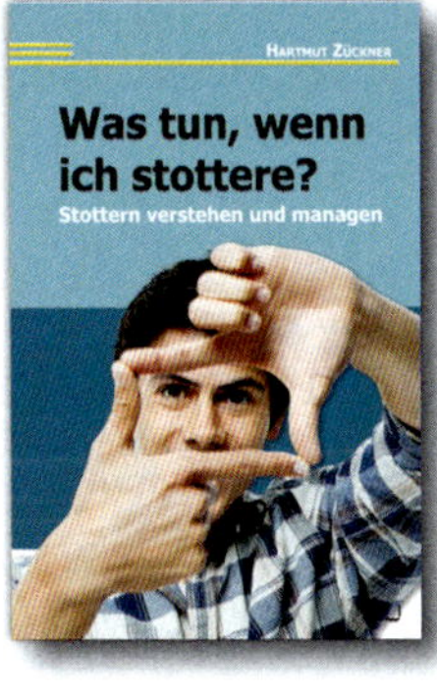

2022
223 Seiten, kartoniert
Übungen zum Download
€ 14,99
ISBN 978-3-936640-38-0

Dieser Ratgeber wendet sich an stotternde Erwachsene, die (noch) keine Therapie absolviert haben oder die ihre ursprünglichen Therapieerfolge wiederherstellen wollen. Auf Grundlage seiner über 30jährigen Tätigkeit als Stottertherapeut beschreibt Hartmut Zückner, was Stotternden hilft. Das Buch will Stotternden Mut und Motivation geben, um positive Veränderungen zu bewirken. Aber auch für Angehörige und angehende Fachleute ist es hilfreich, um tiefe Einblicke in das Phänomen Stottern zu erhalten.

„Der Ratgeber ist ein umfassendes und tiefgehendes Werk, das weit mehr zu bieten hat als Fachwissen über Stottern. Durch den riesigen Erfahrungsschatz des Autors, sein tiefes Einfühlungsvermögen und seine wunderbar pragmatische und direkte Art, sind die in diesem Buch enthaltenen Informationen, Hinweise, Beschreibungen, Handlungsvorschläge und Übungen nicht nur für alle stotternde Menschen eine wahre Fundgrube. Auch für Angehörige stellt der Ratgeber eine wertvolle Informationsquelle dar und selbst angehenden Fachleuten vermittelt er fundiertes und umfassendes Grundlagenwissen und verhilft ihnen zu einer sehr anschaulichen Vorstellung darüber, wie komplex und vielschichtig das Phänomen Stottern für Betroffene sein kann.“ *Forum Logopädie*

„Insgesamt erfüllt der Ratgeber seine titelgebende Zielsetzung durchweg – Stottern verstehen und managen – und ergänzt das Angebot an Ratgebern zum Stottern sehr sinnvoll. Erwachsenen Stotternden wird ans Herz gelegt, ihr eigenes Stotterverhalten noch einmal anders zu betrachten und neugierig zu erkunden.“ *Der Kieselstein*

„… Jemand, der selbst seit vielen Jahren vom Stottern betroffen ist, wird (fast) alle Fragen, die sich im Lauf einer ‚Stotterkarriere' stellen, in dem Buch behandelt finden. ... Insbesondere für junge Stotternde ist das Buch die ideale Hilfestellung, um das eigene Stottern emotional zu bewältigen und zu managen.“ *dialog*

PETER SCHNEIDER

Stottern bei Kindern erfolgreich bewältigen

Ratgeber für Eltern und alle, die mit stotternden Kindern zu tun haben

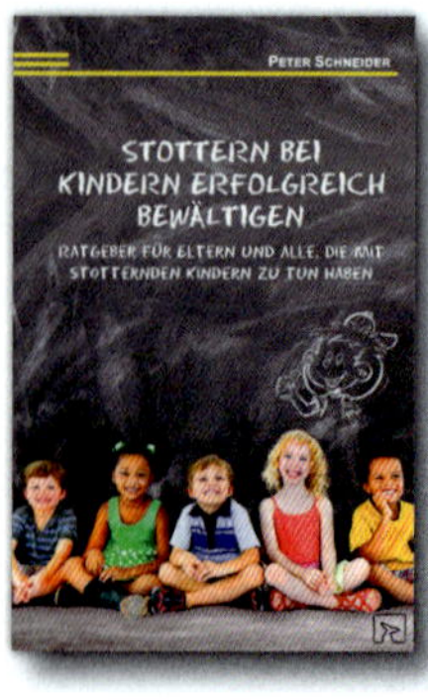

Illustriert von Bernd Natke
2024, 2. Auflage
131 Seiten, kartoniert
€ 12,99
ISBN 978-3-936640-18-2

Dieser Ratgeber begleitet Eltern und alle, die mit stotternden Kindern zu tun haben, durch das Thema Stottern. Er vermittelt wichtiges Wissen und stellt klar, was Mythos und was *State of the Art* ist. Mit viel Herzblut schildert der Autor, woher Stottern kommt, wie man mit dem Kind über Stottern spricht, wo man Unterstützung findet und welche Therapien wirksam sind. Eltern werden durch den Ratgeber ermutigt, ihr Kind selbstbewusst zu begleiten und mit ihm das Monster Stottern zu zähmen oder zu verjagen.

Der Ratgeber ist auch in weiteren Sprachen erhältlich. Bezugsquellen finden Sie unter www.natke.de

„Der Klappentext verspricht Eltern und allen, die mit stotternden Kindern zu tun haben, Begleitung durch das Thema Stottern. Und das ist dem Autor auch gelungen mit einem ansprechend gestalteten, modernen Buch, welches aktuelle Fakten zum Thema Stottern klar und verständlich erklärt. Peter Schneiders Buch hilft, den Mythos Stottern zu entmachten. Es ist ein empfehlenswerter Ratgeber für Eltern, welche sich erstmals oder auch schon länger mit dem Thema Stottern beschäftigen."
Der Kieselstein

„Der Aufbau des Ratgebers ist klar strukturiert. Marginalien bieten eine gute Übersicht zu den wichtigsten Kernaussagen im Text. Die eingefügten Kästen am Ende der Kapitel bündeln das ‚Wichtigste in Kürze'. Zudem werden in übersichtlichen Tabellen Vorurteile und Fakten gegenübergestellt. Ein wichtiges Element sind Zitate bzw. kurze Interviews mit Eltern und betroffenen Erwachsenen. Dies gibt dem Ratgeber eine authentische Komponente und kann Eltern Mut machen." *Forum Logopädie*

ANGELIKA SCHINDLER

Stottern erfolgreich bewältigen

Ratgeber für Betroffene und Angehörige

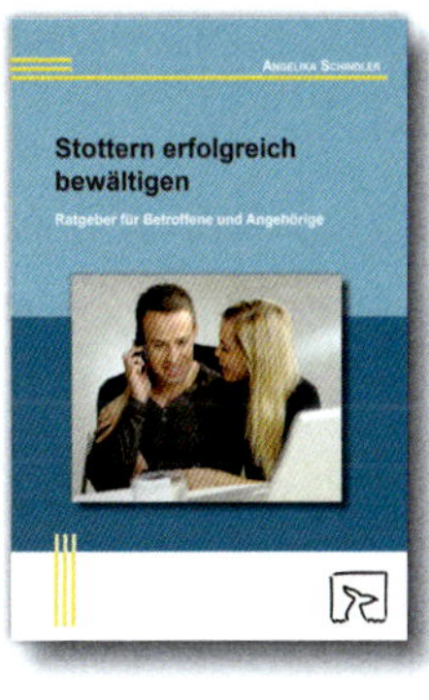

2012, 5. Auflage
144 Seiten, kartoniert
€ 12,80
ISBN 978-3-936640-01-4

Dieser Ratgeber zeigt, dass man sich vom Stottern nicht in seiner Lebensplanung behindern lassen muss. Die Autorin klärt umfassend über das Phänomen Stottern und seine möglichen Ursachen auf. Sie lehrt, wie man mit den Sprechproblemen souverän umzugehen lernt und wie diese therapiert werden können. Erfahrungsberichte von Betroffenen und zahlreiche Sprechübungen runden den Ratgeber ab und machen ihn zu einem echten Hilfsangebot.

„Hier finden Sie kompakt aufbereitete Information. Herausragend sind die ‚Leitfragen zum Therapieangebot', die Betroffene sowohl mit sich als auch mit dem Therapeuten vor Beginn einer Therapie klären sollten, und auch die ‚Orientierungshilfen für Angehörige und FreundInnen'." *dialog*

„Ich selbst gehe mit Ratgebern sehr vorsichtig um und empfehle diese erst, wenn ich den Patienten kenne und um die Probleme des Patienten weiß. Insgesamt kann der vorliegende Ratgeber sicherlich mit gutem Gewissen als Einstieg in den Themenkreis ‚Behandlung des chronifizierten Stotterns' empfohlen werden, sofern mit den Betroffenen geklärt ist, dass - und das wird dankenswerter- und erfreulicherweise im Ratgeber selbst auch thematisiert - die dargestellten Therapiestrategien als ausgewählte Vorschläge und Anregungen zu verstehen sind, die im Einzelfall immer kritisch hinterfragt werden müssen." *Sprache - Stimme - Gehör*

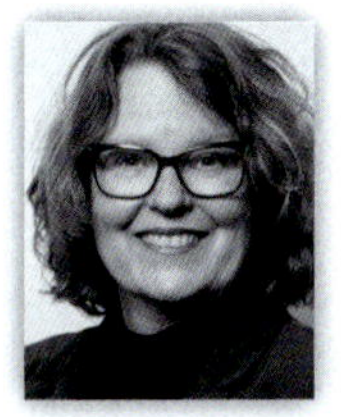

Angelika Schindler

Nitza Katz, Ruth Ezrati & Debora Freud

Stottern über Grenzen

Interviews mit stotternden Menschen rund um die Welt

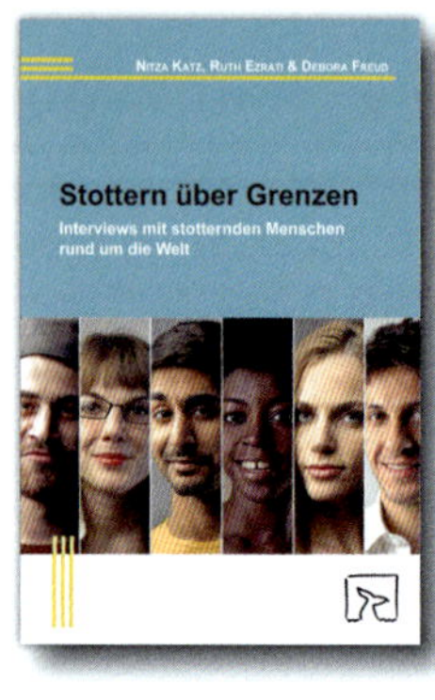

2017
172 Seiten, kartoniert
€ 19,80
ISBN 978-3-936640-33-5

Für dieses Werk haben die Autorinnen 16 stotternde Erwachsene aus neun Ländern interviewt. Sie wurden gebeten, über ihr Leben mit dem Stottern zu berichten; wie ihr Umfeld reagiert hat, welche prägenden Erinnerungen sie haben, was hilfreich und was weniger hilfreich war, wie es ihre Berufs- und Partnerfindung beeinflusst hat und welche Therapieerfahrungen sie gemacht haben. Zum Schluss wurden sie gebeten, Botschaften an andere Betroffene, an Familien mit stotternden Kindern und an die Gesellschaft zu richten.
Das Werk gibt einen Einblick über Gemeinsamkeiten und Unterschiede im Erleben und dem Umgang mit dem Stottern zwischen den Kulturen. Es will zu einem besseren Verständnis beitragen und dazu anregen, sich tiefer mit dieser weltweit verbreiteten Störung des Sprechens auseinander zu setzen.

„Dieses Buch bietet einen interkulturellen Blick auf das psychosoziale Phänomen Stottern. Den roten Faden zwischen den Fällen ziehen die Autorinnen in einer gut lesbaren Zusammenfassung und betten diese in die eigene therapeutische Erfahrung ein. Die Reise ‚rund um die Welt' des Stotterns schärft den Blick für die Bedeutung der psychosozialen Bedingungen im eigenen Land und relativiert diese gleichzeitig. Alles in allem ein lesenswerter Einblick in die subjektive Welt des Stotterns von direkt Betroffenen." *Forum Logopädie*

Ulrich Natke (Hrsg.)

Wissen über Stottern

Aktuelle Informationen für Laien und angehende Fachleute

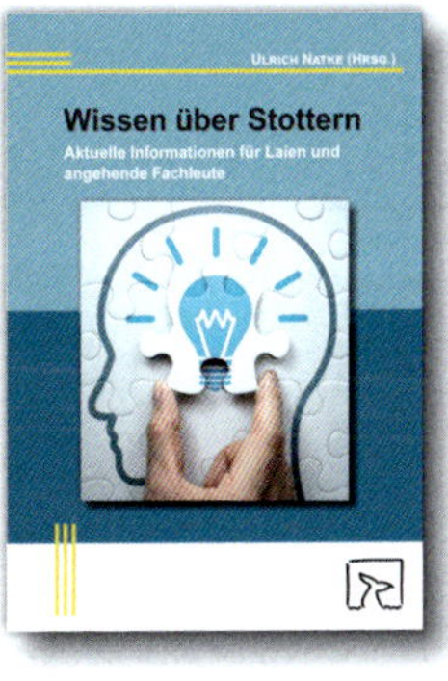

2023, 2. Auflage
mit Beiträgen von Anke Kohmäscher, Ulrich Natke, Angela Nelde, Julia Pape-Neumann und Hartmut Zückner
82 Seiten, geheftet
€ 4,99
ISBN 978-3-936640-17-5

In dieser Broschüre fassen ausgewiesene Fachleute das aktuelle Wissen über Stottern und dessen Behandlung leicht verständlich und informativ zusammen. Die inhaltlichen Schwerpunkte bilden Erkenntnisse aus der Forschung, Diagnostik, die Behandlung von Kindern, Stottern im Jugendlichenalter und Stottertherapie bei Erwachsenen.

Für Betroffene und Eltern stotternder Kinder bietet die Broschüre einen Einstieg, um sich zu Experten in eigener Sache fortzubilden. Angehende Fachleute finden einen leichten Zugang zum Thema Stottern. Die Beiträge enden mit Literaturempfehlungen, um tiefer in die jeweilige Materie einzusteigen.

Anke Kohmäscher | Ulrich Natke | Angela Nelde | Julia Pape-Neumann | Hartmut Zückner

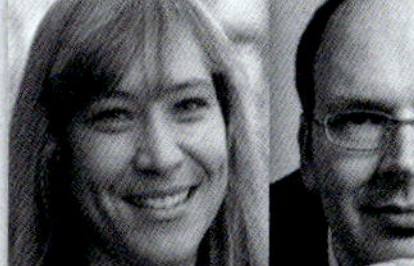

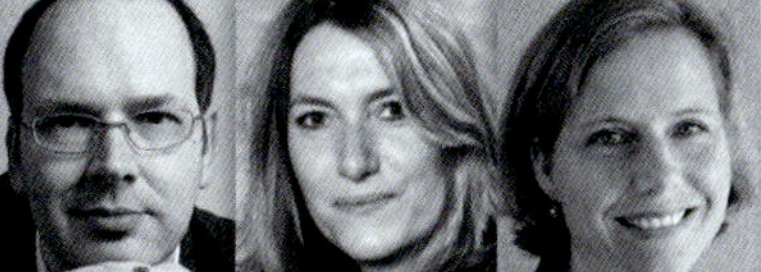

Marty Jezer

Stottern – Lebenslänglich hinter Wörtern

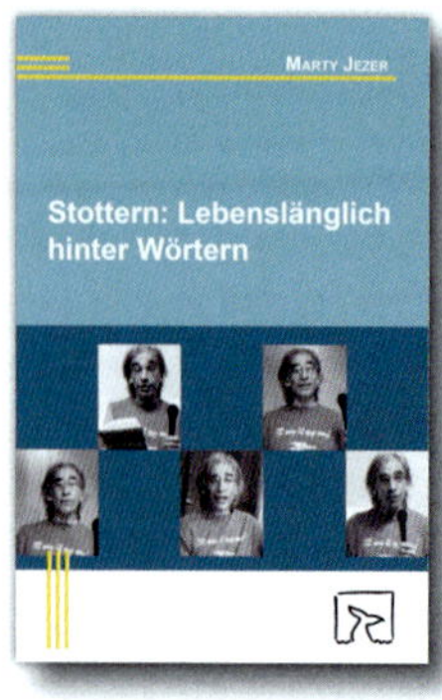

2007, 2. Auflage
242 Seiten, kartoniert
€ 12,80
ISBN 978-3-936640-02-1

„Als ein Stotterer, der immer Angst vor dem Sprechen hatte, allerdings selten seinen Mund halten konnte, habe ich eine Geschichte zu erzählen" – so Marty Jezer über sein aufschlussreiches Buch zum Thema Stottern. Mit Eloquenz, Humor und Leidenschaft schildert er seinen lebenslangen Kampf mit dem Sprechen. Jezer probierte alle Arten von Sprech- und Psychotherapien, um sein Stottern zu „heilen". Durch Vorbilder in der Stotterer-Selbsthilfebewegung lernte er schließlich, die Verantwortung für sein Sprechen zu übernehmen.

„Durch Jezers Darstellung bekommt man nicht nur einen tiefen Einblick in die Persönlichkeit und die Lebenserfahrungen eines Menschen, der zeitlebens gestottert hat, weitab von allen Klischees, sondern auch eine erhellende Schilderung seiner Erlebnisse als Patient im Therapieprozess. Eine Pflichtlektüre für jede Logopädin und jeden Logopäden, der sich für Stottern interessiert!" *Forum Logopädie*

„Seiner Biografie, die in einzigartiger Weise fundiertes theoretisches Wissen vor dem Hintergrund eigener Erfahrungen reflektiert, sind viele Leser zu wünschen." *Die Sprachheilarbeit*

„Absolut fesselnd. Jezer verbindet in bewundernswerter Weise seine Erfahrungen und Selbstbeobachtungen als Stotterer mit einem besonderen Maß an präzisen Informationen über das Stottern und dessen Behandlung."
Oliver Bloodstein (Autor von A Handbook on Stuttering)

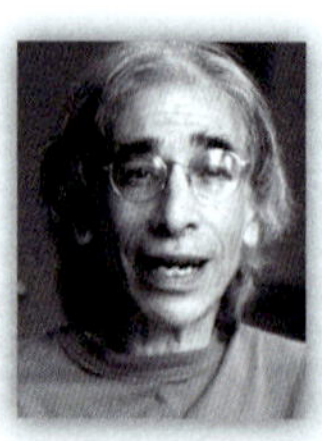

Marty
Jezer

Bernd Natke et al.

Benni – Gesammelte Abenteuer

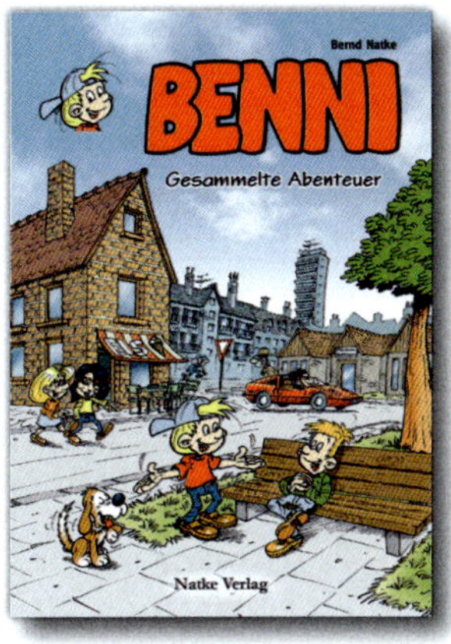

Zeichnungen, Szenario: Bernd Natke
Ideen, Text: Bernd Natke, Ulrich Natke, Ralf Pollmann, Angelika Schindler, Birgit Schulz
2021
40 Seiten, kartoniert
€ 12,80
ISBN 978-3-936640-36-6

Benni ist gut drauf. Pfiffig und selbstbewusst meistert er die Tücken des Alltags, die das Leben eines 12-Jährigen so mit sich bringt: Schule, Mädchen, Hausarbeit und die Auseinandersetzungen mit den lieben Verwandten. Zur Seite steht ihm Sven, sein bester Freund. Da kann ihm auch der blöde Karl die Laune nicht verderben. Ach ja: Benni stottert – und wo ist das Problem?
Benni wurde für den Max und Moritz-Preis, die wichtigste Auszeichnung für grafische Literatur im deutschsprachigen Raum, in der Kategorie „Beste deutschsprachige Comic-Publikation für Kinder/Jugendliche" nominiert.
In diesem Band sind alle Abenteuer von Benni vereint. Ein Mutmach-Comic für stotternde Kinder und Jugendliche, ihre Eltern und natürlich für comicbegeisterte Erwachsene!

„Besonders gut hat mir an den Benni Comics gefallen, dass das Stottern zwar immer präsent ist und auch meistens eine Rolle spielt, aber nicht immer Thema Nummer eins ist. Benni ist eben ein Junge, der auch stottert - aber bestimmt nicht nur darüber definiert werden kann. ... Alltäglichen Herausforderungen im Leben eines stotternden Heranwachsenden begegnet Benni mit einer ganz bezaubernden Leichtigkeit und einem besonderen Witz, sodass sein selbstbewusstes Auftreten nie aufgesetzt oder forciert wirkt. Ein solches Vorbild zu haben, halte ich für eine unbezahlbare Ressource für stotternde Kinder, Jugendliche und auch Erwachsene." *Forum Logopädie*

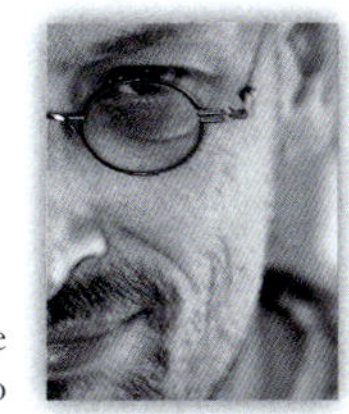

Bernd Natke
www.natke.info

Peter Schneider

Was ist ein U-U-Uhu?

Ein Mutmachbuch für stotternde Kinder

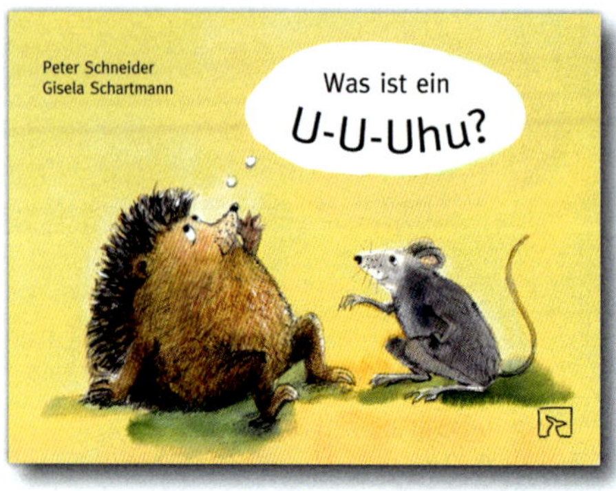

Illustriert von Gisela Schartmann
2024, 8. Auflage
28 Seiten, Hardcover, gebunden
€ 19,80
ISBN 978-3-936640-10-6

„Wawawas ist ein U-U-Uhu?", fragt der kleine Igel. Die Tiere des Waldes reagieren mit Unverständnis, nur weil der Igel stottert. Doch er lässt sich nicht einschüchtern. Zusammen mit der Maus findet er heraus, was ein Uhu ist, und rettet sogar die Tiere des Waldes vor dem gefährlichen Ungeheuer. – Ein Mutmachbuch für stotternde Kinder und ihre Spielgefährten. Mit kurzem Ratgeber im Anhang.

Das Buch ist auch in weiteren Sprachen erhältlich. Bezugsquellen finden Sie unter www.natke.de

„Auf dieses Kinderbuch haben wir lange gewartet, es ist ein großer Gewinn und TherapeutInnen, die mit stotternden Kindern arbeiten, sehr ans Herz zu legen." *Logos*

„Das Buch eignet sich hervorragend für alle, die mit stotternden Kindern zu tun haben. Es erleichtert das Sprechen über Stottern, und es enttabuisiert das Stottern. Fazit: Ein sehr lohnendes Bilderbuch - das erste, das Stottern und die kränkenden Reaktionen aus der Umgebung direkt thematisiert." *Forum Logopädie*

„Nicht nur für stotternde Kinder ist dieses Buch ein wahrer Gewinn, sondern auch für Erwachsene und nichtstotternde Kinder, um in die Welt der Stotternden einzutauchen und diese besser verstehen zu können. ‚Was ist ein U-U-Uhu?' ist ein fabelhaftes Mutmachbuch, das betroffenen Kindern tatsächlich die Angst vorm Sprechen nimmt, ihnen Mut macht und zudem eine liebenswürdige Geschichte mit tollen Charakteren bietet." *leser-welt.de*

„Das Buch macht Mut, indem es Ausgrenzungsmechanismen und Lösungswege aufzeigt. Ein wirklich sinnvolles Buch, das eine echte Lücke schließt!" *Der Kieselstein*

Peter Schneider

Murmeli schlau sucht einen Ba-bau

Ein Mutmachbuch für stotternde Kinder

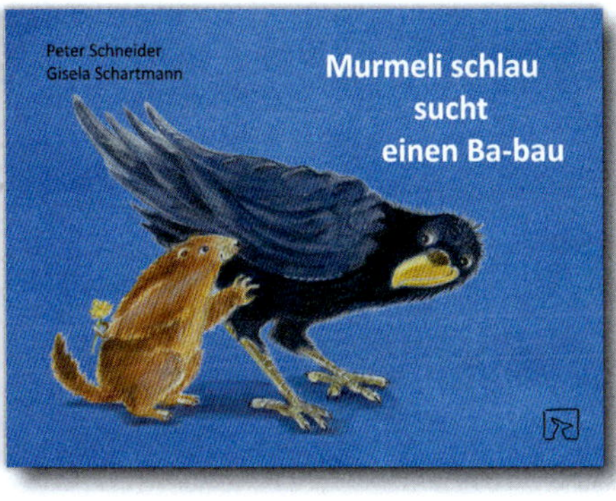

Illustriert von Gisela Schartmann
2018
32 Seiten, Hardcover, gebunden
€ 17,80
ISBN 978-3-936640-35-9

Etwas Furchtbares ist geschehen! Ein Bagger hat den Bau der Murmel-Familie zerstört und nun steht sie ohne Wohnung da. „Ich ge-ge-ge-gehe und such' einen Ba-bau", ruft Murmeli und läuft mutig los. Er begegnet den verschiedensten Tieren, gerät in große Gefahr, erklärt unterwegs noch dem Füchslein sein Stottern, doch eine geeignete Bleibe findet es nicht. Bis mitten im Bergwald etwas Unerwartetes geschieht ...

Peter Schneiders zweites Mutmachbuch für stotternde Kinder und ihre Spielgefährten!

„Das Buch eignet sich sehr gut zur Aufklärung im Kindergarten oder einfach zum Mutmachen in der logopädischen Praxis. Auch für Eltern stotternder Kinder ist dieses Buch eine lohnende Anschaffung. Kinder bekommen das Gefühl vermittelt, dass sie mit ihrem Stottern nicht alleine sind." *Forum Logopädie*

„In Reinform geschrieben macht das (Vor)Lesen besonders viel Freude und durch liebevolle, kindgerechte Illustrationen von Gisela Schartmann wird der Leser ebenfalls auf die abenteuerliche Reise mitgenommen und darf gespannt sein, ob der mutige Murmeli eine neue Behausung findet. Dabei eignet sich das Buch sehr gut, um das Thema Stottern mit Spielgefährten, der Familie und anderen Bezugspersonen zu thematisieren." *Der Kieselstein*

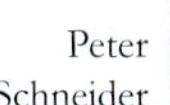
Peter Schneider

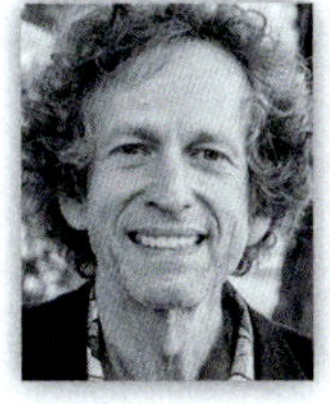

PETER SCHNEIDER

Fröschlein fährt Dreirad

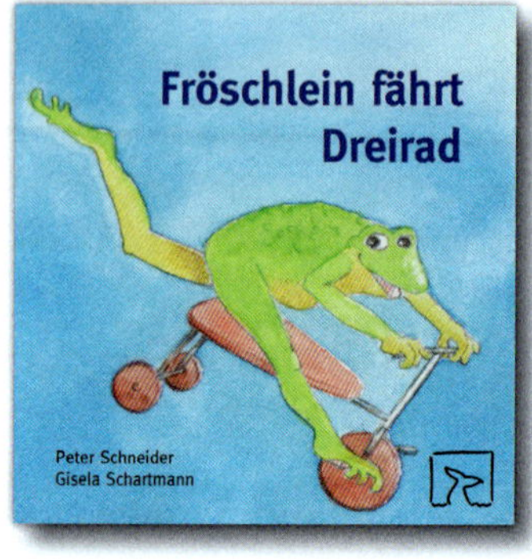

Illustriert von Gisela Schartmann
2011
28 Seiten, geheftet
€ 6,90
ISBN 978-3-936640-14-4

Das Dreirad vom Fröschlein steckt fest! Was nun? Alle Tiere geben Rat. Doch erst die Schnecke kann helfen. – Dieses Büchlein vermittelt kindgerecht erstes Wissen über Stottern und gibt Eltern und Kind Hilfestellung. Das Ziel besteht darin, dass sich Kinder auch mit Stottern beim Sprechen sicher fühlen und dabei locker bleiben. So steigt die Chance, das Stottern wieder zu verlieren bzw. gut damit zurecht zu kommen. Die Methode: Lernen am Modell der Eltern. Das Büchlein hilft hierbei.

Eine vom Autor gesprochene Fassung finden Sie als Video kostenlos unter www.youtube.com/user/NatkeVerlag

„Das Buch scheint mir sehr geeignet, um auf unspektakuläre und gleichzeitig unterhaltsame Weise stotternden Kindern und ihren Eltern (!) einen Weg aufzuzeigen, die Symptomatik wahrzunehmen und sie akzeptierend zu verändern. Mein Fazit: Ein kleines Buch mit großer Wirkung." *Forum Logopädie*

„‚Fröschlein fährt Dreirad' ist ein stimmiges und gut gelungenes ‚therapeutisches' Büchlein. Es hat das Zeug zum wertvollen Begleiter einer soliden und fundierten Stottertherapie." *Der Kieselstein*

„Das Büchlein bringt die Sache mit so viel Einfühlungsvermögen klar auf den Punkt, dass ich es sicher in meiner Arbeit häufig anwenden werde. Für Eltern und Kinder prima, um zu verstehen, worum es geht. So macht die Arbeit auch mir gleich wieder mehr Spaß!" *Leserbrief einer Logopädin*

Gesprochene Fassung
als Video
youtu.be/HKVcRiLdtqc

Anina Ramann

Kai ist (k)ein blöder Name

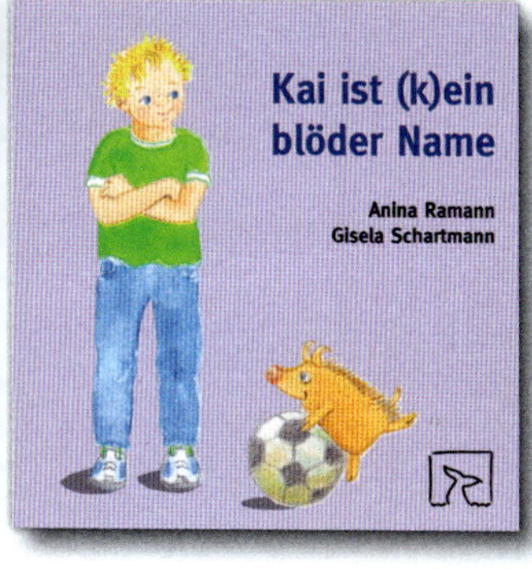

Illustriert von Gisela Schartmann
2014
32 Seiten, geheftet
€ 7,90
ISBN 978-3-936640-19-9

Kai ist ein ganz normaler siebenjähriger Junge und eigentlich hat er immer gute Laune, es sei denn, es fragt ihn jemand, wie er heißt: Denn Kai stottert und das ausgerechnet immer bei seinem Namen. Ein scheußliches Problem, findet Kai! Doch dann kommt Tobi und der hat auch ein Problem. Aber vor allen Dingen hat er Mut ...

Wenn ein Kind stottert, ist es wichtig, darüber zu sprechen. Aber wie fängt man es an? Wie findet man Zugang zu dem Kind und wie kann es gelingen, dass das Kind sich verstanden fühlt und seine Ängste und Gefühle wiederfindet? Dieses Buch hilft, einen Anfang zu machen. Es bietet Raum für Gespräche und vor allem macht es Mut, das Stottern anzunehmen, ohne sich davon einnehmen zu lassen.

„Das Buch eignet sich gut, um mit Vorschul- und Grundschulkindern über Stottern ins Gespräch zu kommen, und ist durch den mutmachenden positiven Ausgang sehr zu empfehlen. Das kleine, quadratische Format ist praktisch zum Mitnehmen."
Forum Logopädie

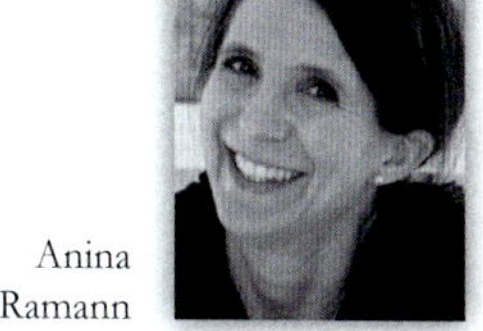
Anina Ramann

www.natke.de

Besuchen Sie unseren **Online-Shop** und profitieren Sie von günstigen Sonderangeboten!

Zum Online-Shop:

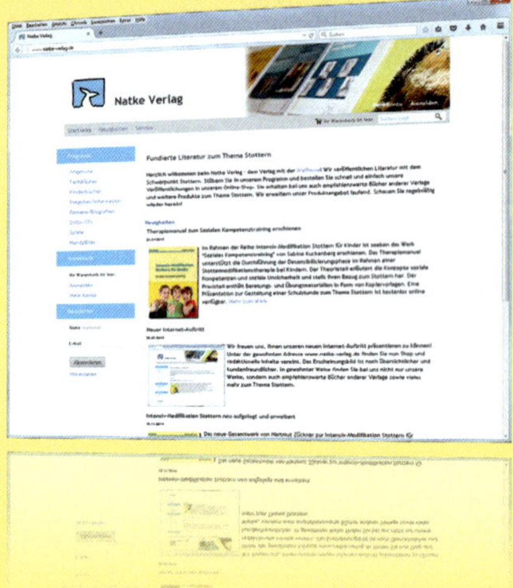

Neben den Werken unserer Autorinnen und Autoren erhalten Sie in unserem Online-Shop empfehlenswerte Bücher anderer Verlage sowie weitere Produkte zu Redeflussstörungen.

www.natke.de

Auf unserer Homepage finden Sie neben Lese- und Hörproben ausführliche Informationen zu allen Werken sowie zu unseren Autorinnen und Autoren.

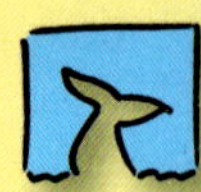

www.youtube.com/user/NatkeVerlag

Videobeispiele und mehr finden Sie auf unserem **Youtube-Kanal**. Am besten gleich abonnieren!

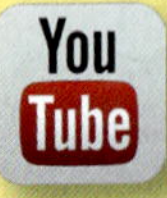

www.facebook.com/Natke.Verlag

Der Natke Verlag auf **Facebook**: Immer die aktuellsten Nachrichten und Informationen. Klicken Sie „Gefällt mir“!

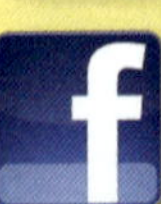

www.instagram.com/NatkeVerlag

Natürlich sind wir auch auf **Instagram**: Folgen Sie uns auch gerne hier!

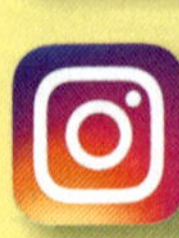

Natke Verlag · Beethovenstr. 29 · D-41844 Wegberg
E-Mail: mail@natke.de · Tel.: +49 (0) 2436 / 796 972 - 6 · Fax: - 7